우리 치몸의 원리와 응용

우리 **침뜸** 의 원리와 응용

1판 1쇄 발행 | 2011년 2월 5일
1판 3쇄 발행 | 2016년 9월 20일

지은이 | 정진명
발행인 | 양기원
발행처 | 학민사

등록번호 | 제10-142호
등록일자 | 1978년 3월 22일

주소 | 서울시 마포구 토정로 222 한국출판콘텐츠센터 314호(㉾04091)
전화 | 02-3143-3326~7
팩시밀리 | 02-3143-3328

홈페이지 | http://www.hakminsa.co.kr
이메일 | hakminsa@hakminsa.co.kr

ISBN 978-89-7193-201-8 (03510), Printed in Korea

ⓒ 정진명, 2011

• 잘못 만들어진 책은 구입하신 서점에서 바꿔드립니다.
• 저자와 출판사의 허락없이 내용의 일부를 인용하거나 발췌하는 것을 금합니다.
• 책값은 표지 뒷면에 있습니다.

이 도서의 국립중앙도서관 출판시도서목록(CIP)은 e-CIP홈페이지(http://www.no.go.kr/ecip)와
국가자료공동목록시스템(http://nl.go.kr/kolisnet)에서 이용하실 수 있습니다.
(CIP제어번호 : CIP2012001516)

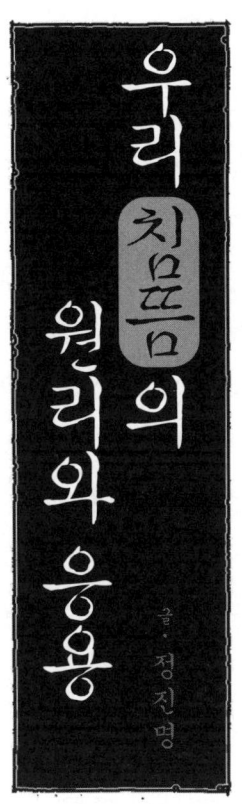

우리 침뜸의 원리와 응용

글 · 정진명

학민사
Hakmin Publishers

自序

― 우리 침뜸의 원리와 응용

지식도 경험도 부족한 내가 침뜸에 대해 글을 쓰는 이유는 간단하다. 관심 있는 사람들 누구나 배워서 쉽게 활용할 수 있으면 좋겠다는 생각 때문이다. 입문 편에 해당하는 『우리 침뜸 이야기』는 그런 생각이 처음으로 구체화된 것이다.

그러나 입문 편이란 너무나 간략해서 침뜸 전체를 깊이 이해하는 데는 한계가 있다. 그래서 이번 글에서는 그런 한계를 넘어설 수 있는 내용을 담았다. 〈원리〉 편에서는 침뜸의 바탕이 되는 동양철학 전반을 설명했고, 〈응용〉 편에서는 침뜸의 이론을 전문가 수준까지 배울 수 있도록 설명했다. 물론 될수록 쉽게 풀어 써서 한글을 아는 사람이면 침뜸에 문외한이라도 누구나 이해할 수 있게 하려 애썼다.

막상 글을 써놓고 보니 내 지식은 없고 모두 남의 지식이다. 그래도 위안으로 여기는 것은, 내 나름대로 소화를 했다는 것이다. 소화 과정에 녹아든 내 생각이 침뜸을 처음 접하려는 사람들에게 또 다른 소화제 노릇을 한다면 그것이 내 몫이라는 생각으로 부끄러운 '개똥철학'을 내놓는다.

침놓는 행위는 아주 작은 것이지만, 우주 전체를 담은 큰 이론에 맥을 대고 있다. 가장 큰 이론은 진리의 문제이다. 이 책에는 인용하지 않았지만, 사실 이 글을 쓸 때 마음의 한 복판에 놓여있던 책은 다석 유영모의 말씀을 정리한 박영호의 책들이다. 박영호가 쓴 책이니 박영호의 사상이겠지만, 그 사상의 중심에 유영모의 말과 글이 있으니 유영모의 사상이라고 해야 옳을 것이다. 허긴 박영호니 유영모니 하는 이름들은 껍데기일 뿐이고, 알맹이는 진리라고 이름 하던 그것일 것이다. 궁금했던 세상 이치에 관해서는 주역으로 정리됐지만, 진리에 관해서는 다석 유영모의 사상에 큰 빚을 졌다. 그 동안 어지럽던 마음이 깨끗이 교통정리 됐으니, 고마운 일이다.

누가 피라고 해서 꽃이 피는 게 아니듯, 진리는 누가 있으라고 해서 있는 것이 아니니, 누구의 입으로 나오든 그게 무슨 상관이겠는가? 또 안 나온들 무슨 상관이랴! 내 안팎이 사라지는 곳에 이르면 모든 말도 더불어 흐너지는 것을! 작은 침이 거기에 가닿는 오솔길이 되기를 바란다. 꽃이 부처고 잎이 여래라.

용박골에서 **둔곡** 삼가 씀

차례

우리 침뜸의 원리와 응용

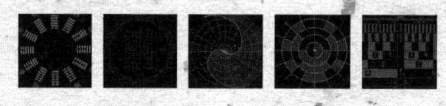

自序 — 4

PART 01 원리

01 주역
1) 추사 고택에서 우주를 보다 — 13
2) 해의 움직임과 태극 — 15
3) 복희가 괘를 긋다 — 19
4) 문왕이 괘를 바꾸다 — 32
5) 숫자놀음과 새로운 질서 — 36
6) 오행가들의 음모가 드러나다 — 41
7) 역의 본뜻 — 46
8) 참고문헌 — 57

02 음양
1) 하늘은 둥그나 땅은 모나니, 천원지방 — 61
2) 음은 가만있으나 양은 움직이니, 음정양동 — 65
3) 사람은 소우주 — 66
4) 왼쪽과 오른쪽은 똑같지 않다 — 72
5) 임맥과 독맥 — 82
6) 음양의 3가지 특징 — 86
7) 진공, 그리고 묘유 — 92
8) 참고문헌 — 95

03 5행
1) 5행의 발생 — 97
2) 5행의 이름과 뜻 — 102
3) 5행의 상생과 상극 — 105
4) 5행 분류의 실제 — 108
5) 침뜸에서 음양 5행을 꼭 알아야 하는 이유 — 148

6) 4인용 시소 놀이 ― *151*
　　　7) 참고문헌 ― *155*

04　6 기
　　　1) 닭이 먼저냐, 달걀이 먼저냐? ― *157*
　　　2) 뇌의 3단계 발달과정과 바이오리듬 ― *162*
　　　3) 경락의 3통로 ― *170*
　　　4) 제1 통로와 신체 리듬 ― *172*
　　　5) 제2 통로와 감성 리듬 ― *177*
　　　6) 제3 통로와 지성 리듬 ― *184*
　　　7) 5운6기 ― *191*
　　　8) 6기의 흐름과 개념 총정리 ― *214*
　　　9) 참고문헌 ― *230*

05　마 음
　　　1) 삶은 한 바탕 꿈 ― *232*
　　　2) 마음은 이미지 ― *235*
　　　3) 마음의 구조 ― *237*
　　　4) 병은 자아가 만드는 것 ― *240*
　　　5) 몸의 재생주기와 업습 ― *242*
　　　6) 운명을 건너는 외길 ― *245*

PART 02　응용

01　경락 이야기 ― *249*

02　혈 이야기
　　　1) 원 혈 ― *265*
　　　2) 5수혈 ― *271*
　　　3) 극 혈 ― *277*

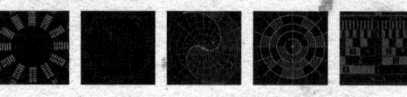

4) 낙 혈 — *278*
5) 유 혈 — *279*
6) 모 혈 — *282*
7) 8회혈 — *286*
8) 4총혈 — *290*
9) 교회혈 — *295*

03 여러 가지 침 이론 : 혈과 경락의 상호관계
1) 표 리 — *298*
2) 동 기 — *300*
3) 교(역)상합 — *302*
4) 리중표 : 6경 변증 — *306*
5) 풍선과 병의 이동 — *317*

04 5행의 상생과 상극
1) 5문 10변 — *319*
2) 자오유주침 — *329*
3) 사암침 — *336*

05 기경 8맥
1) 8맥 교회혈 — *345*
2) 기경 8맥의 종류와 개념 — *347*
3) 기경 8맥의 교회와 치료 — *354*
4) 기경 8맥의 응용 — *355*

06 허실과 보사
1) 허 실 — *359*
2) 보 사 — *362*
3) 몸의 좌우 구별 — *367*
4) 몸의 음양과 좌우 구별 — *372*
5) 운기체질 — *376*

07 진단과 치료를 위한 준비
  1) 병을 보는 몇 가지 생각 — *391*
  2) 응급처방 몇 가지 — *398*
  3) 몸의 틀이 말하는 병 — *414*

08 척 보고 아는 법
  1) 신상명세 — *434*
  2) 증세와 병력 — *438*
  3) 체 형 — *442*
  4) 손발 모양 — *445*
  5) 3통로 — *448*
  6) 진 맥 — *450*
  7) 설 진 — *456*
  8) 유혈 진단 — *458*
  9) 복진 : 모혈 진단 — *461*
  10) 진단 결과 분석 — *465*
  11) 처 방 — *467*
  12) 진단지 작성과 치료의 예 — *468*
  13) 초보 침꾼의 진단 요령 — *479*
  14) 병을 다 고칠 수는 없다 — *484*
  15) 똑같은 처방이란 없다 — *486*
  16) 비방의 유혹 — *487*

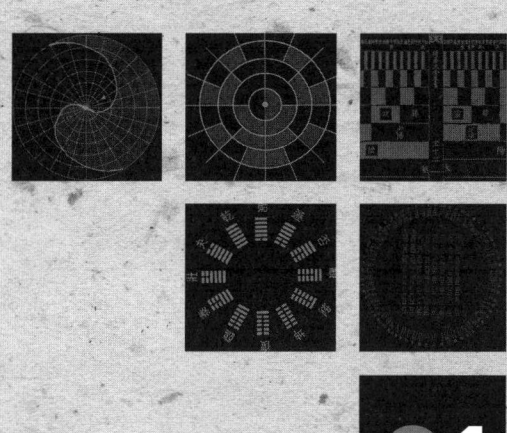

PART 01

원리

01 주역　02 음양　03 5행　04 6기　05 마음

우리 침뜸의 원리와 응용

| 원 리 |

끊임없이 되풀이되는 이 현상을
누군가 처음으로 발견하고는
거기 서린 법칙을 찾아내기까지
얼마나 많은 세월이 걸렸을지
우리는 알 수 없습니다.

그렇지만 어느 땐가 어떤 슬기로운
분이 그것을 찾아냈을 것이고,
우리는 그분이 찾아낸 법칙을,
문자로 된 여러 책을 통해 배운
후에 어떻게 그런 일이 일어났을까
하는 것을 거꾸로 추적하여
이해해보는 중입니다.

그러려면 먼저 문자로 설명된 모든
것들을 다 버리고 최초의 슬기로운
그 분이 보았던 눈으로 우주의
움직임을 바라보아야 합니다.

우리 침뜸의 원리와 응용

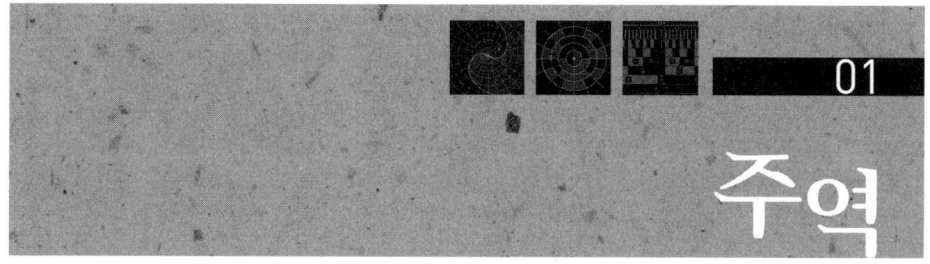

주역 01

1) 추사 고택에서 우주를 보다

충남 예산의 추사 고택 마당에는 말뚝이 하나 서 있습니다. 석년(石年)이라고 새겨진 돌막대기.

그런데 집안 마당에 웬 돌말뚝일까요? 이게 뭐 하는 물건이길래 선비가 살던 집 마당에 서있는 걸까요? 이 묘한 의문에 그 돌기둥을 골똘히 바라보며 마루에 앉았습니다.

집안 여기저기를 구경하며 들끓는 번뇌 속에서 허우적거리다가 한참 후에 다시 그 자리로 돌아와 마루 끝에 걸터앉고 보니, 놀라운 사실을 하나 발견했습니다. 자리 비운 사이 돌말뚝의 그림자가 뼘 가옷 옮겨간 것입니다. 그림자가 자리를 옮겼다? 이게 무슨 조화일까요? 그리고 다시 생각이 부글부글 끓어오르다가 한 가지 결론에 이르렀습니다. 아하, 지구가 움직이는구나!

사람은 조그만 몸뚱어리에 갇혀 끊임없이 싸돌아다니는 통에, 정작 아주 중요한 사실을 잊곤 합니다. 무한한 우주 허공을 시속 107,160km라는 엄청난 속도로 달리는 지구라는 거대한 우주선에 올라탔음을……[1] 그렇지만 한 자리에 말뚝처

---

1) 박영호,『다석 유영모 어록』, 두레. 2002

럼 박혀서 보면 지구가 움직이는 모습이 저절로 나타나는 것입니다. 바로 그림자를 통해서.

추사 고택의 뜰에 서있는 돌말뚝 앞에서 그것을 새삼 깨달은 것이었습니다. 그렇다면 그 석년이란 돌말뚝을 보며 추사나 그의 아버지 할아버지도 그런 생각을 했을까요? 그랬을 것입니다. 그렇지 않으면 오다가다 걸리적거리기나 할 그 말뚝을 마당 한 복판에 세워두었을 리가 없겠지요. 그리고 그 말뚝이 지상에 드리우는 그림자를 보며 우주가 지금 어디쯤 가고 있구나 하는 것을 추리하였을 것입니다. 움직이지 않는 말뚝 하나가 우주의 움직임을 보여주는 것을 마루에서 날마다 바라보며, 선비들은 그 속에서 벌어지는 우주의 섭리와 자신의 삶을 생각한 것입니다.

세상에는 움직여야 보이는 것이 있지만, 움직이지 않아야 보이는 것도 있는 법입니다. 정말 큰 것은 움직임이 완전히 멈추었을 때 비로소 서서히 드러납니다. 추사 고택의 돌말뚝은 수많은 관광객들에게 말없는 말을 건네고 있었습니다. 한나절 내내 마루에 앉아 그 막대기가 그림자를 혀처럼 움직이며 들려주는 말을 들었습니다.

한나절 사이에 그림자가 움직였다는 것이 우리의 눈에는 해가 옮겨간 것으로 보입니다. 아침에서 점심 사이, 해는 동쪽에서 서쪽으로 옮겨갔지만, 그림자는 서쪽에서 동쪽으로 옮겨갔지요. 만약에 거기서 계속 지켜본다면 그림자는 점점 짧아지다가, 점심을 지나면 다시 동쪽으로 길게 늘어날 것이고, 마침내는 일몰과 함께 사라질 것입니다. 그림자는 해의 분신이기 때문입니다. 그리고 다음 날이면 그림자는 똑같은 모양으로 마당에 자취를 남기며 하루의 여행을 할 것입니다.

아, 참! 똑같다는 말은 틀린 거겠군요.

왜냐하면 하루가 지나면 해는 더 짧아지거나 길어집니다. 봄이라면 점점 해가 길어지면서 그림자의 길이는 짧아지겠고, 가을이라면 점점 해가 짧아지면서 그림자의 길이는 길어질 것입니다. 이렇게 그림자는 날마다 같은 곳을 지나는 것 같지지만, 조금씩 길어지거나 짧아지거나 해서 매일 달라집니다.

그러면 하루 중 그림자가 가장 짧아지는 때는 언제일까요? 그것은 해가 가장 남쪽에 있을 때일 것입니다. 이렇게 해가 가장 남쪽에 오는 것을 남중(南中)이라고 합니다. 그 시간을 정오라고 합니다. 그것을 알리기 위해서 옛날에는 포를 쏘았습니다. 꽝! 오포라고 하죠. 午砲. 유럽의 어느 나라에서는 지금도 기념으로 그 포를 쏜다고 하는데, 그렇다면 아주 멋진 풍물이 되겠죠. 관광객을 불러 모으는 아주 좋은 기념식이 될 듯합니다.

돋보기 우리나라의 낮 12시는 정확한 정오가 아닙니다. 우리나라는 동경 137도인데, 영국의 그리니치 천문대를 기준으로 지구를 정확히 분할한 것이기 때문에 동경의 아카시 지방을 지나는 135도를 기준으로 표준시간을 정합니다. 그렇기 때문에 그보다 30분가량 늦은 시간이 서울의 정오가 됩니다.[2]

2) 해의 움직임과 태극

한나절이 지나서 그 자리를 떠났지만, 만약에 그 집 뒷마루에 앉아서 1년을 보낸다면 어떤 일이 벌어질까요? 하루 사이에 바뀌는 그림자의 길이를 무시하고, 날마다 남중하는 순간의 그림자 길이만을 관찰해본다면 어떨까요? 그러면 그림자는 해가 한 해 동안 움직이는 과정을 아주 천천히 보여줄 것입니다. 즉 남중하는 그림자의 길이가 점차 짧아지다가 낮 시간이 가장 긴 여름의 중심(하지)을 지나면서 점차 길어질 것입니다. 그리고 낮 시간이 가장 짧은 겨울의 중심(동지)이 되면 그림자의 길이는 가장 길어졌다가 날이 지나면서 점차로 짧아질 것입니다. 이

---

2) 서우선, 『변화를 이용하는 지혜 주역』, 문학아카데미, 1995

와 같은 변화가 1년 내내 돌말뚝 주변에서 일어납니다.

이해하기 어렵다면 한 번 그림으로 그려볼까요?

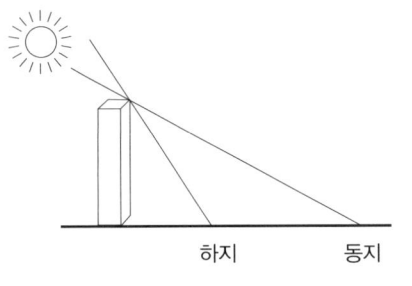

그림자는 해로 인하여 생기는 것이니, 해가 가장 높이 뜬 하지에는 그림자의 길이가 가장 짧고, 해가 가장 낮은 동지에는 그림자의 길이도 가장 길 것입니다. 그래서 양쪽 끝에 하지와 동지라고 적은 것이죠.

이 그림자의 길이 변화는, 단순히 길이만의 변화에 그치지 않습니다. 그림자의 길이는 지구의 축이 기울었기 때문에 해를 향해 지구가 얼마나 마주보고 있는가 하는 것을 나타내기 때문입니다. 북반구의 경우 지구의 축이 해를 향해 기울수록 햇볕을 더 많이 받습니다. 지구가 햇볕을 많이 받는다는 것은 따뜻해진다는 얘기입니다. 그러므로 그림자의 길이가 짧다는 것은 지구의 북반구가 더워진다는 뜻이고, 길어진다는 것은 반대로 추워진다는 뜻입니다. 그러니 단순히 그림자의 길이 놀이에 그치지 않고, 지구라는 거대한 별에서 사는 생물의 삶을 변화시키는 하늘의 명령이 되는 것입니다. 바로 이 움직임을 읽어서 삶을 준비하는 것이 사람이 할 수 있는 가장 큰 슬기인 것입니다. 이 때문에 선비가 사는 집 마당에 돌막대를 세워놓은 것입니다.

그림자의 길이가 가장 긴 곳(동지)이 있고, 가장 짧은 곳(하지)이 있다면, 그 중간지점이 있을 것입니다. 즉 하지와 동지를 2등분하는 지점 말이죠. 이 2등분 지점에다가는 분(分)이라는 이름을 붙였습니다.

그런데 잘 생각해보면 2등분 지점이기는 하지만, 방향에 따라 성질이 다릅니다. 즉, 2등분 지점을 지나가되, 동지에서 하지로 갈 때의 2등분 지점과 그 반대로 하지에서 동지로 갈 때의 2등분 지점은 그림자의 길이가 같아도 성질은 다릅니다. 땅위의 날씨로 말하면, 날이 점차 더워질 때의 2등분 지점과 날이 점차 추워질 때의 2등분 지점은, 낮의 길이는 똑같지만 방향이 다른 것입니다. 이렇게 다른 두 지점을 각기 계절을 가리키는 말을 붙여서 춘분과 추분이라고 합니다.

그러면 왜 이런 일이 발생할까요? 그것은 지구가 직선운동을 하는 것이 아니라 해의 주위를 도는 원운동을 하기 때문입니다. 해를 가운데 놓고서 동그라미를 그리기 때문에 그런 것입니다. 수십 억 년 동안 이런 움직임을 되풀이하고 있습니다. 그 움직임이 돌막대의 그림자에 고스란히 나타나는 것입니다.

그러니 우리는 굳이 지구 밖으로 나갈 필요가 없습니다. 집 마당에 막대기 하나를 꽂아놓으면 거대한 지구와 우주 전체의 움직임이 우리의 눈앞에 파노라마처럼 펼쳐집니다.

이렇게 2지(하지와 동지)와 2분(춘분과 추분)을 정해놓고 나면 우리는 이제 원을 그릴 수 있습니다. 그리고 그 원 안에 날마다 변하는 그림자의 길이를 표시할 수 있을 것입니다. 지구의 공전주기는 365일이니, 365개의 점을 찍으면 그림자가 어떤 모양으로 움직이는지 알 수 있을 것입니다.

한 번 그려볼까요? 그런데 365개는 너무 많습니다. 좀 더 간단하게 줄여볼까요? 과감하게 12개 정도로 줄여놓아도 그 사이를 연결시키면 전체의 그림자 모양을 유추할 수 있지 않을까요? 왜 12개냐구요? 24개로 하면 안 되냐고요? 하하하. 안 될 거 있습니까? 그렇게 하면 되지.

그런데 실제로 그려보면 24개까지 하지 않아도 그림자의 1년치 모양을 추적할 수 있습니다. 12개로 하자는 것은, 무슨 어마어마한 비밀 때문에 그런 것이 아니라, 그냥 단순히 12달을 생각해서 그런 것입니다. 지구는 해의 주변을 돌지만, 달이 또 지구의 주변을 돌거든요. 그러면서 날마다 모양을 바꾸죠. 그게 보름달이 되었다가 손톱달이 되었다가를 반복하는 횟수가 1년에 12번이고, 그것이 그대로 달(月)이 된 것입니다. 그래서 12번으로 하자는 제안을 한 것입니다. 그러면 그려보겠습니다.

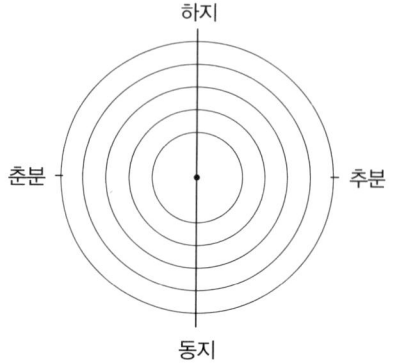

얼렐레? 12개라더니 원을 6개 밖에 안 그렸네요? 이렇게 묻고 싶은 분이 계시죠? 아까처럼 직선상을 왔다리 갔다리 하면 12개를 그려야 하지만 그것을 원으로 확대하면 양쪽으로 하나씩 있으니 그 절반만 그려도 됩니다. 중심을 놓고 양쪽으로 6개가 있으니 12이지요.

여기다가 맨 바깥의 원에다가 24절기를 표시해보겠습니다. 그런 다음에 각 절기마다 나타나는 그림자의 길이를 표시하면 1년 동안 일어나는 변화가 한 눈에 나타날 것입니다. 그것이 다음입니다.

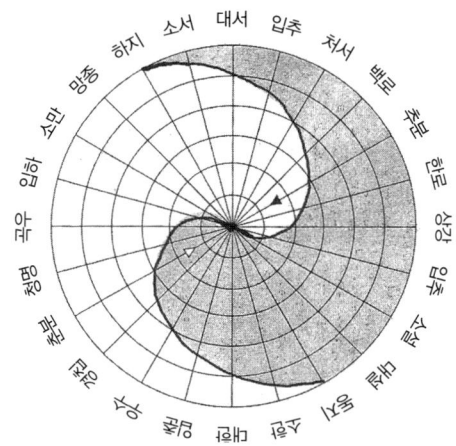

어디서 많이 본 그림이지요? 그렇습니다! 동양철학을 한다는 사람들이 신주단지 모시듯이 하는 그림입니다. 이른바 태극 문양이죠. 서구학문을 하는 사람들의 공격을 하도 받아서 마치 동양사회의 후진성을 다 보여주는, 미신을 대표하는 그런 그림 취급을 받는 그림입니다. 그렇지만 그 '미신' 속에는 이와 같은 우주의 원리가 들어있습니다.

그런데 가운데 선만 있는 것이 아니라, 한 쪽엔 색깔이 칠해졌습니다. 해가 높아지고 낮아짐에 따라 지구에는 더위와 추위가 서로 반대로 증가하고 감소하는 것을 나타내려다 보니 그렇게 표현한 것입니다. 3차원 공간을 2차원의 평면 위로 옮겨오면서 색깔로 구별한 것입니다.

3) 복희가 괘를 긋다

그렇다면 이 말뚝을 땅위에 최초로 세운 사람은 누구일까요? 알 수 없습니다. 그걸 어떻게 알겠습니까? 한 가지 분명한 건 엄청나게 오래 전의 일이라는 것입니다. 우리는 지금 이렇게 문자를 통해서 이 이야기를 나누고 있지만, 문자라고 해야 이집트의 문자가 가장 오랜 것이고, 중국의 갑골문이라고 해야 겨우 3천 년 전의 일입니다. 그렇지만 해는 그 전에도 똑같이 뜨고 졌을 것입니다.

끊임없이 되풀이되는 이 현상을 누군가 처음으로 발견하고는 거기 서린 법칙을 찾아내기까지 얼마나 많은 세월이 걸렸을지 우리는 알 수 없습니다. 그렇지만 어느 땐가 어떤 슬기로운 분이 그것을 찾아냈을 것이고, 우리는 그분이 찾아낸 법칙을, 문자로 된 여러 책을 통해 배운 후에 어떻게 그런 일이 일어났을까 하는 것을 거꾸로 추적하여 이해해보는 중입니다. 그러려면 먼저 문자로 설명된 모든 것들을 다 버리고 최초의 슬기로운 그 분이 보았던 눈으로 우주의 움직임을 바라보아야 합니다.

문자는 그림문자에서 표의문자로, 표의문자에서 다시 표음문자로 발전합니다. 우리는 지금 어려서 나도 모르는 사이에 익힌 문자를 쓰지만, 문자가 생기기

이전에는 그럴 수 없었을 것입니다. 그렇다면 문자가 있기 이전에는 부호나 그림으로 표시했을 것입니다.

 태초의 그 슬기로운 분이 우주를 관찰할 때 추사 고택의 집주인처럼 막대기를 세워놓고 그림자를 관찰했을 것입니다. 그것을 잊지 않기 위해 무슨 표시를 해야 합니다. 혹시 그걸 배우겠다는 제자라도 있다면 설명을 해주어야 합니다. 어떻게 표시하면 좋을까요? 문자가 없던 태초의 그 시절로 돌아가 고민해봅니다.

 먼저 막대의 그림자 길이가 가장 짧았을 때 지구상에는 가장 더운 날씨가 옵니다. 가장 길었을 때는 가장 추운 날씨가 옵니다. 열기가 가득한 더위와 몸이 얼어붙는 추위를 어떻게 표시할 수 있을까요? 추위와 더위를 결정하는 것은 그림자의 길이이므로, 가장 짧은 그림자를 ―로 표시하고, 가장 긴 그림자를 그것의 곱절인 --로 표시해봅니다. 막대기가 하짓날 마당에 드리운 그림자의 길이가 ― 이고, 동짓날 드리운 그림자는 하짓날의 그것보다 배는 기니 ―의 곱절인 --로 표시한 것입니다. 이렇게 하면 고민 한 가지가 해결된 셈입니다.

 그런데 동지와 하지의 중간인 춘분과 추분도 역시 이 부호로 나타내려 합니다. 어떻게 하면 좋을까요? 춘분과 추분은, 낮의 길이는 같지만 날씨의 방향은 서로 정반대입니다. 춘분은 추위에서 더위로 건너가는 방향이고, 추분은 그 반대입니다. 그러니 이 방향성이 표현되어야 합니다. 춘분은 추위에서 더운 기운이 강해지는 것이니 추위 위에다가 더위를 얹으면 될 것이고 추분은 그 반대일 것입니다. 그래서 이렇게 표시할 수 있습니다. 춘분은 ═, 추분은 ═. 그러자면 ―와 --로 표시했던 하지와 동지도 두 겹으로 나타내야 할 것입니다. 하지는 가장 더우므로 더운 기운이 두 가닥 겹친 ═이 되고, 동지는 가장 추우므로 추위가 두 가닥 겹친 ══이 될 것입니다.

 이것을 다시 또 곱절로 나누면 1년은 8마디로 나누어집니다. 이 8개의 상태를 나타내려면 앞서 만든 부호에다가 다시 그림자를 하나씩 더 추가하면 됩니다. 그러면 다음과 같은 부호가 나옵니다.

☰ ☷ ☳ ☴ ☵ ☲ ☶ ☱

여기서 다시 곱절을 더 나누면 1년은 16마디가 될 것입니다. 3층으로 된 위의 부호 위에다가 그림자를 하나씩 더 쌓으면 됩니다. 그리고 다시 곱절을 더 나누면 32마디가 될 것이고, 그것은 4층으로 된 부호 위에 그림자를 하나를 더 쌓으면 됩니다. 그리고 다시 더 곱절을 나누면 64마디가 될 것이고, 그것은 5층으로 된 부호 위에 그림자를 하나 더 쌓으면 됩니다. 그래서 마지막에는 6층짜리 부호가 완성됩니다. 아래의 선천64괘차서도가 그것입니다. 64괘를 차례대로 벌여놓았다는 뜻입니다.

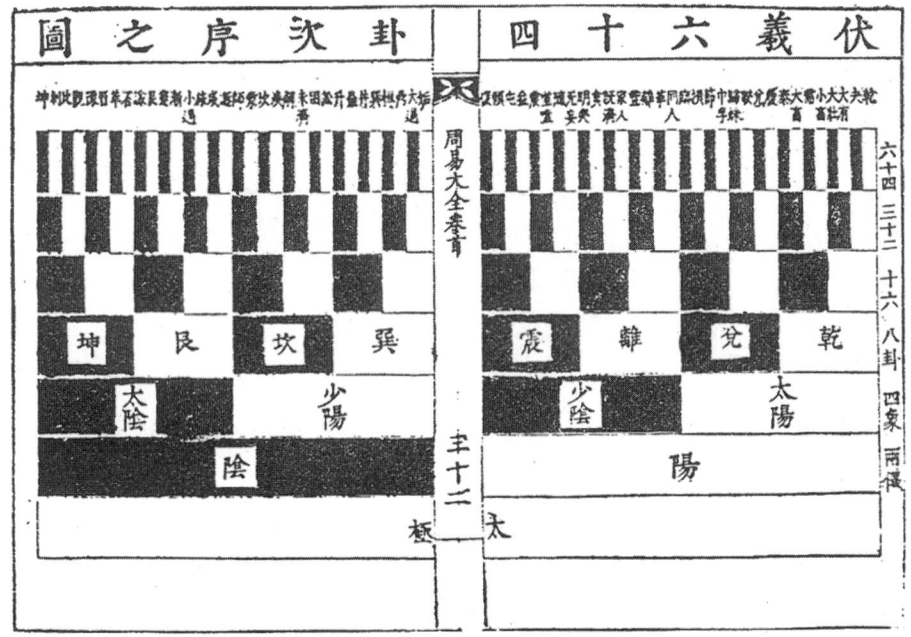

그런데 주역 책에서는 이것을 이렇게 배치하지 않고 둥글게 배치합니다. 지구가 해의 주변을 도는 원운동을 하기 때문에 그렇습니다. 그런데 이 차서도를 둥글게 말아놓으면 건괘와 곤괘가 옆에 나란히 서게 되는데, 실제로는 건과 곤이 마주 보도록 배치됐습니다.

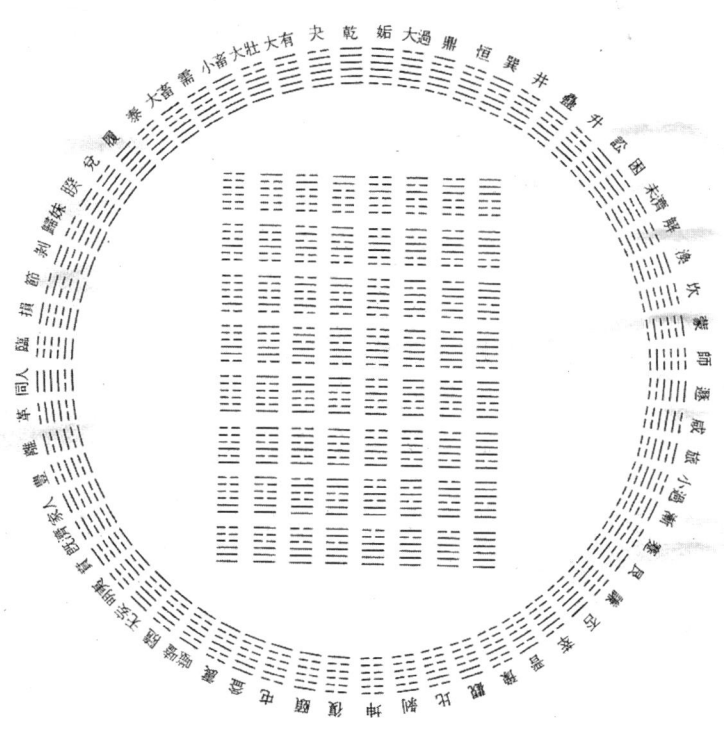

이것은, 3차원 공간에 벌여놓은 괘를 2차원의 평면으로 옮겨놓은 까닭입니다. 둥근 공 위에 배치된 것을 종이 위로 납작하게 눌러놓은 것입니다. 마치 회오리를 옆으로 눌러놓은 것과 같은 것입니다. 그리고 64괘를 만드는 원리를 그림으로 그려놓으면 이해가 빠를 것입니다. 다음이 그것입니다.

3층짜리가 두 번 겹친 이 6층짜리 부호는 1년 동안 해의 높이가 달라지면서 말뚝의 그림자가 땅에 드리우는 길이를 나타내는 것입니다. 이렇게 6층짜리 부호 64개를 놓고서 인류 최초로 우주의 비밀을 엿본 그 슬기로운 분은 고민합니다. 그리고 몇 년 동안 되풀이되는 해의 운동을 살피면서 얼마 후에 이 땅에 무슨 일이 일어날지를 예측합니다. 즉 하늘의 변화를 땅에 사는 사람들에게 알려주기 시작하는 것입니다.

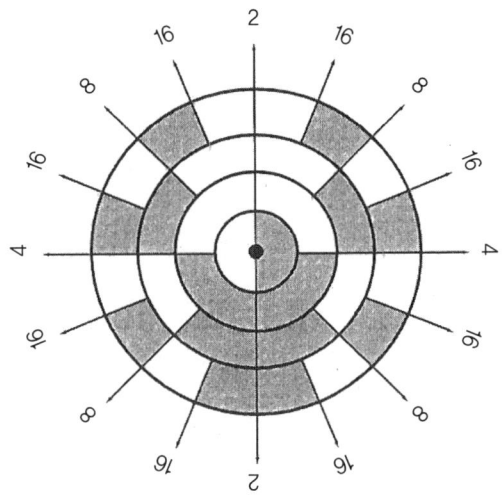

64괘를 만드는 원리

　하늘의 뜻을 땅위에 전하는 존재를 무엇이라고 부를까요? 우리는 그를 일러 '무당' 이라고 합니다. 무당은 하늘의 뜻을 묻는다는 뜻의 순우리말입니다. 이 무당을 한자로 '巫堂' 이라고도 쓰는데, 그것은 한글이 발명되기 전에 한자를 빌려다 쓰던 시절에 음을 따서 적은 탓입니다. 무당은 〈묻+앙〉의 구조로, 〈묻〉은 '묻다' 의 어근이고, 〈앙〉은 명사화접미사입니다. 하늘의 뜻을 묻는 사람이라는 뜻이죠.

　한 나라의 통치자를 왕(王)이라고 하는데, 고대국가가 성립하기 이전에는 왕이 아닌 다른 존재가 통치를 겸했습니다. 이런 형식의 구조를 우리는 제정일치라고 배웠지요. 바로 이 사회의 통치자가 무당입니다. 신라의 거서간, 차차웅, 마립간이 다 이런 존재와 연관이 있는 호칭입니다. 제정이 분리되면서 사회의 지도자도 종교와 정치로 나뉩니다. 정치의 지도자는 임금이라고 하고, 종교의 지도자는 무당이라고 한 것입니다. 지금도 마찬가지입니다. 정치지도자가 있고, 종교의 우두머리가 따로 있죠.

　이것은 중국이라고 해서 다르지 않습니다. 중국에서 최초로 위와 같은 방법으로 우주의 이치를 알아보고 그것을 정리한 사람이 복희입니다. 그런데 이 복희는 한자로 여러 가지로 표기합니다. 伏犧, 卜犧, 包犧. 犧는 희생물을 뜻하는 말입니다. 희생을 바친다는 뜻이죠. 伏은 엎드린다는 말이고, 卜은 점친다는 말입니다. 엎드려서 희생물을 바치고 하늘의 뜻을 점치는 사람이라는 뜻입니다. 이런 사람이 누구겠습니까? 무당입니다. 따라서 복희는 사람의 이름이 아니라 그런 일을 맡은 직책을 가리키는 말인 셈입니다.

　그러면 무당이 마당에다가 막대를 세워놓고서 해의 그림자를 살폈다는 증거는 있느냐고 묻고 싶은 사람이 있을 것입니다. 그런 사람 꼭 있습니다. 하하하. 중국의 역사책인 『삼국지』「위서」'동이전'을 보면 삼한을 설명한 대목에 이런 게 있습니다. 삼한에는 소도라는 곳이 있는데, 그곳에는 도둑이 도망쳐 들어가도 따라가서 잡아오지 못한다고 했습니다. 신성불가침의 영역이죠. 세상 사람들이 침범할 수 없는 신의 영역이니, 당연히 무당의 통치영역일 것입니다.

　그런데 거기에는 큰 장대 끝에 북을 매달아놓았다고 했습니다. 왜 이랬을까요? 여기까지 글을 읽어 오신 분이라면 자연스레 답이 떠오르지 않을까요? 그렇습니다. 해의 움직임을 알아보기 위한 것입니다. 해의 그림자가 어디에 오면 이 땅에 어떤 일이 벌어질 것이며, 그에 맞춰 무슨 일을 해야 하는지 훤히 예상되는 것입니다. 특히 농경이 시작되면 이 계절과 시간 예측은 한 부족의 생존 여부를 결정짓는 아주 중요한 일이 됩니다. 일반 백성들이 이들의 말을 듣지 않을 수가 없을 것입니다.

 이렇게 해도 믿지 못하는 사람이 꼭 있습니다. 그런 분들에게는 무당집에 가 보라고 권하고 싶습니다. 무당집에는 어딜 가나 대나무에 깃털이나 깃발을 매달았습니다. 이것이 단순히 단골손님들에게 자신의 위치를 안내하기 위한 방편이라면 요즘처럼 신호방법이 발달한 세상에서는 나이트클럽처럼 반짝이로 해도 될 것입니다. 그런데도 신을 섬기는 무당들은 수 천 년 동안 변하지 않는 구태의연한 방법을 여태까지 쓰고 있습니다. 이것은 그것을 바꾸어서는 신이 내리지 않기 때문입니다. 왜 내리지 않을까요? 그들은 잊고 있지만 그것이 그들의 오랜 조상들이 하던 본래의 일을 상징하는 것이기 때문입니다. 하늘이 그림자로 지상에 뜻을 알려주는 그 해시계의 바늘인 것입니다. 그 바늘을 영추라고 합니다. 거룩한 바늘이라는 뜻이죠. 침뜸의 성경으로 여기는 『황제내경』의 한 편도 이름이 「영추」인 것은 이런 까닭입니다. 사실은 영추가 고려의 침경이지만.

 돋보기 장대를 세운 이유는 고르지 못한 마당에 그림자의 위치를 좀 더 명확하게 알리는 것입니다. 만약에 땅을 돌로 만들고 장대를 아주 가늘고 뾰족하게 만들어서 그림자가 가늘면서도 정확하게 표시할 수 있다면 굳이 크게 만들 필요가 없을 것입니다. 이렇게 하여 만든 것이 유명한 조선시대의 해시계 앙부일귀입니다.

 사실은 지구가 해의 둘레를 둥글게 돌기 때문에 그것을 실상에 가깝게 보려면 바닥이 평평해서는 안 됩니다. 바닥이 평평하면 그림자는 우리가 그린 그림처럼 2차원 공간인 평면을 그리게 됩니다. 그러면 3차원 공간으로 나타나게 하려면 어떻게 하면 좋을까요? 그것은 그림자가 1년간 움직이며 닿는 곳을 바가지처럼 움푹 퍼내는 것입니다. 그래서 해시계는 바닥이 반원으로 파여 있습니다. 그 안을 들여다보면 가로 세로로 금이 그어져 그림자가 동서로 오가며 하루의 시간을 나타내는 표시가 돼 있고, 남북으로 오가며 1년 중의 몇 달인가를 알 수 있도록 표시가 돼 있습니다. 그 표시를 보면 오늘이 며칠이며 현재 시각이 몇 시인가를 정확히 알 수 있습니다. 경복궁 근정전 앞에 가면 그 모형이 지금도 있습니다.

　자, 시계바늘이 허공에 가만히 있고, 바닥이 둥글게 파인 것이 해시계입니다. 그렇다면 발상을 전환해서, 바닥을 평평하게 하고 시계바늘을 돌아가게 하면 어떨까요? 그러면 문제가 되는 것은 시계바늘이 하나라는 것이겠죠. 달을 나타내거나 시간을 나타내거나 둘 중의 한 기능만 할 수 있을 것입니다. 그러면 어떻게 하면 이 곤란을 해결할 수 있을까요? 바늘을 둘 달면 되겠죠? 그렇게 해서 생긴 것이 바로 시계입니다. 거기다가 초까지 셈하는 바늘을 달면 바늘이 셋이 되네요. 여러분의 손목에서 똑딱 거리며 쉼없이 돌아가는 시계는 태곳적 무당의 안마당을 옮겨온 것입니다.

　이렇게 해서 무당들은 하늘의 뜻을 땅위에 전해주는 중요한 노릇을 맡으면서 한 사회의 통치자로 오랜 세월을 지냅니다. 그 세월이 얼마나 오랬는지는 알 수 없습니다. 아마도 인류가 하늘에 제사를 지낸 시절부터 그랬을 것입니다.

　그런데 신석기 시대가 오고 농경이 시작되면서 인구가 엄청나게 증가합니다. 이런 사회 변화를 바탕으로 나라가 성립하고 문자가 생깁니다. 문명이 발전하기 시작한 것이죠. 그런데 설령 문자가 생기기 전이라고 해도 말은 했을 것이니, 위에서 살펴본 여러 가지 부호들을 그냥 부호로만 놔두지 않고 뭐라고 이름을 붙이게 됩니다.

　그러면 두 가지 그림자를 여러 번 겹쳐서 만든 기호들을 뭐라고 부르면 좋을까요? 우리 측의 기록은 없어서 알 수 없는데, 고대의 중국인들은 이것을 괘(卦)라고 불렀습니다. 〈卦=圭+卜〉에서 알 수 있듯이, 이것은 점(卜)치는 것과 관련이 있고, 규(圭)와도 관련이 있습니다. 圭는 막대를 뜻합니다. 말 그대로 그림자의 길이를 재기 위해서 땅위에 세워놓은 8자짜리 막대기를 뜻합니다. 그러니까 괘란, 규라는 막대기를 땅위에 세워놓고 우주의 변화를 점쳐보는 것을 뜻하는 말입니다. 앞서 우리가 알아본 내용과 정확히 일치하는 것이죠.[3]

문자가 생기자, 이제 위의 부호로만 돼 있던 것들을 글로 옮기기 시작하면서, 역은 새로운 변화를 맞습니다. 당장 그림자가 가장 짧은 때와 가장 긴 때를 가리키는 말이 생깁니다. 그러면 무엇이라고 불러야 좋을까요?

그림자의 길이는 해가 땅에 볕을 쬐는 정도와 관련이 있고, 그것은 땅위에서 더위와 추위라는 현상으로 나타납니다. 그러므로 짧은 그림자(―)는 더위가 되고, 긴 그림자(--)는 추위가 됩니다. 이것을 중국인들은 자신의 문자로 양(―)과 음(--)이라고 불렀습니다. 陽은 볕이고, 陰은 그늘이라는 말입니다. 동지와 하지 사이에는 춘분과 추분이 있습니다. 이들은 소양(⚎)과 소음(⚏)이 됩니다. 동지와 하지는 당연히 태음(⚏)과 태양(⚌)이 되지요.[4] 또는 노음, 노양이라고도 합

---

3) 『주역 강의』로 유명한 대만의 남회근은 卦를 주역의 해설에 따라 掛로 보고 하늘의 상을 사람이 볼 수 있도록 '걸었다'는 뜻으로 해석했다. 틀린 것은 아니지만 정확한 것이라고 보기도 어렵다. 막대기인 규표의 圭에서 온 것이라고 보는 것이 더 옳을 듯하다. 또 음양의 부호(―, --)도 하지와 동지 때의 그림자를 그린 것임을 모르는 것 같다. 그에 대한 언급이 아예 없거니와, 어떤 학자는 이것을 남녀의 생식기인 자지와 보지의 형상이라고 주장한다는 학설까지 소개했다. -- 의 가운데 구멍을 보지라고 본다는 것이다. 물론 남회근은 이런 학설을 비판하는 쪽이다. 이런 황당한 주장은 김홍경의 글에서도 소개됐다.(『동양의학학명』 23쪽) 이런 이론이 틀리지는 않겠지만, 역을 너무 좁게 본 견해라는 비판을 면하기는 어렵다. 괘 부호는 성기의 모양이 아니라 막대기의 그림자 길이를 나타낸 것이다.

4) 음과 양은 각기 ―와 --로 표시한다. 그렇다면 4상으로 확대될 때의 표기는 ――, ―--, --―, -- --일 것이다. 다시 8괘로 확대되면 ―――, ――--, ―-――와 같은 식으로 해야 할 것이

니다. 노(老)는 소양 소음의 소(少)와 짝을 이루는 말입니다. 젊음과 늙음. 이렇게 넷으로 분화한 것을 4상이라고 합니다. 최초의 태극이 음양을 거쳐 4상으로 발전한 것입니다.

그림자가 한 층씩 더 쌓이는 것을 변이라고 합니다. 변한다는 뜻이죠. 태극에서 1변으로 음양이 생기고, 2변으로 4상이 생긴 것입니다. 여기서 한 번 더 변하면 3변이 되는데 괘는 모두 8개로 늘어납니다. 그래서 8괘입니다. 이 8괘에도 이름을 붙입니다.

그런데 2변까지는 그림자의 길이로 이름을 붙였는데, 3변부터는 더 이상 그럴 수 없게 됐습니다. 그래서 그 괘의 특징을 잘 나타내는 이미지로 추상화하는 작업을 합니다. 문자 이전에 우주와 자연의 상태변화를 관찰하던 성인들이 그 특성을 아주 잘 나타내주는 자연물에 빗대어 표현한 것입니다. 그리고 이 여덟 괘를 두 번 겹쳐서 만든 64괘에서도 8괘에 들어있는 이미지의 관계를 통해서 전체의 큰 뜻을 확정하게 됩니다.

이러한 이미지를 상(象)이라고 합니다. 상이란 오랜 명상을 통하여 얻어낸 우주 본래의 이미지를 말합니다. 그렇기 때문에 우리가 생활 주변에서 만나는 단순한 이미지들과는 다릅니다. 깨달음에 이른 사람들은 자신들이 얻은 것을 상으로 표현하곤 합니다. 그리고 고도로 추상화를 거친 이미지이기 때문에 단순히 어떤 한 분야에만 적용되는 것이 아니라 인간의 삶이 이루어지는 거의 모든 분야에 걸쳐서 골고루 다양하게 적용됩니다.

예를 들어, ☴은 바람의 이미지를 취한 것인데, 여기서 말하는 바람은 허공을 돌아다니는 공기의 흐름도 되지만 식물에서는 싹, 병에서는 울컥 치미는 것, 감정

다. 이렇게 되면 배열이 공간을 너무 차지한다. 그래서 이렇게 옆으로 늘어놓지 않고 켜켜이 쌓은 방식을 택한 것이다. 세로로 글을 써나가는 동양의 기록 방식은 이런 벽돌쌓기 방식에 적합하다. 8괘(☰ ☱ ☲ ☳ ☴ ☵ ☶ ☷)와 64괘는 이렇게 해서 생긴 것이다.

으로는 분노, 계절로는 봄, 움직임에서는 회오리와 같은 여러 가지 이미지로 변용되어 나타납니다. 싹, 울컥, 분노, 봄, 회오리는 언뜻 보면 서로 상관이 없는 듯하지만, 자세히 관찰해보면 이런저런 방법으로 관련을 맺고 있습니다. 분노는 감정이 치밀어 오르는 것이고, 싹은 분열된 씨앗 속에서 잎사귀가 솟는 것이며, 이런 현상들이 두루 일어나는 철이 봄입니다. 무언가 일치하는 것들이 있습니다.

이런 것은 고도의 명민한 통찰로 파악할 수 있는 것이지 단순히 논리와 분석으로 단정할 수 있는 것이 아닙니다. 그래서 철저히 논리와 설명으로 이끌어가는 이곳에서 명상 어쩌구 하는 황당한 소리를 하는 것입니다.

64괘를 이루는 8개의 기본 괘상도 이렇게 하여 얻어진 것입니다. 그리하여 각각의 괘에 상을 붙이고 그 상을 본떠서 이름을 붙입니다.

차례	1	2	3	4	5	6	7	8
괘	☰	☱	☲	☳	☴	☵	☶	☷
이름	건	태	리	진	손	감	간	곤
상	하늘	연못	불	우레	바람	물	산	땅

돋보기 공부를 이 정도에서 끝내려면 굳이 이름을 외울 필요는 없습니다. 그런데 주역 공부를 좀 더 하려면 이름과 뜻을 외워야 합니다. 그것은 사탕 사먹을 때 거스름돈 받는 것에 만족하지 않고, 수학 공부를 좀 더 깊이 하려면 구구단을 외워야 하는 것과 같습니다. 따라서 여기서는 외우는 방법을 소개하겠지만, 주역 공부에 큰 흥미가 없다면 이 부분은 읽지 않아도 됩니다. 이렇게 외웁니다.

1건천, 2태택, 3리화, 4진뢰, 5손풍, 6감수, 7간산, 8곤지.

아울러 괘의 모양을 보고서 무슨 괘이며 상이 무엇이구나 하는 것을 한 눈에 알아보아야 합니다. 그러려면 괘의 모양 역시 외워야 하고, 외우는 방법이 있습니다. 괘가 끊어지고 이어진 모양을 기억하는 것입니다. 그 방법은 아래와 같습니다.

참고로, 외울 때는 될수록 소리 내어 읽어야 합니다. 눈으로만 읽으면 영상이 사라지고 맙니다. 그런데 소리를 내면 소리가 머릿속에 저장되어 머릿속에서 영상이 사라진 뒤에도 소리의 가락으로 남아있습니다. 그래서 오래도록 기억되는 것입니다. 소리와 영상이 만나면 큰 효과를 냅니다. 반드시 소리 내서 읽으면서 외우십시오.

건삼련 : 건(☰)은, 셋 모두 이어졌다.
태상절 : 태(☱)는, 위가 끊어졌다.
리허중 : 리(☲)는, 가운데가 비었다.
진하연 : 진(☳)은, 아래가 이어졌다.
손하절 : 손(☴)은, 아래가 끊어졌다.
감중련 : 감(☵)은, 가운데가 이어졌다.
간상련 : 간(☶)은, 위가 이어졌다.
곤삼절 : 곤(☷)은, 셋 모두 끊어졌다.

이렇게 해서 복희 시대에는 괘로만 존재하던 역이 문자가 발명될 즈음에 이르러서는 문자로 정리됩니다. 그림문자인 괘에서 표의문자인 상으로 분화하는 것입니다. 여기에서 다시 숫자가 가세하면서 역은 이제 우주의 본체보다 더 복잡한 논리의 구조 속으로 빠져듭니다.

 그런데 한 가지 생각할 것이 있습니다. 뭐냐면, 지금 우리는 서양 사람들이 쓰던 버릇을 따라서 생활하느라고, 글도 서양의 관습을 따라 씁니다. 원래 한자문화권에서는 글을 쓸 때 세로로 썼고 오른쪽에서 왼쪽으로 써나갔습니다. 지금은 가로로 쓰고 위에서 아래로 써나가죠.

그런데 주역의 괘는 밑에서부터 위로 쌓아올린 것입니다. 당연히 밑엣것이 뿌리가 되고 위엣것이 변화의 양상을 드러냅니다. 그렇기 때문에 1변에서 3변으로 전개되는 그림을 그릴 때 잘못하면 위아래가 뒤집힌 채로 읽는 일이 벌어질 수도 있는 일입니다. 예를 들면 ☱의 경우, 밑에서부터 벽돌을 쌓아올린 것이라면 태괘지만, 위에서부터 배치한 것이라면 손괘가 됩니다.

게다가 주역은 우주라는 3차원 공간의 변화를 추상화한 것이기 때문에 당연히 그림에도 방향이 있고 공간이 숨어 있습니다. 뒤에서 다시 나오겠지만, 5행 배치도에서도 방향을 나타낼 때 지금의 방위와는 정 반대 방향으로 그립니다. 따라서 괘상을 그릴 때 밑에서부터 생긴 것임을 알려주도록 도상을 그려야 합니다.

그런데 지금 글쓰는 풍속 때문에 거의 모든 책에서 3변의 괘상이 위에서 아래로 내려갑니다. 옛날과는 거꾸로 그려지고 맙니다. 즉 이런 식이죠.

代義八卦次序圖

중정 中正	태극 太極	⊖							
一變	음양 陰陽	음 陰 ──				양 陽 ──			
二變	사상 四象	태음 太陰 ⚏		소양 少陽 ⚎		소음 少陰 ⚍		태양 太陽 ⚌	
三變	팔괘 八卦	곤坤 ☷	간艮 ☶	감坎 ☵	손巽 ☴	진震 ☳	리離 ☲	태兌 ☱	건乾 ☰
伏義	괘순 卦順	八	七	六	五	四	三	二	一

그러나 순서의 차원에서 보면 이것은 틀렸다고 할 수는 없지만, 바람직하지는 않은 발상입니다. 괘의 부호가 벽돌처럼 밑에서 위로 쌓아올린 것이기 때문입니다. 그래서 이런 차서도는 밑에서부터 위로 올라가도록 배치하는 것이 더 바람직합니다.

八	七	六	五	四	三	二	一	卦順	伏羲
坤	艮	坎	巽	震	離	兌	乾	八卦	三變
太陰		小陽		小陰		太陽		四象	二變
陰				陽				陰陽	一變
○								太極	中定

4) 문왕이 괘를 바꾸다

앞서 보았듯이, 역은 땅에 나타난 해의 운동을 부호로 나타낸 것입니다. 그래서 괘의 배치를 따라가면 저절로 1년간 움직이는 해의 변화가 나타납니다. 괘를 둥글게 배치한 64괘는 계절의 변화가 지구에 나타나는 음양의 추이를 기호로 보여주는 것입니다. 따라서 이 기호에서는 사람이 지구의 변화에 순응하면 되는 것입니다. 인간이 자연을 관찰하여 어떤 법칙을 발견하고, 해마다 되풀이 되는 그 법칙에 맞게 삶을 적응시켜 나가면 되는 것입니다. 철저히 사람이 자연의 일부로 존재할 때의 일입니다.

그러나 사람은 단순히 자연의 일부로 그치는 존재가 아닙니다. 야행성 동물은 밤에 활동하고, 식물은 한 번 뿌리내린 곳을 떠날 수 없습니다. 그러나 사람은 어떤 동식물보다도 자기 안의 독립성을 잘 갖춘 존재입니다. 낮에도 활동할 수 있고, 밤에도 활동할 수 있으며, 여기저기 돌아다닐 수도 있습니다. 즉 자연의 질서에 예속되지 않고서도 살아갈 능력이 있는 것입니다.

게다가 문명이 점차 발전하면서 사회를 이룹니다. 이렇게 된 문명사회 안에는 자연의 질서와는 어긋나는 행동이 더욱 많아집니다. 그런 행동 중에 개체인 사람에게 가장 큰 영향을 미치는 것은 살육입니다. 즉 사람이 사람을 함부로 죽이는 일이죠. 이것은 자연 현상 속에서는 보기 힘든 일입니다. 이로 인하여 인간 사회는 자연 상태에서는 볼 수 없는 한 가지 현상이 나타납니다. 갈등이 그것이죠.

자연 상태의 사람이란 해가 지구에 뿌리는 에너지의 변화에 따라 자신의 삶을 도모하면 되는 것이었고, 자연의 변화에 재빨리 그리고 슬기롭게 적응하는 것이 사람이 할 수 있는 일의 전부였습니다. 그러나 문명세계로 접어들면 자연 상태에서 마주치기 힘든 여러 가지 일을 만나게 됩니다. 그것이 인간간의 갈등으로 나타나는 것이고, 이것은 문명이 발달하여 재물을 축적하는 단계에 이르면 부족 간의 전쟁으로 나타납니다. 축적된 재물을 빼앗으려는 싸움이죠. 이런 숨 가쁜 움직임은 마침내 고대국가를 여는 힘으로 작용합니다.

이 시기에 이르면 역의 질서만으로는 설명할 수 없는 현상이 나타납니다. 바야흐로 역을 보는 눈이 변화를 하는 단계에 이른 것입니다. 그 전의 역에서는 자연에 순응하는 성현들의 질서를 배워야 했는데, 이제는 인간들끼리 일으키는 마찰과 갈등까지 헤아려야 하는 상태가 된 것입니다.

이 시기는 묘하게 문자가 발생하는 시기와 거의 일치합니다. 그림자 부호로만 그려놓았던 복희시대의 역이 문자로 정리되는 새로운 계기를 맞는 것입니다. 그렇다면 부호의 상으로만 우주의 질서를 나타내던 역에 어떤 의미를 집어넣어서 문자로 정리한 사람은 누구일까요?

앞서 보았지만 우리는 복희라는 인물이 누구인지 알 수 없습니다. 최초로 우주의 움직임을 그림자로 표시한 사람이라고만 알죠.

그러나 이 괘상을 문자로 기록한 사람을 우리는 알 수 있습니다. 문왕입니다. 주나라를 크게 일으킨 인물이죠. 주나라는 문왕의 아들인 무왕 때에 은나라를 칩니다. 그리고 중원의 주인이 되죠. 이 과정에서 신하가 임금을 치는 하극상을 일으키면 안 된다고 극구 말리다가 결국은 왕이 충언을 받아들이지 않고 정벌을 진행하자, 망한 은나라의 백성이 주나라의 땅에서는 살 수 없다며 산 속으로 들어가 고사리를 캐먹다가 죽었다는 백이와 숙제의 유명한 고사도 이때의 이야기입니다.

백이와 숙제는 상생론에 목숨을 건 사람들이었죠. 하극상은 자연의 법칙에는 없는 일이기 때문입니다. 반면에 무왕은 상극론을 실천한 사람이었죠. 그의 아버지 문왕이 주역에서 터득한 새로운 법칙을 세상에 몸소 적용한 것입니다. 여기서 한 세대가 가고 새로운 세대가 오는 생생한 현장을 엿볼 수 있습니다.

공자는 중국 천하를 주유하다가 자신의 뜻을 받아주는 제후가 없자 늘그막에 고향인 주나라로 돌아와 여러 가지 책을 정리합니다. 그 중에는 역도 있습니다. 지금의 주역은 그가 정리한 것으로 알려진 책입니다. 그렇기 때문에 글로 정리한 것은 공자이지만, 역의 첫 번째 변화를 일으킨 사람은 문왕이라고 짐작하는 것입니다.

문왕은 은나라 조정의 의심을 받아 유리라는 곳에 유배당한 상태에서 몇 년을 지냅니다. 늘 목숨을 잃을 위험을 느끼는 상태에서 역을 깊이 읽으면서 때를 기다립니다. 그리고는 역에서 새로운 질서를 찾아내죠. 그리고 마침내 새로운 역의 시대를 엽니다.

그렇다면 이 어지러운 상황에서 죽음과 삶의 경계에 선 문왕이 역에서 읽어낸 것은 무엇이었을까요? 아마도 그것은 갈등의 원리였을 것입니다.

원래 역은 해의 움직임을 정리한 것이고, 따라서 추위와 더위를 되풀이하는 대자연의 변화에 적응하는 것이 사람의 가장 큰 일이었습니다. 사람에게 대자연의 질서란 감히 거부할 수 없는 것이며 마땅히 따라야 하는 것이고, 그렇기 때문에 자연의 질서를 미리 아는 것이 재앙을 피하는 유일한 방법이었습니다. 따라서 역의 논리에는 자연과 인간의 조화와 순응이라는 전제가 깔려있는 것입니다.

그러나 문명이 발달하면서 자연과 일정한 거리를 두게 된 인간 사회에는 조화와 순응의 틀만으로는 설명할 수 없는 일들이 날마다 일어납니다. 이른바 갈등이 싹트는 것입니다. 그리고 어떻게 보면 조화나 균형보다는 오히려 갈등과 충돌의 원칙이 사회의 움직임을 더 잘 포착할 수도 있습니다.

따라서 이제까지 자연의 질서와 조화가 적용되던 법칙 이외에, 인간 사회에 스며있는 또 다른 원칙이 하나 나타난 것입니다. 복희 시대에는 중요하지 않던 요인이 문왕의 시대에 이르러 역의 원리로 떠오른 것입니다.

돋보기 역은 해의 운동을 관찰하고 거기에 맞춰 땅위에서 일어나는 여러 가지 변화를 파악하여 거기에 적응하려는 것이었습니다. 그래서 해가 1년간 움직이는 것을 관찰한 것이기 때문에 음으로 가득한 동지에서 양의 기운이 하나씩 증가하여 마침내 양의 기운이 가득한 하지에 이르는 순환과정을 정리한 것입니다. 그래서 복희의 64괘 차서도를 보면 이 순서대로 괘가 나열돼 있습니다. 앞에서 자주 본 도설입니다. 그러므로 12개월에 해당하는 괘가 있습니다. 이것은 시간에 따른 더위와 추위의 순환을 뜻하는 것입니다.

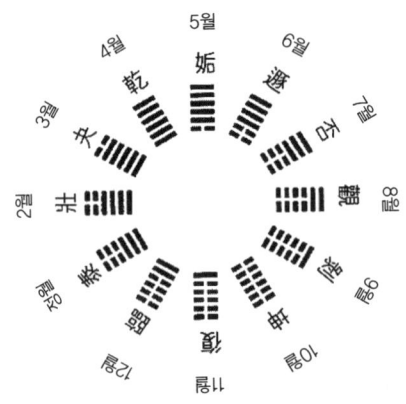

괘가 12개로 압축됐지만, 실제로 64괘에서 이 괘들의 위치를 확인해보면 일정한 간격으로 자리한 것이 아니라 각기 건괘와 곤괘 쪽으로 심하게 쏠려 있습니다. 그것은 태극 모양이 시작은 가늘지만 마지막에는 커지는 것과 같은 이치입니다. 처음엔 미약한 음이 점차 증가하면서 양의 기운이 천지에 가득 차는 것을 나타내는 것입니다. 음과 양의 균형이 가속도로 증감한다는 뜻이죠.

5) 숫자놀음과 새로운 질서

그렇다면 문왕은 새로운 질서를 어떻게 발견하고 괘들을 다시 배치하기까지 이르렀을까요? 이를 뒷받침하는 것이 수입니다.

숫자는 그냥 숫자일 뿐입니다. 수가 그 자체로 무슨 의미를 지니지는 못합니다. 그러나 이것이 음양이나 방위와 연관이 되면 전혀 다른 분야까지 확대되어 적용될 수 있습니다. 홀수는 양, 짝수는 음이라고 하고 보면 1부터 10까지는 또 다른 의미를 갖게 됩니다. 이와 마찬가지로 숫자가 전후좌우 방위와 연관을 맺으면 엉뚱하면서도 정말 새로운 차원을 들여다보는 도구로 돌변합니다. 그것을 극명하게 보여주는 것이 8괘입니다. 이 숫자가 괘에 작용하면서 전혀 새로운 안목이 열린 것입니다.

숫자가 어떻게 방위에 적용되는가 하는 것을 한 번 보겠습니다. 전후좌우나 동서남북이라는 방위는 기준점이 없으면 성립할 수 없습니다. 그 기준점은 무엇일까요? 전후좌우와 동서남북을 따지는 '사람'입니다. 앞뒤라고 할 때에는 그것을 말하는 사람이 기준이 됩니다. 따라서 남쪽으로 바라보고 있는 사람에게 앞이란 남쪽이고 뒤란 북쪽입니다. 한 사람이 있으면 저절로 결정되죠. 그렇다면 1의 기준점은 그 사람이 서있는 곳이고, 1의 시작점은 그 사람이 바라보는 방향일 것입니다. 이것이 남면(南面)의 의미입니다.

따라서 1은 숫자의 시작이니 당연히 그 사람이 서있는 뒤쪽이고 2는 1과 짝을 이루는 그 맞은편이 됩니다. 그러면 한 사람을 중심으로 1과 2가 배치됩니다. 그렇다면 좌우는 당연히 정해지겠지요. 왼쪽이 먼저일까요? 오른쪽이 먼저일까요? 왼쪽입니다. 해가 떠오른다는 것을 상상해 보십시오. 지금 우리는 북반구에 있습니다. 해는 동쪽에서 떠오릅니다. 그래서 우의정보다 좌의정의 서열이 더 높고 우승지보다 좌승지의 서열이 더 높은 것입니다. 다음 임금이 될 세자를 동궁이라고 하는데, 동쪽의 집이라는 뜻입니다. 모두 이런 발상에서 나온 것입니다. 임금은 남면하고, 문관은 서면하며, 무관은 동면합니다. 각기 서열에 따라서 그렇게 되는 것입니다. 그러면 자연스럽게 이렇게 정리될 것입니다.

```
      2
   3  0  4
      1
```

4보다 더 큰 숫자인 5, 6, 7, 8, 9도 이와 똑같은 방식으로 배열할 수 있습니다. 5는 새로 시작하는 0에 해당하니, 6은 1과 같고, 7은 2와 같고… 이런 식입니다.

이를 5행으로 바꿔보겠습니다. 1과 6은 북쪽이니 수이고, 2와 7은 남쪽이니 화, 3과 8은 동쪽이니 목, 4와 9는 서쪽이니 금이 됩니다. 당연히 0과 5는 중앙이니까 토가 됩니다.

그런데 5행은 숫자에만 있는 것이 아닙니다. 괘에도 5행이 있습니다. 따라서 괘를 5행의 성격에 따라 배치해보면 각각의 괘가 서로 어떤 관계에 놓여있는가 하는 것을 알 수 있을 것입니다. 각 괘를 5행으로 파악하면 이렇게 됩니다.

건(☰) : 금, 태(☱) : 금, 이(☲) : 화, 진(☳) : 목,
손(☴) : 목, 감(☵) : 수, 간(☶) : 토, 곤(☷) : 토.

그러므로 복희 8괘를 5행으로 바꿔서 표시하면 이렇게 될 것입니다.

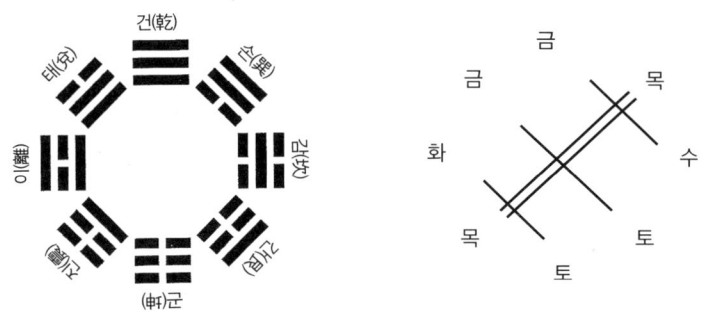

진과 손이 마주보고 있습니다. 진괘와 손괘는 모두 5행상 목입니다. 그리고 마주보는 이 둘을 기둥으로 할 때 그 기둥의 양쪽에서 마주보는 것들을 잘 살펴보십시오. 서로 상생관계임을 알 수 있습니다. 이와 곤은 화생토, 간과 태는 토생금, 건과 감은 금생수입니다. 오행의 시작인 목이 기둥 노릇을 하면서 상생관계를 고리로 연결시켜주는 노릇을 톡톡히 해내고 있습니다.

📖 돋보기   위의 그림에서 수직인 건과 곤이 기둥 노릇을 하는 것이 아니라 삐딱하게 서있는 손과 진이 기둥노릇을 하는 것을 볼 수 있습니다. 이상하지요? 이것은 나중에 5운6기에서 다시 나오겠지만, 지구의 자전축이 23.5도 기울었다는 사실과 관련이 있습니다. 자전축이 기울었기 때문에 지구가 해의 둘레를 돌 때에 밤하늘에 나타나는 별들이 철마다 바뀝니다. 지구는 하늘에 붙박인 여러 별들 사이를 1년 동안 돌아서 제자리로 옵니다. 이렇게 지구가 돌아가는 길목에 있는 별들을 기준으로 하늘을 모두 12개 영역으로 나눕니다. 이 12는 달이 차고 기우는 기간을 기준으로 삼은 것입니다. 이렇게 12등분된 하늘에 각기 이름을 붙였는데, 그것이 자-축-인-묘-진-사-오-미-신-유-술-해입니다. 이것이 땅으로 내려와 12지지가 됩니다.

📖 돋보기   복희의 8괘와 문왕의 8괘를 이해하려면 5행을 알아야 합니다. 5행에 대해서는 먼저 나온 책(『우리 침뜸 이야기』)에서 설명했고, 다시 뒤에서 설명하겠지만, 여기서는 간단히 알아봅니다. 오행은 〈목-화-토-금-수〉로 세상의 모든 현상을 구별하여 그 관계를 파악하는 것입니다. 오른쪽으로 가면서 힘을 보태주는데 이를 상생이라고 합니다. 목은 화에게 힘을 실어주고, 화는 토에게 힘을 실어 줍니다. 이런 관계는 끊임없이 반복됩니다. 반면에 상극도 있습니다. 상극은 한 칸 건너서 진행됩니다. 즉 〈목-토-수-화-금〉입니다. 이것은 서로 억누르는 관계입니다. 앞의 것이 그 다음의 것을 억누르게 됩니다. 그래서 상극이라고 합니다.

위에서 복희8괘의 관계를 살펴보면 상생의 원리로 이루어졌음을 알 수 있습니다. 그리고 이것은 복희의 관찰이 1년 동안 움직이는 해의 영향을 파악하여 거기에 순응하려는 것이었음을 아주 잘 보여주는 것입니다.

그런데 문왕은 이런 상생의 관계만을 본 것이 아니라 갈등의 관계를 본 것입니다. 그럴려면 8괘의 위치부터 바꿔야 한다는 결론에 이릅니다. 그렇다면 이 8괘를 상극의 관계로 배치하자면 어떻게 해야 할까요? 상극은 목극토, 토극수, 수극화, 화극금, 금극목을 말합니다. 따라서 8괘를 배치하되 괘들이 서로 극을 일으키도록 위치를 바꾸면 됩니다. 그러자면 먼저 기둥을 정해야 합니다.

그런데 5행에서 변화를 매개하는 성분은 토입니다.(이것은 5행론에서 다시 다룹니다. 여기서는 이해가 안 가더라도 그냥 넘어가시기 바랍니다) 8괘 중에서 토에 해당하는 것은 곤과 간입니다. 그러므로 5행상 토인 곤과 간을 기둥으로 취합니다. 세로축은 상극의 관계를 대표할 만한 것을 놓으면 될 것입니다. 서로 극하는 것은 물과 불만한 것이 없죠. 수와 화를 놓습니다. 이렇게 되면 목 둘과 금 둘이 남습니다. 이 둘을 건너편에 배치하면 되죠. 그러면 이렇게 됩니다.

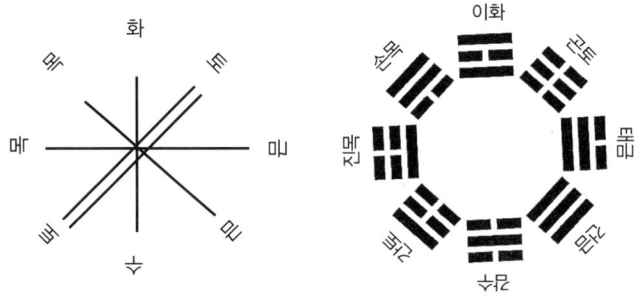

괘를 상극의 관계로 배치하면 이렇겠지만, 숫자를 상극관계로 배치한다면 어떨까요? 5행상 수인 1은 언제나 북쪽이니, 먼저 1을 기준으로 놓고 그 옆에 같은 5행(수)에 해당하는 6을 함께 놓습니다. 이를 기준으로 돌아가면서 화-금-목-토의 순서로 배열합니다. 수 옆에 수와 상극관계인 화를 놓습니다. 수극화죠. 화에 해당하는 숫자는 2와 7입니다. 그 다음으로 화극금의 금은 4와 9입니다. 금극목의 목은 3과 8이죠. 이렇게 둥글게 배치합니다. 〈1,6 - 7,2 - 9,4 - 3,8〉의 순서로 둥글게 돌아가면서 상극관계를 형성합니다. 목극토의 토는 5이고, 위치는 당연히 복판입니다.

설명이 복잡해졌지만, 이렇게 배치된 모양을 머릿속에 그려보십시오. 다음과 같이 됩니다.

$$\begin{matrix} 4 & 9 & 2 \\ 3 & 5 & 7 \\ 8 & 1 & 6 \end{matrix}$$

이거, 어디서 많이 보던 거 아닙니까? 그렇습니다! 우리가 수학시간에 장난삼아 한 번쯤 구경한 마방진이라고 하는 것입니다. 가로 세로 대각선 어느 방향으로 더해도 결과는 15가 나옵니다.

이 마방진은 수학에서는 숫자놀음에 불과합니다. 마방진을 무한히 확대하는 계산식도 있습니다. 그런데 동양에서는 단순한 숫자놀음에 그치지 않고 위에서 보듯이 새로운 세계관을 낳은 바탕이 되었습니다. 상극 이론의 근거가 된 것입니다. 이제 숫자는 역을 새롭게 보는 눈이 된 것입니다.

6) 5행가들의 음모가 드러나다

여기까지 논의된 것을 잘 살펴보면 역은 상생과 상극을 완벽하게 나타내는 상징이고, 이 상생과 상극을 뒷받침하는 근거는 숫자임을 알 수 있습니다. 그리고 그 관계를 5행으로 파악하면 상생과 상극의 관계는 완벽하게 살아납니다.

이 논리를 충실하게 따르면 우리는 한 가지 결론에 이릅니다. 즉 복희의 역을 새롭게 본 문왕의 논리는 상생과 상극이고, 상생과 상극은 5행의 주요 이론이며,

따라서 문왕은 5행론의 창시자일 것이라는 점입니다.

그렇다면 이게 사실일까요? 이건 우리가 흔히 아는 사실과 다릅니다. 문왕은 주나라가 중국을 지배하기 전의 초기 왕이고, 5행론은 주나라가 망할 무렵의 춘추전국시대에 완성된 이론입니다. 음양론보다 더 늦게 나온 이론이죠.

주나라는 기원전 10세기 무렵부터 기원전 256년까지 존재했던 나라입니다. 이 주나라가 망하면서 춘추시대가 전개되고 뒤이어 왕이 없어 힘있는 제후가 왕 노릇을 하는 전국시대가 펼쳐집니다. 춘추전국시대는 기원전 주나라가 도읍을 호경에서 낙양으로 옮긴 770년부터 진시황이 중국을 통일하는 221년까지 이어집니다. 403년을 경계로 해서 춘추시대와 전국시대로 나눕니다. 그러니 기원전 10세기 무렵의 인물인 문왕이, 아무리 빨리 잡아야 그보다 300년이나 더 지난 춘추전국시대에 발생한 5행론의 창시자가 될 수는 없는 것입니다.

그러면 이게 어찌 된 일일까요? 답은 아주 간단합니다. 훗날에 누군가 갖다 붙인 겁니다. 이 이론을 완성한 사람들이 자신들의 이론에 권위를 세우기 위해서 문왕의 이름을 빌리고자 꾀를 낸 것입니다. 당연히 음양 5행가들의 소행입니다.[5]

그런데 그냥 문왕이 그렇게 했다고 해서는 먹혀들지 않습니다. 반드시 그 근거를 제시해야 합니다. 그래서 그 근거로 숫자 놀음을 한 것입니다. 그리고 이 숫자 놀음은 역의 해석에 대단한 메아리를 일으키면서 이후 역을 보는 새로운 눈으로 정착합니다.

숫자를 결부시킨다고 해도 불안한 건 여전합니다. 의심 많은 사람들은 언제든지 이 사실을 찾아내려고 용쓸 것입니다. 이들의 의심을 처음부터 확실히 꺾어놓을 필요가 있습니다. 그래서 생각해낸 것이 이 신기한 숫자를 사람이 찾아낸 게 아니라 하늘이 내려주었다는 신화로 꾸미는 것입니다. 그것이 용마와 거북 이야

---

5) 정진명, 『한국의 활쏘기』, 학민사, 1999. 473쪽

기입니다. 하도와 낙서가 그것입니다. 하도는 하늘에서 내려온 말의 옆구리에 그려졌다는 그림이고, 낙서는 황하에서 나온 신령한 거북의 등에 그려진 것을 우임금이 발견했다는 것입니다. 이렇게 신화까지 만들어져서 이제 상생과 상극의 관계를 보여주는 역은 더 이상 의심할 바 없는 진리가 되었습니다.

사실, 제가 견문이 좁아서 그런지 모르겠으나 주역을 연구한 책 어디에서도 이런 얘기를 듣지 못했습니다. 제가 처음 하는 이야기라서 어쩌면 역을 연구한 분들에게 꾸지람을 들을지도 모르겠네요. 틀린 것이라면 지적해 주십시오. 기꺼이 꾸지람을 받겠습니다. 하지만 외람되게도 저의 눈에는 이렇게 보이네요.

주역의 원문은 이런 의문에 더욱 부채질을 합니다.

> 역에는 태극이 있고, 태극은 양의를 낳으며, 양의는 4상을 낳고, 4상은 8괘를 낳는다. 8괘가 길흉을 정하며, 길흉이 대업을 낳는다. 법상은 천지보다 큰 것이 없고, 변통은 사시보다 큰 것이 없으며, 상이 뚜렷이 드러나는 것은 일월보다 큰 것이 없다. 숭고한 것은 부귀보다 큰 것이 없으며, 만물을 구비하여 사용케 하고 도구를 만들어 천하를 이롭게 하는 것은 성인보다 큰 것이 없다. 깊숙하게 숨겨져 보이지 않는 것을 찾아내고, 그 멀고 깊은 의미를 철저히 이해함으로써 천하의 길흉을 정하고 또 수없이 많은 일을 성사시키는 것은 시초와 거북껍질보다 큰 것이 없다. 하늘이 신물을 낳으니 성인이 그것을 본받고, 천지가 변화하니 성인이 그것을 이어받으며, 하늘이 상을 드리워 길흉을 드러내니 성인이 그것을 상으로 삼았다. **또 하도와 낙서가 나와 성인이 그것을 본받았다.** 역에는 4상이 있어 우주의 법칙을 보여주고, 괘사로써 그 법칙을 설명하며, 길흉이 정해짐으로써 상황을 판단할 수 있게 한다.[6]

---

6)   『주역강의』에 나온 남회근(南懷瑾)의 번역에 따름. 293-99쪽.

강조한 부분의 글을 잘 읽어보십시오. 또 하도와 낙서가 나와 성인이 그것을 본받았다? 전체의 문맥에서 살펴볼 때 이 말이 어딘가 좀 어색하지 않은가요? 제 눈에만 그렇게 보이나요? 어쩐지 누군가 끼워 넣은 듯합니다. 바로 앞에서 '하늘이 신물을 낳으니' 라고 결론을 냈는데, 그 신물을 뒤이어 추가 설명한 것입니다. 그러면 하도와 낙서가 신물을 받는 말이 되는데, 앞에서 훌륭한 대구를 이루며 자연스럽게 이어져온 문장이 여기서 갑자기 혹을 하나 붙인 형국입니다. 누군가 끼워 넣었다는 의심을 받아도 쌀 만큼 이상한 문장입니다.

이곳의 결론은 주역 전체의 성격을 정리한 것입니다. 그런데 여기에 하도와 낙서가 나온다면 다시 그것에 대한 설명을 시시콜콜 해야 합니다. 그러나 그 뒤 어디에도 하도와 낙서에 대한 추가설명이 없습니다. 앞의 문장과 비슷한 말투의 문장이 계속 이어지면서 역의 세계에 드리운 비밀을 열심히 설명할 뿐입니다. 오히려 '또 하도와 낙서가 나와 성인이 그것을 본받았다' 는 문장을 빼면 앞뒤의 연결이 매끄럽습니다. 신물은 주역이 되는 것이고 4상으로 우주의 법칙을 보여준다는 뜻이 되기 때문입니다.

결국 하도와 낙서 어쩌구 한 문장은 후대에 누군가 끼워 넣었다는 뜻입니다. 그것은 하도와 낙서에 의지하지 않으면 안 되는 절박한 상황에 처한 사람들의 짓이겠지요. 그게 누굴까요? 앞서 말한 5행가일 것입니다.

그렇다면 이런 조작을 언제쯤 했을까 하는 것도 짐작할 수 있을까요? 그것은 서지학에서 먼저 밝혀야 하겠지요. 만약에 하도와 낙서라는 그림이 처음 나타난 시기를 잡아낼 수 있다면 이런 조작이 이루어진 시기를 알아낼 수 있을 것입니다. 그런데 우리는 하도와 낙서라는 그림이 처음 나타난 책은 당나라 채원정의 『역학계몽』이라는 사실을 알고 있습니다.[7] 그 전에는 단순히 전설로만 전해왔던 것입

---

7)   『음양오행으로 가는 길』, 256쪽

니다.

결국 하도와 낙서는 공자가 정리한 주역에 나오네 어쩌네 떠들지만, 정작 물증은 당나라 때의 것이라는 사실에서, 당나라 때의 사람들이 자신의 이론에 흔들리지 않을 권위를 부여하기 위해 주역 책에 가필하고, 복희와 우왕의 시절까지 용마와 거북의 신화를 밀어 올렸음을 알 수 있습니다.

돋보기 하도(河圖)는 말 그대로 그림이고, 낙서(洛書)는 글입니다. 하도는 글이 발명되기 전에 나온 것이기 때문에 그림으로 그려진 것이고, 낙서는 문자가 발명된 이후에 기록된 것이기 때문입니다.

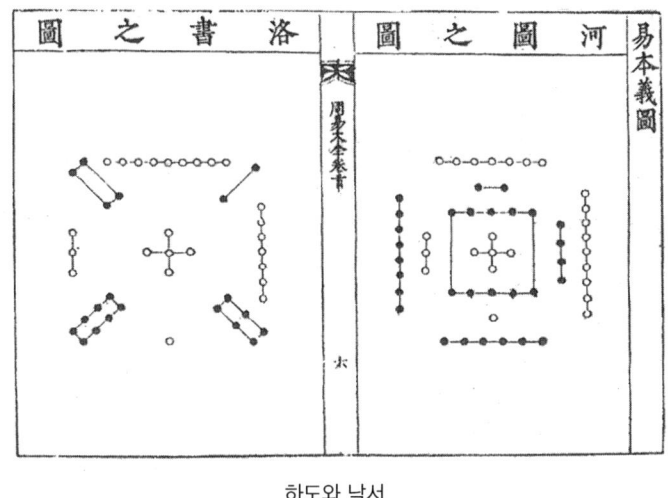

하도와 낙서

점집에서 많이 보던 것이죠? 흥미 삼아 점집에 들르듯이 잠시 훑어보겠습니다. 이것이 그림이라고 해서 겁먹을 필요가 없습니다. 숫자를 돌의 개수로 표시한 것에 지나지 않습니다. 잘 세어 보십시오. 동그라미로 표시했고, 그 개수가 모두 다릅니다. 복희 시대에는 문자가 없었습니다. 一이니, 二니, 七이니 하는 숫자가 없었다는 얘깁니다. 그러니까 이렇게 돌의 개수로 표시할 밖에요.

가만히 보면 돌이 흰 돌과 검정 돌로 나뉘었죠? 이건 음양을 나타내기 위한 것이죠. 홀수는 양, 짝수는 음이니까요. 오른쪽이 하도고 왼쪽이 낙서입니다. 이건 조선시대의 목간본에서 복사해온 것입니다. 옛날에는 세로로 글을 써나갔기 때문에 쪽수도 지금과는 반대방향으로 붙였습니다. 그러니까 오른쪽이 앞쪽입니다. 왼쪽의 그림이 낙서이고, 이것은 마방진을 돌의 숫자로 표시한 것에 불과합니다.

7) 역의 본뜻

그렇다면 5행가들이 자신들의 새로운 생각을 문왕의 권위에 기대려 한 시도는 전혀 뜬금없는 것이었을까요? 그렇지는 않았을 것입니다. 왜냐하면 문왕은 복희 시대의 괘를 새롭게 보려고 한 사람이기 때문입니다. 그리고 틀림없이 무언가 새로운 변화를 설명할 만한 기미를 알아냈습니다. 바로 이런 시도를 음양 5행가들은 상생 상극의 이론으로 합리화한 것입니다.

상생 상극의 이론이 음양 5행가들의 이론이라면, 과연 문왕이 역에서 읽어낸 새로운 것은 무엇이었을까요? 5행론에 덧칠된 물감을 걷어낸다면 문왕의 본래 생각이 드러날 것입니다. 그리고 그 생각은 역을 해석하는 중요한 산줄기를 이루며 도도히 흘러왔습니다. 그것은 공자에 이르러 정리된 바로 그 사상입니다.

문왕에서 공자에 이르는 역의 줄기는 무엇일까요? 그것은 역이 보여주는 뜻을 읽어내는 것입니다. 즉 의리학이죠. 의리란 의미와 이치를 말합니다. 역의 괘상이 보여주는 의미와 우주의 이치를 말합니다. 이것이 역 해석의 주된 줄기라는 것은, 역을 대하는 공자의 태도를 보면 알 수 있습니다.

역은 점책입니다. 그러나 공자는 점을 치지 않았다고 합니다. 점치는 법을 몰라서 그런 것이 아니라, 점을 칠 필요가 없었기 때문입니다. 점을 칠 필요가 없다는 것은, 굳이 점을 치지 않아도 점을 쳐서 알아낼 수 있는 것을 알 수 있다는 뜻입니다. 이것은 깊이 있는 사고와 추리를 통해서도 신명이 작용하는 그 지점에 가 닿을 수 있는 방법이 있음을 암시합니다. 어떻게?

곧은 마음이 그 답입니다. 역은 원래 해의 움직임을 정리한 것이고, 해의 움직임에는 사사로운 마음이 터럭만큼도 없습니다. 사람의 본래마음이 그렇습니다. 그렇기 때문에 삿된 생각에 찌든 잔꾀와 어두운 마음만 걷어내면 저절로 진리가 드러납니다. 역은 사람의 마음 바탕을 들여다보는 일이고, 어두운 마음을 걷어낸 본래의 마음자리에 이르면 천지가 인간에게 부여해준 품성이 드러나면서 그것이 행동의 중심에 서게 됩니다. 이렇게 해서 자신을 완성한 성인이 천지의 뜻대로 세상을 경영하고 통치하는 방법을 왕이 본받고 마땅히 해야 할 일이라고 생각하고 그것을 논리화한 것이 왕도정치입니다.

공자는 바로 이것을 실현시키기 위해서 유학의 밑바탕에 서린 사상을 주나라의 제도에서 본 것이고, 평생 그것을 실천하려고 시도했습니다. 그래서 역에는 원형이정(元亨利貞)이라는 말이 아주 많이 나옵니다. 우주 자연의 뜻이 발전해가는 양상을 말하는 것입니다. 그것이 곧음〔貞〕에서 끝난다는 것은, 곧음으로 완성된다는 것은, 이런 의미를 역에서 발견했음을 뜻하는 것입니다.

공자는 춘추전국시대에 자신의 이상을 실현하기 위해 자신을 써줄 군주를 찾아서 수레를 타고 중국 전역을 돌아다녔습니다. 그래서 철환(轍環)이라고 하죠. 그러나 여러 나라로 갈라져 싸우던 군주들은 그의 설명을 듣고는 너무 예절과 형식을 중시한다고 하여 실익이 없다고 판단, 아무도 그를 써주지 않았습니다. 결국 자신의 꿈을 실현하기 불가능하다고 판단한 공자는 오랜 철환을 끝내고 고향인 노나라로 돌아와 저술과 교육에 전념하며 여생을 보냅니다. 결국은 자신의 생각을 현실에서 이루는 일에는 성공하지 못한 것입니다. 그 실패의 경험에서 미래에 이루어질 꿈을 글로 정리한 것이고, 그 중에 주역이라는 책이 들어있었던 것입니다.

이렇게 역을 점책이 아닌, 하늘과 땅의 뜻을 파악하여 그것을 인간사회에 적용하려는 관점에서 바라보는 것을 의리학이라고 합니다. 바로 이런 변화의 첫 번째 디딤돌을 놓은 사람이 문왕인 것이고, 그것이 8괘의 위치를 바꾸는 일로 나타난 것입니다. 이 8괘의 자리바꿈에서 의리학과, 앞서 말한 5행가들의 뿌리라고 할 수 있는 수리학이 동시에 나타난 것입니다.

이렇게 8괘의 자리가 바뀌고 나면 64괘의 위치도 바뀌어야 하지 않을까요? 8괘를 확대한 것이 64괘이므로, 8괘의 위치가 바뀌었다면 64괘의 위치도 자동으로 바뀌어야 할 것입니다. 그러나 주역을 논한 책 어디를 보아도 위치가 바뀐 64괘도를 본 적이 없습니다.

이유는 간단합니다. 복희가 읽은 우주의 질서는 해의 그것인데, 문왕이 읽은 그것은 해의 그것이 아니라 인간 사회의 그것이기 때문입니다. 그래서 완전히 다른 방법으로 괘를 재배치합니다. 그 배치하는 방법을 뒤에 덧붙인 것이 『서괘전』입니다. 괘를 설치한 순서를 설명한 책입니다.

배치한 원리에서 64괘는 해의 움직임을 따르지 않습니다. 사람이 할 도리를 따라서 배열했습니다. 예를 들면, 건괘와 곤괘를 맨 앞에 놓은 다음에 세 번째로 둔괘가 오는데 이것은 천지간에 만물이 가득 차 있기 때문이라고 합니다. 둔(屯)이란 가득 찼다는 뜻이랍니다. 이 둔괘 다음에는 몽괘가 오는데 몽이란, 천지만물이 막 탄생하기 시작했을 때는 어리기 때문이라고 합니다. 이것이 몽이 둔 다음에 오는 이유입니다.

이런 식입니다. 복희의 괘가 음양의 증감에 따라서 질서정연하게 배치된 것에 견준다면, 이건 좀 엉성하다는 생각을 지울 수 없습니다. 바로 이런 배치는 인간사회에 심화되기 시작한 당시의 갈등상황을 반영한 것입니다. 그래서 그 갈등을 해결하는 시각으로 그 전에 내려오던 복희의 역을 문왕이 다시 재해석한 것입니다.

이렇게 되면 이제 역은 우주 자연의 오묘한 변화를 나타내는 것이 아니라 인간 사회의 복잡한 변화를 파악하는 도구가 됩니다. 따라서 복희의 시대에는 당연히 점을 쳐서 하늘의 뜻을 묻게 됩니다. 그러나 이와 같이 자연의 법칙을 알고자 하는 것이 아니라 사람 사이의 복잡한 관계를 파악하고자 하면 그 뜻을 하늘에 물어서는 큰 소득을 얻을 수 없습니다. 따라서 64괘가 보여주는 단순한 암시로는 만족할 수 없게 됩니다. 역으로 점을 친다는 것이 점차 정확성을 보장하지 못하는 것입니다. 역의 그 행간에 숨어있는 뜻을 읽는 것으로 바뀌게 됩니다. 역의 상이 아니라 의리를 탐구하는 방향으로 점차 강화되는 것입니다. 이것을 완성한 사람이 공자입니다.

돋보기 기왕에 말이 나온 김에, 공자가 정리한 주역에서는 64괘가 어떤 순서로 나열됐는가를 한 번 살펴보고 가겠습니다. 그냥 참고로 슬쩍 보고 넘어가시기 바랍니다.

건(乾)-곤(坤)-둔(屯)-몽(蒙)-수(需)-송(訟)-사(師)-비(比)-소축(小畜)-리(履)-태(泰)-비(否)-동인(同人)-대유(大有)-겸(謙)-예(豫)-수(隨)-고(蠱)-임(臨)-관(觀)-서합(噬嗑)-분(賁)-박(剝)-복(復)-무망(无妄)-대축(大畜)-이(頤)-대과(大過)-감(坎)-리(離)-함(咸)-항(恒)-둔(遯)-대장(大壯)-진(晋)-명이(明夷)-가인(家人)-규(睽)-건(蹇)-해(解)-손(損)-익(益)-쾌(夬)-후(姤)-췌(萃)-승(升)-곤(困)-정(井)-혁(革)-정(鼎)-뢰(雷)-간(艮)-점(漸)-귀매(歸妹)-풍(豊)-려(旅)-손(巽)-택(澤)-환(渙)-절(節)-중부(中孚)-소과(小過)-기제(旣濟)-미제(未濟)

반면에 역은 하늘의 해가 움직이는 것을 정리한 것이기 때문에 우주변화의 기미도 보여줍니다. 그리고 이런 변화는 사람들의 삶에 큰 영향을 주기 때문에 무시할 수 없는 것입니다. 역이 원래 점을 치는 것이었다는 점이 이것을 잘 보여줍니다. 따라서 이쪽으로도 역은 발전하고 분화할 수 있습니다. 그리고 예상대로 그쪽으로 발전해나간 것이 후대의 음양 5행론입니다.

이것은 음양가들이 어디서 왔는가 하는 것을 보면 알 수 있습니다. 음양가들은 원래 주나라의 천문관이었습니다.[8] 즉 하늘의 별을 관측하는 직업을 가진 사람들이었죠. 이들은 역에서 볼 수 없는 아주 작은 변화까지 감지할 수 있는 새로운 도구로 자신들의 생각을 발전시켜갑니다. 그리고 몇 백 년 후에 동양사회에 엄청난 영향을 끼치는 중요한 이론을 개발합니다.

원래 역은 해의 움직임을 정리한 것입니다. 그렇기 때문에 하늘과 땅이라는 단순한 구분을 전제로 해서 그 위에서 벌어지는 갖가지 자연현상을 토대로 사람의 삶을 추리하고 예측하는 것입니다. 역에서는 달조차도 하늘의 일부로 간주됩니다. 별은 말할 것도 없습니다. 그 모든 천체가 해에 딸린 부속물에 지나지 않습니다. 그리고 이런 생각은 나름대로 일리도 있습니다. 달이 모습을 바꾸거나 밝기가 달라진다고 해서 지구의 추위와 더위에 영향을 끼치는 것은 아니기 때문입니다. 하늘과 땅의 변화를 설명할 수 있는 가장 큰 존재는 해인 셈입니다. 암암리에 역은 이러한 생각을 깔고 있습니다.

어쩌면 이러한 문제는 역이 바닷가가 아닌 내륙에서 정리되었기 때문일지도 모릅니다. 문왕은 주나라 사람이고 주 왕조는 황하 중상류 지역에서 살던 부족입니다. 그래서 달의 영향에 대한 자각이 덜 했을 수도 있다는 생각이 듭니다. 만약에 이들이 바닷가에 사는 부족들이었다면 밀물과 썰물이 만드는 거대한 힘을 생각지 않을 수 없었을 것입니다.

게다가 태양계에는 지구와 달 말고도 수많은 별들이 있어서 지구와 해의 인력

---

8) 박용숙, 『샤먼 제국』, 소동, 2010. 235쪽.

에 큰 영향을 미치고 있음을, 별자리를 관측하는 사람들은 알고 있었습니다.

이런 상황 변화를 인식한다면 단순히 해와 땅의 관계로 압축된 역의 체계는 상당히 성글어서 그 부분을 보완할 수 있는 또 다른 관점이 필요해질 것입니다. 그리고 그것은 드디어 갈등이라는 새로운 시각으로 정리되기에 이릅니다. 5행은, 바로 이런 천체변화를 관찰하고 수렴하는 방향에서 정리되어 그것이 생활 전반으로 확산된 이론입니다.

> **돋보기** 고대의 천문관은 하늘의 별자리를 통해 지상의 변화를 예측하는 사람들로, 정확히 말하면 무당(샤먼)을 말합니다. 인류가 별자리 관측을 통해 지상을 통치하는 권력을 행사하면서 지배자가 되고, 이집트의 피라미드를 세운 사람한테서 보듯이 이들은 주변의 소아시아 지역으로 퍼져가면서 지배형태를 확대재생산합니다. 고대 국가가 탄생하는 모든 곳에는 이들이 관여합니다. 고대의 문명이 꽃피우는 시기와 구역을 보면 일정합니다. 지구의 북위 30도와 40도에 걸친 지역은 신화에서 태양마차가 이동하는 태양신의 길입니다. 무당들은 이른바 이 '황금횡대' 영역 안에서 이동하며 천문을 읽고 그 질서를 지상에 펼치며 인류의 문명을 열고 이끌었습니다. 태양신을 기리고 따르는 이들의 행로는 이집트에서 소아시아를 거쳐 비단길을 통해 극동지역으로 넘어오며, 마침내 한반도에 와서 긴 여정의 끝을 맺습니다. 인종과 사회를 넘어서 인류 최초의 세계인으로 행세한 이 무당들이 가는 곳마다 왕국이 서고, 쌍둥이처럼 똑같은 짜임을 지닌 신화와

---

9) 『샤먼 제국』. 박용숙의 이 책은 이들의 이동과정을 면밀히 추적하여 동북아시아의 역사를 완전히 새로 쓴 역작이다. 기존의 역사관과는 많이 어긋나겠지만, 주어진 사실을 얼마나 새로운 시각으로 해석할 수 있는가 하는 것을 보여준다는 점에서 감탄이 절로 나오는 책이다. 주류 역사가 완전히 망각한 어마어마한 세계를, 뻔한 사료를 통해 새롭게 밝혀낼 횃불이 될 만한 시도이다.

역사가 이름만 바꿔 나타납니다. 임금님 귀는 당나귀 귀라는 신라의 이야기가 페르시아의 설화에도 나타나고, 신라시대의 고분에서 지중해의 유물이 발견되는 것은 학계에서 샤먼이라고 한 무당들이 세계로 퍼져가며 각 지역의 왕족으로 뿌리내렸음을 반증하는 것들입니다.[9]

그렇다면 문왕은 의리학과 수리학 중에서 자신의 중심을 어느 쪽에 더 가까이 놓은 사람이었을까요? 짐작컨대, 의리학일 것입니다. 그것은 주나라를 자기 사상의 기준으로 삼은 공자가 수리학의 전통을 이어받은 음양 5행학파와 분명히 다른 사상인 유가로 행세했다는 사실에서 알 수 있습니다.

춘추전국시대에 유가들은 여러 학파 중에서도 인기가 없는 부류였습니다. 공자는 한 사람의 삶에 대한 길흉 판단이나 이익보다는 더 큰 섭리가 역 안에 들어 있고, 그것을 파악하여 백성을 제도하는 것이 역의 올바른 쓰임이라고 생각한 사람이지만, 시대는 그런 원대한 꿈을 느긋하게 실천할 만한 여유가 없는 숨 가쁜 시대였습니다. 춘추전국시대는 판단 한 번 잘 못 하면 나라가 망하는 시대였습니다. 그래서 각 왕실의 군주들은 신분을 따지지 않고 인재를 등용했습니다. 그래서 많은 사람들이 초고속 승진을 하기도 하는 그런 시대였습니다. 공자와 달리 음양가나 5행가들은 현실의 문제를 직접 해결하는 좋은 방법이었기 때문에 여러 제후들로부터 큰 환영을 받았습니다. 특히 추연 같은 5행학파의 우두머리는 제후들이 신발을 벗고 달려 나가 맞이할 정도였습니다.[10] 공자가 문전박대를 당한 것과는 좋은 대조를 보이는 일입니다. 하루아침에 왕실의 운명이 갈리는 판에 제후들의 눈에는 유가에서 주장하는 예의와 도덕이 너무나 거추장스러웠던 것입니다.[11]

이런 공자가 주나라를 떠받든 데는 역에서 우주를 닮은 인간 본성의 큰 섭리

---

10)　양계초 외, 『음양오행설의 연구』(김홍경 편역), 신지서원, 1993
11)　사마천, 『사기』(정범진 외 옮김), 까치글방, 1995

를 읽어낸 유가의 전통이 있었고, 그것은 역을 새롭게 읽은 문왕에서 비롯되었기 때문임을 어렵지 않게 짐작할 수 있습니다.

게다가 문왕은 말 그대로 왕이었습니다. 도덕정치의 올바른 기준을 제시하는 위치에 있었고, 그 나머지는 다른 사람들의 도움을 받는 자리였습니다. 따라서 현실의 여러 문제를 해결하는 데는 각기 걸맞은 직책을 둘 수 있는 임금이었습니다. 그렇기 때문에 별자리를 관측하는 사람들을 고용해서 그들의 의견을 들어보면 되는 자리에 있는 사람이었습니다. 굳이 수리학 쪽으로 깊이 파고들지 않아도 대신해줄 신하가 있는 것입니다. 결국은 가장 중요한 역의 의리를 파악하는 쪽으로 나아갔을 것입니다.

음양 5행의 뿌리가 주역이고, 공자 사상의 뿌리가 문왕이라면, 우리는 춘추전국시대에 서로 으르렁거리던 이 두 학파의 뿌리가 주역에서 만난다는 결론을 내릴 수 있습니다. 역이 품은 이치가 철학과 생활 속으로 각기 분화해간 것이라고 볼 수 있습니다. 따라서 후대에 이 두 사상이 연리지처럼 결합하는 것은 어찌 보면 당연하다고 하겠습니다. 이 두 계통의 사상이 합류하여 서로 뒤섞이는 것은 크게 두 차례에 걸쳐 이루어집니다.

먼저 한나라 때의 동중서가 공자의 원시유학에 음양 5행론을 결합시켜 한나라의 통치이념으로 격상시키고, 다시 송나라 때의 선비들이 외래사상인 불교에

---

12) 송대의 성리학자들은 누구나 하도와 낙서를 언급하고 자신들 이론의 근거로 삼지만, 하도와 낙서가 그들의 말대로 복희와 문왕 시대의 것이라는 증거는 의외로 없다. 대부분 하도와 낙서에 관한 논의는 송대의 저술에서 나타난다. 하도와 낙서의 그림이 처음 등장하는 『역학계몽』이라야 당나라 때의 책이다. 따라서 유학자들이 하락 기원의 근거로 인용하는 고전 속의 자투리 글들은, 송대 학자들의 조작일 가능성이 많다. 앞서 본 주역에 나타난 하도와 낙서의 문장을 삽입한 흔적이 그런 것들이다.

대항하기 위해 음양 5행을 적극 받아들여서 성리학의 체계를 완성합니다. 이 과정에서 완전히 새롭게 조명 받은 것이 하도와 낙서입니다.[12] 이렇게 해서 주역에서 시작되어 갈라졌던 두 학파의 사상은 일단 성리학으로 자리 잡으며 합쳐져 동양 사회의 굳건한 지배이념으로 자리 잡습니다.

동중서의 영향인지 송대의 학자들이 음양 5행을 이용하는 것은 아주 당연한 일로 받아들였습니다. 그리하여 철학은 주자학으로 완성을 봅니다. 이 중에는 주역이 품었던 우주론을 가장 방대한 규모로 완성하는 사람도 나타나는데, 강절 소옹이 그런 경우입니다. 소강절은 『황극경세서』라는 책에서 우주의 기원까지 포괄하는 어마어마한 이론을 내놓습니다.

이식 고등학교 지구과학 시간의 일입니다. 천체의 운동을 배우던 시간에 혼자서 엉뚱한 생각을 한 적이 있습니다. 지구가 해의 둘레를 한 바퀴 도는 데 걸리는 시간이 365일인데, 해는 또 어딘가의 한 점을 중심으로 삼아서 도는 것이 아닐까 하는 상상 말입니다. 이 상상은 더 이상 진척되지 않아서 상상으로 그치고 말았습니다. 왜냐하면 현재의 천문학이 밝혀낸 바에 따르면 태양계 밖은 우리 은하이고 우리 은하 밖은 또 다른 수많은 은하들이 놓인 우주허공이라는 사실을 알았기 때문입니다. 결국 어떤 중심은 우리 은하의 중심을 말할 텐데, 이런 논리라면 이 은하는 또 어딘가의 중심을 기준으로 돌 것이라는 데까지 생각하기에는 너무 큰 단위이고, 또 입시를 앞둔 고등학생이어서 진도가 더 이상 나가지 않았습니다.

만약에 우리가 송나라 때의 사람이라고 생각하고 이 생각을 좀 더 자세히 진행시켜 보겠습니다. 지구가 해를 한 바퀴 도는 데 360여일 걸린다면, 해가 다른 그 어떤 중심을 한 바퀴 도는 데는 얼마나 걸릴까요? 우주를 관찰하면 한 가지 중요한 법칙이 있습니다. 그것은 우주의 모든 별이 돌고 돌아서 제 자리로 돌아온다는 것입니다. 그렇다면 그 원운동의 단위는 한 단계 위로 올라가면서 똑같이 반복될 것입니다. 공전주기를 360으로 생각해본다면 지구가 해를 돌듯이 해는 또 어떤 중심을 한 바퀴 도는데 해의 하루를 기준으로 할 때 360일 동안 돌아서 제자리로 돌아올 것입니다. 그것을 날짜로 환산하면 어떻게 될까요? 360×360가 되겠죠. 129,600이 나옵니다. 즉 129,600년이면 해는 우주의 중심을 한 바퀴 돈다는 얘기가 됩니다. 이것이 소강절의 『황극경세서』라는 책에 나오는 내용입니다.[13]

재미있는 것은, 동양의 선비들은 아무리 큰 이론을 주장하더라도 현실 속에서 그것을 증명해주는 근거를 늘 찾는 버릇이 있었다는 것입니다. 위의 어마어마한 가정이 현실 속에서 확인되지 않으면 탁상공론에 그치고 말 것이라는 비판을 의식했는지, 이에 걸맞은 예를 찾았는데 다음과 같습니다.

음양으로 나눌 때 호흡은 양이라면 맥박은 음입니다. 호흡은 1분에 18번을 쉬고 맥은 72번을 뜁니다. 이를 합하면 90이죠. 1시간은 60분이니 하루 24시간을 셈하면 90×60×24 = 129,600이 정확히 나옵니다.

여기서 한 발 더 나아가 천지개벽의 도수까지도 밝혀냅니다. 그것은 우주가 하루와 1년의 원리와 똑같이 태어나고〔生〕자라고〔長〕거두고〔收〕죽는다〔藏〕는 원리의 적용을 받는다는 사실을 전제로 합니다. 이런 원리로 볼 때 우주는 129,600을 4로 나눈 32,400년을 주기로 한 철을 삼는다는 것입니다. 그리고 현재는 여름에서 가을로 넘어가는 시기라는 것이죠. 이 주기는 극지의 얼음을 분석한 결과, 빙하기 간빙기 해빙기의 주기와 일치한다고 하니[14] 놀라운 일이 아닐 수 없습니다.

빅뱅으로 꽝 터지면서 팽창을 시작한 우주가 한없이 늘어나기만 하는 여름에서 이제 수축하는 가을로 넘어가는 전환기에 와있다는 것은 여러 성현들이나 도인들이 이구동성으로 하는 얘기입니다. 토정비결이나 비기류를 믿는 민속종교는

---

13) 소강절, 『황극경세서』(노영균 옮김), 대원출판, 4335
14) 『황극경세서』 8쪽.

말할 것도 없고 동학이나 강증산은 물론 그 후에 온 세상을 들썩이는 종교단체의 창시자들도 한결같은 말을 하고 있습니다. 이런 변화의 양상을 나타내는 후천개벽이란 말은 이제 낯익은 것이 돼버렸습니다.

이들이 이런 판단을 하는 데는 물론 오랜 수련과 명상을 통하여 우주의 본상을 통찰할 수 있는 신명의 경지에 이르렀기 때문이겠지만, 현대의 천문학이 알려준 정보로도 이 사실은 어느 정도 확인할 수 있습니다.

여름의 특징은 5행상 화이고, 화는 완전히 펼쳐진 모양을 나타냅니다. 잎사귀의 경우 단풍 들기 전의 모양이 다 큰 것인데 완전히 펴져서 납작한 모양을 하고 있죠. 곧 땅이 낙엽으로 거두어갈 형상인 것입니다. 그런데 천체망원경이 우리에게 보내오는 우주의 모양을 살펴보십시오. 최대한 납작하게 펼쳐져 있습니다. 우주 전체가 얇은 종잇장이나 나뭇잎 모양을 닮았습니다. 이 모양이 무엇을 의미하겠습니까? 생장화수장이 자연의 본성이라면 이제 자랄 대로 자란 우주의 잎사귀는 가을로 접어들며 거두어질 것입니다. 곧 지금의 진행방향과 정반대로 움직일 것이라는 암시입니다. 머지않아 우주는 수축할 것입니다. 그리고 마침내 빅뱅 직전의 한 점으로 돌아갈 것입니다.

이것이 종교지도자들이 지금의 시대를 후천개벽의 시대라고 주장하는 중요한 근거입니다. 우리는 천체망원경을 통해 이것을 보고 있지만, 아마도 도인들은 수련을 통해 우주의 본체를 깨닫고서 말씀을 내리셨다고 해야겠죠. 그렇지 않으면 사기극이거나 허접한 과학 지식을 컨닝한 것일 테니까요. 도인들께서 설마 컨닝하지는 않겠지요?

그런데 컨닝한 게 아닌가 의구심이 드는 분들도 가끔 있습니다. 이런 분들의 공통점은 종말을 유별나게 강조한다는 것입니다. 우주의 나이가 이제 가을로 접어들었으니 빨리 회개하라는 식입니다. 며칠 후면 곧 그렇게 될 것이라는 위기감을 자꾸 불러일으킵니다. 그러나 우주의 하루는 지구의 360년입니다. 이제 우주의 가을이 시작되었으면 그 가을은 앞으로 32,400년 동안 진행됩니다. 그런데 전 재산을 팔아서 종단에 바쳐야 할까요? 그것이 우주와 진리의 본마음일까요? 알 수 없습니다.

8) 참고문헌

주역을 처음 접한 것은 24년 전의 일입니다. 대학 1학년 때 학교 후문 입구에서 싸구려 책을 팔던 좌판에서 남만성이 번역한 『주역』이라는 책을 싼 값에 사들고는 이해되지도 않는 부호 사이를 잠시 헤맸습니다. 그것이 제가 역을 본 전부입니다.

그러니 주역 어쩌고 하면서 떠든 이야기들은 누구한테 배운 것이 아니라 순전히 저의 개똥철학일 뿐입니다. 귀동냥 눈동냥으로 얻은 것들을 머릿속에서 재구성한 것이죠. 그러니 무식해서 용감한 이 글에 그나마 근거가 될 수 있는 책들을 소개하는 것으로 아쉬움을 달래고자 합니다.

김교빈 외 5인, 『동양철학과 한의학』, 아카넷, 2003
김홍경, 『동양의학혁명-총론편』, 신농백초, 2009
남회근, 『주역강의』(신원봉 옮김), 문예출판사, 2005
심경호 역, 『주역철학사』, 예문서원, 1994
주춘차이, 『의역동원 역경』, 청홍, 2003
풍우란, 『중국철학사 상』, 까치, 1999
한규성, 『역학원리강화』, 동방문화, 1993

역의 원리를 처음으로 고민하게 만든 책은 『역학원리강화』였습니다. 이 책은 설명 방식이 옛날 분위기여서 여러 가지로 허전하다고 느꼈는데, 이 부분을 메워

준 책이 『주역강의』였습니다. 이 책을 통해서 옛날 분들이 이런 식으로 역을 공부했구나 하는 것을 느꼈습니다.

의학에서 주역에 대한 설명을 볼 수 있는 책은 『동양의학혁명』입니다. 주역은 동양의 모든 학문과 실용분야에 다 적용됐는데, 그 중에서 의학에 접목된 주역의 모습을 살짝 엿볼 수 있습니다.

출판되지 않은 책으로는 『아산의 주역강의』가 있습니다. 아산(亞山) 김병호 선생은 야산 이달의 제자인데, 그 자제분이 단양에 역 강의를 하러 오신 적이 있습니다. 그때 얻은 복사본입니다. 대학 노트 3권 분량입니다. 지금은 아마 책으로 나왔을 것입니다.

그리고 우리 조상들이 오래도록 봐오던 옛책은 『주역정의』를 참고했습니다. 가끔 나오는 목판본 사진은 거기서 복사해온 것입니다.

주역은 오랜 세월 동안 발전과 변화를 거듭한 책입니다. 그 과정은 철학사에서 확인할 수 있습니다. 『중국철학사』는 그런 점에서 중국철학 전반의 흐름을 엿볼 수 있고, 『주역철학사』는 주역의 전체 흐름을 조망하기가 좋습니다.

가장 중요한 것은 책이 아니라 마음입니다. 이런 글들이 마음의 어떤 경계를 설명하고자 한 것이기 때문입니다. 그러니 답은 책이나 주역 속에 있는 것이 아니라 자신의 마음속에 있는 것입니다. 마음을 들여다보면 주역이 말하고자 하는 바가 다 들어있습니다. 역은 점책이지만, 공자는 점을 치지 않았습니다. 칠 이유가 없었을 것입니다. 그것을 아는 것이 주역을 공부하는 까닭일지도 모릅니다. 그리하여 마침내 주역도 버리는 자유를 얻는 것이 역 공부의 진정한 경계일 것이라고, 조심스레 생각해봅니다.

돋보기 그러나 과연 의학에 역을 도입해야 됐을까 하는 의문은 여전합니다. 의학이론이 역을 수용하는 것은 한나라 때부터 시작되어 송나라를 거쳐 명나라 때 절정에 이르는데, 음양 5행이 역에서 나온 것은 분명하지만, 역을 알아야 의학을 잘 한다는 것은 어딘가 어설픈 논리라는 생각이 듭니다. 소크라테스를 잘 알아야 훌륭한 의사가 된다는 식이니, 뭐 전혀 상관없는 얘기는 아니겠지만, 심하게 말하면 궤변에 가깝습니다. 주역으로 우주의 섭리를 논하는 성리학자들 앞에서 기죽지 않으려는 의원들의 콤플렉스에서 나온 발상이 아닌가 합니다.

태극 이론을 몰라도 태극권을 하는 데는 아무런 지장이 없듯이, 주역을 몰라도 병을 고치는 데는 아무런 지장이 없습니다. 그리고 실제로 역을 제대로 안다면 굳이 침을 잡을 이유도 없을 것입니다. 마음이 주역에서 말하는 적연부동한 본체에 다다랐다면 병도 사라집니다. 의학의 존재이유가 사라지는 곳에 역이 있습니다. 의학이 자신의 존립근거를 무너뜨리는 곳에 이르는 방법인가요? 그렇지는 않습니다.

과정과 결과를 뒤집어본 태도가 의학을 역으로 소급시킵니다. 나쁜 것은 아니지만 너무 어렵게 해서 의학을 특권층의 전유물로 전락시킬 우를 범합니다. 그리고 주역을 의학에 도입함으로 해서 실제로 그렇게 되었습니다. 주역을 논하지 않고서는 병에 대해 아는 체하기가 어렵게 됐습니다.[15] 물론 이런 영향은 초기의학에 큰 틀을 짠 도가의 영향도 크다고 봅니다. 연단과정을 주역으로 설명한 참동계가 그런 경우죠.[16] 도가의 의학관이 초기 경락체계를 세우는 데 많은 영향을 끼칩니다.

남회근의 경우에는 의학서적에 나오는 주역에 대한 이해가 완전히 잘못되었다고 잘라 말합니다. 주역의 원리를 제대로 이해하지 못한 채 의학이론을 주역에

---

15) 실제로 명나라 때의 유명한 의서인 이천의 『의학입문』에서도 책의 시작을 「원도통설」로 시작하여 유학자들의 논리를 충실하게 따라가고 있다. 인간에 관한 의학을 유학의 관념론으로 덧씌우려는 태도가 선명하게 감지된다. 이런 태도는 『의학입문』 전체에 일관되게 드러난다.

16) 위백양, 『참동계 천유』(주원육 천유, 이윤희 역주), 여강출판사, 1994

맞추는 데 급급했다는 것이죠. 이런 현상은 후대에 태극권 이론에서도 그대로 되풀이됩니다. 태극권의 고수라는 분들이 태극권 동작을 주역과 음양 5행론으로 설명한 내용을 들여다보면, 과연 이 분들이 이론을 제대로 이해한 사람들인가 의아스러운 곳이 한 두 군데가 아닙니다.

그러나 역에 대한 옛 사람들의 이해가 잘 됐든 잘못 됐든, 그 분들이 2천년 동안 이루어놓은 세계를 깊이 이해하려면 역을 피해갈 수는 없습니다.

석 년

추사 고택에는 돌말뚝이 하나 서있어
지구의 항해일지를 안마당에 쓴다.

동쪽 하늘에 떠오르는 별자리를 날개 삼아
제트기보다 더 빠른 속도로 해마다
가없는 허공에 그리는 거대한 항로.

어딜 다녀오는 것은 아주 작은 여행이다.
정말 큰 여행은 붙박여야 할 수 있어
삶의 갈피에 낀 짧은 나들이들을 마치고
무덤에 누워야 비로소 시작된다.

죽지 않고 갈 수 없는 그 큰 항해 지도를
살아서도 가는 길이 아주 없지 않아
오래 들여다본다. 무덤가 소나무처럼

내 앉은키가 우주의 시계바늘이다.
입춘녘 볕이 돌아 따스해지는 배꼽.

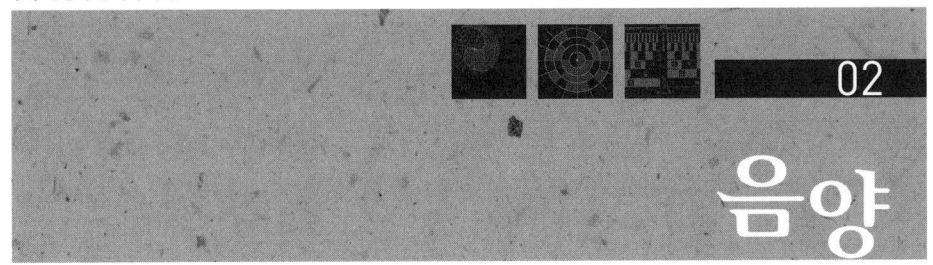

음양

음양은 태극이 1번 변하여 나온 것입니다. 동양철학의 가장 밑바탕이 되는 이론입니다. 간단해서 응용하기도 쉽고 이해하기도 쉬우나, 그런 만큼 파고들수록 점차 어려워지는 이론입니다.

1) 하늘은 둥그나 땅은 모나니, 천원지방

천원지방이라?

이 말을 들으면 우선 의심부터 듭니다. 그리고 우리가 알고 있는 상식과는 어긋나는 까닭에 옛 사람들이 어리석었다는 결론을 내고 말죠. 과연 그럴까요? 이게 잘못된 것일까요? 결론부터 말하면 그렇지 않습니다. 이 차이는 세상을 보는 눈이 달라서 생긴 것이지, 사실이 잘못 돼서 그런 것이 아닙니다.

그러면 천원지방이 맞는다는 말인가요? 그렇습니다. 맞습니다! 단, 세상을 보는 눈을 바꾸어야 합니다.

하늘이 둥글다는 것은 누가 보아도 그럴 것입니다. 하늘을 쳐다보면 아무 것도 걸리는 것이 없습니다. 그러니 둥글다고 해야 하겠지요. 시작도 끝도 없고 이쪽을 봐도 저쪽을 봐도 똑같은 것을 둥글다고 표현하지 않는다면 그게 더 이상할 것 같습니다.

그러나 땅이 모났다는 것은 다릅니다. 우리는 이미 과학 시간에 지구는 둥글다는 것을 배웠습니다. 그래서 옛 성현들이 땅이 모났다는 표현을 하는 것을 보고, '에이, 옛날 사람들 별거 아니네.' 하고 비아냥거리기 쉽습니다.

그러나 옛 사람들이 세상을 보는 법은 지금 우리가 보는 것과는 조금 달랐습니다. 작은 사물은 있는 모양 그대로 보는 성향이 강했지만, 우리의 시야를 벗어나는 것은 마음속에서 추상을 해서 보는 버릇이 있었습니다. 추상한다는 것은 중요한 특징을 뽑아내서 그것을 기준으로 재구성한다는 말입니다.

땅의 크기는 아무도 알 수 없습니다. 하루 종일 걸어도 끝이 나지 않습니다. 평생을 걸어도 마찬가지입니다. 그러면 그렇게 큰 것은 어떤 모양이라고 봐야 할까요? 이때 추상이 필요한 것입니다. 땅이 모났다는 것은 이렇게 해서 추상된 것입니다.

그런데 땅이 왜 모났을까요? 그것은 방위 때문입니다. 사람은 온열동물이기 때문에 따스함을 좋아하고, 그래서 해 쪽으로 향하는 버릇이 있습니다. 그래서 북반구에 사는 사람들은 남쪽을 보고 삽니다. 그래야 햇볕을 많이 받을 테니까요. 그러면 저절로 앞과 뒤가 생기고 왼쪽과 오른쪽이 생깁니다. 내가 어느 곳에 서든 나를 중심으로 동서남북이 생기는 것입니다. 이것은 단위를 확대해도 마찬가지입니다. 우리 동네를 기준으로 보면 앞동네 뒷동네 옆동네가 있고, 우리나라를 기준으로 보면 동서남북에 각기 나라가 있기 마련입니다.

그러니 세상이 모날 수밖에 없지요. 여기서 네 모냐 여덟 모냐 하는 것은 중요치 않습니다. 땅은 하늘처럼 둥글지 않고 방향이 있다는 것은 땅의 실제 모양과는 상관없이 우리 앞에 드러난 엄연한 사실인 것입니다. 그러니 땅을 그려보자면 모났다고 표현할 수밖에요. 네 모는 모든 각도를 대표하는 것일 뿐입니다.

이런 결과에 대해 지구는 둥글다는 과학상식을 갖다 붙여야 아무런 소용이 없습니다. 둥글다는 것은 관념일 뿐 현실 속에서는 여전히 동서남북으로 인지되니까요. 그래야만 오갈 수 있으니까요. 생활할 수 있으니까요. 이것은 마치 지동설을 알았다고 해도 사람의 삶은 천동설 시절과 달라지지 않는 것과 같습니다. 지구가 해의 둘레를 돈다고 해도 아침이면 해는 동쪽에서 떠오르고 사람들은 거기에 맞춰 하루를 시작하기 때문입니다. 변한 것은 없습니다.

따라서 천원지방이란, 옛 사람들이 지구가 둥글다는 사실을 알았느냐 하는 것과는 전혀 상관이 없이, 동양인들의 삶을 규정하는 아주 중요한 생각이었던 것입니다. 역은 그 생각을 그림으로 추상한 것입니다. 그래서 역 책에서 64괘의 모양을 둥근 모양과 네모난 모양으로 동시에 배치한 것입니다.

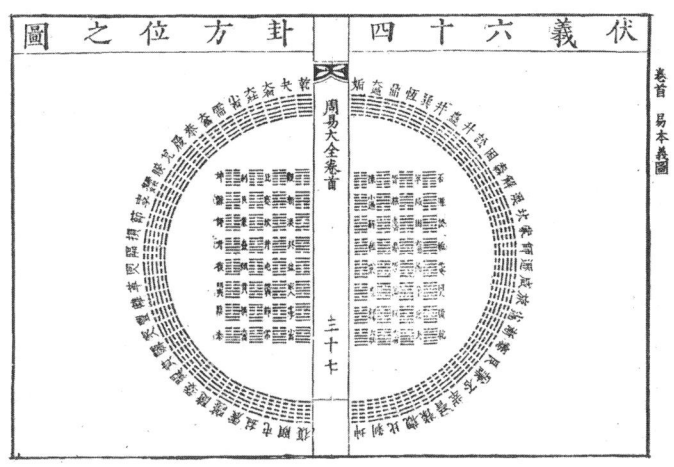

둥근 배치는 하늘의 모습을 본뜬 것이고, 그 안의 네모난 배치는 땅의 모양을 본뜬 것입니다. 위의 그림은 천원지방의 모습을 아주 잘 보여주고 있습니다.

돋보기 둥근 배치는 1년 동안 해의 길이가 변하는 것을 순서대로 놓은 것이니, 따로 설명할 필요가 없을 듯합니다. 그렇지만 그 안에 네모로 배열된 괘에 대해서는 약간 설명을 덧붙이겠습니다.

각 괘들은 8괘 중에서 두 개를 골라 겹쳐놓은 것입니다. 옛날에는 그렇게 하지 않았다는데, 문왕 때에 이르러 그렇게 했다고 합니다. 셋을 쌓은 작은 것은 소성괘, 여섯을 쌓은 큰 것은 대성괘라고 하나, 여기서는 그런 이름이 중요한 게 아닙니다. 두 괘가 한 조를 이루어 64개를 만들었다는 것이 중요합니다.

그런데 배치된 모양을 잘 살펴보십시오. 관찰력이 예민한 분이면 방금 위에서 말한 소성괘 둘을 합쳐서 한 괘를 만들었다는 말에서 한 가지 중요한 모습을 찾아내셨을 것입니다. 이 괘를 분수처럼 볼 때 분모에 해당하는 아랫괘가 줄마다 똑같다는 것을 발견해야 합니다. 아랫괘는 똑같고 윗괘만 가로로 가면서 바뀌는 것입니다. 그리고 세로줄 전체를 보면 아랫괘가 8괘의 순서를 따르고 있다는 것을 알 수 있습니다.

6줄짜리 막대부호를 그냥 마구잡이로 늘어놓은 것이 아니라 이와 같이 질서정연한 배열방법이 있습니다. 이것을 알아보아야만 역을 들여다보는데 지루하지 않습니다. 이 그림이 지루하지 않게 되면 이미 여러분은 역 속으로 빨려든 것입니다. 이제 헤매는 일만 남았지요. 그 헤맴 속에서 빠져나오는 길은 미로 찾기 게임처럼 그 안의 어떤 질서를 찾는 것뿐입니다. 그럼 수고하십시오. 하하하.

2) 음은 가만있으나 양은 움직이니, 음정양동

천원지방은, 우리가 세상을 어떻게 보아야 하는가 하는 것을 생각하게 합니다. 그리고 동양의 옛 사람들이 세상을 바라본 방식을 알려줍니다. 그러므로 우리가 동양으로 가는 문을 열기 위해서는 이들이 바라보던 그 눈을 갖추어야 합니다. 그런 점에서 땅이 모났다는 것을 길게 알아본 것입니다.

그러면 이들의 움직임을 살펴볼 차례입니다. 움직일 때 둥근 것이 좋을까요, 모난 것이 좋을까요? 바보 같은 질문이죠. 당연히 둥근 것입니다. 바퀴가 둥근 것은 다 이유가 있는 것이죠.

그러니 천원지방이라고 했다면 어느 쪽이 움직여야 할까요? 당연히 둥근 하늘이 움직입니다. 이 또한 지동설과는 다르지만 지구 안에 사는 옛 사람들에게는 의심할 바 없는 진리였습니다. 땅은 언제나 동서남북 그 자리에 가만히 있습니다. 고요하기까지 하죠. 지방(地方)이자 음정(陰靜)이죠. 그러나 해는 동쪽에서 떠서 서쪽으로 집니다. 해가 움직이는 것 같지만 사실은 해가 붙박여있는 하늘 전체가 움직이는 것입니다. 그것을 어떻게 아느냐구요? 하하하. 밤하늘을 보면 알죠. 별 전체가 돌아가지 않습니까? 특히 북두칠성을 보면 자루 쪽이 북극성의 바깥쪽을 향하고 돌잖습니까? 하늘이 도는 것입니다. 땅은 가만히 있고.

이것이 음정양동입니다. 음은 가만있지만 양은 돈다, 움직인다는 뜻이죠. 그러면 우리는 세상을 보는 한 기준을 여기서 정할 수 있습니다. 즉 움직임과 관련이 많은 것은 양으로 분류하고, 움직임과 관련이 적은 것은 음으로 분류한다는 대원칙입니다. 둥근 것은 양이고 모난 것은 음이라는 앞의 원칙에서 유추된 것입니다. 천원이 양동을 낳고 지방이 음정을 낳은 것입니다.

하늘은 위에 있으니 양이고, 땅은 아래에 있으니 음입니다. 원은 양이고 네모는 음입니다. 불과 물, 남과 여, 해와 달, 아침과 저녁……. 일단 관점만 정해지면 무한정 나눌 수 있죠.

3) 사람은 소우주

그러면 이런 대원칙이 세상과 자연에는 어떻게 적용되는가 하는 것을 알아보겠습니다. 먼저 사람부터 시작합니다.

① 사 람

사람은 소우주라는 말을 많이 합니다. 사람이 우주를 빼닮았다는 뜻입니다. 이 말이 사실이라면 위에서 말한 우주의 두 가지 특징이 사람에게 그대로 나타날 것입니다. 잘 살펴보면 실제로 그렇습니다. 천원지방은 우주의 모습이고 음정양동은 우주의 성질인데, 이것이 사람에게도 그대로 나타납니다.

먼저 천원지방. 하늘은 위에 있고 땅은 밑에 있습니다. 그러니 사람의 몸도 머리가 위에 있고 몸통이 아래에 있습니다. 머리는 둥글고, 몸통은 모났습니다. 자로 잰 듯한 네모는 아니지만 둥글둥글한 머리와 견주면 몸통은 네모에 가깝다고 할 수 있죠. 그러니 위가 양이고 아래가 음입니다. 몸통은 가만있지만, 머리통은 주변을 살피기 위해서 끊임없이 움직입니다.

그렇기 때문에 머리와 몸통의 크기를 견주어보면 그 사람의 성향을 알 수 있습니다. 머리와 몸통이 잘 균형을 이루었을 때를 기준으로 하여, 몸통보다 머리가 더 크면 그 사람은 양의 기운이 많다고 할 것입니다. 양의 기운은 움직이는 것입니다. 그렇기 때문에 머리가 큰 사람은 자꾸 움직이려고 합니다. 한 곳에 가만있지를 못하고 이곳저곳으로 돌아다니죠. 이렇게 에너지를 발산하는 행동을 보이기 때문에 살이 찌지 않고 대부분 마릅니다.

반면에 머리는 작은데 몸통이 큰 사람은 돌아다니기를 귀찮아합니다. 그래서 방구석에 처박혀 혼자 놀기를 좋아하죠. 그렇기 때문에 살이 찝니다. 우주의 성질인 음정양동이 사람에게도 고스란히 적용되는 것을 알 수 있습니다. 그래서 사람은 우주를 닮았다고 말하는 것입니다.

② 동 물

이 두 가지 우주의 특성은 그 안에 들어있는 모든 생명체에게 다 해당합니다. 땅위의 동물을 크게 음과 양 두 종류로 나눈다면 그 기준은 머리와 몸통의 비교가 될 것입니다. 머리가 더 큰 동물과 몸통이 더 큰 동물로 분류할 수 있을 것입니다. 머리와 몸통의 크기는 모양이기 때문에 동물의 성질도 그 모양을 따라갑니다. 모양과 성질은 우주의 본성을 닮는 까닭입니다.

머리는 양이므로 몸통보다 머리가 더 큰 짐승은 난폭합니다. 대부분 육식동물이 이에 해당합니다. 백수의 왕 사자는 그 표본이랄 수 있습니다. 특히 수컷 사자는 대가리가 몸통의 절반 가까운 크기죠. 암컷도 수컷만큼은 못하지만 머리가 크기는 마찬가지입니다. 이렇게 먹이사슬의 꼭짓점에 있는 짐승들의 공통점은 몸통에 비해 머리가 크다는 점입니다. 범, 표범, 하이에나, 승냥이 모두 다 그렇습니다.

그러나 반대로 성질이 온순한 초식동물을 살펴보십시오. 몸통에 비해 머리가 훨씬 더 작습니다. 영양이나 염소, 임팔라, 가젤 같은 짐승들이 모두 다 그렇습니다.

심지어 뱀들도 그렇습니다. 맹독성을 지닌 뱀들은 대체로 대가리가 큰 편입니다. 킹코브라나 우리나라의 까치독사, 살모사가 그렇습니다. 반면에 구렁이나 꽃뱀, 물뱀, 밀뱀 같이 독이 없거나 독하지 않은 경우에는 대체로 맹독성 뱀보다는 대가리가 작은 편입니다.

물고기는 어떨까요? 마찬가지입니다. 머리가 큰 물고기는 난폭하고 머리가 작은 물고기는 온순합니다. 상어는 머리가 크고, 광어는 몸통이 더 큽니다. 육식인 쏘가리나 꺽지는 머리가 더 크고, 잡식인 붕어는 몸통이 더 큽니다.

그러니 사람이든 동물이든 그의 특성을 살펴보려면 머리와 몸통의 크기를 잘 비교해보면 됩니다. 그러면 그 사람이 지닌 성품까지도 예측할 수 있고 그 동물이 지닌 성격을 잘 이해할 수 있습니다.

이런 성질을 알면 고기를 먹는 사람에게 그대로 활용할 수 있습니다. 돼지는 머리가 작고 몸통이 큰 짐승입니다. 당연히 음의 기운이 강하죠. 그래서 다른 고기에 비해 돼지고기는 찬 편입니다. 배가 찬 사람이 돼지고기를 먹으면 금방 설사를 합니다. 물고기도 그렇습니다. 복어는 머리가 작고 배가 뽈록하죠. 음의 기운이 강한 고기입니다. 먹으면 기운이 아래로 내려갑니다.

옛 어른들이 한 말 중에, '육식을 많이 하면 성질이 사나워진다'는 말이 있습니다. 농담처럼 들리지만 잘 생각해보면 일리가 있는 말입니다. 식물에 비하면 동물은 움직이는 생물입니다. 그러니 양의 기운이 많죠. 양의 기운을 많이 섭취하면 기운은 위로 떠오르고, 그것은 분노의 감정을 유발하기 쉽습니다.

③ 식 물

식물의 경우는 어떨까요? 식물도 마찬가지입니다. 대체로 머리 쪽이 발달한 것은 양의 기운이 강하고, 몸통 쪽이 발달한 것은 음의 기운이 강합니다. 단, 주의할 것이 있습니다. 식물은 머리와 몸통을 어떻게 구별해야 할까 하는 것입니다.

식물은 동물과 달리 뿌리를 머리로 보아야 합니다. 이유는 간단합니다. 식물학자들의 얘기를 들어보면 꽃은 생식기라는군요. 굳이 학자들의 말이 아니라도 자손을 생산하기 위해 암수가 기를 주고받는 곳이 생식기이니, 꽃이 사람의 생식기에 해당한다는 주장에는 어렵지 않게 동의할 수 있습니다. 그러면 밤나무의 꽃 냄새가 사람의 정액 냄새와 아주 비슷한 이유도 알겠군요. 그 뿐만이 아니라 꽃의 향기를 잘 맡아보면 알게 모르게 밤꽃의 향과 유사한 냄새가 들어있다는 것을 알 수 있습니다. 생식기는 밑에 있는 법입니다. 그러니 꽃이 달린 가지를 밑으로 보아야 합니다. 나무를 사람으로 치면 물구나무서서 자라는 셈이죠.

기능을 보아도 마찬가지입니다. 사람은 산소를 마시고 이산화탄소를 내뿜는데, 식물은 그 반대입니다. 이런 점에서도 동물과 식물은 서로 반대로 보아야 한다는 것을 알 수 있죠. 동물과 식물은 이렇게 상호보완하면서 자연계의 균형을 유지합니다. 음양의 짝인 것입니다.

땅 밑에 박힌 뿌리가 큰 식물은 양의 기운이 강하고, 땅위로 솟은 줄기가 큰 식물은 음의 기운이 강합니다. 산삼은 뿌리가 길죠. 그래서 산삼은 음지에서 자라는 데도 양의 기운을 아주 강하게 머금고 있는 것입니다. 몸이 더운 사람에게는 해롭겠죠. 반면에 똑같은 음지에서 자라는데도 아예 뿌리가 없는 버섯의 경우는 몸통만 있는 모양이니 음의 기운이 강할 것입니다. 그래서 버섯은 태음을 대표하는 식물입니다.

배추와 무를 볼까요? 배추는 뿌리가 아주 작고 잎사귀가 큰 식물입니다. 반면에 무는 뿌리가 아주 크죠. 그러니 배추는 음 기운이 많고, 무는 양 기운이 많습니다. 무를 씹어먹으면 금새 트림이 올라오는 것을 보면 무의 기운이 어느 방향으로 작용하는가 하는 것을 알 수 있습니다. 한겨울 밥상에서 날마다 마주치는 이 두 음식의 성질은 서로 음양의 기운을 우리 몸에 조화롭게 넣어주고 있는 것입니다.

재미있는 것은 알타리무입니다. 원래는 무인데 적당히 작은 데다가 잎사귀까지 달려있습니다. 그러니까 알타리무로 담근 총각김치는 그 성질상 무나 배추와 비교할 때 음과 양을 골고루 갖춘 음식이 되겠죠?

무와 열무를 비교해 보십시오. 이 두 가지는 종자가 거의 같습니다. 한 여름에 고추 고랑에 무씨를 뿌려두면 아주 연한 열무로 대신할 수 있습니다. 그런데 우리가 사용하는 부위는 정반대입니다. 무는 뿌리를 사용하고, 열무는 잎을 사용하죠. 당연히 무는 양 기운이 많고 열무는 음 기운이 많습니다. 무더운 여름철에 열무김치를 먹으면 속이 시원해지는 이유를 알 수 있을 것입니다. 잎사귀에 서린 음 기운이 몸에 작용하는 것이죠. 반대로 한겨울에 무를 담가 만든 동치미를 먹는 이유를 알 수 있을 것입니다. 동치미 국물을 한 사발 떠먹으면 곧장 트림이 올라옵니다. 무의 기운이 어디로 작용하는가 하는 것을 아주 잘 볼 수 있습니다.

우리 밥상은 이렇게 사시사철 아주 조화로운 균형을 유지하고 있습니다. 그렇다면 우리 밥상의 간을 맞추는 두 가지 양념도 그렇게 볼 수 있겠군요. 간장과 고추장. 간장은 음이고 고추장은 양이겠죠? 고추장은 한여름의 약 오른 고추를 따서 만든 것이고, 간장은 씨앗인 콩으로 만든 것입니다. 씨앗은 다음 생을 준비하는 기운이 응결된 것입니다. 고추는 양의 기운이 가득한 것이고, 콩은 음의 기운이 뭉쳐있는 것입니다.

밥상 얘기가 나왔으니 말인데요, 무와 배추는 음양으로 잘 어울려서 우리의 밥상을 풍성하게 해줍니다. 무로 만든 김치는 하얀 것이 많고 배추로 만든 김치는 고춧가루가 꼭 들어갑니다. 이 특징을 잘 살펴보면 음양의 오묘한 조화를 추구한 우리 조상님들의 슬기를 엿볼 수 있습니다. 무와 배추를 견주어본다면 무는 뿌리가 크고 배추는 잎이 크니 각기 양과 음이 될 것입니다. 고춧가루는 매운 것이니 양의 성질이 강합니다. 그래서 무는 양이기 때문에 김치 담글 때 같은 양의 성질이 강한 고춧가루를 첨가하지 않는 것입니다. 반면에 배추는 음의 성질이 무보다 강하기 때문에 고춧가루를 넣어야 맛이 잘 우러나는 것입니다. 김장할 때 절인 배추 속에다가 고추와 무채로 버무린 양념을 넣는 것을 보면 그 오묘한 조화를 간파한 조상님들의 슬기에 감탄이 터져 나옵니다.

앞서 동물에서 다루어야 할 내용이긴 하지만 밥상 얘기가 나왔으니 여기서 잠시 언급하고 넘어가겠습니다. 물고기의 경우를 음과 양으로 나누자면 여러 가지 기준이 있겠지만, 동물은 움직이는 존재라서 활동성을 기준으로 나누면 좋은 분류가 될 것입니다. 많이 돌아다니는 것이 양이고, 별로 돌아다니지 않는 것이 음이겠지요. 그러면 밥상에 올라오는 고등어와 낙지를 비교해보겠습니다. 큰 바다를 평생 동안 떠도는 고등어는 양이고, 개펄의 뻘흙 속 구멍에 박혀 평생을 보내는 낙지는 음이겠지요. 그러면 고등어와 낙지 중에서 어느 쪽에 고춧가루를 넣어야 할지 저절로 결정되네요. 양의 기운이 가득한 고등어에 화끈한 고춧가루를 넣은 것보다는 음의 기운이 많은 낙지에 넣는 것이 밥상의 중화를 이루는 데 좋을 것입니다. 생각해보면 고등어는 소금만 조금 뿌려서 불에 구우면 좋은 맛을 내는데, 낙지는 뻘건 고춧가루에 범벅을 만들어서 끓여먹어야만 제 맛이 납니다. 음양의 조화가 밥상위에 벌어진 것입니다.

이석 요즘은 유전자 조작을 통해서 식물을 갖가지 모양으로 바꿉니다. 예컨대 꽃을 강조하기 위해서 꽃잎은 크게 만들고 꽃대는 최소한으로 작게 만듭니다. 그래서 국화꽃도 옛날에는 무릎이나 허리 높이까지 올라오는 것이 보통이었는데, 요새는 발목만큼만 크고서 꽃을 피우도록 만든 국화가 아주 많습니다. 이렇게 되면 그 식물의 성분을 분석하면 변한 것이 없겠지만, 성질이 변합니다. 즉 땅위로 올라온 부분이 식물에게는 음의 기운에 해당하는데, 줄기를 짧게 만들면 음의 기운이 줄어드는 것입니다. 따라서 약성에도 변화가 올 것입니다. 성분은 똑같지만 약성은 변한다? 서양의학에서 보면 잠꼬대 같은 소리겠지만, 음양론으로 볼 때 이건 너무나 분명한 사실입니다. 인삼의 굵기를 유전자 조작으로 조절하여 좀 더 통통하게 만들고 줄기와 이파리의 크기를 줄이면 성분은 인삼 성분 그대로겠지만 그것이 몸에 미치는 약성은 효과가 크게 달라질 것입니다. 같은 약초라 해도 유전자 조작을 하여 길이나 모양을 바꾸면 약성도 따라서 변합니다. 자연산 약초와 재배 약초의 약성이 차이나는 것도 이런 점과 관련이 깊습니다.

4) 왼쪽과 오른쪽은 똑같지 않다

①사랑을 속삭일 땐 왼쪽 귀에

사랑하는 사람에게 고백을 하려면 왼 귀와 오른 귀 중 어느 쪽에 하는 것이 좋을까요? 답은 왼 귀입니다. 이것은 영국의 심리학자들이 오랜 관찰과 실험을 통해서 밝혀낸 사실입니다. 영국의 〈더 타임즈〉에서 발표하여 이미 각종 신문에 다 소개된 새로울 것도 없는 내용입니다.

그런데 사랑의 속삭임은 왜 왼 귀가 더 좋을까요? 그것은 왼 뇌와 오른 뇌 둘로 나뉜 뇌의 작용과 기능이 각기 다르기 때문입니다. 사람에게는 좌우에 쌍둥이처럼 똑같은 모양의 뇌가 있고, 그 뇌의 화학작용에 따라서 몸을 움직입니다. 그런데 쌍둥이 같지만 이 둘은 기능과 작용이 서로 다릅니다. 즉 왼쪽 뇌는 논리와 분석과 판단을 주로 맡고, 오른쪽 뇌는 직관이나 감성이 발달하여 공감과 포용을 주로 맡습니다. 그래서 왼 뇌는 빠른 판단력으로 일을 추진하고 오른 뇌는 풍부한 감수성과 직관으로 세상과 자신을 종합합니다.

따라서 왼 뇌가 세상을 분석하고 의심한다면 오른 뇌는 세상을 통합하고 포용합니다. 그러니 같은 소리를 들어도 오른쪽으로 들어온 소리는 판단과 분석에 많이 작용하고, 왼쪽으로 들어온 소리는 감성과 직관을 일깨웁니다. 집을 계약한다든지 할 때 사람을 만나서 하는 대화는 모두 오른쪽 귀를 쫑긋 세우면서 상대의 의도를 판단하고 분석하여 사기 당하지 않으려는 것이고, 클래식 음악을 들을 때는 왼쪽 귀를 쫑긋 세우고서 그 소리의 조화 속으로 마음을 넣어서 자신의 영혼을 맡겨놓는 것입니다.

그러면 사랑은 어느 쪽인가요? 당연히 감수성 쪽이죠. 그대와 내가 하나 된다는 뜻입니다. 그러니 기왕에 사랑을 고백하려면 왼쪽 귀에 하는 것이 더 유리하다는 말입니다. 상대와 따지는 대화를 할 때는 오른쪽 귀가 더 활발하게 작용하고, 사랑을 속삭일 때는 왼쪽 귀가 더 활발하게 작용하게 됩니다. 뇌의 기능 때문에 그렇습니다.

그러면 귀만 그럴까요? 사람은 5감으로 세상을 인지하는데, 귀 말고 다른 것도 마찬가지입니다. 좌우 대칭인 눈, 코, 입(아참, 입은 하나지!)도 위에서 설명한 귀와 똑같습니다.

눈은 양쪽에 하나씩 있고 빛으로 정보를 받아들입니다. 그렇지만 그 기능상에 약간 차이가 있습니다. 논리와 분석을 담당하는 왼 뇌의 지배를 받는 오른 눈은 대상에 대한 정확한 정보를 받아들입니다. 예컨대 전체의 형상이라든가 구도, 거기에 따른 주된 색깔 같은 것이죠. 그래서 길을 찾는다든지 할 때는 정보 분석이 주기능을 하기 때문에 주로 오른 눈이 길에 관한 정보를 재빨리 받아들이게 됩니다. 운전할 때 도로표지판의 바탕색이나 글자색은 잘 들어오지 않고 글자나 화살표 모양만 들어오는 것이 그런 현상입니다.

반대로 감성이나 직관과 관련이 있는 작업을 할 때는 그런 정보가 아니라 전체의 느낌이 들어옵니다. 장엄한 노을을 볼 때 그 색깔이 풍기는 분위기를 파악하지, 저 색깔의 명도나 채도가 얼마일 거야, 하고 분석하는 작용은 딱 멈춥니다. 장면을 감성으로 받아들이고 있기 때문입니다. 그래서 그런 노을을 연인들이 함께 본 뒤에 세월이 흘러 회상을 하면 서로 기억이나 느낌이 다릅니다. 정보와 분석을 담당하는 왼 뇌의 판단이 흐리멍덩해져서 오른 뇌가 감성만으로 받아들였기 때문입니다.

교통사고가 나면 상황은 달라집니다. 차의 색깔이 어땠으며 망가진 부분의 모양은 어땠는가 하는 것을 정확히 기억합니다. 그것은 사고가 난 순간 왼 뇌가 작용하여 정보와 분석의 기능이 활발하게 움직였기 때문입니다.

요컨대 오른 눈은 모양을, 왼눈을 성질을 보는 것입니다. 그래서 오른 눈은 전체의 모양이나 색깔 같은 정보 분석에 필요한 내용을 더 잘 받아들이고, 왼눈은 대상이 지닌 색깔의 광택이나 성질과 관련된 내용을 더 잘 받아들이는 것입니다.

코도 마찬가지입니다. 왼 코는 정보 분석에 필요한 냄새를 더 잘 받아들이고 오른 코는 느낌이나 감성과 관련된 냄새의 정보를 더 잘 받아들입니다. 어디선가 고약한 냄새가 나면 그 정체를 분석하기 위해 코가 벌름거리는데 오른 쪽 콧구멍이 그 일을 주도하고 있을 것입니다. 반대로 어디선가 향기가 솔솔 난다면 그 쪽으로 마음이 저절로 움직이면서 왼 코가 먼저 벌름거리고 있을 것입니다. 분석하고 판단하려 드느냐, 마음이 움직여서 감성으로 받아들이느냐에 따라 좌우의 반응이 결정됩니다.[1]

이와 같이 우리 몸의 왼쪽과 오른쪽은 서로 똑같이 닮았으면서도 약간 다른 기능을 합니다. 발도 왼발이 간지럼을 더 많이 타고, 엄마들이 갓난아기를 안을 때 왼쪽으로 안는 확률이 70-85%나 된다고 합니다.

일상생활에서 오른손잡이가 더 많은 까닭도 알 수 있겠군요. 그렇습니다. 왼쪽 뇌가 더 발달한 방향으로 인류의 문명이 진보해온 까닭에 사람의 몸이 거기에 적응하다 보니 그렇게 된 것입니다. 그리고 이것은 분석과 판단의 어려움으로 인해 스트레스를 계속 증가시켜왔다는 것을 뜻합니다. 그것을 풀어주는 것은 그 반

---

1) 좌우의 기능과 관련하여 김홍경은 다음과 같이 정리했다. 왼눈은 모습 같은 형이나 색을, 오른눈은 질이나 광택을 본다. 왼코는 향을, 오른코는 취를 맡는다. 왼귀는 소리(고저, 음)를, 오른귀는 가락(장단, 율)을 판단한다. 왼혀는 음식을 오른혀는 언어를 주관한다.(혀가 2개라는 뜻이 아니라 기능으로 구별한 것임) 왼쪽은 나, 오른쪽은 너 위주.(『동양의학학명』 157-58쪽)

대편의 통합과 감수성인데, 그 기능은 계속 억압 당해온 것입니다. 왼손잡이들이 오랜 세월 동안 편견으로 인해 마음고생을 해왔던 데는 이런 문제가 숨어있던 것입니다.

그러니 어떻게 보면 오히려 왼손잡이들이 세상을 더욱 공정하고 편하게 이해하고 또 그렇게 만들 수도 있겠다는 생각을 해봅니다. 왼손잡이들에게 희망을!

그러니 앞으로 오른 뇌를 개발할 필요가 있는데, 그러자면 몸의 왼쪽을 적극 활용하는 것이 거의 유일한 대안이 될 것입니다.

이식 사람의 뇌는 왼쪽과 오른쪽이 완전히 분리된 개체입니다. 그 둘 사이를 뇌량이라는 다리가 연결하여 서로 정보를 주고받는다고 합니다. 이 다리를 끊으면 둘은 서로 각기 다른 존재가 되는 것입니다. 뇌의 절반이 사라져도 사람의 행동이나 판단은 크게 달라지지 않는다고 하죠. 실제로 정신에서 장애가 일어나 몸이 불편한 사람 중에는 한쪽 뇌를 없애서 오히려 더 좋아지는 경우도 있습니다.

이렇게 완전히 분리되기 전에는 두 뇌가 각기 나름대로 할 일을 나눠 맡고 있는 것입니다. 그것이 좌우의 기능 분화로 이어지는 것입니다. 결국 왼뇌는 개체의 생존을 위한 계획과 방법을 주도하기 때문에 '나' 중심으로 세계를 재구성하는 노릇을 합니다. 반면에 개체는 우주라는 전체의 일부이기도 합니다. 개체의 생존을 위해서는 자신을 둘러싼 전체와 교류하고 공감하는 일이 또 필요하다는 뜻이죠. 이 일을 오른뇌가 맡는 것입니다. 왼뇌가 개체 중심이라면, 오른뇌는 전체 중심이라는 말입니다. 이 둘이 작용하여 전체와 개체의 소통을 원활하게 하는 것입니다.

따라서 뇌량이 끊어지거나 왼뇌의 기능에 마비가 와서 오른뇌로만 몸을 다스릴 때에는 아주 특별한 체험이 나타납니다. 오른뇌가 전체이기 때문에 왼뇌가 마비되면 나가 사라집니다. 그래서 전체 우주와 내가 하나로 어울리는 놀라운 체험을 하게 됩니다. 자신을 둘러싼 환경과 자신의 존재가 구별되지 않는 것입니다.

이 체험은 자아가 완전히 붕괴되어 우주와 하나된 체험을 하는 수행자들의 깨달음 순간에 나타나는 현상과 거의 같습니다. 세상이 고요해지고 한없이 느려지면서 나중에는 그것을 인식하는 '나'가 소멸해버립니다. 그러면 전체인 우주만 남죠. 그 상태는 어떤 말로도 표현할 수 없습니다. 말은 부분을 드러내는 도구이지 전체를 나타낼 수 없습니다. 선문답이 종종 말을 무시하고 행동과 동작으로 표현되는 것은 그런 까닭입니다. 말로 할 수 있는 최선의 선문답은 '없다'일 뿐입니다. 선에서 없음〔無〕 이외의 모든 말은 부스러기에 지나지 않습니다.

② 좌우 불균형이 병을 부른다

사람의 몸은 좌우대칭인데 가만히 그 안쪽의 짜임새를 들여다보면 정확한 대칭이 아니라 약간 삐딱한 대칭입니다. 사람의 몸에 가장 중요한 염통이 몸의 복판에 있는 것이 아니라 왼쪽으로 약간 치우쳐 있습니다. 이것이 몸에 어떤 문제를 일으킬지 한 번 생각해보기로 합니다.

사람에게는 다양한 변수가 있는데 그 모든 변수들을 다 버려서 최대로 단순화한 다음에 생각을 해봅니다. 즉 사람은 몸속에 피가 가득한 기계라고 보는 것이죠. 몸의 중심인 심장에서 한 번 울컥 박동을 하면 그 힘으로 피가 온몸을 돌아서 제자리로 옵니다. 염통이 몸의 정 중앙선에 있다면 왼 발톱과 오른 발톱까지 가는 데는 똑같은 속도와 똑같은 힘이 필요할 것입니다.

그런데 실제로 염통은 왼쪽으로 살짝 치우쳤습니다. 그러면 어떤 일이 생길까요? 아마도 염통이 치우친 왼발 엄지로 가는 것이 오른발 엄지로 가는 것보다는 더 쉬울 것입니다. 힘도 덜 들고 더 빨리 가겠지요. 그쪽으로 힘이 더 쏠리니까요. 그러면 몸 전체의 상황을 볼 때 염통이 왼쪽으로 치우침으로 해서 몸의 왼쪽이 피를 받는 데 더 유리하고 오른쪽은 약간 불리할 것입니다. 즉 피의 활동 면에서 보자면 몸을 세로로 나눌 때 오른쪽보다 왼쪽이 더 활발하게 됩니다.

이를 음양으로 설명하자면 어떻게 될까요? 왼쪽이 양이고 오른쪽이 음일 것입니다. 그렇다면 사람의 몸은 왼쪽이 양의 기운이 충실하고 오른쪽이 양의 기운이 달리는 구조를 지는 셈입니다. 그래서 이것을 옛 성현들은 좌양우음이라고 간단히 정리했습니다. 몸은 왼쪽이 양이고 오른쪽이 음이라는 것입니다.

그렇다면 이런 결과가 몸에 병을 가져오는 가장 큰 원인이 되지는 않을까요? 그렇습니다. 사람의 몸은 이 좌우 불균형 때문에 병을 가져옵니다.

가장 먼저 좌우로 짝을 이룬 장기 중에서 눈에 띄는 것은 허파입니다. 다른 어떤 장기보다 더 좌우 불균형이 심하죠. 우선 생김부터 그렇습니다. 왼쪽은 두 개인데 오른쪽은 세 개입니다. 왼쪽이 둘인 것은, 바로 밑에 심장이 있기 때문에 그렇습니다. 허파 한 조각이 차지할 자리를 염통이 차지한 것입니다. 그러면 당연히 기능상의 불균형이 초래됩니다. 오른쪽이 더 많은 폐활량을 갖죠. 결국 더 많이 쓴다는 얘깁니다. 이처럼 기능이 항진된 것을 침뜸에서는 '실하다'고 표현합니다. 우폐실이 되는 것입니다. 이것이 심해지면 병으로 발전하고, 그래서 폐의 병은 대부분 오른쪽으로 오는 것입니다.

그러면 인체의 위쪽에 자리한 폐와 심장의 관계는 어떠할까요? 서로 자리를 차지하려고 으르렁거리겠죠. 그래서 5행에서 폐와 심장을 상극 관계로 설정한 것입니다. 이미 왼 허파와 염통의 자리다툼으로 몸에 병이 생길 소지는 마련된 셈입니다. 중요한 것은 한 공간에 놓인 이 둘이 얼마나 조화를 이루느냐가 건강의 척도가 될 것입니다. 그래서 심폐기능이라고 싸잡아서 말하는 것입니다.

짝을 이룬 장기가 또 있군요. 콩팥입니다. 콩팥은 염통과 짝하여 몸의 한열을 조절하는 장기입니다. 염통이 뜨거운 피를 관장한다면 콩팥은 차가운 물을 관장하죠. 물이라는 측면에서는 같지만 기능은 전혀 다릅니다. 그래서 콩팥의 차가운

기운이 몸의 위로 잘 올라가고, 염통의 뜨거운 기운이 아래로 잘 내려가야만 몸이 보일러처럼 잘 데워집니다. 이런 기능을 수승화강이라고 합니다. 물기운이 올라가고 불기운이 내려간다는 말입니다.

그런데 염통이 왼쪽으로 살짝 치우침으로 해서 콩팥도 그 영향을 받습니다. 피가 왼쪽 콩팥으로 가는 것이 더 편합니다. 그래서 오른쪽 콩팥이 더 차갑게 됩니다. 결국 콩팥의 질병상태를 결정하는 것은 오른 콩팥이라는 결론입니다. 그래서 콩팥의 권력은 오른쪽이 쥐고 있다고 말합니다.

서양의학에는 없는 개념 중에 명문화라는 게 있습니다. 이것은 콩팥의 불기운을 말하는 것입니다. 콩팥이 물을 걸러내는 장기인데 무슨 불이냐고 말할지 모르지만 그렇지 않습니다. 심장과 짝하여 양의 기운을 주고받는 콩팥의 에너지를 말하는 것인데, 이것을 주관하는 것이 오른쪽 콩팥이라는 설이 있습니다. 이 명문화가 부신이라는 주장도 있고, 오른쪽 콩팥이라는 주장도 있어서, 동양의학의 오랜 논쟁거리였고, 아직도 해결되지 않았습니다. 어느 쪽인지는 확정할 수 없지만 심장과 짝을 한다는 관점에서 보면 오른 콩팥의 존재는 아주 중요하다고 하겠습니다.

허파와 염통의 관계가 좌우의 문제라면 염통과 콩팥의 관계는 상하의 문제입니다. 명문화는 바로 이 관계를 설명하는 개념입니다. 그렇다면 음양의 관계로 볼 때 심장은 양의 양이고 콩팥은 음인데, 이 음은 둘로 갈라져서 양쪽에 있습니다. 왼 콩팥은 음이면서도 오른 콩팥과 견준다면 그래도 양에 속할 것이고, 오른 콩팥은 음의 음에 해당할 것입니다. 따라서 차가움으로 인해서 생기는 병은 오른쪽의 콩팥이 힘을 잃으면서 생기는 것이고 오른쪽으로 병이 나타나게 됩니다.

폐가 오른쪽을 주관함에 따라 그 맞은편에서는 간이 대응을 합니다. 간은 양이고 왼쪽으로 기가 작용하기 때문에 간으로 인해서 생기는 급성병, 예컨대 중풍은 (남자의 경우) 왼쪽으로 찾아오기 쉽습니다. 간은 기운을 위로 올려주기 때문입니다. 중풍이 왼쪽으로 온다는 것은 그쪽 뇌혈관에 문제가 생긴다는 뜻이죠. 터지거나 막히거나. 그러면 그 반대편인 오른쪽이 마비됩니다. 원리상 그렇다는 얘깁니다. 증상이 이와 반대로 나타났다고 해서 저한테 따지면 안 됩니다. 하하하.

기의 운행은 허파가 통솔하고 혈의 운행은 간이 통솔합니다. 염통과 콩팥이 위아래에서 몸을 덥히는 기둥 노릇을 한다면 간과 폐는 각기 좌우에서 피와 기운을 운행하는 노릇을 하는 것입니다.

간은 피를 통솔하고 폐는 기를 통섭합니다. 폐가 기를 주관한다는 것은 공기를 내들이는 일을 하기 때문에 쉽게 알 수 있습니다. 반면 간은 쓰고 남은 피를 효소로 분해하여 밖으로 내보내는 것으로 피를 통제하는 권한을 갖는 것입니다.

따라서 침뜸에서 허실판단에 중요한 기준이 되는 것은 바로 이런 틀입니다. 심장의 위치가 중심에서 약간 빗겨남으로 해서 사람의 몸은 왼쪽의 양 기운과 오른쪽의 음 기운이 불균형을 초래하고, 이 음양의 불균형이 병을 유발하는 것입니다. 그러니 치료할 때도 좌우를 이렇게 이해하면 훨씬 더 잘 응용할 수 있습니다.

남자의 경우 왼쪽은 양 기운이 넘치고 음 기운이 부족하니, 양 기운을 덜어내고 음 기운을 보태주면 됩니다. 오른쪽은 음 기운이 넘치고 양 기운이 부족하니, 음 기운을 덜어내고 양 기운을 보태주면 됩니다. 몸의 어느 한 작은 부분에 병이 나타나면 그것은 몸 전체의 음양 기운이 조화를 잃어서 생긴 것이므로, 좌우의 균형을 덜어주고 채워주는 큰 치료를 한다면 몸의 부분에서 생긴 작은 병들은 어느 순간 저절로 사라집니다.

특히 오래 병을 앓아온 분들은 병이 이리저리 다 퍼져서 도대체 어디서 병이 시작되어 어떤 경로를 거쳐 지금에 이르렀는지 알기 어렵습니다. 즉 어디에다 보사를 적용해야 할지 판단하기 어려운 것입니다. 이럴 때 전체의 큰 틀이 이렇다는 것을 알고 적용을 하면 병이 정리가 되면서 가장 뿌리가 되는 병의 시작처가 드러납니다. 그러면 정확히 치료할 수 있죠. 이렇게 몸이 엉망이 돼서 여러 증상이 뒤엉켰을 때 좌우의 균형을 잡아주면 병의 뿌리가 서서히 드러납니다. 그럴 때 그 뿌리를 치료하면 난치병도 다스릴 수 있습니다.

난치병을 고치는 기적도 알고 보면 이렇게 음양의 조화에 달려있습니다. 이것을 이해하는 것이 몸과 병의 발생 원리를 파악하는 가장 빠른 방법입니다. 병은 음양의 부조화에서 오는 것이니, 이런 짜임새를 잘 이해하여 그 균형을 맞추어 준다면 어떤 병도 두려울 것이 없습니다.

그렇다고 해서 이런 원칙이 절대불변의 것은 아니라는 것입니다. 대체로 남자들의 경우 이런 쪽으로 반응이 오지만 여기서 벗어나는 경우도 적지 않아서 반드시 좌우 허실을 확인할 필요가 있습니다. 비율을 보면 어느 한쪽이 약간 더 우세한 것쯤으로 나타납니다. 좀 더 임상을 해보면 알 수 있겠지요.

임상 왼쪽은 간실이 많고 오른쪽은 폐실이 많습니다. 좌간우폐죠. 그렇지만 침을 놓을 때는 반드시 확인해야 합니다. 어떤 남자 분이 이삿짐을 나르다가 허리를 삐끗하여 누워서 일어나지 못한다고 연락이 왔습니다. 가봤더니 허리뼈 4번 부위였습니다. 대장유가 있는 자리죠. 그래서 디스크로 판단하고 변비가 있냐고 물었더니 그렇다고 대답하더군요. 그래서 대장승격을 썼더니 30분만에 통증의 90%가 사라졌습니다.

그런데 아픈 쪽이 오른쪽이었습니다. 남자의 경우 앞서 보았듯이 왼쪽으로 디스크가 많이 옵니다. 몸의 구조가 그렇기 때문입니다. 남자는 좌간우폐니까 왼쪽은 폐허고 폐와 표리관계인 대장의 실증이 유발되죠.(간과 대장은 이중표 관계이기도 함) 그런데 이 남자 분은 이와 반대로 나타난 것입니다.

여자 분의 경우는 남자와 반대로 나타나는 수가 많습니다. 그래서 똑같은 자리에 침을 놓아서 허리 엉덩이 종아리께까지 통증이 길게 내려가던 것을 30분 만에 고친 적이 몇 번 있습니다.

③ 여자는 반대다

　방금 보았듯이 남자는 여자와 반대로 증상이 나타납니다. 남자가 좌간우폐라면 여자는 우간좌폐로 나타납니다. 이것을 조심해야 합니다. 멋모르고 똑같은 방법을 적용시켰다간 큰코 다치는 수가 있습니다. 여자든 남자든 일단 환자가 오면 이 대원칙을 머리에 넣고 그것이 제대로 맞는가 하는 것을 확인해야 합니다. 혈 몇 군데만 눌러보면 대번에 확인이 됩니다. 그 간단한 확인을 하지 않아서 낭패를 보게 되니 의원은 살얼음을 딛듯 환자를 대해야 합니다.

　그럼 여자는 왜 남자와 반대로 나타날까요? 사실은 이 때문에 저도 고민을 엄청 했습니다. 그러다가 남자와 여자가 어떤 점에서 다를까 하는 데 생각이 미쳤습니다. 여자와 남자는 무엇이 다를까요? 간단합니다. 여자는 아기를 낳는다는 겁니다. 그렇다면 남좌여우인데, 좌간우폐가 우간좌폐로 바뀌는 것은 아기 낳는 기능 때문에 생기는 현상이라는 결론에 도달합니다.

　몸에서 아기를 낳는 장기는 무엇일까요? 애기집이죠. 한자로는 자궁입니다. 바로 자궁의 존재가 좌우의 기능을 바꾸는 근본 요인입니다. 이것이 남자에게는 없고 여자에게만 있는 것입니다. 자궁을 침뜸에서는 여자포라고 합니다.

　이 여자포를 염통과 관련지어서 이해하면 쉽습니다. 염통은 피를 관장하는 장기입니다. 그렇다면 피의 양에 민감한 반응을 보이기 마련입니다. 그런데 여자들은 애기를 낳기 위해서 난자를 만들고 그에 따라 달거리를 합니다. 달거리는 피를 몸 밖으로 내보내는 것입니다. 피의 일부가 몸 밖으로 빠져나간다는 것은 혈액 전체의 관점에서 보면 허해진다는 얘기입니다.

　원래의 상태에서는 심장이 몸의 왼쪽으로 치우쳤기 때문에 왼쪽은 혈이 실합니다. 오히려 오른쪽이 혈허 상태가 되죠. 이것이 평생 혈액배출이 없는 남자들에게 나타나는 증상입니다. 그런데 반대로 피를 달마다 몸 밖으로 내보내면 혈허 증상이 나타납니다. 이것이 여자들에게 나타나는 증상입니다.

아기를 낳아야 하는 여자들의 숙명 때문에 몸의 음양 관계가 남자와 반대로 나타나는 것입니다. 그에 따라 병도 남자와는 대부분 반대로 나타납니다. 여자는 혈허의 증상이 많고 남자는 기허의 증상이 많습니다. 기는 양이고 혈은 음입니다.

여자가 남자와 달리 우간좌폐라는 것도 반드시 그런 것은 아니니 조심해야 합니다. 여자의 경우도 약간 더 우세한 정도로 반응이 나타납니다. 그러니 치료할 때는 반드시 확인을 해야 합니다. 문제를 일으키는 것은 꼭 더 적은 곳이거든요. 잘 치료하다가도 특수한 한 경우를 놓쳐서 돌팔이라는 소리를 듣습니다.

5) 임맥과 독맥

배는 음이고 등은 양입니다. 이것은 사람이 동물이기 때문에 그렇습니다. 지금은 서서 다니지만 사람은 원래 기어 다니는 동물이었습니다. 기어 다니던 상태에서 생각할 때 햇볕을 많이 받는 쪽이 양이고 햇볕을 거의 받지 않은 쪽이 음입니다. 그러니 등이 양이고 배가 음이죠.

그런데 잘 살펴보면 사람의 등과 배의 복판에는 양쪽을 합쳐서 꿰맨 듯한 자국이 나있습니다. 그 자국을 따라서 중요한 경락이 하나 지나갑니다. 등 쪽에 있는 것을 독맥이라고 하고, 배 쪽에 있는 것을 임맥이라고 합니다. 독은 감독한다고 할 때의 그것이고, 임은 맡긴다고 할 때의 그것입니다. 따라서 독맥은 의심하는 심리와 관련이 있고, 임맥은 믿는 마음과 관련이 있습니다.

이 경락은 생식기의 앞뒤에서 일어나서 독맥은 등줄기를 타고 올라가 정수리에서 코 쪽으로 내려와서 윗입술에서 멈추고, 임맥은 앞으로 올라가서 아랫입술에서 멈춥니다. 따라서 같은 입술이지만 두 입술의 성격은 완전히 다릅니다. 그 두 입술의 모양이나 상태를 보면 그 사람의 성질을 알 수 있습니다. 모양은 양이고 성질은 음이기 때문에 모양은 겉을 결정하고 성질은 속을 결정합니다. 그러므로 윗입술이 발달한 사람은 양의 기운이 왕성한 사람이고, 아랫입술이 발달한 사람은 음의 기운이 왕성한 사람입니다.

남자는 양이므로 윗입술이 조금 발달한 듯해야 좋습니다. 감독한다는 뜻의 그 독이기에 남을 감독하고 관리할 줄 하는 성품을 지니게 되죠. 남 앞에 나서서 일을 하려는 적극성과 진취성을 갖추게 됩니다. 반대로 여자는 음이므로 아랫입술이 더 발달해야 좋습니다. 맡길 임짜의 그 임이기에 일을 맡기고 따를 줄 아는 겸손한 품성을 갖추게 됩니다.

남자든 여자든 두 입술이 조화를 이루어야 좋습니다. 어느 한쪽으로 치우치면 문제가 생깁니다. 여자인데 아랫입술이 너무 발달해서 두툼해지면 어떨까요? 음 기운이 넘치니 음기를 주체하지 못하여 꼬리를 살살 칠 가능성이 높지요. 반대로 아랫입술은 빈약하고 윗입술이 두툼하니 발달했다면 그 여자는 자기주장이 강해서 남자의 말을 우습게 듣기 쉽습니다. 남편 머리 위에 올라가 있을 것입니다. 그러니 윗입술이 너무 발달한 여자는 양 기운이 너무 강하여 임신도 잘 안 될 것입니다.

남자가 윗입술이 빈약하면 주장이 없고 줏대가 없어서 이리저리 휘둘리기 쉽습니다. 반대로 윗입술이 너무 발달하면 고집불통에 아전인수 격으로 세상을 판단하여 독불장군이라는 소리 듣기 딱 좋습니다. 독불장군이 크게 쓰이면 한 세상을 흔들 위인이 되겠지만, 이것저것 안 되는 상황이면 우울증이나 앓다가 생을 마치기 딱 좋습니다.

부모가 물려준 육신은 어쩔 수 없습니다. 그러니 거울 속에 비친 자신의 모양이 이러하면 포기할 것이 아니라 마음을 고쳐먹어서 극복하면 될 것입니다. 사람의 겉모양보다 더 중요한 것이 마음입니다.

따라서 임맥이 발달한 사람과 독맥이 발달한 사람을 판단하여 그에 따라서 처방을 하면 될 것입니다.

이런 것은 사람에게만 나타나는 것이 아닙니다. 짐승에서도 똑같습니다. 독맥이 발달한 짐승은 양의 기운이 왕성하므로 공격성을 강하게 드러낼 것이고, 임맥이 발달한 짐승은 숨기 좋아할 것입니다. 상어는 독맥이 끝나는 윗턱이 발달했고, 명태는 임맥이 끝나는 아래턱이 발달했습니다. 붕어는 위아래가 비슷하지만 쏘가리나 메기는 위턱이 더 발달했습니다. 새도 마찬가지여서 공격성이 한껏 드러나는 맹금류인 독수리는 윗부리가 꼬부라지면서 아래부리를 뒤덮었고, 펠리컨은 아래턱이 자루처럼 큼지막합니다.

돋보기 양생술에서는 임맥과 독맥을 아주 중요하게 여깁니다. 이것은 온몸의 기를 이끄는 수레바퀴 같기 때문입니다. 이 바퀴만 잘 돌리면 나머지 몸의 경락은 저절로 잘 따라 돕니다. 그래서 임맥과 독맥의 흐름을 걸림 없이 뚫으려고 하는 것이고, 이것이 뚫리는 것을 무협지에서는 타통이라고 표현합니다.

하단전에 서린 기운을 회음으로 끌어내려서 그것을 독맥을 따라서 머리 꼭대기로 올렸다가 다시 임맥을 따라서 밑으로 내리는 것입니다. 당연히 이것은 호흡과 같은 빠르기로 조절합니다. 처음엔 잘 안 되지만 수련을 오래 하면 호흡과 기의 흐름이 자연스레 일치합니다.

그런데 이 독맥은 해부학상으로 뇌척수액이 등뼈를 따라서 흘러내리는 자리라고 합니다. 놀라운 일이죠. 머리에는 뇌수액이 있는데 그것이 척수를 따라서 내려왔다가 올라가는 것입니다. 그런데 이 뇌척수액은 들숨 때 내려가고 날숨 때 올라갑니다. 단전호흡이나 명상 수련이 어느 정도 깊은 경지에 들면 이것이 오르고 내리는 것을 느낍니다. 따스한 물이 올라가는 듯한 느낌을 분명히 느낍니다.

그런데 임맥은 독맥보다 어렵습니다. 배를 따라서 독맥처럼 분명한 줄기를 그리며 내려갔으면 좋겠는데, 자꾸 안쪽으로 퍼지는 방식으로 내려갑니다. 기공이나 태극권에서는 정수리에서 회음에 이르는 빈 대롱을 가정하고 거기에 축맥이라는 이름을 붙였는데, 오히려 임맥보다는 그쪽이 더 가깝습니다.

    이것은 임맥의 성질 때문에 그렇습니다. 임맥은 생물이 생겨날 적에 수정란이 분열되어 기관으로 분화하기 전에 내배엽을 이루는 최초의 음 에너지이기 때문입니다. 이것이 차차 소화기관을 비롯한 여러 통로를 형성합니다. 그렇기 때문에 입에서 똥구멍으로 이어지는 구멍으로 추상할 수 있습니다. 이 구멍에서 받아들인 에너지를 쓰는 것입니다. 그래서 이를 종기라고 합니다. 독맥의 척수액에서 나오는 에너지는 원기라고 합니다. 원기와 종기가 합쳐져 진기를 만들고, 그것이 12경락을 흐르며 생명활동을 주관하는 것입니다.(전창선, 어윤형)

    임맥과 독맥은 입에서 만나고 끊어집니다. 그래서 독맥으로 올라온 기운을 임맥으로 넘겨주는 입의 노릇이 중요합니다. 혀를 입천장에 살짝 붙이면 위에서 내려온 기운이 혀를 사다리처럼 타고 밑으로 내려갑니다. 그러니 혀를 자주 놀린다면 임독의 유통이 자꾸 끊어지겠지요. 말 많은 사람이 기운을 깎아먹는 것은 당연한 일입니다. 그런데도 제 목숨 줄이는 줄 모르고 주둥이를 나불거리는 것이 사람입니다. 배움을 추구하는 자가 높은 경지를 이루기 위해서는 반드시 입부터 닫아야 합니다. 절에서 묵언수행을 하는 데는 그런 까닭도 있습니다. 활터에서도 습사무언이라 해서 입 다무는 것을 큰 덕목으로 삼습니다. 괜스레 그러는 것이 아닙니다. 입은 재앙의 문입니다. 그래서 예수도 한 마디 했죠. 더러운 것은 들어가는 것이 아니라 나오는 것이라고.

임상 임맥은 앞쪽을, 독맥은 뒤쪽을 흐르면서 앞뒤를 통솔합니다. 그러면 앞과 뒤 전체를 다스리는 혈이 없을까요? 있습니다! 몸의 앞쪽을 다스리는 혈은 열결(폐경)이고, 뒤쪽을 다스리는 혈은 후계(소장경)입니다. 이 혈들은 기경8맥에서 중요하게 여기는 혈들입니다. 열결은 폐경이지만 기경8맥에서는 임맥을 주관하고, 후계는 소장경이지만 기경8맥에서는 독맥을 주관합니다. 그래서 몸 앞쪽에 어떤 병이 생겼다 싶으면 일단 열결을 찔러주는 것이 좋습니다. 열결을 찌르면 임맥 전체를 건드리는 것과 같은 효과를 낸다는 것입니다. 후계도 마찬가지입니다. 몸의 뒤쪽과 독맥을 다스리는 것이죠.

6) 음양의 3가지 특징

음양을 마치면서 음양의 특징을 몇 가지 정리하는 것이 좋겠습니다. 음양의 특징은 크게 상대성, 일원성, 역동성으로 요약할 수 있습니다.

① 음양은 반드시 짝을 이룬다

천원지방, 음정양동이라 했습니다. 그러면 하늘이 움직일 때 땅에서는 어떤 변화가 일어나는가 한 번 알아보겠습니다. 앞서 살펴본 대로 하늘의 움직임은 해의 움직임으로 나타납니다. 물론 밤에는 달과 별의 움직임이죠. 어둡던 밤이 끝나고 해가 떠오릅니다. 그러면 땅에는 갑자기 햇볕이 쪼이면서 두 가지 양상이 나타납니다. 햇볕을 많이 받는 쪽과 덜 받는 쪽. 땅은 고르지 않기 때문에 나타나는 현상입니다.

햇볕을 많이 받는 쪽을 양달이라고 하고 덜 받는 쪽을 음달이라고 합니다. 특히 겨울철이면 이 변화는 바둑판처럼 선명하게 나타납니다. 양달과 음달이라는 우리말에 이미 음양의 구별이 들어있습니다.

따라서 음양의 눈을 갖춘다는 것은, 세상의 모든 구성요소를 두 가지로 갈라서 볼 줄 안다는 뜻입니다. 이런 구별에는 당연히 기준이 있어야 합니다. 이제부터 짝을 갖춘 몇 가지를 살펴보겠습니다. 양을 앞에 놓고 음을 뒤에 놓겠습니다.

해와 달. 빛나는 별[星]과 어두운 별[辰]. 불과 물. 돌과 흙. 더위와 추위.

낮과 밤. 바람과 우레. 비와 이슬. 남과 여. 아이와 어른. 남과 북. 동과 서. 왼쪽과 오른쪽. 위와 아래. 앞과 뒤. 등과 배. 6부와 5장. 독맥과 임맥.

이러한 구별은 균형과 조화를 전제로 합니다. 사람의 몸에 나타난 여러 증상을 볼 때도 마찬가지입니다. 원래 인간은 소우주이기 때문에 우주처럼 완전한 균형을 갖춘 존재입니다. 그렇지만 생활 속에서 그 균형이 깨지는 것입니다. 그것이 병이죠. 음과 양 어느 한쪽으로 기운 것을 병이라고 합니다.

따라서 병을 고치는 방법은 아주 간단합니다. 음양 조화가 깨진 것이 제자리로 돌아오도록 균형을 잡아주면 되는 것입니다. 이 음양의 관계는 시소로 나타내면 이해하기 좋습니다. 음과 양이 타는 시소 놀이. 한쪽의 무게가 더 나가면 그쪽으로 기울죠. 그러니 이 불균형을 잡는 방법은 두 가지입니다. 내려간 쪽을 들어올리는 방법과 올라간 쪽을 내리누르는 방법입니다. 어느 쪽이든 결과는 같습니다.

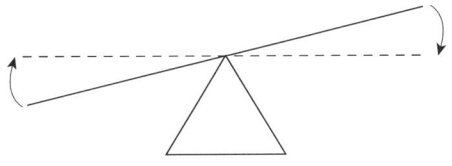

임상 침뜸 이론 중에 좌병우치 우병좌치라는 말이 있습니다. 왼쪽의 병은 오른쪽에서 다스리고, 오른쪽의 병은 왼쪽에서 다스린다는 말입니다. 그런데 막상 환자를 마주하면 이 원리를 어떻게 적용해야 할지 참 난감합니다. 이 이론은 허실을 정확히 판별할 때에 더욱 좋은 효과를 냅니다.

인체는 좌우가 음양이기 때문에 한쪽이 실하면 한쪽이 허합니다. 예컨대 좌간우폐라고 할 때, 왼쪽이 간실이면 그 반대편은 대개 간허입니다. 간허라면 표리관계인 담은 실하겠죠. 그러면 간실로 판단된 남자 환자를 치료하는 방법은 두 가지일 것입니다. 왼쪽의 간경을 사하는 것과 오른쪽의 간경을 보하는 것.(담경을 다스리려면 보사를 반대로 적용) 사하는 것은 덜어내는 것이니 시소의 처진 쪽을 들어올리는 것이고, 보하는 것은 보태주는 것이니 시소의 솟은 쪽을 내리누르는 것입니다. 어느 쪽이 더 좋을까요?

시소는 내리누르는 것보다는 들어 올리는 것이 힘쓰기에 더 편합니다. 그래서 왼쪽 간실 환자의 경우 두 가지 다 좋은데 치료를 해보면 반대편을 추켜주는 것이 효과가 더 좋습니다. 그러면 오른쪽의 간이나 동기관계인 심포를 보해주면 됩니다. 방법은 여러 가지가 있을 것입니다. 사암침으로는 간정격이나 동기관계인 심포정격을 쓰면 될 것입니다. 아니면 삼초승격이나 담승격을 써도 되겠지요. 자, 왼쪽으로 온 병인데 오른쪽에 침을 놓아 다스렸습니다. 이것이 좌병우치입니다.

또 상병하치 하병상치라는 말도 있습니다. 위에 문제가 있는 병은 아래쪽의 혈에서 다스리고, 아래에 문제가 있는 병은 위쪽의 혈에서 다스리라는 말입니다. 두통은 머리에다 침을 직접 놓는 것보다는 무릎 아래나 발목 근처의 혈에 놓는 것이 훨씬 더 빨리 효과를 봅니다. 앞 두통일 경우에는 족삼리나 함곡이 좋고, 옆 두통일 경우에는 양릉천이나 임읍이 좋고, 뒤 두통일 때는 곤륜이나 경골이 좋습니다.

또 발목을 삐거나 손끝이 저린 경우에는 그 근처의 혈에 직접 놔도 좋은데, 반대로 뒤통수나 목 언저리의 혈에 놓는 것도 좋습니다. 아주 빠르게 효과가 나타납니다. 풍시나 아문, 혹은 목뼈 2, 3, 4번 밑의 혈 중에서 통증이 느껴지는 곳에 침을 놓으면 됩니다. 단, 아문은 어지럼증이 오기 쉬우니 조심해야 합니다.

급성병일 때는 아픈 쪽에 사법을 써서 통증을 빨리 다스리고, 통증이 가신 뒤나 만성병에는 보법을 쓰는 것이 좋습니다. 한 번 기운 시소는 바로잡은 후에 다시 기우는데 이때는 정기를 북돋아서 사기를 제압하는 힘을 길러주는 방법이 좋기 때문입니다.

② 태극 : 음양은 본디 한 몸이다

해가 뜨면서 하나이던 언덕이 두 가지 특징을 드러내면서 거기에 음달과 양달이 생겼습니다. 그러나 음달과 양달이 생겨도 변하지 않는 것이 있으니, 곧 언덕이 그것입니다. 음달과 양달은 언덕의 두 측면입니다. 언덕이 없다면 음달과 양달은 생기지 않습니다. 이처럼 음과 양이 일어나는 바탕을 태극이라고 합니다. 바둑의 검정돌과 흰돌이 음양이라면 싸움이 벌어지는 바둑판이 바로 태극입니다.

세상의 모든 사물과 현상에는 이 태극이 들어있습니다. 큰 것이 작은 것으로 갈라져도 이 태극의 특성은 그대로 옮겨갑니다. 예를 들면, 자석이 둘로 깨지면 깨진 조각은 N극과 S을 따로 지니는 것이 아니라 각각의 조각 안에 이 두 극이 동시에 생기면서 작은 자석으로 변합니다. 이와 같이 한 사물 속에는 서로 상반되는 음양이 들어있고, 음양의 대립이 있는 곳에는 반드시 그것들을 포괄하는 전체가 있습니다. 이 전체를 태극이라고 합니다.

그러니 태극인 한 존재 안에는 음양이 공존하기 마련입니다. 사람이라는 태극은 몸과 마음으로 이루어졌고, 거북이라는 태극은 단단한 겉과 물렁한 속으로 이루어졌습니다. 복숭아도 말랑말랑한 살 속에 단단한 씨앗이 들어있고, 머리도 단단한 두개골 속에 말랑말랑한 골이 들어있습니다. 차가운 흙으로 둘러싸인 지구의 중심에는 뜨거운 불덩어리가 들어있습니다. 이와 같이 대립하는 것이 공존하여 한 사물의 성격을 규정합니다. 이런 성격을 잘 파악하는 것이 공부를 깊게 합니다.

이는 사람의 삶도 마찬가지입니다. 바깥 공기가 차가운 겨울에는 속이 뜨거워지니 냉면을 먹어야 하고, 바깥 공기가 뜨거운 여름에는 속이 차가워지니 뜨거운 삼계탕을 먹어서 덥힙니다. 겉은 차가워지면 속은 뜨거워지고, 겉이 뜨거워지면 속은 차가와지기 때문입니다. 원리를 알면 그것을 다스리는 방법은 저절로 딸려 나옵니다.

③ 음양은 바뀐다

해가 뜨고 시간이 흘러갑니다. 그러면 언덕에 변화가 생깁니다. 아침나절에는 언덕의 양달이라도 동쪽이 더 따뜻했다가 저녁 무렵에는 서쪽이 더 따뜻해집니다. 이와 같이 음과 양의 변화는 시간이 흘러감에 따라 한 순간도 똑같지 않고 다양한 변화를 나타냅니다. 이렇게 살아 움직이는 것을 역동성이라고 부릅니다.

이 역동성을 만드는 것은 시간입니다. 그래서 언덕에 생기는 음양을 단순히 원을 2등분하지 않고 태극 모양으로 그리는 것입니다. 추위와 더위는 철이 바뀌면서 가속도가 붙습니다. 그것은 지구가 해의 둘레를 돌 때 완전한 동그라미가 아니라 달걀 모양처럼 늘어진 타원을 그리기 때문입니다. 그 결과 지상에 드리우는 그림자는 태극 모양을 그리는 것입니다.

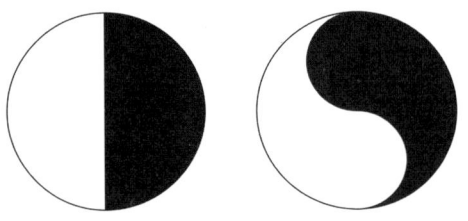

바로 이 역동성 때문에 사물의 특징은 수시로 상황에 따라 변합니다. 즉 어느 한 때는 음이었던 것이 상황이 변하여 양으로 바뀌는 것입니다. 오전에 양이었던 언덕의 왼편이 오후에는 음으로 변합니다. 해의 이동에 따라 햇빛의 상태가 달라졌기 때문입니다.

여학교에는 여자만 있는데 남자들이 할 일이 생긴다면 어떨까요? 책상을 옮긴다든지 하는 힘쓰는 일들 말입니다. 남자가 없는데도 학교는 잘 돌아갑니다. 여자는 음이지만, 음만 있는 것이 아니라 양도 있습니다. 그 양이 적을 뿐이죠. 양이 아예 없는 여학교에서는 음 속의 양이 남자의 양을 대신하는 것입니다. 그렇다면 책상을 들어올리는 여자가 양이 될 것입니다. 이렇게 음과 양은 본래 정해진 것이 아니라 상황과 기능에 따라서 달라지는 것입니다.

여자라도 여자의 일을 할 때가 있고 남자의 일을 할 때가 있습니다. 이것은 음양이 고정된 실체가 아니라 상황에 따라 달라질 수 있음을 말하는 것입니다. 한 존재 안에는 음양이 공존하는데 상황의 주도권을 어느 쪽이 쥐느냐에 따라 전체의 음양이 결정된다는 말입니다. 싸움은 남자가 잘할 것 같지만, 막상 교통사고가 나서 싸움이 붙으면 여자가 팔을 걷어붙이고 남편 대신 나섭니다. 상황의 주도권을 쥐는 것이죠. 이때 이 여자는 원래 음이지만 이 상황에서는 남자를 제친 채 양이 되는 것입니다.

해와 지구를 비교하면 해는 양이고 지구는 음입니다. 그러면 지구와 달을 비교하면 어떨까요? 달은 음이고 지구가 양이 됩니다. 양은 상황에 따라서 결정되는 것이지 고정불변의 것이 아닙니다. 이렇게 상황에 따라 변화하는 힘이 있습니다. 그 변화에 따라서 우주는 무한대의 발산과 수렴을 반복하며 현란한 움직임을 펼치는 것입니다.

시간이 흘러가면서 변화하는 것을 생명 현상이라고 한다면, 이 우주는 살아있는 거대한 생명체인 셈입니다. 사람의 생명이라는 관점에만 사로잡히면 우주는 그저 물질일 뿐이지만, 생명의 개념을 조금만 더 넓힌다면 우주는 통째로 살아있는 생명체입니다. 그것을 모르는 것은 자기 목숨만 소중한 줄 알고 몸뚱이 안에 갇혀 정작 더 큰 우주의 섭리를 볼 줄 모르는 오만한 인간들뿐입니다. 참 생명을 얻는 것은 개체를 버리고 전체의 일부로 돌아가는 일입니다. 육신에 갇힌 자신을 버리면 세상은 그 자체로 진리입니다.

7) 진공, 그리고 묘유

빅뱅 이론에 의하면 우주는 약 137억 년 전에 태초의 한 점이었다가 꽝 터져서 현재 끝없이 계속 확장 중이라고 합니다. 이것은 별 사이가 점차 멀어지는 것으로 알 수 있지만, 온도로도 증명이 된다죠. 계속 낮아지는 우주 허공의 온도는 현재 영하 129도입니다. 우주복이 없으면 당장 동태가 되겠죠? 우주는 이 온도가 낮아지며 계속 확장하다가 다시 수축하여 원래의 점으로 돌아간다는 논리가 성립합니다. 그것이 몇 년이 걸릴 지는 우주의 현재 확장속도를 계산하면 나올 겁니다. 그 복잡한 계산은 과학자들에게 맡기고…….

우주 허공은 보통 진공이라고 말합니다. 진짜 허공이라는 말이죠. 과학에서는 아무 것도 없다고 해서 진공이라는 말을 씁니다. 정말 없다는 것입니다. 비커 속의 공기를 빼내면 진공이 되죠. 그렇다면 그 안에는 정말 아무 것도 없는 걸까요?

해와 달과 지구 사이에는 과학에서 말하는 진공 상태입니다. 그러면 그 사이에는 아무 것도 없어야 합니다. 그러나 이것을 우리는 믿을 수가 없습니다. 정말 아무 것도 없다면 빛이 올 수 없을 것이기 때문입니다. 메아리가 공기의 파동을 타고 돌아오듯이, 매개체 없이 무언가 옮겨간다는 것은 불가능한 일입니다. 그러니까 과학에서 말하는 '없다' 는 것은 물질을 말하는 것입니다. 그렇게 본다면 진공 속에는 아무것도 없다는 말이 맞습니다. 그러나 우주와 세상을 구성하는 것은 물질만이 아니라는 것이 문제입니다. 100년 전까지는 없던 것을 우리는 많이 발견했습니다. 전기, 자기, 전파 같은 것이 그런 거죠. 이것 이외에도 또 얼마나 많은 것들이 나타날까요? 과학이 발견하지 못했다고 해서 없다고 한다면 그것은 자체로도 모순입니다.

동양의 성현들은 명상과 성찰을 통해서 이 허공 속에 어떤 것이 존재한다고 믿었습니다. 없는데 있다는 것이죠. 아주 묘한 일입니다. 없으면서 있는 이 묘한 현상을 한자말로 나타내면 진공묘유가 됩니다. 眞空妙有. 진짜 허공인데 묘하게도 무언가 있다는 말입니다. 무엇이 있을까요?

바다에는 밀물과 썰물이 있습니다. 이것은 지구의 운동 때문에 생긴 것이 아닙니다. 달이 지구를 끌어당기는 힘 때문에 생긴 현상입니다. 달과 지구 사이는 진공인데, 진공이 정말 아무 것도 없음을 나타내는 말이라면 어떻게 이런 일이 생길 수 있을까요? 아무 것도 없다는 진공 속에서 달과 지구는 힘을 주고받고 있음이 지구의 밀물과 썰물이라는 현상으로 입증됩니다. 이 인력은, 달과 지구 사이만의 일이 아닙니다. 태양계의 모든 별과 수많은 은하 사이에도 이런 인력은 분명히 작용합니다.

이렇게 우주의 모든 존재들은 서로 뗄 수 없는 관계를 맺고 있습니다. 그 관계가 꼭 인력 같은 힘이나 실재에 의존하는 것만은 아닙니다. 그런 실재 이외에도 얼마든지 있을 수 있음을, 우리는 인력의 예를 비추어 짐작할 수 있습니다.

그렇지만 비커 속의 진공에서는 사람들이 그것을 보지 못하죠. 결국 과학에서 '없다'는 것은 물질의 어떤 상태를 말하는 것임을 알 수 있습니다. 인력은 물질의 범주에 들지 않습니다. 물질의 범주에 들지 않는 것을 뺀다면 과연 우주 현상에 대해 올바른 설명을 할 수 있을까요?

허공 속에는 정말 많은 것이 들어있습니다. 5감으로 인지되지 않는다고 해서 없는 것이라고 할 수는 없습니다. 그리고 5감은 너무나 허술한 인식체계입니다. 일정한 주파수 내의 소리만 귀에 들리고, 제한된 파동 내의 빛깔만을 눈이 봅니다. 그 영역 밖의 것은 인지할 수 없습니다. 그런 엉성한 인식체계 안에 포착되지 않는다고 해서 없다고 판단하는 것은 정말 어리석은 일입니다.

음양은 관계를 말하는 것이지, 어떤 사물 속에 존재하는 고정된 물질을 말하는 것이 아닙니다. 과학상식에 익숙한 우리의 지식은 이 점을 잘 받아들이지 못합니다. 음양은 관계이지 실체가 아닙니다. 키가 160cm라는 것은 큰 것도 작은 것도 아닙니다. 크다거나 작다거나 하는 것은 다른 것과 비교할 때 생기는 것입니다. 음양은 이런 것입니다. 결국 음양은 해와 달이 지구와 어떤 관계를 맺는가 하는 것에서 나온 이론입니다. 이것을 몸에서 5장6부로 환원한 것이 동양의학의 이론입니다.

예컨대 밀물과 썰물을 지구에서 일어나는 운동이라고 해도 법칙성을 정리하고 거기에 맞춰 설명할 수 있을 것입니다. 조류의 흐름에 따른 뱃길 개척이라든지, 조력발전을 한다든지 하는 것들이 밀물과 썰물을 이용하는 지혜일 것입니다. 그러나 그것의 원인은 지구가 아니라는 사실입니다. 이 관계의 뿌리는 지구와 달을 동시에 보는 전체성의 시각을 갖출 때 비로소 알아낼 수 있는 것입니다. 이런 전체성을 태극이라고 하는데, 음양론은 이와 같이 전체 안에서 깨진 균형의 양 극을 찾는 이론입니다.

이런 상황이 몸에도 해당합니다. 몸의 건강은 5장6부의 관계에 달렸습니다. 심근경색이나 부정맥 같은 것은 분명 심장에서 일어나는 병증입니다. 따라서 심장의 문제라고 간주하고 치료해도 됩니다. 실제로 병원에서는 그렇게 접근하죠. 그러나 그 방법으로는 근본 치료가 되지 못한다는 것입니다. 그렇기 때문에 심장 관련 병은 대개 불치병입니다. 일어나지 않기를 바라며 상태를 살피는 것이 치료의 전부죠. 서양의학에서 불치병으로 간주하는 것들은 대부분 음양 관계의 파탄에서 일어나는 것들입니다.

따라서 부정맥이나 심근경색을 고치려면 발상을 전환해야 합니다. 심장이라는 부분을 보지 말고 몸이라는 전체성에서 조화가 깨진 상황을 간파해야 한다는 말입니다. 심장의 문제는 음양 관계에서 반드시 신장의 문제와 연관 지어야 합니다. 밀물 썰물이 지구의 현상이 아니라 달의 문제라고 보는 것과 같은 발상입니다. 이렇게 놓고 보면 심장병 환자들은 대부분 신장병도 함께 앓고 있다는 것을 알아야 합니다. 원인은 신장이 제공하고 탈은 심장에서 일으킨 것이 이 관계의 병들입니다. 따라서 심장을 건드릴 게 아니라 그 반대쪽의 한 극인 신장을 강하게 다스리면 심장병도 서서히 좋아집니다. 6기론의 이른바 '소음군화' 병이죠.

여기서 한발 더 나아가, 우주 허공에 존재하는 것은 물질이나 관계만이 아닙니다. 그것을 넘어서면 정신이 드러납니다. 진공은 정신으로 가득 차 있다는 것이 궁극의 깨달음에 이르러 보편종교를 연 창시자들의 말입니다. 부처, 예수, 노자, 묵자 같은 이들이죠. 침뜸 공부가 도달해야 할 마지막 자리가 어디인가를 잘 보여주는 것입니다. 침뜸만이 아니라 인간사 모든 공부는 이 자리에 이르기 위한 수단과 방편에 불과합니다. 방편을 통해 그 자리에 이른 뒤에는 방편마저 버려야 하는 것이죠. 생각이 여기에 이르면 정말 우리가 공부해야 할 것은 수명 60년짜리 몸뚱이에 매여 하루살이처럼 아등바등거릴 게 아니라 진리를 알려주는 가장 높은 가르침일지도 모릅니다. 그런 가르침을 인류는 종교라 부릅니다. 그래서 자잘한 다른 가르침과 구별하려고 가르침〔敎〕 앞에 마루 종(宗)이라는 꾸밈말을 붙인 건가요?

8) 참고문헌

음양은 워낙 단순하고 자명한 것이라고 생각한 탓인지 옛사람들도 글로 남기지 않았습니다. 그렇지만 하루도 생각하지 않으면 안 되는 것이 음양입니다. 특히 침뜸을 하는 사람들에게는 더욱 그렇습니다. 그런 점에서 음양에 대해 설명한 글이 별로 없다는 것은 후학들에게 큰 불행입니다. 그나마 근래에 우리의 부족한 호기심을 채워줄 수 있는 글이 몇 편 나왔기에 소개합니다.

앞서간 이들의 길을 천천히 따라가며 세상 구경을 하는 것이 안내지도를 들고 나선 나그네의 즐거움입니다.

김홍경, 『동의에의 초대』, 신농백초, 2005

유태우, 『음양맥진과 보사』, 음양맥진출판사, 1982

전창선 어윤형, 『음양이 뭐지?』, 세기, 1994

조헌영, 『한방 이야기』(윤구병 주해), 학원사, 1987(『통속한의학 원론』으로 재개정 되어 나옴)

우리 점틈의 원리와 응용

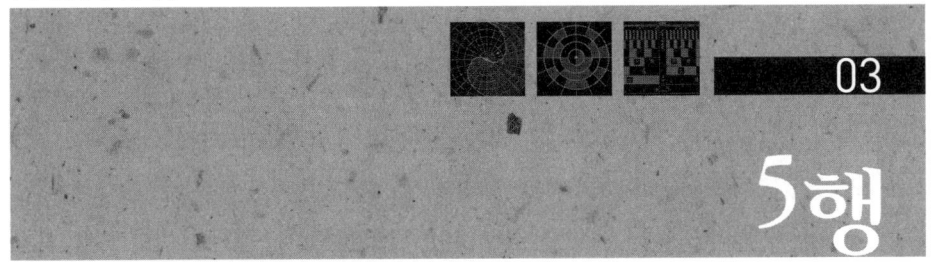

03 5행

1) 5행의 발생

역에서, 태극이 한 번 변하여 음양이 되고, 음양이 한 번 더 변하여 4상이 나옵니다. 5행은 4상이 생활 속에 적용되는 과정에서 나온 이론입니다. 한 번 볼까요?

먼저 방위를 한 번 보겠습니다. 동서남북은 4상의 모습을 아주 잘 나타냅니다. 그런데 이렇게 4 가지로 분류하는 데는 반드시 그 기준이 있기 마련입니다. 전후좌우를 말할 때는 반드시 그것을 말하는 사람이 기준이 된다는 사실을 알 수 있습니다. 어떤 사람을 기준으로 삼지 않으면 전후좌우란 불가능합니다. 바로 이와 같이 전후좌우라는 어떤 현상 속에는 중앙이라는 한 지점을 전제로 합니다. 전후좌우의 4가지 요소에 그것을 주관하는 어떤 기준을 추가한 것이 5행이 되는 것입니다.

그러므로 5행으로 분류하는 것은 여러 가지 사물이나 현상을 단순히 다섯으로 나누는 것이 아닙니다. 그 중에는 가장 중요한 요인이 한 가지 들어있습니다. 그 한 가지는 나머지 전체를 조율하는 힘을 갖고 있습니다.

방위는 공간의 문제이지만, 시간도 마찬가지입니다. 역을 설명할 때 자세히 보았지만, 1년은 2지와 2분을 기준으로 모두 넷으로 나눌 수 있습니다. 여기에서 태음-소양-소음-태양의 4상이 나왔죠. 따라서 이것이 각기 봄-여름-가을-겨울 4계절이 되는 것입니다.

그런데 5행에는 하나가 더 있습니다. 1년을 잘 보면 봄 여름 가을 겨울 4가지로 나눌 수 있지만, 그 사이사이에는 환절기가 끼어 있습니다. 이 환절기의 의미는 계절의 변화를 주관한다는 것을 뜻합니다. 말하자면 시간이 되는 것이죠. 적도처럼 1년 내내 여름이거나 남극처럼 1년 내내 겨울이면 이렇게 계절을 5행으로 나눈다는 것이 의미가 없습니다. 계절의 변화는 반드시 환절기를 거치면서 구체화됩니다.

이것을 하루로 줄이면 '아침-점심-저녁-밤'이 되고, 한 평생으로 늘이면 남〔生〕-자람〔長〕-늙음〔收〕-죽음〔藏〕이 됩니다. 이러한 네 가지 변화를 주관하는 데는 반드시 변화의 특징을 드러내는 마디가 있습니다. 이 변화의 계기를 또 다른 속성으로 분류한 것이 5행입니다. 그 마디에서 사람에 큰 영향을 주는 일들이 일어납니다. 계절의 경우, 환절기 같은 것이 그것입니다. 인생의 경우, 사춘기나 폐경기 같은 것이 그런 기준이 됩니다.

4상이 음양에서 한 번 더 변하여 우주만물과 여러 현상에 대한 이해와 설명의 기준 노릇을 한다면, 5행은 그런 변화의 주관자까지 가미되어 실용성의 측면이 강화된 것입니다. 실제 인간의 삶에 잘 적용할 수 있는 것이죠.

그리고 5가지 요인은 하늘을 운행하는 다섯 별 때문에 더욱 확실한 요소로 자리 잡습니다. 이른바 5성이 그것입니다. 즉 목성, 화성, 토성, 금성, 수성이죠. 사람의 눈으로 밤하늘에서 발견할 수 있다는 점에서 옛날부터 중요한 별로 인지되었던 것들입니다.

그리고 하늘의 해와 달을 빼고 지구에 영향을 미치는 또 다른 별들이 있다는 것과 그것의 영향을 파악할 수 있다는 점에서 다섯 별은 옛날부터 사람의 삶에 큰 영향을 끼친다고 믿었습니다.

무엇보다도 5행론은 4상에 비해 인체의 변화를 설명하기에 적합하다는 것이 한의학에서는 더할 나위 없이 중요한 이론으로 자리 잡는 계기가 됩니다. 인체는 5장6부의 조화와 균형으로 생명활동을 유지하는데, 중앙인 토에 배속된 비위를 잘 살펴보면 이 장기와 다른 장부가 어떤 관계를 맺고 있는가 하는 것을 잘 알 수 있습니다. 다른 장부는 비위에서 흡수한 곡기를 받아야만 에너지를 쓸 수 있습니다. 인체에 에너지를 제공하는 것이 비위입니다. 따라서 비위는 다른 장부와 동등한 관계라기보다는 다른 것들을 활동하도록 에너지를 공급해주는 어머니 같은 일을 맡습니다. 비위가 다른 장부들을 떠받치는 바탕이자 주관자라는 것을 알 수 있습니다.

그런데 5행의 이름이 어째서 〈목-화-토-금-수〉로 정해졌는지는 알기 어렵습니다. 주역의 8괘와 관련이 있지만 직접 연결시키기는 어려운 것도 있습니다. 금(金)이 그런 경우죠. 그렇지만 돌고 도는 것을 우주의 법칙으로 살핀 옛 사람들이 자연계에서 그와 닮은 특징을 추상해낸 것만은 분명할 것입니다.

수화는 쉽게 알 수 있습니다. 방위에서 음양을 대표하는 것은 동지와 하지 때 해의 길이를 나타낸 것이니 추위를 나타내는 물과 더위를 나타내는 불로 쓰는 것은 당연한 것으로 보입니다. 그러나 목과 금은 추상하기가 쉽지 않습니다. 목은 그래도 한결 낫죠. 싹이 돋아서 자라나는 것을 보면 생명의 약동을 실감나게 느낄 수 있고, 그것을 해가 돋는 모습으로 취상한 것임을 알 수 있습니다.

금은 좀 어렵습니다만, 쇠가 어떤 용도로 쓰이는가를 생각하면 이것도 그리 곤란하지 않습니다. 쇠의 특징은 숙살(肅殺)입니다. 죽인다는 뜻입니다. 무얼 죽일까요? 농사에서 열매를 거두는 것을 말합니다. 낫이나 칼 이런 것으로 곡식을 잘라 거두거든요. 그런 작용을 어려운 말로 숙살이라고 표현한 것입니다. 이것은 인류의 문명이 막 시작되던 단계에서 발견된 쇠의 중요성 때문에 받아들여진 것으로 추정됩니다. 그리고 쇠가 농기구가 아니라 사람을 죽이는 무기로 가장 강력한 힘을 발휘한다고 할 때 이 숙살이라는 살벌한 이름의 뜻을 좀 더 분명하게 이해할 수 있을 것입니다.

그러니 1년의 변화를 넷으로 표현할 때 싹이 막 돋는 봄은 나무로, 한창 더운 여름은 불로, 이제 곡식이 열매를 맺으려고 시들어가는 가을의 기운은 쇠로, 한창 추운 겨울은 물로 표현한 것입니다.

토인 흙은 이런 생명현상이 일어나는 바탕을 말합니다. 그래서 토를 주관자라고 하는 것입니다. 단순히 흙이라는 의미보다 계절의 변화에 따라서 땅위에서 일어나는 생명활동 전체를 주관한다는 뜻이 들어있는 명칭입니다. 흙이자 대지이죠. 그래서 특별히 변화를 주관하여 다음의 상태를 마련하는 토의 작용을 화(化)라고 합니다. 따라서 1년의 작용을 5행으로 표현하면 생장화수장이 되는 것입니다. 이 화가 나머지 넷의 특징을 결정짓는 변화의 요인이 되는 것입니다.

이삭 사람의 일생을 60으로 잡는다면 유년기-청년기-장년기-노년기로 나눌 수 있고, 그 나눔의 기준은 15-30-45-60세가 될 것입니다. 그러면 이 숫자는 인생의 큰 변화를 가져오는 시기임을 알 수 있습니다. 저 또한 나이 50을 넘기면서 보니 실제로 이 숫자들은 삶을 나누는 중요한 마디가 된다는 것을 확인하게 됩니다.

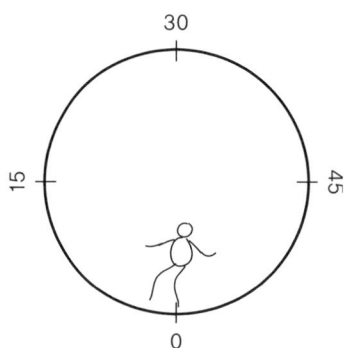

15세는 사춘기입니다. 몸의 변화에서 보면 처음으로 남녀가 나뉘고 그 징표가 뚜렷이 드러나는 때죠. 30은 체력이 떨어지는 고비입니다. 이 나이가 되면 약간의 차이는 있어도 대체로 건강이 한풀 꺾여서 체력관리를 해야 한다는 필요를 절감하는 나이입니다. 젊어서는 이해되지 않던 피곤하다는 말을 절감하는 나이죠. 그리고 결혼을 하여 자식을 낳는 무렵이기도 합니다. 45세는 한 번 기운 건강이나 체력이 잘 회복되지 않는 시점입니다. 늙는다는 말을 실감하는 때죠. 이 때를 지나면서 육체가 지닌 생산 활동도 거의 중단됩니다. 여자는 폐경이 되고 남자도 생식기능이 현저히 떨어져서 활동을 서서히 마무리해야 한다는 위기감이 지배하는 시기입니다. 60이 되면 죽음을 생각해야 하지요. 어떻게 하면 구질구질하지 않게 깨끗이 죽을 것인가?

이것이 한 생의 순환인데, 살다보면 사람은 한 생에 3생을 되풀이한다는 생각이 듭니다. 30세 전후가 되면 부모가 되는데, 아이들을 키우다보면 다시 아이들의 눈높이로 맞추어서 세상을 보게 됩니다. 그러면 아이들과 다시 한 생을 새롭게 살게 되는 것이죠. 그러다가 늘그막에 손주들을 보게 되면 다시 그들이 커가는 것을 보며 한 생을 또 되풀이합니다. 그래서 혼자 살 것이 아니라 대를 이어 함께 살면 똑같은 삶을 다시 한 번 되풀이하는 것입니다.

사람의 삶은 1번이지만 우리에겐 3생이 허락돼 있습니다. 너무 지겨운가요? 하하하. 그래서 그런지 조선시대에 정렴이라는 사람은, 도가에 아주 정통하여 단전호흡 수련법을 설명한 『용호결』이라는 명작을 남긴 사람이었는데도,[1] 44살에 시 한 편을 남기고 방안에서 앉은 채로 삶을 내려놓았습니다. 도가에서는 죽는 것을 선화라고 하지요. 신선이 되었다는 뜻입니다.

一生讀破萬卷書	한 평생 책을 만 권 읽어치우고
一日飮盡千鐘酒	하루에 술을 천 잔이나 마셔버렸네.
高談伏羲以上事	복희 이전의 일을 이야기하고
俗說往來不卦言	속세의 일은 입에 담지 않았네.

---

1) 이종은 역주, 『해동전도록 청학집』, 보성문화사, 1986

| 顔子三十稱亞聖 | 안자는 서른에 성인 버금간다 했는데 |
| 先生之壽何其久 | 선생의 나이는 어째 그리 긴가? |

2) 5행의 이름과 뜻

5행에 대해서 좀 더 자세히 알아보고자 합니다. 지루하신 분은 그냥 건너가도 좋습니다. 5행의 뜻을 처음으로 정리한 글은 『서경』이라는 중국의 옛 책입니다. 그 안에 '홍범'이라고 있는데, 거기에 처음으로 정리되어 나옵니다. 5행 전체를 정리하면 이렇습니다.

목 : 곡직(曲直)
화 : 염상(炎上)
토 : 가색(稼穡)
금 : 종혁(從革)
수 : 윤하(潤下)

목은 틀림없이 봄의 모습을 본뜬 것입니다. 봄의 특징이 곡직이라는 거죠. 이걸 '굽고 곧다'라고 풀이하면 안 됩니다. 이렇게 되면 이게 무슨 뜻인지 알 수 없게 됩니다. 굽으면서도 동시에 곧다는 뜻입니다. 이게 무슨 뜻일까요? 봄의 기운이 이렇다는 것인데, 이것은 회오리의 모양을 말하는 것입니다. 즉 직진하는 것의 이면에는 나사 모양으로 돌아가는 회전력이 작용한다는 뜻이죠.

용수철을 연상하면 훨씬 빠를 것입니다. 용수철은 직선으로 힘이 작용하지만 그 이면에는 뒤틀림이 있습니다. 이 뒤틀림 때문에 강한 힘을 내는 것이죠. 이와 같이 어떤 사물이 곧게 자라는 이면에는 이런 비틀림의 힘이 작용한다는 것입니다. 실제로 벽에 못을 박을 때도 망치로 세게 때려서 박는 방법이 있지만 나사못으로 돌려서 박는 방법도 있습니다. 직접 박을 때보다 나사못으로 돌려서 박을 때의 힘이 훨씬 덜 듭니다. 그래서 싹이 나올 때도 수직으로 곧게 나오는 것이 아니라 줄기가 조금씩 뒤틀리며 밀고 나오는 것입니다. 이런 모습 때문에 서양에서도 봄을 스프링이라고 합니다. 말 그대로 용수철처럼 튀어 오른다는 뜻입니다. 그래서 식물을 분류할 때도 덩굴식물처럼 비비 틀리며 자라는 것을 목의 특징으로 분류합니다.

화는 염상인데, 불꽃에서 뽑아낸 특징입니다. 이것은 위로 한없이 치솟는 특징이죠. 분수의 모양이 그것입니다. 에너지가 활짝 펴진 특징을 지닙니다. 화려한 빛을 냅니다. 그래서 잎사귀가 활짝 펴진 모양입니다. 봄에 싹틀 때는 씨앗이 위로 자라지만 그 씨앗이 여름에 다 자라면 활짝 펴집니다. 바로 그런 상황을 추상해낸 모습입니다.

이렇게 식물이 다 자라면 그 다음에는 단단해집니다. 열매로 가기 위해 여름철의 기운을 거두는 것이죠. 식물도 물기가 말라가면서 서서히 단단해집니다. 그러니 그 무렵에 발견한 가장 단단한 광물인 쇠로 형상화한 것입니다. 이것의 이름이 종혁인 것은, 혁명이 일어난다는 뜻입니다. 혁명은 새로운 질서를 창조하는 것이고, 새 질서란 이미 있던 것들을 싹 갈아치우는 것에서 시작됩니다. 가을은 그런 급격한 변화가 생기면서 세상의 만물이 이미 있던 것을 다 버리고 새로 생긴 질서를 따른다는 말입니다. 가을이 되면 하루가 다르게 단풍 빛깔이 바뀌고 낙엽이 지면서 새로운 변화를 맞습니다. 그 변화의 속도는 날마다 달라서 우리가 아침마다 확인할 수 있을 정도입니다. 이런 급격한 변화를 가리키는 말입니다. 종혁이란, 거기에 아주 걸맞은 표현이라는 생각이 듭니다.

수는 윤하라고 했습니다. 윤하는 촉촉이 적시며 내려간다는 말입니다. 나무는 가지 끝까지 올라갔던 물기가 모두 말라버리고 뿌리에만 간신히 남아있습니다. 거의 죽음에 이르죠. 그리고는 이듬해 봄을 기다립니다. 이와 같이 모든 기운이 뿌리와 씨앗 속으로 숨어서 만물의 가장 밑바닥으로 기운이 잠긴 것을 나타낸 말입니다. 만약에 어떤 식물의 뿌리를 약재로 쓰려고 한다면 언제 캐야 할까요? 겨울입니다. 모든 에너지를 뿌리와 씨앗에 저장하고 있으니, 다른 때보다 훨씬 강한 약효를 냅니다. 약에 쓸 뱀도 늦가을에 잡는 이유가 이런 것입니다. 칡뿌리도 겨울에 캐던가요? 가만히 보면 뿌리를 약으로 쓰는 것들은 대부분 늦가을에 캐는군요.

토는 가색이라고 하는데, 이것은 심고 거둔다는 말입니다. 농사를 짓는다는 것은 필요한 것은 북돋우고 불필요한 것은 없애는 일입니다. 씨앗을 심어두고 그 자라는 과정을 살펴보면 실감납니다. 대부분 사람들이 심는 곡식은 다른 풀들과 비교할 수 없을 만큼 연약합니다. 그래서 그냥 방치하면 잡초에 파묻혀 아예 자라지 못합니다. 그러나 잡초와 경쟁을 할 때 김매고 북을 주고 잡초를 뽑아주어 어느 정도 자라서 우거지면 나중에 잡초가 발을 못 붙입니다. 이렇게 식물이 자라도록 자리를 잡아주는 일이 농사의 가장 중요한 기능이고 비결입니다. 가색이란 그런 일을 뜻하는 것입니다. 결국 목화금수 나머지 네 요인이 성장과정에 작용하는 것을 매개하고 주관하는 것을 말합니다.

다섯 가지 요인이 작용하는 양상을 여러 이름으로 붙일 수 있을 것 같은데, 하필 간다는 뜻의 '행(行)'이라고 붙인 것은, 5행의 기원을 엿볼 수 있는 대목입니다. 여기서 간다는 것은 별의 움직임을 뜻합니다. 즉 수성 금성 화성 목성 토성의 움직임을 말합니다. 하늘에는 붙박이별이 있습니다. 모두 28개로 정리했죠. 그래서 28수라고 합니다. 이들은 움직이지 않는 별입니다. 그러나 위의 다섯 별은 고정되질 않고 끊임없이 움직입니다. 지구가 움직이듯이 이들도 태양의 주변을 돌기 때문에 지구에서 관찰하면 이리저리 움직이는 것입니다. 그래서 행이라고 이름 붙인 것이고, 이것이 땅으로 내려와서 다른 요소들에도 적용된 것입니다. 그것

이 5행론입니다.[2]

3) 5행의 상생과 상극

'역' 부분에서도 알아보았지만, 5행가들이 찾아낸 가장 위대한 업적은 인간 세상에서 벌어지는 상극의 관계를 설명할 아주 적절한 개념을 만들어냈다는 것입니다. 그래서 그것은 생활 전반에 걸쳐서 적용되며 동양사회의 바탕을 떠받치는 이론이 되었습니다. 5행의 조합으로 이루어지는 관계는 수도 없이 많지만,[3] 침뜸을 이해하는 데 가장 중요한 개념은 상생과 상극입니다. 먼저 상생관계를 봅니다.

| 목 | 화 | 토 | 금 | 수 |

상생은, 서로 낳는다, 돕는다는 뜻입니다. 기운을 도와주는 관계이기 때문에 엄마와 자식의 관계로 나타내기도 합니다. 모자 관계죠. 오른쪽으로 가면서 기운을 도와줍니다. 목·화·토·금·수. 이것을 목생화, 화생토, 토생금, 금생수, 수생목이라고 합니다. 수에서 다시 목으로 건너가면서 끝없이 순환하죠.

이 상생관계에서 많이 적용되는 것이 모보자사론입니다. 몸에 기운이 딸리는 허증이 나타났을 때 어미 쪽을 북돋고 자식 쪽을 깎는 것입니다. 즉 기운이 없는 장기에게 기운을 북돋는 것은 어미 쪽이니 어미 쪽의 기운을 북돋아주고, 자식 쪽에서는 어미의 기운을 빼앗아가니 그것을 차단하는 것입니다. 목·화·토·금·수에 해당하는 장기는 간 심 비 폐 신입니다. 예컨대 비장이 허해서 늘 더부

---

[2]　『음양오행으로 가는 길』 92쪽.
[3]　상생과 상극 이외의 변화는 특히 사주명리학에서 많이 응용된다.

룩하고 소화가 잘 안 되는 사람은, 자식인 폐를 사해주고 어미 쪽에 있는 심을 보해준다는 말입니다.

간병을 오래 앓은 사람은 나중에 전립선에도 이상이 옵니다. 전립선은 생식기능과 연관이 있고, 그것은 신장이 주관합니다. 이 관계를 잘 보십시오. 간이 자식이라면 신장은 어미입니다. 자식이 오래도록 앓다 보니 그것에게 기운을 북돋아주던 어미인 신장도 나중에는 기운이 딸려서 같이 앓는 것입니다. 그러니 간을 사해주지 않으면 신장은 계속해서 앓습니다. 이런 병을 치료할 때 상생 관계를 적극 활용하는 것입니다.

다음은 상극 관계를 보겠습니다. 상생은 오른쪽으로 가면서 바로 옆의 것을 도와주는 관계였는데, 상극은 한 칸 건너의 장기를 자극하고 억압한다는 말입니다. 화는 무엇을 극할까요? 한 칸 건너에 있는 것을 확인하면 되죠. 무엇이 있나요? 금이죠. 금은 불 앞에서 꼼짝 못한다는 말입니다. 그래서 상극은 천적관계라고 파악하면 좋습니다. 화가 고양이라면 금은 쥐죠. 불 앞에서 금은 고양이 앞의 쥐 신세입니다.

그래서 상극 관계는 이렇게 정리됩니다. 목극토, 토극수, 수극화, 화극금, 금극목……. 이렇게 끝없이 순환합니다.

상생 관계는 장부에 허증이 발생했을 때 잘 듣습니다. 그런데 상극 관계는 극심한 병이 나타났을 때 더욱 잘 듣습니다. 그래서 극렬한 통증이 있는 병의 경우에는 상극 관계를 적극 활용할 필요가 있습니다. 예컨대, 간경변증 치료방법을 생각해보겠습니다. 먼저 빠른 이해를 위해 장부를 5행으로 배속시켜보겠습니다.

	목	화		토	금	수
장(음)	간	심	심포	비	폐	신
부(양)	담	소장	삼초	위	대장	방광

간이 병나서 제 기능을 못하는 경우에는 실증으로 볼 수 있습니다. 실증이란, 병이 생겨서 통증을 느끼는 상태를 말합니다. 그러면 이 간의 천적은 무엇일까요? 금극목이니 폐입니다. 따라서 폐의 기능을 강하게 해주면, 간이 깨갱 하며 꼬리를 내립니다. 그래서 간을 정상화시키기 위해서 폐의 기능을 북돋워줍니다. 그리고 간이 자식한테 기운을 빼앗기기 때문에 병이 듭니다. 그래서 자식인 심장의 기운을 사해주면 간이 눈에 띄게 좋아집니다.

간은 위치상으로 중초에 있습니다. 비위도 같은 중초에 해당하죠. 그래서 간담이 안 좋은 환자는 비위도 함께 앓습니다. 그런데 간을 다스려서 어느 정도 진정시키면 이제 병의 증상은 비위에서 주로 나타납니다. 그리고 병이 변화를 겪을 때마다 계속 옮겨 다닙니다. 이것은 5행상 간의 대응관계인 폐가 부리는 조화입니다. 즉 폐가 제 기운을 되찾지 못했기 때문에 이런 현상이 생깁니다. 그래서 비위를 놔두고 폐를 다스리면 간의 병이 눈에 띄게 좋아집니다. 바로 상극관계 때문입니다. 그래서 오래 묵은 병은 반드시 상극관계의 장부를 잘 살펴보아야 합니다.

이제 이 상극관계를 알기 쉽게 도표로 정리해보려고 합니다. 이렇게 되겠지요.

상생 : 목→화→토→금→수→목
상극 : 목→토→수→화→금→목

이렇게 끝없이 돌아갑니다. 이렇게 돌아가는 것을 직선으로 놔둘 수는 없습니다. 어떻게 해야만 이 순환이 끝없이 돌아가도록 표현할 수 있을까요? 둥글게 하면 됩니다. 그리하여 5행을 둥글게 배치하면 이렇게 될 것입니다.

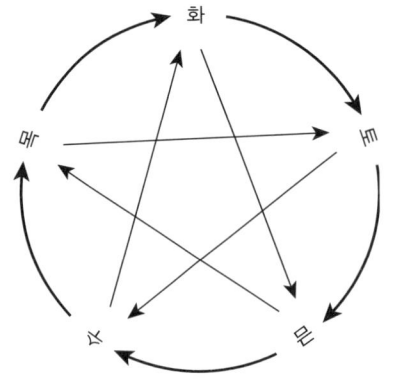

동양철학을 처음 접할 무렵에 이 그림을 보면 황당합니다. 잘 이해가 안 되죠. 그런데 각종 침뜸 책에서는 안 나오는 곳이 없을 만큼 엄청나게 설명을 해댑니다. 그런데 내막을 알고 보면 우리가 둥글게 돌아가는 개념을 머릿속에 갖지 않고 있기 때문에 생긴 것입니다. 삶과 세상 이치라는 것이 돌고 돈다는 생각에 익숙해지면 이 그림 속의 관계도 쉽게 이해할 수 있습니다. 둥근 것(○)은 상생 관계를, 그 안의 별 모양(☆)은 상극 관계를 나타내는 것입니다. 상생과 상극을 한 그림 속에 동시에 놓은 모양입니다.

4) 5행 분류의 실제

그러면 이제부터는 세상의 여러 현상을 5행으로 분류한 내용에 대해 살펴보겠습니다. 새로운 학설을 제시한다기보다는 이미 많이 논의된 것들을 가지런히 정리해보는 것으로 하겠습니다. 『우리 침뜸 이야기』에도 자세히 설명했으니 그곳을 다시 한 번 확인해주시기 바랍니다. 여기서는 될수록 중복을 피하고 원칙을 다루겠습니다.

① 하늘의 상

음양 5행은 원래 고대의 천문관들이 하늘의 해와 달, 그리고 별들이 지구에 미치는 영향을 파악하는 것에서 출발한 학문입니다. 음양은 하늘의 해와 달을 말하는 것이고, 5행은 하늘의 다섯 별을 말하는 것입니다. 다섯 별이란 목성, 화성, 토

	목	화	토	금	수
방위	동	남	중앙	서	북
계절	봄	여름	장하	가을	겨울
기후	풍	열	습	조	한
별	세성	형혹성	진성	태백성	신성

성, 금성, 수성을 말합니다.

지구도 하늘을 떠도는 별입니다. 그렇기 때문에 지구 궤도의 중심인 해는 지구의 운명을 쥐고 있다고 해도 과언이 아닙니다. 그래서 역에서는 해가 하늘 전체를 대표하는 것으로 나타나는 것입니다. 역은 해의 움직임에 따라 지구에 나타나는 변화를 기록한 것이기 때문입니다.

그렇지만 해의 이런 큰 영향 안에서 또 다른 힘이 작용하는 것을 알 수 있습니다. 특히 달은 사람들의 실제 생활에 크게 영향을 미칩니다. 바닷물이 날마다 지구의 인력에 따라 썰물과 밀물을 되풀이합니다. 이렇게 큰 힘이 지구에 미치고 있는데, 이를 무시한다면 어떤 이론도 올바른 것이라고 할 수 없습니다.

이런 인식이 음양의 이론으로 태동하게 된 것입니다. 결국 음양이란 하늘에서는 해와 달을 말하는 것이고, 음양론이란 해-지구-달이라는 거대한 별들이 서로에게 미치는 영향을 따지는 것입니다.

그런데 이들 밖에도 하늘에는 무수히 많은 별들이 있습니다. 그 별들이 지구에 끼치는 영향은 앞의 해와 달에 미미하지만, 어쨌거나 지구의 변화에 일정한 영향을 끼치는 것은 부인할 수 없습니다. 그에 대한 관찰이 5행을 낳은 것입니다.

달은 어떤 식으로 지구에 영향을 끼칠까요? 해와 달이 지구에 끼치는 영향은 아주 커서 우리가 생활에서 직접 피부로 느끼는 것들입니다. 추위와 더위, 썰물과 밀물은 해와 달이 우리의 삶을 완전히 뒤바꿀 수 있는 강한 힘을 지구에 끼치고 있다는 것을 웅변하듯 증명해줍니다.

이런 힘들에 가려 다섯 별의 영향은 느끼기 어렵습니다. 그것은 이 별들이 지구에 직접 영향을 끼치기보다는 해와 달의 움직임에 변화를 끼쳐서 그 변화가 다시 지구에 돌아오는 방식으로 영향을 미치기 때문입니다. 그렇게 미치는 영향 관계를 5행으로 정리한 것입니다. 5행에서 상극이 아주 중요한 작용을 하는 것은 이 별들이 밀고 당기는 인력의 작용으로 상호 견제를 통하여 태양계 전체의 균형을 이루기 때문입니다. 별들 사이에서 이루어지는 이 견제와 균형의 원리가 인간의 삶에도 적용된 것이 5행입니다.

방위는 공간이고, 계절은 시간입니다. 시간과 공간에 5행이라는 동일한 원칙이 적용됐습니다. 이것은 시간과 공간이 원래 같은 것이라는 인식을 바탕에 깐 발상입니다. 우리의 생활 주변에 국한시키면 시간과 공간이 분리되지만, 시간과 공간을 우주의 무한대 영역으로 확장하면 시간이 곧 공간이고 공간이 곧 시간이어서 서로 분리되지 않는다는 것을 분명하게 깨달은 사람들의 생각임을 알 수 있습니다. 이것은 과학에서 아인슈타인에 이르러서야 입증됩니다.

그렇지만 동양의 종교에서는 옛날부터 깨달은 것이었습니다. 〈화엄일승법계도〉에 '한 생각이 영원이고 영원이 한 생각이며, 우주가 한 티끌이고 티끌이 우주를 머금고 있다' 라는 표현이 나옵니다. 생각이 무한대로 확장되지 않고서는 얻을 수 없는 깨달음에서 나온 말입니다.

5기후

기후의 5행은 1년을 다섯으로 나눈 것입니다. 동지와 하지를 양끝으로 하면 1년은 둘로 나뉘고, 여기에 춘분과 추분을 더하면 넷으로 나뉩니다. 음양과 4상이죠. 여기에 환절기를 추가하면 5행이 됩니다. 이렇게 1년 동안 땅에서 일어나는 날씨의 변화를 정리한 것이 5기후입니다. 싹이 트고, 자라고, 열매 익고, 씨앗 맺을 무렵의 날씨를 말합니다.

만물의 변화는 음과 양이 움직이면서 만드는 것입니다. 그 움직임의 과정에 작용하는 방식이 상생과 상극입니다. 변화가 없는 것을 음이라고 하면, 변화는 바로 음에서 처음 시작됩니다. 이렇게 변화가 처음 시작되는 움직임을 5행으로 목이라고 합니다. 그러므로 목은 무거운 음의 구속에서 벗어나려는 움직임을 가리킵니다. 무언가 생기려고 하면 대기에서는 제일 먼저 바람이 일어납니다. 그래서 바람을 목으로 분류하는 것입니다. 기의 움직임이라는 차원에서 보면 기화(氣化)가 막 시작되는 시점의 산만한 분위기입니다.

그런데 목이 움직이려면 움직임의 힘이 되는 기를 끌어당겨야 합니다. 기를 가득 머금은 것은 습기입니다. 그래서 습기를 바탕으로 목의 기운이 일어납니다. 봄비에 싹들이 일제히 숨을 틔우고 솟는 것과 같습니다. 이것을 나타낸 말이 서양에서는 봄을 가리키는 말이 되었지요. Spring.

그래서 사람도 습을 많이 머금은 뚱뚱한 사람한테서 목의 기운인 중풍이 일어나기 쉬운 것입니다. 몸속의 습에서 에너지가 무한정 공급되기 때문입니다. 이것은 마치 태풍이 열대성 저기압을 만나면 그 위력이 훨씬 더 커지는 것과 같습니다. 그래서 뚱뚱한 사람에게 풍이 오면 습기를 꺼주는 대장이나 담에 정격을 놓습니다. 약도 마찬가지로 건조한 처방을 쓰죠.

양명조금인 대장을 쓰는 것은 습기를 끄는 방법입니다. 대장은 5행상 금에 속하는데, 금은 가을의 건조한 기운이거든요. 건조함은 습기를 꺼버립니다. 습기가 사라진다는 것은 풍에 무한정 에너지를 제공하는 원인이 없어지는 일입니다. 마치 태풍에서 습기를 제거하는 것과 같죠. 건조한 가을의 기운이라는 것은 여름에 바깥의 기운과 교류하며 무한히 확장하던 힘을 모두 끊어버리고 자신의 내면으로 가라앉는 것이거든요. 그래서 기의 변화가 억제되고 점차 줄어듭니다. 이런 것을 한문으로는 숙살이라고 하죠. 기를 죽인다는 얘기입니다. 그래서 습을 매개로 목은 금과 대립하는 것입니다. 이것을 5행상 금극목이라고 하죠. 이런 과정을 거쳐서 한껏 치솟은 양의 기운이 꺼지면서 음으로 가라앉는 것입니다.

1년 기후 변화의 큰 틀을 음양으로 나눌 때, 음양 두 움직임의 과정을 중간에서 매개하는 것이 토입니다. 앞서 말한 습이 이에 해당하는데, 습은 수증기 같은 것이라고 생각하면 쉽습니다. 수증기는 두 가지가 필요합니다. 물과 불이죠. 수증기는 물에 뜨거운 불기운이 보태질 때 발생하는 것으로 기를 많이 머금습니다. 이 습을 저장하는 것이 몸에서는 살에 해당합니다.

목과 화가 기운을 바깥으로 뻗치면서 활동하는 가장 중요한 이유는 기를 바깥에서 벌어들여서 다음 세대를 위해 저장하려는 것입니다. 특히 한여름에 나뭇잎들이 활짝 펴진 채로 햇빛을 받아 광합성을 맹렬하게 하는 것도 열매를 맺기 위해 기를 끌어 모으는 것입니다. 이렇게 목과 화가 벌어들인 것을 저장하고 그것을 갈무리 하여 다음 과정으로 건네주는 것이 토의 일입니다. 그래서 이런 작용을 화(化)라고 하는 것입니다. 운화는 음식에 적용된 화(化)죠. 물질에 적용되면 물화(物化)겠죠?

이렇게 해서 토가 조절작용을 하면 그 다음으로 음의 수렴 작용이 이어집니다. 음의 기운이 거두어지면서 저장되는 것을 말합니다. 여름내 끌어 모은 기운을 갈무리하는데, 이때 기운이 안으로 스미면서 모이기 때문에 바깥으로 내뻗었던 것들은 기운의 중심으로부터 단절됩니다. 그래서 자연계에서는 가지 쪽의 물기가 말라서 메마르는 현상으로 나타납니다. 낙엽이나 껍질이 그런 것이죠. 수증기를 지피며 한껏 머금은 물기를 단번에 말려버림으로써 밖으로 뻗던 기운을 차단하고 방향을 바꾸어 안으로 수렴시키는 것입니다. 이런 자연의 변화를 숙살이라고 합니다. 숙청시킨다는 말과 같습니다. 버릴 건 버리고 버려서는 안 될 정기만을 안으로 거두는 것입니다. 이 과정을 주관하는 것이 금입니다. 사람에게는 폐죠.

기가 수렴되는 과정을 거쳐서 음의 기운이 응축되어 저장되는 곳이 신장입니다. 이때 나타나는 자연계의 증상은 움츠러듦입니다. 나무도 가지 끝까지 올라갔던 물기가 모두 내려와 뿌리에 고여 있습니다. 칡뿌리를 겨울에 캐는 이유도 이것입니다. 인삼도 여름에 캐는 경우는 없죠. 기운이 뿌리로 다 수렴된 뒤에 캡니다. 늦가을이나 초겨울이죠.

이때 날씨는 차가와집니다. 사람도 마음이 너무 움츠러들면 춥다고 느낍니다. 반대로 날씨가 추우면 몸이 저절로 움츠러들죠. 죽음의 상태에 가까워졌다가 다음 생을 준비하는 것입니다. 그래서 물기도 안으로 머금게 됩니다. 대개 이런 에너지는 단단한 곳에 담겨서 보호 받습니다. 그래서 씨앗들이 대부분 단단한 껍질 속에 들어있습니다. 사람은 신장에서 수의 기운을 보존하는데, 골수가 수에 해당합니다. 단단한 뼈 속에 수의 기운을 만드는 골수가 들어있는 것을 보면 자연의 이치가 같은 방식으로 적용된다는 것을 알 수 있습니다.

5성

하루나 이틀이 아니라 몇 년 동안 살펴보면 밤하늘에는 계절에 따라서 다른 별들이 나타나는 것을 알 수 있습니다. 그 별들은 지구로부터 워낙 멀리 떨어져 있어서 지구에서는 전혀 움직이지 않는 것으로 보입니다. 이 붙박이별들을 동양에서는 모두 28수로 정리했습니다. 그래서 이것을 네 방향으로 배치하고 각기 짐승의 이름을 붙였습니다. 청룡 백호 주작 현무가 그것입니다.[4] 각 짐승들을 그리는 별자리는 7개씩입니다. 이들은 지구에서 봐서는 움직이지 않는 붙박이 별입니다.

그런데 지구에서 보면 이들과 달리 자리를 끊임없이 바꾸는 별들이 있습니

---

4) 青龍, 白虎, 朱雀, 玄武는 이른바 4신도이다.

다. 7요가 그것입니다. 7요는 해와 달, 그리고 위의 표에 나오는 다섯 별을 말합니다. 이들은 모두 태양계의 행성입니다. 그래서 태양의 둘레를 도는 속도가 붙박이 별들보다 더 빠르고, 따라서 지구에서 관찰할 때 위치가 끊임없이 이동하는 것입니다. 그런데 이 별들이 지구에 일정한 영향을 끼칩니다. 그래서 그 별들이 관측되면 그 별이 지닌 에너지가 지구에 영향을 미친다고 판단하여 그에 대응하는 조처를 취하곤 했습니다. 그것을 담당한 관리가 바로 천문관입니다.

5행은 이러한 영향이 지상에 드리운 것을 법칙화한 것입니다. 그렇기 때문에 천문관들은 이 다섯 별의 동태를 파악하는 일에 아주 민감했습니다. 동양에서 이렇게 천문을 중요하게 여긴 것은 그것이 농경에 영향을 주기 때문입니다. 농사를 위해 시간을 정하고 기후를 예측하는 것이 임금이 해야 할 가장 중요한 일이었던 것입니다.

그러자니 1년간 펼쳐지는 밤하늘의 영역을 12로 나누어 거기에 이름을 붙인 것이 12진인데, 구역에 따라서 별들이 해마다 일정한 날짜에 나타나기 시작하지요. 이것이 나중에 12지지로 바뀌어 지상에 내려옵니다.

위의 5성이 나타나면 그것이 즉각 세상에 영향을 미친다고 여겼습니다. 그래서 천문관들은 그 상태를 읽느라고 초비상이 걸립니다. 예를 들어 태백성은 금으로 분류된 것에서 보듯이 군대의 상입니다. 그래서 전쟁을 예고하는 별입니다. 이것이 한낮에 나타나 해와 맞서는 듯한 모습을 보이면 천하에 하극상이 일어나 백성이 임금을 바꾸고 세상이 어지러워서 백성들이 유랑하게 됩니다. 이 별들이 다른 별과 어떤 연관을 맺느냐에 따라서 다양한 조짐을 예측합니다.[5]

그러자면 천문관들은 밤하늘을 관찰해야 합니다. 그리고 이상이 나타나면 즉시 왕에게 보고하여 대책을 세웁니다. 그들이 사용하는 하늘 그림이 천문도입니

---

5) 이순지, 『천문류초』(김수길 윤상철 공역), 대유학당, 2001. 339쪽

다. 그리고 이것을 관찰하는 곳이 첨성대입니다.

또 한 가지, 옛 사람들이 바짝 긴장하고 눈여겨본 별 가운데 혜성이 있습니다. 살별이라고 하는데, 화살처럼 긴 꼬리가 달렸기 때문에 붙은 이름입니다. 또 긴 빛의 모양이 빗자루를 닮아서 빗자루별〔掃星〕이라고도 했습니다. 빗자루별이니, 이것이 나타나면 싹 쓸어버리겠죠? 그래서 혜성이 나타나면 병란이 일어나고 큰 홍수가 생긴다고 보았습니다. 옛것을 제거하고 새것을 펴는 일을 하는 별이기 때문에 이런 것이죠.

혜성은 보통 70년 정도의 주기를 갖는다는데 해를 가운데 두고 둥글게 도는 다른 별들과 달리 태양계의 바깥까지 갔다가 태양을 향해 되돌아오는 묘한 궤도를 달리는 별입니다. 조선왕조실록은 물론 그 이전의 역사서에도 혜성에 대한 기록은 꾸준히 나타납니다.

혜성을 이렇게 민감하게 관찰한 것은, 그것이 지구에 일정한 영향을 미치기 때문입니다. 빛이라든가 전자파 같은 것들도 있겠지만, 결국은 〈해-달-지구〉의 3별이 유지한 인력의 균형에 영향을 미치기 때문에 그럴 것입니다. 혜성이 나타나면 과연 인간에게 어떤 일이 일어날까 하고는, 정치 문제까지도 감안해서 사람들은 반응을 했습니다. 어떤 영향인가 하는 것은, 결국은 천문관들이 땅에 나타나는 변화를 보고서 판단했을 것입니다. 혜성이 다가올 때 땅을 관찰해보면, 그 혜성이 5행 중에서 어떤 요소에 영향을 주는가 하는 것이 파악될 것입니다. 예컨대, 산과 들에 예년과 달리 어떤 식물들이 번성하는가, 또는 어떤 벌레들이 많이 생기는가, 또 민간에서는 어떤 병이 유행하는가 하는 것을 확인하면, 혜성이 지구에 미치는 영향의 성질이 어느 정도 좁혀집니다. 그것을 바탕으로 대응을 하는 것입니다.

물론, 혜성의 성격과 징후는 1차로 빛깔에서 나타난다고 봅니다. 푸른색일 때는 왕과 제후가 패망하고 천자가 병란에 시달리느라 고달프며, 붉은색일 때는 도

둑떼가 극성을 부리거나 큰 나라가 오만방자하게 굴고, 노란색이면 임금의 권력을 왕후나 왕비 같은 여인들이 넘보게 되고, 흰색일 때는 장군이 반역을 꾀하여 큰 소란이 일어나고, 검은색일 때는 강물이 범람하고 도적이 일며 화재가 난다는 식입니다.[6] 지금 들어보면 좀 우스워 보이기도 하지만, 중요한 것은 하늘의 변화가 땅에 미치고, 땅에 사는 사람의 삶에도 하늘의 영향이 미친다고 옛 사람들이 철석같이 믿었다는 사실입니다.

 첨성대의 비밀

국사시간에 배운 첨성대의 위대성이 실제 경주의 첨성대를 보았을 때 그 초라함으로 몽땅 무너져내린 경험이 누구에게나 있을 것입니다. 첨성대는 고대에 벌써 우리 조상들이 별자리를 관찰했다는 증거이고, 그것은 중국과는 독립된 세계를 이루었다는 증거라면서 한껏 위대한 문화유산으로 추켜세웠습니다. 그러나 정작 우리가 그 첨성대에 대해서 아는 것은 별로 없습니다. 돌로 쌓았는데 전체 모양은 콜라병 비슷하게 생겼다는 것 정도가 전부입니다. 그걸 어떻게 썼는지 알 수 없습니다. 별을 관측하려면 높은 곳에 있어야 할 것 같은데, 실제로 첨성대는 경주의 평평한 땅에 나지막이 서있습니다. 그것도 울창하게 자란 숲에 둘러싸여 거기에 올라간들 별을 볼 수나 있겠는가 하는 의구심마저 듭니다.

첨성대에서 어떻게 별을 관측했을까요? 몇 미터밖에 안 되는 곳에 올라가서 고개를 젖히고 하늘을 올려다보았을까요? 몇 시간이나 그렇게 볼 수 있을까요? 목이 아플 텐데 말이죠. 그렇다면 별을 관측하는 장치들이 있었을 텐데 첨성대에는 그런 것을 설치한 흔적이 없습니다. 이런 의문들이 마구 일어납니다.

요즘처럼 망원경이 있는 것도 아닌데, 첨성대에 특별히 별을 관측하는 도구가

---

6)   『천문류초』 370쪽

있을 리 없습니다. 또 산꼭대기가 아닌 평지에 있기 때문에 별을 당겨서 본다든지 하는 용도도 아니었던 듯합니다. 그렇다면 단순히 별자리를 관측하는 자리 정도에 지나지 않음을 알 수 있습니다.

내가 천문을 관측하는 관리라고 친다면 날마다 밤이면 나와서 새벽까지 하늘을 쳐다보아야 할 것입니다. 첨성대는 그런 사람들이 사용하는 공간입니다. 그러면 오히려 침대처럼 누워서 볼 수 있는 기구가 있어야 더 편할 것입니다. 그러나 첨성대는 침대를 놓을 만큼 넓지 않습니다. 사람 한 둘이 웅크리고 앉아 있을 그런 너비입니다. 그렇다면 어떻게 해야 목이 아프지 않게 별자리를 관측할 수 있을까요? 이에 대한 해답을 찾으면 첨성대가 왜 그런 모양인가를 알 수 있습니다.

사람이 굳이 고개를 쳐들지 않고 별을 볼 수 있는 방법이 있다면 무엇일까요? 무슨 방법을 써야 목이 뒤로 젖혀지는, 그래서 목 디스크에 걸리지 않는 좋은 수가 생길까요? 의외로 간단합니다. 거울을 놓으면 되죠. 대형거울을 놓으면 밤하늘의 별이 몽땅 땅바닥에 나타나겠지요? 그런데 신라시대에는 거울이 없었습니다. 거울은 무당들이나 지니는 신기한 물건이죠. 그러면 어찌해야 할까요? 물을 갖다놓으면 되겠지요. 자박지에 물을 담아서 놓으면 고요한 밤에 별이 그리로 내릴 것입니다. 그러니까 첨성대 위에는 커다란 물독이 놓이고 거기에 물을 가득 채웠던 것입니다. 천문관들은 그 물에 내린 별을 관측하고 기록한 것입니다. 제가 첨성대 위에 올라가보지는 않았지만, 첨성대 위에는 커다란 물독을 놓은 자리가 있을 것입니다. 쩝쩝쩝!

그러면 좀처럼 풀리지 않던 의문 한 가지가 풀립니다. 도대체 장독대에 떠놓고 우리 어머님들이 새벽마다 빌던 정화수의 정체가 무엇일까요? 왜 물을 떠다놓았는지 알 수 있겠죠? 첨성대에서 별자리를 관측하려고 물을 떠놓은 것과 같은 것입니다. 다만 첨성대에서는 전문 천문관들이 별자리를 읽었지만, 어머님들은 왜 그렇게 하는지도 모르고 버릇처럼 손바닥만한 그릇에 물만을 떠놓은 것입니다. 그 정화수에는 틀림없이 새벽녘의 북두칠성이 내렸을 것이고, 북두칠성을 바로 눈앞으로 불러 내리기 위해 정화수를 떠놓았던 것입니다. 그러니 신의 이름도 칠성님이겠지요. 정화수를 떠놓은 것은 적어도 2천년이 넘는 풍속임을 알 수 있습니다.

물독에 고인 물에 비친 별을 보면 이제 별자리의 그림이 달라집니다. 하늘을 직접 올려다본 별자리와 그것이 물에 비친 별자리는 정확히 반대일 것입니다. 그래서 고대의 천문도를 보면 이 두 가지가 나타납니다. 하늘을 직접 올려다본 별자리 그림을 앙관천문도라고 하고, 물거울에 비친 별자리를 그린 그림을 부찰지리도라고 합니다. 앙관은 치켜본다는 뜻이고 부찰은 굽어본다는 말입니다. 고대의 별자리 그림이 후대로 내려오면서 부찰지리도로 바뀌는 이유는 첨성대의 물거울에서 비롯합니다. 천문을 관측하는 사람들이 새로운 관찰법을 개발함에 따라서 별자리를 표시하는 방식도 바뀐 것입니다.

앙관천문도는 지구에서 하늘을 쳐다본 것이지만, 부찰지리도는 지구 밖에서 땅을 내려다본 것입니다. 보는 눈이 달라집니다. 눈의 위치가 우주 끝으로 확대됩니다. 처음으로 인류의 사고가 지구 밖의 우주로 나간 것입니다. 거기서 우주에 깃든 질서를 읽어내려고 한 것이죠.

천문도에는 별자리의 비밀과 별을 관측하는 사람들의 눈이 들어있습니다. 첨성대에는 우주 끝까지 확대된 눈으로 관찰한 웅장한 하늘의 질서가 있습니다.

돋보기 이 글을 쓰는 중인 2009년 7월 22일 오전 9시 반부터 약 2시간 동안 하늘에서 일식이 일어났습니다. 구름이 오락가락해서 굳이 셀로판지를 대지 않아도 맨눈으로 볼 수 있는 행운까지 얻었습니다. 일식은 몇 년에 한 번씩 일어나는 현상이기는 하지만, 이번 경우에는 달이 해를 완전히 뒤덮는 개기일식이었습니다. 인도와 파키스탄 지역에서는 100% 가려지고, 한국의 경우에는 약 80% 정도

가려지는, 1세기에 1번 날까말까 하는 그런 일식이었다고 합니다.

　일식은 지구-달-해가 한 줄로 놓이는 것입니다. 지구는 보이지 않는 끈으로 해에 붙잡혀 있고, 달 역시 보이지 않는 끈으로 지구에 붙잡혀 있는데, 이렇게 3 별이 한 줄로 놓이면 달과 해의 인력이 동시에 지구를 잡아당깁니다. 그 힘은 굉장할 것입니다. 지구에 큰 변화가 온다는 뜻입니다. 그러니 이런 날에는 옛 어른들은 함부로 행동을 하지 않고 근신하며 하루를 보냈습니다. 아득한 옛날에는 하늘이 노한 것이라 하여 고사를 지내기도 했습니다.

　그런데 그날 낮에 대한민국의 국회의사당에서, 국민의 70% 가량이 반대하는 방송법을 한나라당이 날치기로 상정했습니다. 지금까지 엄격히 통제되던 신문의 방송 진출을 법으로 허락한 것입니다. 방송법의 경우, 국회부의장의 직권으로 상정된 다른 두 법과 달리 정족수 미달로 부결됐는데, 바로 몇 초 뒤에 다시 투표하여 가결시켰습니다. 꽝꽝꽝. 이것을 놓고 통과된 것이냐 원천 무효냐며 온 나라가 들끓었습니다.

　그런데 다른 날이 아니고 하필 개기일식 날이었을까요? 삼가고 또 삼가야 할 순간에 언론의 미래를 결정할 법이 날치기로 상정되어, 됐느니 안 됐느니 하며 국회의원들이 치고 박고 싸우고 있으니, 이 나라가 망하지 않는다면, 그것은 또 다른 하늘의 특별한 은총이거나 기적일 것입니다. 과연 하늘의 뜻은 무엇일까요? 갑자기 등골이 서늘해집니다.

② 땅의 상

5색

　색깔은 본래 존재하는 것이 아니라 빛이 대상에 부딪혀서 반사되는 것을 사람의 망막이 받아들여서 그 파장으로 구별하는 것입니다. 사람 이외에 다른 동물들

	목	화	토	금	수
5색	파랑	빨강	노랑	하양	검정
5충	주류(모충)	조류(우충)	인류(나충)	갑각류(개충)	어류(인충)
5축	닭	양	소	말	돼지
5곡	보리	기장	피	벼	콩
5과	오얏	살구	대추	복숭아	밤
5미	심	씀	닮	매움	짬
5취	누린내	탄내	향내,단내	피비린내	썩은내

이 색을 구별하지 못한다는 것은, 사람의 감각이 그만큼 발달했다는 말입니다. 그러니 본래 있지도 않은 것을 있는 것으로 사람이 만들어서 보는 것이라는 뜻입니다. 형상이 형상 아님을 보는 것이 여래라는 금강경의 말이[7] 이처럼 실감나는 일도 없을 것입니다. 그렇지만 현실에서는 색을 구별하여 씁니다.

색을 모두 다섯으로 나눈 것이지만, 사실 색의 3원색은 빨강 파랑 노랑입니다. 흰색과 검정 색은색이 아닙니다. 빛을 다 반사시키면 흰색이고, 빛을 다 흡수하면 검정색이 됩니다. 그러니 이 두 색은 색깔이 아니라 빛의 유무에 따라 갈라지는 것이죠. 그래서 둘을 음인 금과 수에 배당한 것입니다.

이 둘은 계절과 연관이 있습니다. 가을은 겉으로 퍼졌던 기를 수렴하는 계절입니다. 그래서 사물의 껍데기만 남기 때문에 흰색을 배당한 것이고, 겨울에는 기가 완전히 수렴되어 껍데기도 사라집니다. 그래서 빛을 방출하지 않는 블랙홀처럼 검정을 겨울에 배당한 것입니다.

[7) 박영호, 『다석사상으로 본 금강경』, 두레, 2001

무색인 흰색과 검정색이 외부와 기를 교류하지 않아서 생긴 색이라면 유색인 빨강 파랑 노랑은 외부와 기를 교류하면서 생기는 색입니다. 대상이 빛을 얼마나 받아들이느냐에 따라 색이 결정되기 때문입니다. 그래서 만물의 기가 왕성하게 교류하는 봄여름에 배당한 것입니다.

파란 빛은 파장이 짧고, 붉은 빛은 파장이 깁니다. 에너지의 차원에서 보면 파란 쪽이 훨씬 더 강한 기를 지니죠. 그래서 젊은 색으로 보는 겁니다. 실제로 우리가 과학시간에 배운 상식을 돌이켜보면 별들도 푸른 별이 젊은 것이고 붉은 것이 늙은 별입니다. 푸른 빛에서 붉은 빛으로 에너지를 잃어가다가 마침내 백색왜성이 되고 블랙홀로 사라지죠. 젊음은 무엇인가를 만들어내죠. 그래서 만물을 발생시키는 목에 배당한 것입니다. 반면에 붉은색은 활동이 가장 왕성할 때 나타나는 빛입니다. 그래서 열기를 지닌 화에 배당했습니다. 노랑은 파랑과 빨강의 중간입니다. 중간이 토에 배당되는 것은 당연하겠죠? 만물을 포용하는 토의 성질에 부합합니다.

빛깔은 사람만이 구별합니다. 그래서 사람의 감정 상태와 아주 깊은 관련이 있습니다. 예컨대, 일본의 한 도시에서 가로등 불빛을 파란 형광색으로 바꾼 뒤에 그 도시의 범죄율이 확 줄었다고 합니다. 빛깔이 사람의 마음에 영향을 준다는 것이 분명한 사례죠. 원래 가로등은 백열전구나 약간 붉은 빛이 도는 노란 빛을 많이 썼습니다. 그런데 이 붉은 기운이 느껴지는 색은 사람의 감정을 자극합니다. 울긋불긋한 것은 더욱 그렇죠. 그래서 반대로 차갑고 가라앉는 느낌이 나는 파란 형광등을 썼을 때 충동성 범죄가 확실히 예방되는 효과를 내는 것입니다.

이와 마찬가지로 나이트클럽의 조명이 울긋불긋한 것은 감정을 자극하고 혼란시키려는 의도인 것이고, 도서관의 안내 간판이나 조명이 파란 빛을 띠는 것은 마음을 안정시키려는 뜻입니다. 몸도 마음도 식어가는 노인들이 쓰는 건물인 경로당의 경우 파란색으로 그리면 더 차가워질 것이니, 노랑이나 붉은 계통의 색깔로 하면 좋겠죠. 뜨거운 청춘들이 드나드는 공공건물에는 다소 파란 계통의 색을 섞는 것이 좋을 것입니다. 열기를 가라앉혀 마음이 차분해지는 심리효과를 기대할 수 있겠죠. 그러니 건물의 쓰임새나 목적에 따라서 색깔도 어울리는 것이 있음을 아는 것이 중요합니다. 이것이 빛깔을 공부하는 이유이기도 합니다.

이 빛깔은 사람의 살색에도 적용됩니다. 사람의 살갗은 똑 같아 보여도 때마다 다릅니다. 그래서 관상에서는 형체보다는 찰색을 더 중요시합니다. 형체는 전체의 모양을 결정하지만 살색은 그때그때의 변화를 나타내기 때문입니다. 사람의 몸에 어떤 병이 깊이 들면 그 병든 장기에 따라서 색깔이 은은히 나타납니다. 예컨대 파란색은 5행 상 목인데, 5장에서는 간이죠. 그러니까 간이 안 좋은 사람은 살색이 푸르스름하다는 말입니다. 이런 성향을 알기 위해서 색깔에 대한 고민이 필요한 것입니다.

그런데 실제로 간이 안 좋은 사람은 살색이 푸르스름한 것이 아니라 검습니다. 이것은 간의 어미인 신장도 함께 안 좋아지기 때문입니다. 그래서 신장의 색깔인 검정이 먼저 드러나는 것입니다. 그러다가 간의 상태가 돌이킬 수 없을 만큼 악화되면 그제서야 검은색 위로 푸르스름한 색이 올라옵니다.

심장이 안 좋은 사람은 피부 빛이 다른 사람보다 더 불그스름하고, 비장이 안 좋은 사람은 노르스름합니다. 폐가 안 좋은 사람은 창백하죠. 이것은 두 사람을 나란히 놓고 비교할 때 더욱 두드러집니다. 그래서 많은 관찰을 해야만 이런 변화를 잘 알 수 있습니다.

5충

이것은 동물을 분류한 것입니다. 충은 짐승이라는 뜻입니다. 그 기준은 겉모양입니다. 겉모양은 그 동물이 살아가는 방식을 나타내주기 때문입니다. 가장 먼저 나충은 몸에 아무 것도 나지 않은 것입니다. 벌거숭이라는 말이죠. 여기에는 사람을 배속했는데, 지렁이나 나중에 나방이 될 굼벵이, 개구리의 경우도 마찬가지입니다.

모충은 몸에 털이 나서 한열조절을 하는 짐승을 말합니다. 우리가 주변에서 볼 수 있는 가축이나 산짐승들이 모두 이에 해당합니다. 그런데 이들은 길짐승이라는 특징이 있습니다. 그래서 뛰어다니는 동물들이라고 해서 주(走)류라고 한 것입니다. 길짐승은 기어 다니기 위해서 몸통 밑에 발이 달렸습니다. 밑에서 위로 올라오는 기운을 이용하는 겁니다. 그래서 목에 배속됩니다.

우충의 우(羽)는 깃털을 말합니다. 깃털 달린 짐승이니 날짐승인 새 종류를 말합니다. 그래서 조류라고도 합니다. 이 날짐승들은 어깨를 움직입니다. 어깨는 몸의 윗부분에 있습니다. 위는 양이고, 또 가장 높이 올라가기 때문에 화로 배속합니다.

개충의 개(介)는 딱딱한 것을 말합니다. 갑각류죠. 딱딱한 것은 사물의 성질상 금으로 분류됩니다. 그래서 금에 배속했습니다. 게다가 갑각류가 움직이는 것을 가만히 보면 위쪽이 먼저 움직입니다. 아래에서 위로 올라가는 것은 목의 성질이고 위에서 아래로 내려가는 것은 금의 성질입니다. 그래서 길짐승과 갑각류가 서로 대응되는 5행으로 배속된 것입니다.

인충의 인(鱗)은 비늘을 뜻합니다. 비늘 달린 짐승이니까 물고기죠. 물고기는 물속에 사니 당연히 물인 수에 배당합니다. 그런데 가만히 움직임을 살펴보면 이동할 때 꼬리를 움직입니다. 꼬리는 몸의 뒤쪽이죠. 당연히 수에 해당합니다.

이상을 총정리하면, 길짐승에게는 털이 있고, 날짐승에게는 깃이 있으며, 갑각류에게는 딱딱한 껍질이 있고, 물고기에게는 비늘이 있습니다. 이런 것들이 없는 벌거숭이들도 한 갈래를 이룹니다. 그들을 토에 배당한 것을 보면 재미있고도 신기합니다.

앞서 말한 태백성이 나타나면 그것이 땅에 어떤 영향을 끼칠까 하고 판단하기 위해 땅을 파봅니다. 태백성은 금이니 금의 기운이 땅에 작용하면 당연히 어떤 벌레들이 많이 생길까요? 갑각류가 많이 생길 것입니다. 개천에는 가재나 게가 득시글거리고 땅에는 메뚜기나 길앞잡이, 딱정벌레, 풍뎅이 같은 것이 유난스레 많을 것입니다. 뿐만 아니라 산에는 태백성의 기운을 받은 풀과 나무들이 무성해질 것입니다.

5축

축은 가축이라는 뜻입니다. 사람들의 주변에서 흔히 볼 수 있는, 사람에게 아주 많은 이익을 주는 짐승들입니다. 이들의 생태와 습성을 잘 관찰하여 분류했습니다. 이 중에서도 목소리가 아주 중요한 기준으로 작용했습니다.

닭이 목으로 분류되었네요? 목은 시작이라는 뜻이 있고 나무가 자라듯이 쭉쭉 뻗어나간다는 뜻이 있습니다. 닭은 울음으로 첫새벽을 알리고 또 목소리를 가만히 보면 쭉 뽑아내는 특성이 있습니다. 어쩐지 나무에서 추려낸 목의 속성과 닮았다는 생각이 듭니다.

화에는 양이 배속되었습니다. 양뿐이 아니라 염소도 여기에 해당합니다. 양의 울음소리를 잘 들어보면 어쩐지 가늘고 건조하다는 느낌이 듭니다. 맨 꼭대기에서 퍼지는 듯한 느낌입니다. 양이나 염소의 습성을 보면 벼랑이나 험한 산꼭대기로 올라가려는 습성이 있고, 물을 싫어합니다. 나아가는 성질이 강해서 뒷걸음질 칠 줄을 모르며, 그래서 고집이 센 것으로 비칩니다. 그래서 화에 배속된 것입니다. 남자들은 보신용으로 개고기를 먹는데, 여자들한테는 염소고기를 먹으라고 하는 것을 보면 그 이유를 알 수 있을 듯합니다. 양과 염소는 화에 배속되었듯이 몸을 덥게 하는 고기입니다. 여자의 몸이 남자보다 차기 때문이죠.

말은 금에 배속되었군요. 말 울음소리를 들으면 쇳소리가 납니다. 그래서 금에 배속한 것인데, 사실은 말의 가장 강한 특징은 뜀박질을 잘한다는 것입니다.

잘 뛴다는 것은 폐의 기능이 좋다는 것을 뜻합니다. 사람의 폐도 5행상 금으로 분류하죠. 그러니 말을 금으로 배속한 것은 당연한 일일 듯합니다.

말은, 5행 배속에서는 음인 금에 해당하지만, 사실 말의 성질을 잘 살펴보면 양의 기운이 아주 강한 동물입니다. 우선 말대가리라는 말에서 보듯이 대가리가 몸통에 비해 굉장히 큽니다. 그리고 활동성이 아주 강해서 한 곳에 묶여있지 못하고 끊임없이 돌아다닙니다. 또 위로만 뛰려는 성질이 있어서 마구간에 막대기 하나만 가로 걸쳐놓아도 그 밑으로 나올 생각을 못하죠. 그런데도 옛 어른들은 장부인 폐와 그 소리의 속성 때문에 음의 성질이 더 강하다고 본 듯합니다.

돼지는 수에 배당했습니다. 울음소리가 차갑고 물소리에 가깝다는 느낌이 납니다. 그리고 다른 짐승들보다 유달리 다리가 짧습니다. 그래서 몸이 낮죠. 낮은 것은 물의 특징이며 수의 특징입니다. 움직이기 싫어하고 둔하며 껍질이 두껍습니다. 그리고 양인 머리가 음인 몸통에 비해 작습니다. 이래저래 음이면서 수의 성질을 많이 닮았습니다. 실제로 속이 찬 사람이 먹으면 설사를 합니다.

소는 중앙인 토에 배속되었습니다. 울음소리가 굵고 두텁습니다. 그리고 성질이 가장 순하고 원만하여 사람의 말을 잘 듣습니다. 아울러 비위가 가장 발달하기도 하였습니다.

이상을 보면 우리의 식생활을 돌아보는 데 많은 도움이 됩니다. 찬 음식을 많이 먹어서 속이 차가워지는 여름철에 땀을 뻘뻘 흘려가며 삼계탕과 염소탕을 보양식으로 먹는 이유가 저절로 드러나고, 추위 때문에 뜨거운 것만을 자꾸 먹느라 속이 더워진 겨울철에 소주를 곁들인 삼겹살이 유달리 맛나게 느껴지는 이유도, 위의 5행 배속표를 보면 잘 알게 됩니다.

5곡

黍는 찰기장이고, 稷은 메기장입니다. 배고픈 옛 시절에는 좁쌀만큼이나 많이 먹은 것이었는데, 지금은 구경할 수도 없는 알곡이죠. '메' 와 '찰' 은 접두사입니다. 멥쌀과 찹쌀에서 보듯이 '찰' 은 촉촉하고 끈기가 있는 찰기를 가리키는 말이고 메는 다소 퍽퍽한 느낌을 나타내는 말입니다. 기장은 당질이 많은 곡물인데, 찰기장이 목으로 분류되었습니다. 메기장이 토로 분류된 것은 당연한 것 같습니다. 흙이 퍽퍽한 느낌이 나는 것이죠. 거기에 견주면 찰기장은 메기장보다 기름지고 차진 기운이 더 있는 것이니 싹을 틔우기 위해서 씨앗이 습기를 막 빨아들인 그런 상태와 비슷합니다. 그래서 목으로 분류한 것이겠죠.

가장 많이 먹는 보리와 쌀에 대해서 알아보겠습니다. 언뜻 보기에 보리는 한여름에 비벼먹으면 시원한 맛이 느껴지는 곡식이라서 음에 해당할 것 같은데, 5행상 양인 목에 배당되었고, 쌀은 사시사철 먹는 음식인데 음인 금에 배당되었습니다. 이상하지요?

그런데 특성을 잘 살펴볼 필요가 있습니다. 보리는 추운 지방의 곡식이고 쌀은 더운 남방계 작물입니다. 보리는 음의 기운이 가장 왕성한 겨울철에 싹이 나서 양의 기운이 막 성숙해질 무렵에 거두는 작물입니다. 음기를 받고 자라서 양기를 저장하는 곡물이죠. 반대로 쌀은 양기가 가장 왕성한 무더운 때에 자라서 음기가 막 성숙해지는 가을철에 거두는 작물입니다. 양기를 받고 자라서 음기를 저장하는 곡물이죠. 그래서 열매를 맺을 무렵의 기운이 잘 저장된 것이기 때문에 이렇게 분류한 것입니다. 또 쌀은 더운 지방의 곡물이지만 가장 차가운 속성인 물속에서 자랍니다. 속성상 음의 기운을 많이 머금은 곡물입니다. 그래서 금에 배속한 것입니다.

콩은 단백질이 풍부한 곡물입니다. 늦가을에 수확한다는 것이 5행 중 수로 배속시킨 암시가 될 듯합니다. 그리고 콩의 최대 생산지는 미국인데, 콩의 원산지는 만주입니다. 2차대전 후에 만주의 콩이 전 세계로 퍼지면서 가장 중요한 작물이 된 것입니다. 만주는 온난한 기후에서 한랭한 기후대로 넘어가는 경계선 지역입니다. 그런 환경에서 아주 잘 적응한 식물입니다.

콩이 수로 배속된 가장 중요한 이유는 바로 기름입니다. 기름은 씨앗에서 나오는 것이 대부분입니다. 그렇기 때문에 곡식의 정미한 기운이고 생명의 원천이어서, 당연히 수로 분류합니다. 씨앗은 다음 삶을 준비하는 것이죠. 콩보다 더 많은 기름을 내는 곡물은 없을 듯합니다.

기름을 짜는 것으로 콩 이외에 참깨와 들깨가 있습니다. 그런데 콩과 들깨와 참깨의 잎사귀를 잘 살펴보면 어쩐지 닮았다는 생각이 많이 듭니다. 잔털이 보송보송 나있고, 살아있는 잎이면서도 어쩐지 좀 메마르다는 느낌이 납니다. 아마도 이것은 씨앗으로 기운을 저장하려는 기운이 강해서 그런 것이 아닌가 하는 생각이 듭니다. 뿌리에 물을 많이 머금은 무가 정작 잎사귀는 건조한 듯한 느낌이 나는 것과 같습니다. 그래서 콩을 5행상 수로 분류한 것 같습니다. 깨도 분류하자면 수로 배속될 듯합니다.

5미

맛도 기의 관점에서 살펴본 것입니다. 역시 시간의 흐름인 계절의 변화와도 관련이 있습니다. 먼저 신맛은 기를 한창 빨아들이는 맛입니다. 싹의 상태에서 외부의 기운을 빨아들여서 새로운 변화를 도모하는 분위기에서 나는 맛입니다. 그래서 막 열리기 시작한 열매를 먹어보면 신맛이 납니다. 신것을 먹었을 때의 반응을 보십시오. 얼굴을 찡그리며 입으로는 공기를 아주 강하게 빨아들입니다. 외부의 기운을 빨아들이면서 새로운 변화를 준비하는 맛입니다.

신맛과 달리 쓴맛은 자신도 모르게 내뱉습니다. 이것은 기운이 한껏 펼쳐지는 속성 때문입니다. 그래서 쓴맛은 기가 다 퍼질 대로 퍼진 상태의 맛입니다. 목에서 시작된 변화가 한창 치열하게 타오르면 열을 내기 마련입니다. 그래서 다 자란 싹들에서 쓴맛이 납니다. 운동을 심하게 하면 열이 소진되면서 쓴맛이 나고 힘이 절정에 이르러 몸이 힘겨울 때 나는 맛입니다.

단맛은 기가 내부에 가득 찼을 때 생기는 맛입니다. 목과 화를 거쳐 온 기가 수분과 적당히 어우러져 내는 맛입니다. 그러니 몸에서 기가 많이 빠져나간 노인들이 사탕 같은 단맛 나는 군것질거리를 좋아하는 이유도 알 수 있겠습니다. 빠져나간 성분을 채우려는 반동입니다.

매운맛은 가을의 분위기처럼 수분이 빠지면서 양기를 속으로 수렴할 때 생기는 맛입니다. 고추가 대표 격인데, 수분이 빠져나가면서 빨갛게 익고 매워집니다. 짠맛은 최대한 응축되면서 빠져나갈 것이 모두 빠져나간 상태의 맛입니다.

특정한 맛에 집착을 하면 몸에 변화가 온 것입니다. 평상시에는 몸이 스스로 균형을 잡기 때문에 여러 가지 맛을 다 섭취하는데, 몸이 병들면 특별한 쪽의 장기가 항진이 되어 맛에도 변화가 옵니다. 그래서 환자를 돌볼 때 이런 변화를 민감하게 관찰해야 합니다.

③ 사람의 상

5장

사람한테 가장 중요한 5행은 당연히 5장6부입니다. 5장6부에 대해서는 『황제내경』에 자세하게 나옵니다. 『내경』「소문」 '영란비전론'의 원문을 한 번 보겠습니다. 어려우면 그냥 넘어가십시오.

황제께서 물어 말씀하시기를, 12장의 벼슬과 귀천에 대해 말씀해주십시오. 기백이 대답하기를, 빈틈이 없습니다. 물음이여! 다 말씀드리겠습니다. 심은 군주의 관이니 신명이 나오는 곳입니다. 폐는 상부의 관이니 다스려서 절제에 맞게 함이 나오는 곳입니다. 간은 장군의 관이니 계획을 도모하고 꾀함이 나오는 곳입니다. 담은 중정의 관이니

	목	화	토	금	수
5장	간	심	비	폐	신
5장	혈	맥	영	기	정
맥상	현	구	대	모	석
5음	각 아(ㄱ)	치 설(ㄴ)	궁 후(ㅇ)	상 치(ㅅ)	우 순(ㅁ)
5관	눈	혀	입	코	귀
5체	근육	맥박	살	살갗	뼈
5주	근막건	피	살	살갗	골수
5화	손발톱	얼굴	입술	털	머리칼
5액	눈물	땀	군침	콧물	가래
5지	분노	기쁨	생각	슬픔	두려움
5정기	혼	신	의지	백(뇌)	정지
5성	부르짖음	웃음	노래	통곡	신음

결정하고 판단함이 나오는 곳입니다. 전중은 신사의 관이니 심의 희로애락의 감정이 나오는 곳입니다. 비위는 창름의 관이니 음식의 정미한 다섯 맛이 나오는 곳입니다. 대장은 전도의 관이니 교화를 받아 변화시키는 것이 나오는 곳입니다. 소장은 수성의 관이니 물을 생화시킴이 나오는 곳입니다. 신은 작강의 관이니 어렵고 미묘한 작용이 나오는 곳입니다. 삼초는 결독의 관이니 물의 도리가 나오는 곳입니다. 방광은 주도의 관이니 진액을 저장하여 기화가 일어나면 진액을 선포, 배설할 수 있습니다.

어지럽죠? 이것을 보기 좋게 정리하면 이렇게 됩니다.

장부	관	나오는 것	
심	군주(君主)	신명(神明)	
폐	상부(相傅)	치절(治節)	
간	장군(將軍)	모려(謀慮)	
담	중정(中正)	결단(決斷)	
전중	신사(臣使)	희락(喜樂)	심포
비위	창름(倉廩)	오미(五味)	
대장	전도(傳導)	변화(變化)	
소장	수성(受盛)	화물(化物)	
신	작강(作强)	기교(伎巧)	
삼초	결독(決瀆)	수도(水道)	
방광	주도(州都)	진액(津液)	

이것은 황제가 기백에게 인체를 나라에 견줄 때 5장6부가 어떤 기능을 지니는가 하는 것을 물은 것이고, 그에 대한 기백의 대답입니다. 임금인 황제가 이해하기 쉽도록 몸과 나라를 비교하여 운영 원리를 설명한 것이죠.

심장은 임금에 해당합니다. 그렇기 때문에 정신을 주관하는 신명이 나옵니다. 따라서 심장에 이상이 생기면 아주 심각한 문제가 생깁니다. 그래서 심장이 병들기 전에 다른 여러 곳에서 미리 신호를 보냅니다. 몸의 병은 그런 신호인 셈이죠.

폐는 나라로 치면 상부에 해당합니다. 이때의 相은 서로 상짜가 아니라 재상이라는 뜻입니다. 부는 스승을 뜻합니다. 즉 폐는 재상이나 스승처럼 임금을 바른 길로 인도하는 기능을 한다고 봅니다. 임금의 무절제를 통제할 수 있는 자격을 말합니다. 그래서 폐는 심장의 화열을 식히고, 땀을 내고, 양기를 가라앉히는 작용을 합니다. 이런 작용을 숙강이라고 합니다. 반대로 기운을 올려서 온몸으로 산소와 함께 흩뜨리는 것을 선발이라고 합니다. 폐가 이 두 가지 작용을 하기 때문에 기를 주관하는 장기라고 했습니다.

간은 나라로 치면 장군에 해당합니다. 수많은 무리를 이끌고 용기 있게 앞서 나아가는 선봉장이죠. 그렇기 때문에 슬기로워야 합니다. 그래서 간에서 모려가 나온다고 한 것입니다. 임금에게는 일을 꾸려 나가는 앞잡이에 해당합니다. 기절했다가 의식이 돌아올 때 맨 먼저 눈이 열리고 근육을 움직입니다. 눈과 근육은 간이 주관합니다. 임금의 힘을 현실 속에서 드러내고 실천하는 것은 간입니다. 그렇기 때문에 간 기능이 떨어지는 사람은 추진력이 없습니다. 무슨 일을 하려는데 그걸 해치우지 못하고 질질 끄는 사람은 간이 약한 사람입니다.

담은 중정지관입니다. 중정이란 공정하다는 뜻이니, 요즘으로 치면 감사원이나 검찰 같은 사정기관이 될 것입니다. 옛날로 치면 언관입니다. 목숨을 내놓고 임금에게 쓴 소리를 해야 하는 지위입니다. 이런 기관은 공정해야 하며, 중심을 잡기 위해서는 늘 판단을 해야 하고, 실천을 하려면 결정을 해야 합니다. 그것을 결단이라고 합니다. 중정이란 어느 곳으로 치우치지 않게 바로잡는다는 뜻입니다. 그래서 어떤 일의 추진 여부를 과감하게 판단하고 결정하는 데는 담력이 있어야 합니다. 이러지도 저러지도 못하는 우유부단한 성격은 담에 문제가 있는 것입니다.

담은 청소부 노릇도 합니다. 언론은 부정부패를 까발려서 사회의 독소를 없애는 기능을 하기도 합니다. 나라의 의견소통을 잘 하게 만들어서 결국엔 깨끗하게 합니다. 그것이 청소하는 기능이죠. 그래서 담이 부실하면 몸이 찌뿌둥합니다. 특히 쓸개가 작다고 간단히 수술해버리면 이런 증상이 더욱 심합니다. 아무리 쉬어도 피로가 풀리지 않죠. 청소가 안 된 지저분한 곳에서 산다고 생각하면 이해하기 쉽습니다.

중정에서 말하는 공정함은 음양의 관계에도 해당합니다. 쓸개는 장과 부를 연결하여 음양의 균형을 조절한다는 말입니다. 모양부터가 여느 부와는 달리 대롱이 아니라, 장처럼 주머니를 닮았습니다.[8] 부에 속하면서도 장의 성질을 많이 지닌다는 뜻입니다. 이렇게 부이면서도 장을 닮아서 장과 부의 관계를 조절하는 데 관여합니다. 그래서 경락도 옆으로 흐르면서 앞뒤를 연결하고, 흐르는 방향도 지그재그여서 엉성한 바느질로 앞뒤를 엮어놓은 듯합니다. 앞도 아니고 뒤도 아니면서, 그 둘을 매개하는 것입니다.

장은 음이므로 음 기운이 강하면 움직이지 않으려고 할 것이고, 그러므로 안으로 끌어들이기만 하여 살이 찔 것입니다. 부는 양이므로 양 기운이 강하면 움직이려 들 것이고, 밖으로 내뿜으려고 하여 살이 빠질 것입니다. 음 기운이 강하면 잠을 자려 들 것이고, 양 기운이 강하면 잠을 자지 않을 것입니다. 바로 이런 특징이 잠과 연관되어 나타날 때 불면증과 다면증이 됩니다. 이런 기능에 쓸개가 깊이 연관돼 있습니다. 그래서 인체의 음양을 조절하는 아주 중요한 노릇을 맡는 것입니다. 이것저것 증상을 파악하여 치료를 하는데도 진도가 잘 안 나갈 때는 담을 한 번 건드려볼 필요가 있습니다.

6기로 소양인 상화는 삼초와 담을 말하는데, 이들은 다른 것들을 연결하는 기능을 많이 합니다. 삼초는 5장6부에 명문화의 기운을 전달하는 기능을 하고, 담은 몸의 안팎과 앞뒤를 서로 연결하여 원만하게 조절하는 기능을 합니다. 따라서 이것저것 치료를 했는데도 효과가 나지 않을 때는 전체의 균형을 통제하는 이 상화 기운을 자극해볼 필요가 있습니다.

전중은 심포를 말하는데, 모혈의 이름으로 대신했군요. 이것이 신사지관이라

---

8) 『통속 한의학 원론』 123쪽

고 한 것은 심장의 가장 가까운 곳에서 모시는 시종과도 같다는 뜻입니다. 폐가 재상과 스승으로서 임금의 행동을 통제하는 노릇을 한다면, 심포는 이와 반대로 심장의 일을 적극 시행하려고 하는 기능을 합니다. 심장의 분신 같은 존재죠. 여기서 희락이 나온다고 했는데, 기쁨을 드러내는 감정을 말합니다. 심장이 발달하는 사춘기에는 깔깔거리고 잘 웃는데, 바로 이런 감정이 드러나는 것을 심포가 주관합니다. 가랑잎 굴러가는 것만 봐도 웃는다는 여고시절인데 지금은 사춘기가 빨라져서 초등학교 고학년이나 중학생 때로 내려갔습니다.

다른 장기와 달리 비장과 위는 따로 나누지 않고 한꺼번에 다뤘네요. 위장이 곡식을 받아들이는 것과 그것을 운화시키는 비장의 기능이 동시에 일어나기 때문에 그런 모양입니다. 이것은 창름에 비유했는데, 창름은 곡식을 쌓아두는 창고를 말합니다. 비위가 몸에서 그런 기능을 맡는다는 뜻입니다. 여기서 나오는 것이 다섯 가지 맛이라고 했는데, 이 5미란 몸을 자양하는 곡식의 정미한 기를 말합니다. 이 기인 영양분을 저장하고 공급하여 몸이 움직이도록 해준다는 뜻입니다.

비위는 다른 장기와 똑같이 다루기에는 너무나 비중이 큰 장기입니다. 5행 중에서 토는 나머지 전체를 관장하는 중요한 지위죠. 5장6부에서는 비위가 여기에 해당합니다. 그래서 병을 오래 앓으면 비위도 덩달아 아픕니다. 비위를 바로잡지 않으면 치료를 해도 잘 안 듣습니다. 반짝 하다가 말죠. 그래서 오래 묵은 병은 비위부터 잡아나가야 합니다.

대장은 전달하는 벼슬을 말하는데, 거기서 변화가 나온다는 뜻입니다. 왕명을 전달한다는 것인데, 왕명이란 심장을 말하는 것이지요. 심장의 열이 마지막에는 대장으로 몰려 변비를 유발한다는 것을 생각하면 이 관계를 이해하는 데 도움이 될 듯합니다. 여기서 변화가 나온다는 것은 심장의 영향을 민감하게 반영한다는 뜻입니다. 사람이 스트레스를 받으면 심장이 크게 열을 일으키고, 시간이 좀 지나서 위로 뜬 기운이 가라앉으면 심장이 일으켰던 열은 소장으로 갑니다. 심장과 소장은 표리관계죠. 소장에 쌓인 열이 수승화강 작용을 방해하다가 나중에는 대장으로 가서 변비를 일으키는 것입니다. 대장은 기능이 찌꺼기를 내보내는 것인데, 그게 안 되면 갖가지 독소가 몸 안에 쌓이게 됩니다. 만성병의 원인이 되죠.

소장의 벼슬은 수성인데, 심장의 뜻을 받는다는 말입니다. 심장은 열을 주관합니다. 그래서 감정을 일으키면 치밀어 올랐던 심화는 나중에 소장으로 내려갑니다. 심장의 남은 열을 소장이 받는 것입니다. 소장은 위에서 내려온 음식을 통과시키면서 각종 양분을 흡수하여 몸에 필요한 에너지로 바꿉니다. 이것을 물질을 변화시킨다는 뜻의 화물이라고 표현한 것입니다. 소장에 열이 있으면 이 작용이 잘 안 됩니다.

신장의 벼슬은 작강이네요. 강하게 한다는 뜻인데, 이것은 몸속의 변화가 이루어질 수 있도록 에너지를 제공하는 것을 말합니다. 신장은 타고난 기운(선천지기)을 관장합니다. 그렇기 때문에 다음 세대를 낳는 생식기능을 주관합니다. 정력을 주관하고 후손을 낳고 삼신할미가 준 에너지를 저장하여 관리하는 기묘한 일들을 담당하기에 기교가 나온다고 말한 것입니다. 정력에 좋다고 소문난 것 중에 해구신이라고 있습니다. 물개의 생식기를 뜻하는 말인데, 신(腎)이라고 합니다. 생식기를 신이라고 하는 것에서 신장이 지닌 생식기능을 엿볼 수 있습니다.

삼초의 벼슬은 결독이라고 했네요. 독은 도랑이라는 말이니, 결독은 도랑을 친다는 뜻입니다. 즉 물이 잘 흘러가도록 하는 기능을 말합니다. 3초는 상초 중초 하초를 말합니다. 각기 안개, 거품, 도랑으로 표현했습니다. 물에 열이 관여하면서 위로 갈수록 차차 가벼워지는 생리변화를 묘사한 것입니다. 그렇기 때문에 아랫배가 차가와지면서 동시에 머리가 아픈 증상은 이 물길이 순탄하지 못해서 생긴 병입니다. 이걸 터주는 것은 삼초라는 뜻입니다.

방광의 벼슬은 주도인데, 마을을 뜻하는 이 단어가 물과 연관되면 결국 물이 모이는 곳을 말합니다. 인체에서 물은 진액을 말하고 방광은 그것을 저장하고 때 맞춰 내보내는 수문 노릇을 한다는 말이 됩니다. 임금의 존재는 결국 나라 곳곳의 마을을 잘 다스리는 것입니다. 그러고 보니 온몸에 퍼진 경락 중에서 방광경의 혈이 가장 많고 또 널리 퍼졌음을 알 수 있습니다. 그것으로 보면 방광의 상태가 몸의 건강을 확인할 수 있는 중요한 자리임을 알 수 있습니다. 나이 많은 사람들이 전립선에 문제를 일으키는 것도 결국은 심장의 지배력이 나라의 구석구석에 미치지 못하는 까닭입니다. 그 문제를 방광이 보여준다는 것입니다.

이상의 비유는, 옛날의 나랏일에 크게 관심이 없이 지내온 요즘 사람들에게는 아주 낯선 일인데, 각각 떨어져있는 장부들이 서로 어떻게 기능을 나누어서 몸이라는 작은 우주를 경영하는가 하는 것을 아주 잘 설명했다는 점에서 오래 곱씹어봐야 할 내용입니다. 지금 당장 이해하기가 어렵다면 그냥 지나쳐도 되지만, 공부를 할수록 이런 비유는 자꾸 되풀이해서 익숙하게 만들어야 합니다. 그러면 옛사람들의 생각을 이해하면서 몸을 점점 깊이 보게 됩니다.

 중요한 5장의 작용에 대해 정리하면 다음과 같습니다.

간: 발생조달(發生條達)
심: 확산추동(擴散推動)
비: 조절운화(調節運化)
폐: 선발숙강(宣發肅降)
신: 장정고금(藏精固禁)

발생조달의 발생은, 간이 5행상 맨 앞에 속하는 까닭에 모든 일의 시작을 알리는 것을 말합니다. 싹이 트는 모습에서 목을 추상했듯이 간은 에너지를 흡수하여 활동을 개시하는 그런 노릇을 도맡아 합니다. 말하자면 선발대나 선봉부대죠.

그래서 장군에 배당된 것입니다. 일을 처음 벌이는 것입니다. 조달은 나무가 뿌리에서 가지를 거쳐 잎사귀까지 물을 공급하듯이 온몸에 기운을 통하게 한다는 말입니다. 특히 혈액과 관련하여 몸의 어디에 얼마를 보내라는 것을 간에서 결정합니다. 비장에서 피를 만들고 심장에서 공급하는데, 어디에 어떻게 보내라는 것을 간에서 판단한다는 것입니다. 그래서 하루의 활동을 마감하고 남은 피들은 밤에 간에 저장되었다가 다음날 다시 필요한 곳으로 보내집니다. 그래서 낮에 간에 저장되는 혈액은 0.4리터 정도인데, 한밤에 저장되는 혈액의 양은 1.5리터나 된다고 합니다.[9] 간에 문제가 생기면 이것이 잘 조절이 안 됩니다. 이와 같이 기운이 작용하는 첫 번째 동기를 간에서 만들고 그 기운을 전신에 보내는 성질을 발생조달이라고 하는 것입니다.

　확산추동은 심장의 운동과 작용을 말하는 것입니다. 몸 구석구석까지 피를 공급하는 것이 확산이고 추동입니다. 에너지를 공급하여 무슨 일을 할 수 있도록 밀어붙이는 힘을 말합니다. 확산은 퍼지는 것을 말하는 것인데, 폭죽이 하늘 꼭대기로 올라가 퍼지는 것을 연상하면 쉽습니다. 추동은 파도처럼 끝없이 밀어붙이는 힘을 말합니다. 염통이 불끈거릴 때마다 피가 손가락 발가락의 실핏줄 끝까지 퍼져가는 것을 연상하면 이 말을 실감할 수 있을 것입니다.

　조절 운화는, 비장이 각 장기의 기능을 중간에서 조절하고, 몸으로 들어온 곡물을 에너지로 만들어서 장기에서 쓸 수 있도록 한다는 말입니다. 모든 장기는 비위에서 제공하는 에너지를 바탕으로 작동하고 활동합니다. 그렇기 때문에 비위의 도움이 없으면 안 됩니다. 이렇게 비위가 각 장기와 연계하여 다른 장기들이 활동할 수 있도록 에너지를 제공하고 통제하는 것을 조절이라고 합니다. 비위에서 받아들인 곡기는 그냥 몸에서 쓰는 것이 아니라 혈당이나 젖산 포도당, 아니면

---

9)　『작은 의사가 본 구당침뜸』 366쪽

호르몬 같은 액체로 만들어서 씁니다. 그렇게 쓸 수 있도록 에너지를 만드는 것을 운화라고 합니다.

선발숙강. 선발은 흩뜨린다는 말입니다. 무슨 말이냐 하면, 비위에서 만든 에너지를 몸에서 쓰려면 그것을 구석구석 퍼뜨려야 하는데, 이때 비장에서 그 에너지를 폐로 보냅니다. 그러면 폐에서는 신선한 공기와 비장에서 온 곡기를 피에 공급하여 심장을 통해 전신으로 보냅니다. 그것을 말하는 것이 선발입니다. 숙강이란, 몸의 기를 아래로 내려주는 기능을 말합니다. 몸의 기는 왼쪽에서 간이 올리고 오른쪽에서 폐가 끌어내립니다. 그래서 해가 뜨고 지듯이 인체의 기가 오르고 내리면서 몸을 조절하는 것입니다.

장정고금. 장정은 정을 저장한다는 말입니다. 정이란 생명을 담당하는 원기를 말합니다. 생식작용과 관련이 깊죠. 신장이 이런 기능을 담당한다는 말입니다. 고금이란 함부로 흘러나가지 않도록 한다는 말입니다. 몸에 진이 빠지고 힘이 없으면 이 생명의 원천인 정기가 저절로 흘러나갑니다. 몽정이나 유설 같은 것이 그런 것입니다. 나이 들어서 오줌이 질질 새는 것도 그런 것이죠. 그래서 이런 기운이 새나가지 않도록 꽉 고정시키는 작용을 말합니다. 신장은 몸의 물을 내보내고 걸러내는 기능을 하는데, 이런 것이 함부로 이루어지지 않고 적절하게 통제받을 수 있도록 관리하는 것을 말합니다.

이석 남사당패의 역사에서 유명한 꼭두쇠로 바우덕이라는 여자가 있습니다. 이 여자를 다룬 연극을 보니, 몇날 며칠을 굶은 패들이 쓰러지려고 하자, 바우덕이는 곧 쓰러질 듯 지치고 굶주린 몸으로 일어나 꽹과리와 북을 치며 춤을 추고 노래하기 시작하더군요. 그러자 다 쓰러져가던 사람들도 함께 덩실덩실 춥니다. 삶의 절망과 애환을 신명으로 극복하는 장면이었습니다.

끼니를 며칠 걸렀으면 후천지기인 곡기가 공급이 안 된 것입니다. 그런데도 어디선가 기운이 나서 몸을 움직이며 덩실덩실 춤을 춥니다. 춤추는 일은 보통 어렵고 힘든 일이 아닙니다. 그런데도 굶어죽기 직전의 사람도 일어나서 함께 춤을 춥니다. 이것은 곡기가 아닌 다른 기운이 작용했다는 것을 뜻합니다. 무슨 기운일까요? 후천지기가 공급되지 않으면 사람은 생존을 위해서 선천지기를 쓰게 됩니다. 결국은 신장 속에 들어있던 태어날 때 갖고 태어난 기운을 쓴 것입니다. 이렇게 되면 목숨은 유지하지만 나중에 수명이 짧아집니다.

단식에 대해서도 같은 말을 할 수 있습니다. 오래 굶어서 에너지 공급이 끊기면 사람의 몸은 목숨을 부지하려고 선천지기를 끌어다 씁니다. 당연히 생명을 단축하는 결과를 불러옵니다. 그래서 단식은 몸을 뜯어고치는 중대한 경우가 아니면 함부로 할 것이 못됩니다. 단식 후에는 먼저 끌어다 쓴 선천지기를 보충할 수 있는 에너지를 회복시켜주어야 합니다.

감정을 보겠습니다.

분노의 감정은, 마음이 억눌릴 때 생기는 것입니다. 한참 억눌리다보면 억울하다는 생각이 들고 그 상태로부터 벗어나기 위해서 가슴 밑바닥에 서린 기운을 밖으로 분출시키는 것입니다. 응축된 기운을 음기라고 한다면 그곳으로부터 벗어나려는 신호가 바로 분노입니다. 변화가 시작되어 밖으로 막 드러나는 것이기 때문에 이것을 목에 배당한 것입니다. 억눌린 감정이 크고 깊을수록 솟구치는 힘도 강합니다. 그래서 소심한 사람들이 한 번 화를 내면 폭탄처럼 터져 큰 일을 저지르는 것입니다.

기쁨은, 기분이 이미 떠올라서 어쩌지 못하고 밖으로 나도는 것을 말합니다. 음기의 구속에서 벗어나 가장 멀리 뻗어나간 기운이기 때문에 화에 배당합니다. 기분이 좋으면 어수선한 행동을 하죠.

사려는 깊은 생각을 말합니다. 고민 같은 것이죠. 그래서 이것을 해야 하나 저것을 해야 하나, 이리 가야 하나 저리 가야 하나, 고민하는 것을 말합니다. 이쪽으로도 저쪽으로도 가지 못하기 때문에 한 자리에 머물러있기 마련입니다. 이쪽도 저쪽도 아닌 곳이 바로 중앙이지요. 그래서 토에 배당합니다. 생각이 많으면 결단성이 부족합니다. 그래서 행동이 굼뜨고 우유부단한 성격을 갖게 되죠. 우왕좌왕하고 갈팡질팡하다가 끝나는 수가 허다합니다.

슬픔은 좌절에서 많이 옵니다. 어떤 행위를 부정하는 마음이죠. 부정이란 어떤 일이 되어가는 것을 멈추게 하고 끊어내는 것입니다. 그래서 변화를 부정하고 자신의 안으로 자꾸 기어들어가려고 하기 때문에 금에 배당했습니다. 여름철에 자라던 식물이 더 이상 자라는 것을 멈추고 거두어들이는 것과 비슷한 상황입니다.

두려움은 외부와 교류를 완전히 차단하고 가장 깊은 곳에 웅크린 상태를 말합니다. 벌벌 떨 때의 기분을 보면 가장 어둡고 침침한 구석에 쪼그리게 되는 것을 알 수 있습니다. 그래서 수에 배당한 것입니다.

따라서 이런 감정을 지닌 사람에게는 상극관계를 이용하면 심리치료에 큰 효과를 볼 수 있습니다. 두려움이 많은 사람에게는 상극관계인 토를 불러일으키면 됩니다. 토는 깊은 생각이죠. 두려움에 떠는 사람에게는 두려워할 필요가 없는 정당한 이유를 하나씩 들려주며 설득하면 마음을 풀고 서서히 움직입니다.

화가 잔뜩 난 사람에게는 동정심을 유발하는 상황을 보여주거나 애원을 합니다. 슬픈 감정을 보여주는 것입니다. 그러면 상대의 애처로운 처지에 마음이 스르르 풀리고 맙니다. 금극목이죠.

시도 때도 없이 실실거리며 웃는 녀석들이 있습니다. 특히 한창 자라는 아이들이 그렇죠. 사춘기의 아이들은 굴러가는 가랑잎만 봐도 깔깔거립니다. 이런 아이들에게는 공포심을 불러일으켜주는 것입니다. 수극화죠. 그래서 옛날 어른들이 아이들에게 회초리를 든 것입니다. 그러면 고삐 풀린 마음이 잔뜩 긴장합니다.

너무 골똘히 생각하는 버릇이 있는 사람에게는 화를 돋우어야 합니다. 골똘히 생각하면 움직이기 싫어합니다. 음기가 강하게 집중되기 때문입니다. 이것을 흩으려면 양기를 발동시켜서 터뜨려야 합니다. 분노의 감정보다 더 좋은 것이 없죠. 목극토죠. 실제로 이 방법으로 치료한 예가 옛글에도 많이 나옵니다.

5음

5음의 궁상각치우는, 우리나라 발음이 아니라 중국어 발음으로 해야 정확합니다.

角(jiao)	徵(zhi)	宮(gong)	商(shang)	羽(yu)
아(ㄱ)	설(ㄴ)	후(ㅇ)	치(ㅅ)	순(ㅁ)

각은, 같은 목으로 분류된 닭의 울음소리를 연상하면 이해하기 쉽습니다. 혀가 뒤로 바짝 당겨지면서 목구멍 깊은 곳에서 나는 소리입니다. 국어음운학에서는 이것을 아음이라고 합니다. 치는, 염소나 양의 울음소리를 떠올리면 됩니다. 설음인데, 혀의 맨 끝에서 나면서 입 밖으로 튀어나가는 듯한 느낌이 납니다. 궁은, 후음이고 유성음입니다. 그래서 울림이 깊습니다. 소의 울음소리를 연상하면 됩니다. 상은, 이빨에 바람이 스치면서 나는 치음인데, 말 울음소리나 귀뚜라미 울음소리를 연상하면 됩니다. 쇳소리라서 맑고 가벼운 특징이 있습니다. 우는, 돼지 울음소리를 연상하면 되는데, 자꾸 안으로 잠겨드는 느낌이 있습니다.

중국어는 우리말과 달라서 음과 운으로 발음이 나뉩니다. 말이 다르니 이것을 정확히 설명할 수도 없습니다. 그래서 훈민정음을 만든 세종도 중국과 우리나라가 말이 다르다는 것을 절실히 느껴 창제 취지의 첫머리에 밝혔습니다. 우리말은 홀소리와 닿소리, 즉 자음과 모음으로 표기되고 발음됩니다. 세종이 만든 한글의 원리를 들여다보면 이렇습니다.

모음은 천지인을 본떠 만들었습니다. 하늘은 둥그니 점(·)으로 표시하고, 땅은 평평하니 가로막대(ㅡ)로 표시하고, 사람은 서있으니 세로막대(ㅣ)로 나타냈습니다. 이 셋을 결합하여 수많은 모음을 만들어냅니다. ㅣ뒤에 점을 붙이면 ㅣ+·=ㅏ, ㅣ앞에 점을 붙이면 ·+ㅣ=ㅓ, ㅡ위에 점을 붙이면 ·+ㅡ=ㅗ, 이런 식입니다. 단 세 개의 부호를 가지고 홀소리인 모음을 무궁무진하게 만들어 낼 수 있습니다. 한글의 모음으로 표기를 못할 소리는 없다고 봐도 과언이 아닙니다. 단 3개의 부호로 모든 모음을 만들 수 있기 때문에 디지털 시대에 가장 활용도가 좋은 문자라는 것이 판정되었습니다. 핸드폰의 자판에 부호 셋만 놓으면 아무리 많은 모음도 다 만들 수 있습니다.

우리 겨레의 말에서 사용되는 모음은 다음과 같이 정리됩니다.

홑소리 : ㅏ ㅑ ㅓ ㅕ ㅗ ㅛ ㅜ ㅠ ㅡ ㅣ
겹소리 : ㅐ ㅒ ㅔ ㅖ ㅘ ㅚ ㅝ ㅞ ㅟ ㅢ

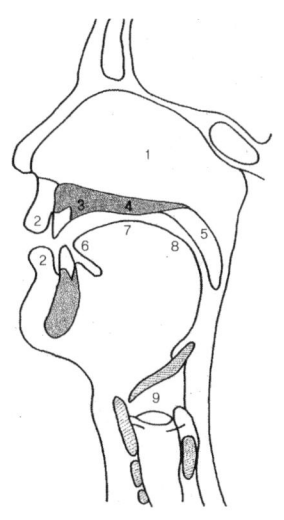

1. 코안
2. 입술
3. 윗잇몸
4. 센입천장(경구개)
5. 여린입천장(연구개)
6. 혀끝
7. 혓바닥
8. 혀뒤
9. 목청(성대)

다음은 닿소리를 보겠습니다. 이 닿소리를 만든 원리를 보면 세종이 얼마나 현명하고 뛰어난 임금인가를 알게 되면서 동시에 탄식이 절로 나옵니다.

훈민정음 해례본이 발견되면서 훈민정음이 만들어진 원리가 자세히 밝혀졌습니다. 여기에 따르면 닿소리는 혀의 모양을 보고서 그려서 만든 것입니다. 5행의 원칙에 따라 세종은 입안에서 나는 소리를 자세히 관찰해본 결과 모두 다섯 가지로 분류된다는 사실을 알았습니다. 말소리는 바람이 입 밖으로 나올 때 어딘가 스치면서 나는 것입니다. 그 소리가 나는 지점을 세종은 다섯으로 분류한 것입니다. 이것은 음양5행이라는 패러다임이 세종의 머릿속에 있었기 때문에 해낼 수 있는 일이었습니다. 그 위치를 자세히 살펴보니 혀가 입천장의 맨 뒤에 붙을 때와 입천장의 안쪽이나 잇몸에 붙을 때, 그리고 전혀 붙지 않을 때의 목구멍과 이빨 잇몸에서 나는 것이었습니다. 이것을 보면 4계절이 순환하듯이 목구멍 쪽에서부터 이빨 쪽으로 소리가 펼쳐진다는 것을 알 수 있습니다.

예를 들어, ㄱ을 발음할 때 혀의 모양을 보면 혀가 최대한 목 뒤쪽으로 당겨진다는 사실을 알 수 있습니다. '가' 하고 발음하면 혀는 입안의 맨 뒤쪽으로 물러납니다. 반면에 ㄴ을 발음할 때 혀의 모양을 보면 혀끝이 잇몸에 가서 붙는 것입니다. '나'를 발음해보면 혀끝이 잇몸의 뒤에 가서 닿습니다. 이 상태의 혀 모양을 잘 살펴보십시오. '가'를 발음하면 혀가 뒤로 당겨지므로 ㄱ자처럼 구부러지고, '나'를 발음하면 ㄴ자처럼 구부러집니다. 이렇게 해서 기역과 니은이 만들어진 것입니다.

벌써 500년 전에 만들어진 것인데, 그 무렵에는 혀가 실제로 이렇게 구부러지는지 확인할 방법이 없었습니다. 그런데 근래에 한글학자들이 엑스레이의 도움을 얻어서 발음할 때의 혀 모양을 촬영했는데, 실제로 이렇게 구부러진다는 사실을 확인했습니다. 실로 놀라운 일입니다.

ㅁ은 입이 완전히 닫힌 모양을 그린 것입니다. 입이 닫힌 상태에서 나는 소리죠. ㅅ은 이빨의 날카로운 모양을 그린 것입니다. 납작하게 펴진 혀 양옆으로 빠져나간 공기가 이빨을 스치면서 내는 소리입니다. ㆆ은 목구멍의 단면을 본뜬 그림입니다.

이렇게 해서 소리가 나는 위치에 따라서 입술소리〔脣〕, 혓소리〔舌〕, 잇소리

	소리	위치
입술소리	ㅁㅂㅃㅍ	두 입술
혀끝소리	ㄴㄷㄸㅌㄹㅅㅆ	윗잇몸과 혀끝
센입천장소리	ㅈㅉㅊ	센입천장과 혓바닥
여린입천장소리	ㄱㄲㅋㅇ	여린입천장과 혀뒤
목청소리	ㅎ	목청 사이

[齒], 어금닛소리[牙], 목청소리[喉]로 정리가 됩니다. 이것을 중학교 국어 교과서에서는 이렇게 가르칩니다.

우리가 소리에 대해서 이렇게 연구하는 것은, 그것을 환자를 대할 때 치료에 참고하려는 것입니다. 예컨대 환자와 대화를 하는데 그가 허스키한 목소리를 내고 있다면 그는 목의 기운에 문제가 있다고 판단하는 것입니다. 가늘고 카랑카랑한 쇳소리가 난다면 금의 기운이 강한 사람이고, 촉촉이 적시는 맑은 물소리 같은 목소리를 내고 있다면 수의 기운이 강한 사람입니다. 무언가 건조한 소리가 나오는 사람이라면 심장의 기능이 항진돼있다고 추측할 수 있고, 그릉그릉 울림이 깊은 소리라면 비위가 발달했다고 판단할 수 있습니다. 특정한 병이 깊어지면 이런 경향은 더욱 강화되니 잘 살펴서 응용해야 합니다.

돋보기 이 배치표 상의 5음과 훈민정음해례에 나오는 한글 창제 원리는 어긋납니다. 배치표 상으로는 입술소리가 수이고 목구멍소리가 토로 나오는데, 해례본에서는 반대라고 설명합니다. 번거롭더라도 한 번 원문을 볼까요?

夫人之有聲本於五行. 故合諸四時而不悖 叶之五音而不戾. 喉邃而潤 水也. 聲虛而

通 如水之虛明而流通也. 於時爲冬 於音爲羽. 牙錯而長 木也. 聲似喉而實 如木之生於水而有形也. 於時爲春 於音爲角. 舌銳而動 火也 聲轉而颺 如火之轉展而揚揚也. 於時爲夏 於音爲徵 齒剛而斷 金也. 聲屑而滯. 如金之屑瑣而鍛成也. 於時爲秋 於音爲商. 脣方爲合 土也. 聲含而廣 如土之含蓄萬物而廣大也. 於時爲季夏 於音爲宮.

후는 분명히 수라고 하고 있지요? 이유는 깊고 촉촉하기 때문이라고 설명합니다. 또 입술은 네모나고 합쳐지기 때문에 토를 닮았다고 분명히 말하고 있습니다. 하늘은 둥글고 땅은 모나다는 발상과 일치하는 결론입니다. 이렇게 되면 이름을 짓는 성명학에서 큰 혼란이 일어날 것입니다. 성명학에서는 위의 5행배치표를 따르기 때문입니다.[10] 훈민정음 해례본의 설명이 더 정확할 것인데, 언제 어째서 이것을 바꾸었는지는 좀 더 알아보아야 할 듯합니다.

5관

얼굴에 있는 감각기관을 가만히 살펴보면 특징이 있습니다. 앞서 우주와 만물의 특징을 음정양동이라고 했습니다. 음은 가만있고 양은 움직인다는 뜻이죠. 그러면 눈 코 입 귀 중에서 이 기준으로 나누면 어떻게 될까요? 코와 귀는 움직이지 않지만, 입과 눈은 움직이죠. 그러면 결론이 났네요. 코와 귀는 음이고, 입과 눈은 양입니다.

또 코와 귀는 평지에서 우뚝 솟았고, 입과 눈은 움푹 꺼졌네요. 여기서도 음양의 특징이 드러납니다. 코는 공기를 내쉬는 곳이니, 당연히 허파와 연관 지어 금이라고 하면 될 테고요. 그러면 귀는 음 중의 나머지 하나인 수에 배당하면 될 듯

---

10) 박재현, 『음파메세지 성명학』, 삼한, 2002, 98-101쪽; 정병열, 『고송 선생의 이름 짓는 법』, 새로운 문화사, 2006, 35쪽; 정담선사, 『성명학』, 삼한, 2007, 70쪽

합니다.

양에 해당하는 입과 눈은 목과 화를 어떻게 결정할까요? 그것은 입에 달렸습니다. 입은 보통 토에 배당합니다. 겉모양인 입술이 그렇죠. 그렇다면 입이라고 할 때 안팎을 구별한다면 입술이 토라면 화에 해당하는 것은 입안일 것입니다. 입안에는 혀가 있죠. 그렇다면 입안의 혀와 눈을 비교해야 합니다. 당연히 혀가 화입니다. 왜냐하면 피가 가장 많이 몰려있는 곳이기 때문입니다. 그래서 자살할 때 혀를 깨무는 것입니다. 출혈이 너무 잘 돼서 심장에 큰 장애를 주기 때문이죠. 따라서 같은 양이라도 목은 눈에 배당되는 것입니다.

관상에서 좋은 얼굴이란, 균형이 잘 잡힌 것을 말합니다. 이 균형은 들어갈 데가 들어가고 나올 데가 나오는 것입니다. 들어갈 곳은 눈과 입이고, 나올 곳은 코와 귀죠. 코는 어느 정도 우뚝해야 얼굴 전체의 균형을 잡아줍니다. 남자는 좀 콧대가 높은 듯해야 하고 여자는 낮은 듯해야 합니다. 여자가 콧대가 높으면 문제겠죠. 남자를 우습게 알 가능성이 있습니다. 그래서 예쁜 여자의 코를 마늘쪽 같은 코라고 표현했는데 우뚝해서는 안 되면서도 각선미가 잘 살아난 모양을 말합니다. 반대로 남자의 코가 너무 낮으면 어쩐지 답답해 보입니다. 남자의 얼굴이 답답해 보인다는 건 옹졸해 보인다는 것과 같습니다. 소크라테스의 코가 들창코였다는데, 남들 눈에 답답한 샌님으로 비쳤겠죠?

귀의 경우에도 그렇습니다. 귓바퀴가 너무 얇으면 신장의 기운이 약한 것인데, 신장은 선천지기를 관장하는 장기라서 수명과 연관이 깊습니다. 그래서 옛날부터 귓불이 두툼하고 밑으로 처진 것을 좋은 관상이라고 했습니다. 절에 가면 부처님의 귀는 어깨에 닿아있습니다. 바로 이런 점을 강조한 것입니다. 귀가 얇으면 선천지기가 약한 것이기 때문에 잔병치레를 많이 할 가능성이 있습니다.

이목구비의 관계를 5장에 연결시켜서 설명한 것이 이제마의 4상의학입니다. 아직 완성된 이론은 아니지만 동양의학에서 사람의 몸을 보는 새로운 차원을 연

발상입니다.

이삭 동양사회에서는 관상을 중요시했습니다. 관상학은 아주 복잡한 용어로 많은 설명을 하는데, 이런 책을 읽을 때 마음속에 모델을 하나 떠올려놓고서 읽으면 아주 쉽게 이해할 수 있습니다. 그러면 누구를 떠올려야 할까요? 고민할 것 없습니다. 동양인들이 마음속에 그려놓은 인물은 절간에 가면 볼 수 있습니다. 부처님 상이죠. 절간에 모셔진 부처는 실제의 부처 모습과 전혀 다른 사람입니다. 왜 그럴까요? 그것은 동양인들의 마음속에 깃든 이상향이기 때문입니다. 동양인들이 그린 가장 완벽한 관상을 갖춘 사람이 절간의 불상입니다.

5체

이것도 음정양동의 원칙에 따라, 먼저 음양을 구별해보겠습니다. 움직이는 것은 양이고 가만있는 것은 음이니, 움직이는 것을 찾으면 근육이고 움직이지 못하는 것을 찾으면 뼈가 됩니다. 그러니 근육이 양이고 뼈가 음이죠. 근육은 움직이지 않는 뼈에 붙어서 고무줄처럼 늘어나고 줄어드는 작용으로 몸을 움직입니다.

그런데 이들을 감싼 것이 있습니다. 그게 뭘까요? 살이죠. 그리고 그 겉을 살갗이 싸고 그 안을 피가 채워서 영양을 공급합니다.

그러면 살은 무엇에 해당할까요? 토는 태극의 성질을 많이 갖고 있다고 설명한 적이 있을 것입니다. 검정과 흰돌이 바둑이라면 바둑이 이루어지는 바둑판이 태극이라고 했죠. 뼈와 근육을 다 끌어안고 그런 활동이 가능하도록 전체를 에워싸서 밑받침하는 것이 바로 살입니다. 그래서 토로 배당한 것입니다.

그 안으로 돌아다니며 영양을 공급하는 피는 당연히 화에 해당하고, 겉을 감싼 살갗은 나머지인 금에 해당합니다. 피부는 공기와 접촉하는 부분이죠. 제2의 허파라는 말이 그래서 나온 겁니다. 공기와 접촉하는 장기는 허파입니다. 5행상 당연히 금입니다.

어떤 사람이 근육에 문제가 생겼다 하면 일단 5행상 목의 문제입니다. 특히 어깨근육이 오래 꾸준히 아픈 사람은 5행인 간담의 이상이 틀림없습니다. 반대로 간 질환을 앓는 사람은 관절 통증을 자주 호소합니다. 그러면 간담의 이상을 의심해봐야 합니다.

자꾸 피부에 부스럼이 일어나거나 가려움증 같은 것이 생기면 금을 생각해야 합니다. 알레르기나 아토피 같은 병들은 금의 작용에 문제가 생긴 것입니다. 금에 해당하는 폐와 대장의 공통점은 몸속의 찌꺼기를 몸 밖으로 내보내는 기능을 하는 것입니다. 허파는 몸속의 독을 머금은 탁한 공기를 내뱉고 대장은 음식 찌꺼기를 내보냅니다. 이게 잘 안 되면 여러 가지 독소가 몸에 남아서 이런저런 모양으로 변형되며 문제를 일으키는 것입니다.

5액

5액은 눈물, 땀, 침, 콧물, 가래를 목 화 토 금 수로 각기 배당합니다.

간 기능이 떨어지면 제일 먼저 나타나는 것이 눈이 충혈되는 것입니다. 그러다가 찬바람이라도 불면 눈물이 줄줄 샙니다. 특히 중년으로 접어들면 이런 현상이 심해집니다. 몸이 낡았다는 증거죠. 눈 안쪽 구성에 방광혈인 정명이 있는데, 물이기 때문에 당연히 방광의 기능과도 관련이 있습니다. 그렇지만 치료를 해 보면 대부분 간 쪽을 건드리는 것이 효과가 더 좋습니다. 특히 담경의 풍지는 눈물 흘리는 이 증상에 효과가 좋은 혈입니다.

땀은 폐나 신장 같은 다른 장부와 다 연관이 있지만, 비 오듯이 흐르는 땀은 심장이 허해서 그런 것입니다. 땀은 피와 같이 만들어지고 피가 밖으로 드러나는 것입니다. 그래서 결국은 심하게 흐르는 땀의 문제는 심장의 소관으로 결정납니다. 땀이 너무 많이 나는 사람은 심경을 다스리면 효과가 좋습니다.

침을 질질 흘리는 사람은 비위의 기능에 문제가 있는 것입니다. 특히 비장은 성질이 습토인 데다가 6기에서도 태음입니다. 그래서 축축하게 만드는 몸의 기능은 비장이 관여하고 이것이 침으로 나타나는 것입니다. 맛있는 것을 보았을 때 군침이 절로 흐르는 것은 벌써 비장이 음식을 받아들이려고 작동을 시작한 증거입니다. 침을 많이 흘리는 것은 너무 습한 상태이기 때문에 이때는 건조하게 해주는 경락을 건드려야 하는데, 대장이 제격입니다. 대장은 비장과 역상합 관계입니다. 몸에 습이 많으면 무겁고 찌뿌둥합니다. 당연히 움직이기를 싫어하죠. 살이 찝니다. 이런 사람에게는 꼭 회충 같은 것이 기생합니다. 회충이라는 것이 미끌미끌하죠. 그런 환경을 좋아하기 때문입니다. 침을 질질 흘리는 것을 이런 기생충들이 좋아하겠죠.

축농중 환자들은 햇볕을 많이 쬐면 콧물부터 줄줄줄 흘립니다. 그러다가 머리가 빠개질 듯이 아프죠. 코는 당연히 폐의 소관이고 폐는 간을 극합니다. 상극관계죠. 그래서 머리 꼭대기까지 기가 치밀어 올라서 두통이 발생하는 것입니다. 그래서 콧물이 금에 배당된 것입니다.

몸이 차면 맑은 가래가 나오고 몸에 열이 있으면 누런 가래가 나옵니다. 콧물도 마찬가지입니다.

5) 침뜸에서 음양 5행을 꼭 알아야 하는 이유

침뜸은 동양의학이기 때문에 그 밑그림인 음양 5행을 잘 알아야 합니다. 그래야만 몸에서 나타나는 여러 가지 변화를 어떤 원칙을 갖고 들여다볼 수 있기 때문입니다. 음양 5행을 모르면 몸에서 나타나는 갖가지 증상의 원인을 찾아가는 데 큰 어려움을 겪습니다. 달리 말해 몸에서 나타나는 여러 가지 질병과 관련된 증상들이 서로 어떤 관계를 맺었기에 그렇게 반응하는가 하는 궁금증을 시원하게 설명해주는 이론이 바로 음양 5행이라는 말입니다.

우리 어머니가 7순 중반에 갑자기 고혈압이 왔습니다. 그런데 평소에 지병이 디스크였습니다. 시골에서 너무 일을 많이 해서 허리가 고장난 것이죠. 고혈압은 심장의 이상이고, 디스크는 대장 실이 원인이라고 봅니다. 그래서 고혈압을 침으로 다스리는 중에 디스크를 치료해보려고 사암침법으로 오른쪽 대장을 사한 적이 있습니다. 실한 대장을 오래 사하면 그 반대로 되어 대장 허가 되지요. 그래서 2시간 가까이 침을 꽂아놓고 그대로 두었습니다.

그런데 다음날 어머니가 오른쪽 허벅지 바깥쪽과 무릎 바로 위쪽이 아프다는 것입니다. 경락상으로는 담 경락과 비장 경락입니다. 전에 없던 증상이 갑자기 나타난 것입니다. 침 맞은 후에 갑자기 나타난 증상이니 원인은 전날 맞은 침이겠지요. 어째서 이런 일이 일어난 걸까요? 이 복잡한 관계가 음양5행을 알면 일목요연하게 정리됩니다. 이렇습니다.

대장 실이 허로 바뀌면 그것의 상극관계인 담이 실로 변합니다. 그리고 담의 표리관계인 간은 허로 변하고, 간의 상극관계인 비장이 실로 변합니다. 그래서 담경과 비경에 이상이 나타났던 것입니다. 허벅지의 담경은 풍시이고, 무릎 위의 비경은 기문혈입니다. 어머니가 아프다고 하시는 근처의 혈자리를 몇 군데 눌러 보았더니 정확히 그곳에서 통증이 나타났습니다.

이렇게 몸에 나타나는 통증의 반응은 음양5행의 원리로 정확하게 파악됩니다. 그래서 음양5행을 그토록 강조하는 것입니다.

그리고 침의 길이와 호전반응에 대해서도 생각해볼 필요가 있습니다. 우리가 쓰는 침은 실침(0.25mm * 50mm)입니다. 그런데 얼마 전에 이 실침을 구하려고 대학병원 앞의 의료기상사에 갔더니 없습니다. 그래서 인터넷으로 신청을 했는데, 통 오지를 않아서 전화를 했더니, 이 5cm짜리 침이 귀해서 구하는 데 시간이 걸린다고 합니다. 침 만드는 곳에서 많이 만들지 않는다는 겁니다. 쓰는 사람이 많지 않다는 얘기죠. 대부분 한의원에서는 3cm나 4cm 침을 많이 쓰고 굵기도 0.3mm나 0.4mm, 그리고 더 굵은 침을 씁니다.

그런데 굵기는 그렇다 쳐도 길이는, 우리나라의 전통 체침이라면 반드시 5cm 짜리를 써야 할 때가 많습니다. 짧은 침을 쓰는 분들은 침을 깊이 찌르지 않는 부분의 혈만을 이용하는 것입니다. 그러나 전통 체침에서는 4cm로도 안 되는 부분이 있습니다.

예컨대, 좌골신경통을 다스리는 엉덩이의 환도혈은 보통 7-8cm까지 들어가야 닿고, 살이 찐 경우에는 10cm가 들어가야 합니다. 그래서 10cm짜리 장침을 씁니다. 이런 혈은 아주 특수한 경우라고 해도 등 쪽으로 가면 5cm짜리 침을 써야 할 곳이 아주 많습니다. 등뼈 사이에 있는 독맥의 혈들은, 물론 조금만 찔러도 효과가 있지만, 5cm를 다 넣어야 하는 경우가 많습니다.

특히 디스크를 다스릴 때 허리뼈 2번과 4번에 침을 찌르는데, 될수록 5cm짜리 침을 다 넣어야 합니다. 허리의 배열 상태가 안 좋은 사람은 다 안 들어갑니다. 뼈가 어긋났기 때문에 들어가다가 걸립니다. 그런데 몇 차례 침을 놓다보면 뼈가 제자리로 돌아와서 결국은 5cm가 다 들어갑니다. 그러면 반드시 침 몸살을 한두 번 앓습니다. 침을 맞고 나면 허리가 더 뻐근합니다. 그러면서도 이상하게 몸이 가볍습니다. 이것이 침 몸살입니다. 심지어 4cm까지 찔러도 전혀 반응이 없다가 어렵게 5cm까지 찔렀을 때 아주 강렬한 반응이 나타나는 경우도 있습니다.

침의 모양도 전통과 관련이 있습니다. 우리나라 체침의 전통은 고려의 『침경』에서 허임의 『침구경험방』을 거쳐 지금까지 어렵게 이어져온 것입니다. 전통을 지키자면 거기에 걸맞은 침을 써야 합니다. 억지로 깊이 찌르려고 할 것은 없지만, 깊이 찔러야 할 곳에서는 깊이 찔러야 합니다. 그래야 침의 효과가 제대로 납니다.

> **임상** 1할의 통증은 나머지 공부.

침을 놓고 나면 꼭 이런 일이 생깁니다. 통증이 완전히 가시지 않고 한 10% 정도가 남아있습니다. 그래서 처음엔 이것마저 없애려고 이것저것 손을 써봤는데, 신통치가 않은 겁니다. 그러다가 '아하, 이것이 자연의 법도구나!' 하는 생각을 했습니다.

몸은 자신을 지키려는 본능이 있습니다. 그리고 그 관성으로 자신도 모르게 알아서 우주변화에 적응합니다. 새로운 변화가 몸에 닥치면 그것을 소화하여 몸 전체를 보전하기 좋은 방향으로 적응합니다. 통증은 그런 과정에서 나오는 신호입니다.

침을 찌르면 몸이 자신을 보존하려는 그 관성이 한층 강화됩니다. 그래서 치료가 이루어지는 겁니다. 침은 자신을 유지하려는 몸의 관성을 본래의 자리로 돌려놓는 방법입니다. 마치 언덕 위까지 돌을 밀어올리기는 힘들지만, 막상 꼭대기까지 올라가면 그 다음부터는 저절로 굴러가는 것과 같은 이치입니다. 그래서 침으로 몸이 고장난 곳을 찔러서 몸이 스스로 굴러가는 고비까지만 올려놓으면 그 다음부터는 몸이 알아서 스스로 남은 병을 고치는 겁니다.

침을 찌른 뒤에 남는 나머지 통증은 굳이 침으로 다시 다스리지 않아도 몸이 알아서 갈무리합니다. 이런 일을 아주 많이 겪었습니다. 감기 같은 경우에도 침을 꽂으면 다 낫지 않고 조금 남아있습니다. 그러다가 내가 감기 걸렸다는 사실을 문득 잊고 맙니다. 어느 날 생각해보면 감기가 사라졌죠.

침은 몸이 스스로 돌아서는 자리까지만 안내합니다. 나머지는 몸이 알아서 할 일이죠. 그것이 생명의 신비이기도 합니다. 침을 찌르면 그 신비에 직접 닿습니다.

6) 4인용 시소 놀이

그런데 침 공부를 하면서 보니 많은 분들이 음양5행의 개념을 너무 어려워합니다. 아마도 학교나 일상생활에서 생판 듣지도 못하던 낯선 개념이기 때문에 그럴 것입니다. 우선 목이니 화니 하는 말들이 어렵고, 그것들이 만드는 상생과 상극의 관계까지 파악하자면 골치 아픕니다. 그것이 자연스럽게 떠올라서 활용될 때까지는 시간이 좀 필요합니다. 수학 공식 몇 개를 외운다고 해서 응용문제를 풀 수 있는 것이 아니기 때문입니다. 공식을 익히는 데 시간이 걸리고 그것을 응용하는 데는 나름대로 이런저런 고민을 해봐야 합니다.

음양5행이라는 개념이 꼭 이와 같습니다. 몇 번 해보다가 잘 안 되고 귀찮아지면 결국은 침을 포기하고 말죠. 그래서 침을 공부하는 분들에게 어떻게 하면 이 5행 개념을 쉽게 설명할 수 있을까 고민을 하다가 시소를 하나 고안해냈습니다. 음양은 두 기운이 균형을 잡는 것이므로 이것을 설명 할 때도 시소를 이용했지요.

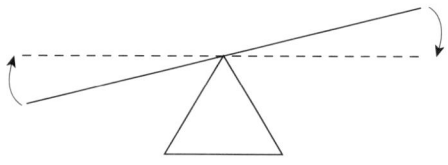

5행은 음양이 확대된 것입니다. 즉 4상에서 그것을 주관하는 중앙까지 보태진 것이죠. 그러니 이 시소의 모양을 조금만 바꾸면 쉽게 알 수 있습니다. 음양이라는 두 개짜리 시소를 4상이라는 네 개짜리 시소로 바꾼 것입니다.

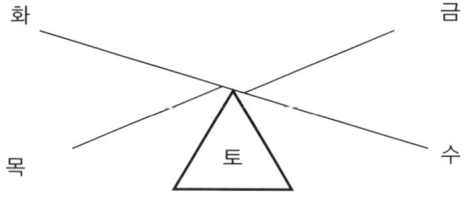

병은 음양의 두 기운이 균형을 잃은 것이라고 했습니다. 그러므로 병을 고친다는 것은 여러 방법을 이용하여 이 불균형을 잡아주는 것입니다. 약, 침, 안마,

도인, 기 치료 같은 것이 그런 방법들이죠.

그런데 몸에는 5장6부라는 복잡한 장기들이 있습니다. 그 장기들은 크게 음과 양으로 나뉘지만, 각 장부에 나타나는 병들을 좀 더 정교하게 다스리려면 이들이 서로 어떤 관계를 맺고 있는가 하는 것을 알아야 합니다. 그래서 음양으로 나뉜 두 기운을 좀 더 자세하게 나눠본 것이 5행입니다. 그러니 5행은 음양에서 발전해간 것입니다.

몸에서 음양을 대표하는 장기는 염통과 콩팥입니다. 이것을 5행으로 가르면 화와 수에 해당하죠. 염통과 콩팥은 몸에서 각기 불과 물을 맡아서 몸을 보일러처럼 덥히는 기능을 맡습니다. 이것을 수승화강이라고 하죠.[11] 사람은 온열동물이기 때문에 외부의 기온과는 상관없이 일정한 온도를 유지해야 생명을 보존할 수 있습니다. 그 외에 나머지는 여기에 딸린 것에 지나지 않습니다. 그 가장 중요한 기능을 염통과 콩팥이 맡는 것입니다.

그리고 이 두 기능을 옆에서 보좌하는 것이 목과 금입니다. 즉 간과 허파죠. 이 둘은 짝을 이루어 몸의 기를 주관하는데, 허파는 기운을 내려주고 간은 기운을 올려줍니다. 화와 수가 목숨을 주관하는 주인 노릇을 한다면 간과 허파는 그 주인이 잘 움직이도록 기운을 올려주고 내려주는 기능을 합니다.

시소의 모양을 잘 보면 화-수 짝은 막대로 직접 이어졌는데, 목-금 짝은 그렇지 않다는 것을 알 수 있습니다. 목은 받침대에서 화 막대 쪽에서 갈라졌고 금은 수 막대 쪽에서 갈라졌습니다. 이것은 화-수 짝이 주동이 되고 목-금 짝이 도우미가 된다는 것을 보여주려고 그런 것입니다. 그리고 화에 딸린 목은 화와 더불어 양이 되고, 수에 딸린 금은 수와 더불어 음이 됨을 알 수 있습니다.

이 시소의 원리는 이렇습니다. 예컨대 화에 문제가 생기면 시소는 화 쪽으로

---

11) 『우리 침뜸 이야기』, 69쪽

기웁니다. 그러면 화 쪽에 딸린 목도 역시 기울게 됩니다. 화에 해당하는 심장에 이상이 생기면 목에 해당하는 간에도 역시 같은 병이 옵니다. 반대로 수인 신장에 병이 생기면 거기 딸린 금인 폐에도 이상이 옵니다.

간에 이상이 오면 어떨까요? 역시 심장에도 이상이 옵니다. 폐에 이상이 오면 같은 편인 신장에도 이상이 옵니다.

이 4인용 시소는 각기 네 방향으로 기웁니다. 한쪽이 무거우면 다른 쪽이 들리죠. 이렇게 해서 허실이 발생합니다. 어느 한쪽으로 심하게 기울면 거기 딸린 다른 요소도 잘 살펴볼 필요가 있습니다. 화의 병을 다스릴 때는 그 반대 짝인 수의 움직임을 보아야 하지만, 거기에 딸린 목도 잘 살펴야 한다는 뜻입니다. 또 수의 병을 다스릴 때는 그 반대 짝인 화의 움직임을 보아야 하지만, 거기에 딸린 금도 잘 살펴야 한다는 뜻입니다.

토는 시소의 받침이네요. 보통 어린이 놀이터에 있는 시소는 아무리 오래 써도 받침이 망가지는 경우가 거의 없습니다. 그러나 몸에서 이 받침에 해당하는 것은 비위(토)입니다. 그래서 다른 장기에 이상이 오면 반드시 비위에도 이상이 오게 돼있습니다. 그래서 이 시소가 오랜 시간 동안 기우뚱거리면 그것을 받친 밑받침에도 병이 옵니다. 그러면 다른 4 요소가 고장 나는 것보다 훨씬 더 심각한 병이 됩니다. 오래 병을 앓는 분들을 보면 원인이 무엇이 됐든 틀림없이 비위가 아주 심하게 망가져 있습니다. 그래서 비위를 먼저 다스려서 몸이 곡기를 제대로 흡수할 수 있게 해주어야만 병이 빠른 속도로 돌아옵니다.

예를 들어 간 질환을 오래 앓는 사람을 보겠습니다. 간은 시소에서 보듯이 양입니다. 그래서 간을 오래 앓는 사람은 반드시 심장에도 문제가 생깁니다. 시소의 중요한 축인 화-수 쪽까지 옮겨가는 것입니다. 이것이 오래 되면 이제 비위까지 망가집니다.

따라서 간 질환을 고치려면 우선 간 경락을 자극하는데, 어느 정도 치료를 해도 더 이상 나아지지 않는 단계가 옵니다. 그러면 이제 간을 건드려서는 큰 효과를 보지 못합니다. 이럴 때는 그 반대편의 폐를 건드려주는 겁니다. 폐경을 자극하면 효과가 빨리 나타납니다.

또 폐를 건드려도 효과가 크게 나지 않는 단계가 옵니다. 그러면 그때는 건강의 기둥 축인 화-수를 건드려야 합니다. 그리고 이 모든 것을 떠받치는 비위를 건드려야 합니다.

이렇게 간에서 시작된 것이 어느 축으로 옮겨가는가 하는 것을 잘 살펴서 병을 다스리면 아주 좋습니다. 이 4인용 시소를 머릿속에 기억해두면 병이 어느 방향으로 이동할 것인가 하는 것이 한 눈에 들어옵니다. 병이 찾아가는 곳에 먼저 가서 기다렸다가 침을 놓으면 병 낫는 속도에 가속도가 붙습니다. 정말 신기합니다. 재미있습니다. 치료는 재미있는 시소 놀이입니다.

7) 참고문헌

5행에 관한 것은 사실 여기저기 자료가 많은 편입니다. 그런데 대부분 『황제내경』에 나온 내용을 주먹구구식으로 해석하여 덧붙인 것이 여기저기 복사되어 돌아다니는 경우가 대부분입니다. 그나마 5행의 요소에 대한 해석을 나름대로 하여 새로운 맛을 느낄 수 있는 정보들은 아래의 책에 있습니다.

김홍경, 『동의 한마당』, 신농백초, 2005
박찬국, 『황제내경소문주석』, 집문당, 2005
전창선 어윤형, 『오행은 뭘까?』, 세기, 1994
전창선 어윤형, 『음양오행으로 가는 길』, 세기, 2008
허준, 『동의보감』(조헌영 외 옮김), 여강, 2007

『동의 한마당』은 5행을 새롭게 해석한 책입니다. 일상생활 속의 사례를 잘 인용해서 아주 맛깔나게 설명했습니다. 그리고 전창선 어윤형의 책이 정말 볼만 합니다. 우리가 궁금해 하는 것들을 옛날 방식이 아니라 우리가 학교에서 배워서 쌓은 지식을 기반으로 설명해서 이해하기가 아주 쉽습니다. 박찬국의 책은 해석을 아주 잘 붙여서 어려운 『황제내경』을 이해하는 데 많은 도움을 주는 책입니다.

『동의보감』은 말할 것도 없이 중요한 책입니다. 마치 이정표를 보는 듯한 느낌이 납니다. 각 부분에서 논의된 내용 중에서 교과서로 삼을 만한 내용을 추려서 정리한 것이기 때문에 백과사전 같은 느낌이 나면서도 정말 어느 하나 버릴 것이 없는 중요한 내용들로 가득합니다. 의사가 되고자 하는 자라면 비켜갈 도리가 없는 책입니다. 동양의학의 시작과 끝이 여기에 있다고 해도 과언이 아닙니다. 특히 병을 보는 동양인들의 관점을 아주 잘 반영하고 있기 때문에 의학서가 아닌 건강 참고서로 읽어도 훌륭합니다.

병에 관한 내용을 다루면서도 앞부분에서는 병에 걸리지 않기 위한 생활 속의 원칙을 지루할 만큼 나열하고 있어서 결국은 병이 걸리기 전에 건강을 도모하는 것이 가장 좋은 것이라는 점을 강조한 책입니다. 지엽말단이 아니라 뿌리에서부터 논의를 시작한 아주 좋은 책입니다. 앞부분에 실린 도인술이나 양생술에 관한 지식은 『순오지』[12]나 『이양편』[13]과도 많이 겹치는데, 이것은 당시의 지식인들이 양생술에 대해 상당한 수준에서 이해하고 있음을 알 수 있는 대목이기도 합니다. 양생이나 도가의 철학을 이해하는 데도 중요한 책입니다. 조선시대에 이런 책이 나왔다는 것이 정말 놀라운 일입니다. 대를 두고 꾸준히 출판되고 중국과 일본에서 여러 차례 간행된 이유를 충분히 알 수 있습니다.

---

12) 홍만종, 『순오지』(이민수 역), 을유문화사, 1971
13) 이진수, 『한국 양생사상 연구』, 한양대학교출판부, 1999

우리 침뜸의 원리와 응용

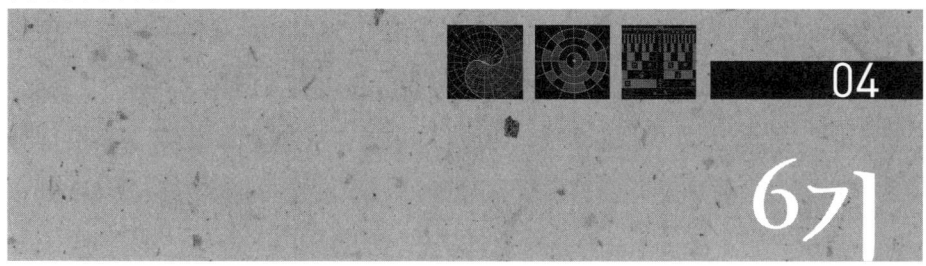

04

6기

1) 닭이 먼저냐, 달걀이 먼저냐?

　동양에서는 음양 5행론이 확립됨으로써, 사람의 몸을 보는 모든 관점이 깨끗이 정리됩니다. 즉 건강이란 5장6부의 균형이 잘 유지된 상태를 말하며, 병이란 그 균형이 깨진 상태를 나타낸다는 것입니다. 따라서 모든 병의 원인은 5장과 6부로 거슬러 찾아갈 수 있으며, 따라서 치료되지 않는 병이란 존재하지 않습니다. 이것이 음양 5행론의 확립 이후 지금까지 동양의학의 밑바닥을 떠받치는 커다란 믿음이 되었습니다.

　이제 남은 것은 깨진 균형 상태를 어떻게 하면 바로잡을 수 있겠는가 하는 방법론일 뿐입니다. 모든 병의 원인은 5장6부로 소급할 수 있으니, 그 병이 무엇이든 현재의 상태를 진단하여 불균형을 바로잡는 것입니다. 이를 위해 이론상 2가지 방법을 생각할 수 있습니다. 질병과 관련이 있는 5장6부를 직접 자극하여 장부가 스스로 균형을 잡도록 하는 것이 첫 번째 방법일 것입니다. 그러면 환부를 굳이 건드릴 필요도 없을 것입니다.

　5행론은 이러한 방법을 완벽하게 실천할 수 있는 방향으로 발전한 이론입니다. 장부의 성질을 완전히 규명하여 상호 관계를 파악할 수 있게 만든 것입니다. 이러한 방법에 가장 적절한 수단은 약입니다. 약초가 지닌 기운의 성질을 다섯으로 분류하여 이것이 몸속으로 들어가서 장부에 직접 영향을 미치도록 하는 것입니다. 이렇게 하려면 진단이 필요한데 이때 가장 중요한 기준이 맥입니다. 그래서 『황제내경』을 보면 맥에 관한 이야기로 가득 차있습니다. 맥을 통해 상태를 진단하고 약물을 통해 그 불균형 상태를 조절하는 것입니다. 5행론은 이러한 방법을 가장 잘 할 수 있도록 발전해온 이론입니다.[1)]

그러나 장부의 균형 상태를 조절하는 방법은 약물만이 아닙니다. 동방에서 기원하여 발달했다는 침술이 있고, 또 안마나 도인 같은 것들도 있습니다. 이들이 이용하는 것은 경락이라고 하는 눈에 보이지 않는 기의 흐름입니다. 장부에 직접 자극을 주지 않아도 경락을 이용하면 장부의 불균형은 바로잡힌다는 사실을 아주 오래 전부터 알았던 것입니다.

그런데 이 방법을 기준으로 보면 5행론은 어딘가 개운치 않은 구석이 있습니다. 그것은 경락론이 발전할수록 더욱 크게 드러나는데, 경락을 확인해보면 인체의 장부와 짝이 맞지 않습니다. 경락론에서 발견한 장부는 6장6부인데, 실제 5행론에서는 5장6부로 논의되는 것입니다. 삼초의 기능을 소장에 딸린 것으로 간주하고 맙니다. 이런 버릇은 지금까지도 남아서 장부를 보통 5장6부라고 부릅니다.

	목	화	토	금	수
장(음)	간	심	비	폐	신
부(양)	담	소장·삼초	위	대장	방광

경락은 몸통에서 나와서 손발의 끝으로 이어지는 일정한 계통을 이룹니다. 발

---

1) 5행과 6기의 차이를, 김홍경은 형의 성쇠와 기의 다소로 간단하게 설명하기도 했다.(『동양의학혁명』 305쪽)

에는 안쪽과 바깥쪽으로 각기 세 경락이 흐릅니다. 안쪽은 간 비 신이고, 바깥쪽은 담 위 방광이죠. 그런데 손에서는 바깥쪽으로 대장 삼초 소장경이 흐르지만, 안쪽에는 폐와 심경만이 흐릅니다. 손과 발의 대칭이 맞지 않고 손의 안팎에 흐르는 경락의 숫자가 틀립니다. 그래서 손의 안쪽 가운데로 흐르는 어떤 가상의 경락을 상정하지 않을 수 없게 됩니다. 이렇게 해서 나타난 것이 심포경입니다. 심포경은 경락 중에서도 가장 늦게 발견됩니다.

심포경은 발의 간경과 손에서 짝을 이루는 것으로 심리와 아주 밀접한 관련이 있다는 사실이 밝혀집니다. 사람의 몸은 기계일 뿐이고 그것을 움직이는 주체는 마음인데, 그 마음의 의도를 몸으로 전달하는 중요한 통로가 심포인 것입니다. 그래서 감정으로 흔들린 마음의 병과 정신질환을 다루는 데는 이 심포경이 아주 탁월한 효과를 냅니다. 이 심포경에 기가 쏠리면 행동이 산만하고 깔깔거리며 잘 웃습니다. 청소년기에 아이들이 잘 웃고 떠드는 것은 이 경락이 한창 발달할 때이기 때문입니다.

그런데 이 심포경의 발견이 늦은 이유는 건강에 관한 이론이 처음부터 장부론에 집중됐기 때문입니다. 그리고 그 장부론을 가장 강력하게 뒷받침한 이론이 5행론이었습니다. 5행론에 이르러 장부론은 자신을 설명할 완벽한 이론을 갖추게 됩니다. 장부론은 건강의 문제를 가장 근본이 되는 요인으로 환원 소급시켰다는 장점이 있습니다. 장부만 조절하면 병은 없는데 다른 방법이야 있거나 말거나 큰 문제가 되지 않을 일입니다.

경락론은 이러한 자신만만한 장부론과 약간 다른 태도를 취합니다. 병은 결국 장부의 불균형 문제지만, 영향을 장부까지 미치지 않은 채 끝나는 병들도 많고, 그런 것은 장부에 도달하기 전에 각 경락을 자극하면 간단히 해결될 수 있습니다. 최초의 작은 자극을 방치할 때 그것이 결국은 장부의 불균형까지 초래하게 되니, 그때까지 기다릴 것이 아니라 경락을 자극하여 간단히 해결하는 것입니다.

그리고 약물처럼 장부를 직접 자극하지 않고서도 경락을 통해서 장부의 기능을 조절할 수 있는 것이 경락의 장점이기도 합니다.

이렇게 되면 결국 장부를 약물로 직접 자극할 것이냐, 아니면 장부로 연결되는 경락을 통해서 조절할 것이냐, 하는 두 가지 방법이 확연히 차이를 드러냅니다. 그리고 이 두 가지 방법은 눈에 잘 띄지 않는 미묘한 차이를 보이면서 방법론에서 경쟁을 하게 됩니다. 첫 번째 방법은 5행론이고 두 번째 방법이 6기론입니다.

경락론에서 보면 5행론은, 인체가 소우주라는 사실을 전제로 할 때, 무언가 부족한 점이 있습니다. 즉 그것은 손과 발에 균형이 맞지 않는다는 사실입니다. 『황제내경』을 성립시키는데 아주 중요한 바탕이 된 천인감응설에 따라, 인체가 소우주라면 우주처럼 완전한 균형을 갖추어야 하는데, 발에는 경락이 3 손에는 2라는 이상한 불균형이 나타난 것입니다. 만물을 다섯으로 설명하려는 5행론이 맞닥뜨린 함정입니다. 결국 나중에는 심포와 삼초를 같은 화에 배당함으로써 어정쩡하게 수용을 하지만, 심포경이 발견되기 전의 5행론이 이런 의문에 대해 취했을 오만하기까지 한 당당함과 그 당당함 앞에서 뒷받침해 줄 이론이 없이 자신의 방법을 주장해야 하는 또 다른 방법이 겪은 수난과 어려움은 가히 상상할 수 있을 것입니다.

장부론으로 보면 모자랄 것이 없는 이 이론에 경락론에서는 한 요소를 더 추가하게 된 것입니다. 이렇게 6가지로 압축하고 나면 4상에서 발전한 5행으로는 완전하게 설명할 수 없는 부분이 나타나고, 결국은 부족한 부분을 메워야 할 더 완전한 이론을 찾아 나서야 한다는 결론에 이릅니다.

그러면 이런 곤란한 문제에 직면한 사람들이 어디서 답에 대한 힌트를 얻으려 할까요? 당연히 역입니다. 5행의 모태인 4상으로 안 되면 거기서 한 번 더 변한 8괘에서 찾으면 됩니다. 다행히 몸에는 6경락 외에 임맥과 독맥이 있어 숫자로 볼 때 8괘와는 찰떡궁합입니다. 6을 찾아낸 사람이 그것을 8괘에 연결시키려는 시도는, 잠시 길을 잃은 어린아이가 엄마를 찾는 몸부림과 다를 것이 없습니다. 결국 6

기론은 5행론에서 놓친 경락의 존재를 계기로 해서 5행론으로는 설명되지 않는 부분을 해결하려고 나선 이론이라는 결론에 이릅니다.

이것이 『황제내경』의 내용이 장부론과 맥론이 주를 이루면서, 거기다가 마지못해 3양3음을 추가시킨 듯한 느낌을 주는 까닭입니다. 결국 시기상으로 5행론에 뒤이어 6기론이 나타났음을 암시하는 것입니다.

이름은 4상에서 쓴 것을 그대로 씁니다. 태음, 소양, 소음, 태양이 그것이죠. 여기에 추가된 것이 궐음과 양명입니다. 건과 곤은 순양과 순음이니, 굳이 이름을 붙일 필요가 없죠. 궐음과 양명이라는 이름은 수축하는 음의 기운과 팽창하는 양의 기운이 각기 극단화한 상태의 모습을 묘사한 것입니다. 궐음은 음 기운이 바닥난 것이고, 양명은 양 기운이 폭죽처럼 완전히 터져 하늘 높이 치솟아 흩어진 것입니다.

장부론은 장부를 조절해서 몸에 퍼진 경락 체제를 다스려야 한다는 것이고, 경락론은 장부를 직접 자극하지 않아도 신체 표면에 퍼진 경락을 자극하여 장부를 조절할 수 있다는 것이니, 서로 보완될 수 있으면서도 어찌 보면 병을 다루는 묘한 차이를 보여, 두 이론 사이에 서린 미묘한 갈등을 엿볼 수 있습니다. 결국은 이 차이가 소문과 영추의 차이일 것이고, 약과 침이 서로 다른 영역인 양 간섭하지 않고 오랜 세월 각자의 길로 나뉘어 자리 잡은 묵계의 출발점임을 알 수 있습니다. 약과 침은 서양의학의 내과와 외과처럼 서로 넘나들지 않았습니다.

또 한 가지, 동양의학의 절정이 장부 조절을 통해 건강을 도모하는 일이라면 약은 처음부터 그것을 추구한 것이지만 경락 쪽에서는 이론이 완비되기까지는 아주 오랜 시간이 흘러야 했습니다. 국부에 생긴 병을 침으로 치료하는 차원을 넘어서 장부를 조절하려면 각 경락과 각 혈에 대한 5행의 성격이 완전히 파악되고 그 5행의 성질을 이용하여 장부를 조절하는 단계까지 나아가야 하는데 조선의 사암침법에 이르러 그것이 완벽하게 실현됩니다. 사암침법은 보사를 통하여 경락의 기운을 한 방향으로 흘려보내서 장부를 조절하는 방법을 완성한 것입니다. 이것이 침술을 조선에서 완성했으며 침의 종주국은 고려라는 뜻입니다.

이제 경락의 세계로 발걸음을 천천히 옮겨보겠습니다.

2) 뇌의 3단계 발달 과정과 바이오리듬

인류는 원시생물로부터 고등동물로 진화해왔습니다. 그 모습은 지금도 사람이 되는 과정에서 한 번 되풀이됩니다. 즉 엄마의 뱃속에서 정자와 난자가 만나 한 존재로 태어나는 그 순간까지 인류가 진화해온 과정을 그대로 되풀이하는 것입니다. 그래서 모든 동물의 모습이 수정된 직후에는 비슷한 모습을 하면서도 출생 직전에 이르면 종별로 완전히 다른 모습으로 바뀌는 것을 과학시간의 그림이나 사진을 통해서 확인할 수 있습니다.

그 진화의 흔적이 사람의 몸속 곳곳에 남아있는데, 예컨대 꼬리뼈 같은 경우가 그렇죠. 원숭이에게 있는 꼬리가 사람의 몸에서는 엉덩이의 살 속으로 완전히 자취를 감추었습니다. 그리고 진화의 흔적을 아주 잘 보여주는 또 다른 것이 두개골 속에 들어있는 골, 즉 뇌입니다. 뇌는 입태한 지 3주가 되면 가장 먼저 뇌간이 생기고, 이를 바탕으로 대뇌변연계가 생기고, 그 다음으로 대뇌피질이 발달합니다.

사람의 뇌는 다른 동물과 달라서 대뇌피질이 유난히 발달했습니다. 그것은 인류 진화의 제일 마지막 단계에서 형성된 것입니다. 그 안쪽에는 대뇌변연계가 있고 더 안쪽에는 가장 작은 부피의 간뇌가 있습니다.

간뇌는 뇌의 가장 초기 형태를 간직한 뇌입니다. 파충류 시대에 형성된 뇌죠. 그래서 생존에 가장 민감하게 반응하는 곳이면서 생존을 주관하는 기능을 맡습니다. 모든 생명체는 자신이 살아남는 것을 가장 중요한 것으로 여깁니다. 이성이 통제하기도 전에 본능으로 작용하죠. 그런 점에서 간뇌는 생명을 보존하고 자손을 퍼뜨리려는 목적을 가장 충실히 지키는 뇌입니다. 그래서 이 뇌에서 주관하는 것은 인간의 의지와 상관없이 몸을 작동시킵니다.

간뇌는 시상과 시상하부를 통틀어 가리키는 말입니다. 이것이 몸에 어떤 방식으로 작용을 하는지 전문가의 설명을 잠시 듣도록 하겠습니다.

> 시상은 각 기관에서 받아들인 자극을 대뇌로 전달하는 중계소 역할을 하고, 시상하부는 시상의 바로 아래에 있으면서 수분평형, 식욕, 혈압조절, 체온조절, 수면, 성적 충동 등에 관여하는 기관이다. 날씨가 더우면 혈관속의 피도 데워지는데, 이 데워진 피가 시상하부를 지나면서 시상하부에 '덥다'는 자극(신호)을 주면 시상하부는 온몸에 땀이 나도록 명령하여 체온이 떨어질 수 있도록 한다.…… 몸에 병원균이 들어오면 백혈구가 이를 잡아먹으면서 동시에 파이로젠이라는 발열물질을 분비하는데, 이것이 간뇌를 자극하면 시상하부는 체온이 올라가게 한다. 열이 올라가면 병원균도 맥을 못 추게 되니, 그래서 열이란 원천적으로 우리 몸을 보호하기 위해 일어나는 생리현상인 것이다. 그리고 열이 나면 간에서는 핏속의 철분을 회수하여 혈중 농도를 떨어뜨린다. 철분은 세균의 생존에 꼭 필요한 물질이기 때문에 이렇게 병원균을 이중으로 압박하는 것이다.[2]

우리 몸에는 현재의 상태를 유지하려는 관성이 있는데 그것을 항상성이라고 합니다. 이 항상성에 가장 중요한 노릇을 하는 기관이 간뇌의 시상하부임을 알 수 있습니다. 따라서 시상과 시상하부인 간뇌가 몸이 자신을 지키도록 관리하는 뇌임을 알 수 있습니다.

숨쉬는 것, 음식물 소화, 또는 호르몬이 저절로 알아서 분비되며 몸의 상태를

---

[2] 권오길, 『인체기행』, 지성사, 2004. 68-70쪽.

조절하는 것이 모두 이 뇌의 관리영역입니다. 요컨대 생존하기 위해 몸이 저절로 반응하는 것이어서 사람이 의식으로 조절할 수도 없습니다. 그래서 성별을 넘어선 생존의 문제를 관여합니다. 때로 생존과 관련하여 평범한 사람이 기적과도 같은 엄청난 괴력을 발휘하는데, 바로 이 영역이 강하게 작동하면서 생기는 현상입니다. 죽기 살기로 덤빈다고 할 때의 그 현상입니다.

파충류는 주변의 온도에 따라 생존이 좌우되기 때문에 성별도 정해지지 않은 상태로 태어납니다. 즉 알이 놓여있는 곳의 온도가 낮으면 암컷으로 태어나고 온도가 높으면 수컷으로 태어나며 적절하면 암수가 섞여서 태어납니다. 온도가 높으면 서식환경이 좋기 때문에 종족번식이 크게 중요하지 않다고 여겨 수컷으로 태어나는 것이고, 온도가 낮으면 멸종의 위기를 느끼기 때문에 종족을 더 많이 번식시키려고 암컷으로 태어나는 것입니다. 이렇게 성별까지 주변 환경에 맞추어서 태어나던 시절에 형성된 뇌이기 때문에 야성이 가장 강하게 살아서 인간의 의지가 잘 침투되지 않는 뇌입니다. 살아남자면 할 수 없는 일이죠.

반면에 대뇌변연계는 그 이후에 형성된 뇌입니다. 성별이 분명해진 이후에 형성된 뇌죠. 성별이 분명하다는 것은 이성에 대한 호기심과 관심이 없으면 종족번식이 불가능하다는 것을 뜻합니다. 그래서 이성을 구하기 위해 감정에 호소하게 됩니다. 대뇌변연계는 감정조절과 아주 관련이 깊은 뇌입니다. 파충류 때보다는 좀 더 차원이 높아진 생식 방법이죠. 웃고 울고 기뻐하고 화내는 감정을 여기서 관장합니다. 사람의 희로애락을 전담하는 뇌입니다. 특히 대뇌변연계의 편도체는 좋다 싫다는 느낌을 결정하면서 정서와 관련된 기억을 재구성합니다.

그래서 사람도 이 대뇌변연계가 발달한 사람은 감정이 극에서 극으로 왔다 갔다 합니다. 대뇌변연계는 감정에 호소하기 때문에 분석이나 판단보다는 통합과 유대를 하는데 뛰어납니다. 사람의 감정을 잘 파악하고 거기에 잘 맞춰서 말하고 행동합니다. 그래서 뛰어난 지도자의 자질을 갖추려면 이런 것을 잘 파악해야 합니다. 정치는 이성이 아니라 감성에 호소하는 일인데, 이 감성을 받아들이는 부분이 대뇌변연계입니다. 그래서 선동을 하고 음모를 퍼뜨려 사람들의 감정을 움직이는 일이 정치의 큰 부분이기도 합니다.

사실 사람의 삶이 이렇게 움직이면 소란스러워집니다. 일관성이 없고 판단도 갈팡질팡이죠. 그래서 성현들은 이런 속성을 짐승의 그것이라고 보고 억누르는 방향으로 사고를 정리해갔습니다. 동서양 모든 사회에서 감정을 자제하고 이성을 강조하는 방향으로 윤리의식이 발달해간 것은 감정이 지닌 무질서로는 사회를 통제하기 힘들다고 판단했기 때문입니다. 그래서 어느 사회에서든 이 대뇌변연계는 늘 대뇌피질로부터 억압당한 상태가 됩니다. 문명의 발달과 정신질환이 정비례하는 것은 감정이 이성에게 크게 억압당한 결과입니다.

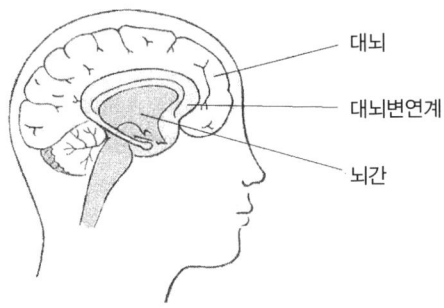

대뇌피질은 대뇌변연계보다 더 바깥쪽에 위치합니다. 바깥쪽이라기보다는 피질이라는 말에서 보듯이 뇌의 전체를 둘러싼 껍질 부분입니다. 그 부분이 활발하게 움직이면서 논리와 분석을 담당합니다. 그래서 대뇌피질은 인륜이나 도덕철학 같은 윤리를 담당합니다. 이른바 이성을 맡는 것이죠. 특히 인간만이 지닌 언어 기능을 담당한 곳이기도 합니다. 다른 영장류에서도 볼 수 없는 언어 현상이 이곳 소관입니다. 당연히 진화론상으로 볼 때 가장 늦은 시기에 발달한 것입니다. 그리고 문명을 발달시킨 가장 중요한 부분이기도 합니다.

이곳으로 인해서 사람은 이치에 맞는 판단을 하고, 그것을 바탕으로 행동을 하는 양심이 있는 신사가 됩니다. 대를 위해서 소를 희생할 줄 알고, 전체의 이익을 위해 자신을 희생할 줄 아는 도덕군자에게 발달한 영역입니다. 어찌 보면 인간이 다른 짐승과 달리 만물의 영장이라는 소리를 들을 수 있는 것도 바로 이 부분 때문입니다. 따라서 대뇌피질은 이성을 맡아서 기억, 분석, 종합, 판단, 창조를 하는 활동을 합니다. 그리고 5감으로 받아들인 정보를 안쪽의 대뇌변연계로 전달하여 거기에 걸맞은 감정의 대응을 일으킵니다.[3]

이상의 설명을 따라가다 보면 무언가 머릿속에서 퉁! 하고 느껴지는 바가 있지 않은가요? 틀림없이 있을 것입니다. 몸에 이런 진화의 흔적이 남아있다면 이 흔적은 그냥 흔적으로만 남는 것이 아니라 사람의 몸을 움직이는 어떤 작용을 틀림없이 할 것입니다. 어떤 작용일까요? 그 작용의 원리가 발견된 것은 불과 100년이 채 안 됩니다. 바이오리듬이 그것이죠. 좀 길더라도 백과사전의 설명을 한 번 볼까요?

19세기 말에 빈 대학의 심리학교수 헤르만 스보보다와 독일 의사 빌헬름 플리스 박사에 의해 신체 리듬과 감성 리듬의 존재와 주기가 밝혀졌으며, 1920년대에 이르러서는 알프레트 텔처에 의해 지성 리듬이 발견되었다.

신체 리듬은 23일의 주기를 갖고 근육세포와 근섬유를 지배하는 리듬으로 건강상태를 결정한다. 또한 심리적 에너지에도 영향을 미쳐 활력, 공격성, 일에 대한 의욕, 진취성, 저항력, 자신감, 용기, 인내, 투지, 반항심 등에도 반영되며 특성상 '남성 리듬'이라고 부르기도 한다.

감성 리듬은 28일의 주기를 갖고 교감신경계를 지배하며 여성 호르몬이 관계된다

---

3) 『인체기행』 59-60쪽; 이승헌, 『뇌파진동』, 브레인월드, 2008. 79-83쪽.

고 보아 '여성 리듬'이라고도 하며 정서나 감정의 에너지에 관여한다. 따라서 감정·정서·기분·명랑성·비위·감수성·육감·상상력·표현력·협조성과 예술적 감각 등에 직접적으로 반영된다.

지성 리듬은 뇌세포 활동을 지배하며 갑상선 호르몬 분비의 주기에 따라 두뇌작용에 파동이 생겨 일어난다. 이는 33일의 주기를 갖고 정신력, 냉철함, 침착성, 이해력, 판단력, 추리력, 분석력, 이성, 논리적 구성력, 집중력, 통합력, 대인관계 및 대응능력, 담화나 문장집필 등에 반영되고 있다.

바이오리듬은 출생일로부터 시작해 일생 동안 주기성에 변화가 없다. 세 곡선은 출생과 동시에 제로 지점에서 출발해 에너지와 능력이 고조되며 최고점에 이른 후 하강하기 시작해 다시 제로 지점을 지나 저조기에 들어서고 최저점에 도달한다. 그 후 다시 새로운 에너지 보충으로 서서히 회복되어 제로 지점에 오면서 한 주기를 마치게 된다. 리듬이 저조기에서 고조기로, 고조기에서 저조기로 전환하는 날은 리듬의 성질이 급격하게 바뀌므로 심신상태가 불안정해 '위험일'이라고 부른다. 이 날은 뜻하지 않은 사고를 내거나 실수를 하기 쉬운 날이므로 주의를 해야 한다. 특히 3가지 리듬 모두가 위험일이 되는 3중 위험일은 가장 위험한 날이며, 2중 위험일도 단일위험일보다 위험하다. 단일위험일도 고조기에서 저조기로 하강낙차가 큰 경우는 위험하므로 '큰 위험일'이라고 한다. 이러한 위험일에는 가벼운 일을 하며 휴식을 취하는 것이 바람직하다. 위험일은 개인의 출생시각에 따라 전일형·후일형으로 나누어진다.

신체 리듬 11.5일간의 전반 고조기에는 심신이 활력에 넘치므로 환자가 이 시기에 수술을 받으면 회복이 빨라지며, 운동선수는 향상된 기록을 낼 수 있다. 후반 저조기에는 남성적 활력이 저하되어 쉽게 피로해지고 매사에 의욕이 떨어지므로 과로를 피하고 영양과 휴식을 취해야 한다. 이 리듬에 좌우되기 쉬운 사람은 운동선수, 운전자, 노동자 등을 들 수 있다.

감성 리듬의 전반 고조기 14일간에는 미적 감각, 기지, 유머가 풍부해지고 후반 저조기에는 매사에 소극적이 되며 나태해진다. 이 리듬의 영향을 많이 받는 사람은 작가, 음악가, 외판원, 어린이, 고령자, 여자 환자 등이다.

지성 리듬의 전반 고조기 16.5일간에는 사고력이 증대되고 기억력이 좋아져 지적 활동이 활발해진다. 따라서 사업가나 경영인이 사업계획을 세우는 데 가장 좋으며, 수험생은 이 시기에 집중적으로 노력한다. 후반 저조기는 지적 활동의 휴양기로 자료의 정리·분류·기초조사 등을 통해 지식을 축적해두는 것이 좋다. 두뇌를 많이 쓰는 직업, 즉 작가·변호사·의사·과학자·교사 등이 영향을 많이 받는 리듬이다.

이러한 각각의 단일 리듬에 대한 해석뿐 아니라 3가지가 혼합되어 나타나는 혼합 리듬의 해석도 중요하다. 또한 3가지 리듬 중에 개인에 따라 지배적으로 작용하는 리듬이 있으므로 이를 중심으로 해석을 해야 한다. 바이오리듬에 대한 응용은 전후 유럽과 일본·미국 등을 주축으로 퍼져나갔으며 특히 계산기·컴퓨터의 도입으로 수리적 계산이 훨씬 쉬워지고 간편해졌다. 현재는 산업·의학·비행·운수·스포츠 등의 여러 분야에서 재해예방 및 능률향상에 이용되고 있다.

바이오리듬은 사람이 태어난 순간부터 세 가지 중요한 리듬이 일정한 주기로 반복된다는 것입니다. 그 내용은 잘 알려진 대로 신체 리듬, 감성 리듬, 지성 리듬입니다. 신체 리듬의 주기는 23일, 감성 리듬의 주기는 28일, 지성 리듬의 주기는 33일입니다. 이것들이 출생과 동시에 똑같이 시작해서 죽을 때까지 같은 주기로 반복된다는 것입니다. 그래서 인터넷에서 검색하여 생년월일만 정확히 적어 넣으면 이 주기표를 쉽게 얻을 수 있습니다. 여기에 호기심 꺼리로 등장하는 것이, 세 주기가 가장 낮은 곳에 위치하면 사람이 죽는다느니, 미국의 케네디 대통령도 그때 암살당했다느니, 하는 말들이 소문이 되어 떠도는 것을 한 번쯤 들어보았을 것입니다.

그런데 실제로 이 변화는 사람에게 많은 영향을 끼칩니다. 몸이 어쩐지 찌뿌 둥한 날이 있고, 어쩐지 기분 좋은 날이 있으며, 어쩐지 공부가 잘 되는 날도 있습 니다. 글을 쓰는 일을 직업으로 삼은 저는 이것을 정말 절감하며 삽니다.

글을 쓰는 일은 지성 리듬과 관련이 깊겠죠. 글을 쓰다 보면 머릿속에서 맴돌 기만 하고 도대체 정리되지 않는 날이 있는가 하면, 어떤 날은 머릿속에 정리된 것이 일목요연하지 않아도 글을 쓰기 시작하면 글을 쓰는 나 자신이 놀랄 만큼 적절한 말들이 척척 풀려나오는 수가 있습니다. 이런 현상은 한 두 번이 아니고 글을 쓸 때마다 느끼는 것입니다. 그래서 처음에는 능력 문제라고 생각하고 글이 써지지 않는 날에도 글을 쓰려고 발버둥을 쳤는데, 나중에는 마음이 느긋해져서 글이 잘 안 써지면 손을 대지 않다가 며칠 후에 씁니다. 그러면 그렇게 안 돌아가 던 머릿속에서 글이 청산유수처럼 술술 풀려나옵니다.

결국은 인간의 진화과정에서 몸을 지배하는 뇌에 남은 강한 흔적이 각기 다른 주기로 몸을 지배하는 것이 바이오리듬으로 나타나는 것임을 추정할 수 있습니 다. 몸의 진화과정과 뇌의 진화과정이 일치한다는 결론에 이릅니다.

뇌의 진화과정은 안에서 밖으로 간뇌 → 대뇌변연계 → 대뇌피질의 과정을 거 칩니다. 옛것을 버리고 새것을 취하는 것이 아니라 옛것 위에 새것을 덮어씌우는 방식으로 확장해나가는 것입니다. 아니 옛것 가운데서 중요한 부분을 부풀려나 가는 것이겠죠.

그런데 우리가 배운 지식을 종합해보면 몸의 진화과정도 이와 비슷한 것으로 나타납니다. 파충류와 포유류, 영장류로 진화해왔다면 뇌가 어째서 안에서 밖으 로 이런 구조를 띠었는가를 알 수 있습니다.

파충류는 기어 다닙니다. 생존을 배에 맡긴 것입니다. 그러니 배가 가장 안쪽 이죠. 이 상태에서 아래에 발이 달리면서 등 쪽이 발달하여 융기한 것이 포유류입니다. 여기서 가장 바깥쪽에 체면치레를 의식하는 도덕관념을 형성하면서 전체 안에 자신의 위치를 정한 영장류로 발전합니다.

바닥에서 위로 부풀린 것이 포유류라면 영장류는 이제 남아있는 곳인 옆으로 부풀립니다. 도덕관념이 옆과 관련이 있다는 것은, 뒤에서 다시 다루겠지만, 옆을 살피는 것으로도 확인됩니다. 사람이 눈치를 볼 때 어떤 동작을 취합니까? 옆을 돌아봅니다. 다른 사람들의 반응을 살피는 것입니다. 이것이 체면 차리는 행위에서 온 동작임을 알 수 있습니다. 알게 모르게 남들의 생각을 엿보려는 의도가 동작으로 나타난 것입니다.

3) 경락의 3통로

그렇다면 이런 양상을 좀 더 자세하게 살펴볼 수는 없을까요? 그러기 위해서는 약간의 가정이 필요합니다. 즉 몸을 볼 때 그 안에 보이지 않는 기가 존재한다는 것입니다. 몸 안쪽에 흐르는 기의 줄기를 볼 줄 아는 눈을 가진 옛 사람들이 몸에서 몇 가지 통로를 발견하고, '경락'이라고 이름 붙입니다. 여기에는 일정한 원칙이 있다는 것을 찾아내죠. 우주와 지구의 순환을 따라서 몸속의 기운도 일정한 시간과 방향으로 흐른다는 것을 알아낸 것입니다. 그 순서는 이렇습니다.

즉 인시(새벽 3시)에 폐에서부터 시작해서 마지막 간까지 돌아오는데 하루가 걸립니다. 몸이 우주를 닮았고 지구의 자전에 맞춰 몸이 반응한다는 것을 벌써 수천 년 전에 발견한 것입니다. 순서를 알아보면 이렇습니다.

폐-대장-위-비장-심장-소장-방광-신장-심포-삼초-담-간

동양의 1시간은 서양의 2시간에 해당합니다. 그래서 새벽 3시부터 5시까지 폐

에, 5시부터 7시까지 대장에, 7시부터 9시까지 위장에 기가 머뭅니다. 이런 식으로 2시간 단위로 각 장부를 돌아서 하루의 순환을 마칩니다.

이것을 5장6부의 관계를 활용하여 다시 배치하면 이렇습니다. 왼쪽은 음이고, 오른쪽은 양입니다. 장부의 음과 양을 구별하자니 이런 그림이 되었습니다.

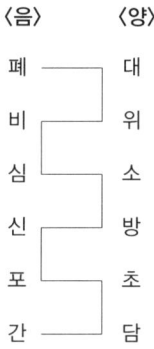

시간을 따라가 보면 〈폐-대-위-비〉는 오전에 해당하고, 〈심-소-방-신〉은 오후에 해당하며, 〈포-초-담-간〉은 밤에 해당합니다. 그런데 이 경락이 흘러가는 몸의 위치를 보면 또 한 가지 일치하는 것을 확인할 수 있습니다. 즉 〈폐-대-위-비〉는 앞쪽에 해당하고, 〈심-소-방-신〉은 등 뒤에 해당하며, 〈포-초-담-간〉은 몸의 옆에 해당합니다. 12경락은 크게 3 부위에 대응합니다.

이렇게 분류하여 각 경락에 따라서 이름을 붙였습니다.

태음	폐-대 비-위	양명
소음	심-소 신-방	태양
궐음	포-초 간-담	소양

〈태음-양명〉은 몸의 앞쪽, 〈소음-태양〉은 몸의 뒤쪽, 〈궐음-소양〉은 몸의 옆쪽과 정확히 일치합니다. 그러면 이것이 앞의 바이오리듬과 무슨 관련이 있을까요? 각기 신체 리듬, 감성 리듬, 지성 리듬과 정확히 일치합니다. 몸의 앞쪽인 〈태음-양명〉 짝은 신체 리듬과 일치하고, 몸의 뒤쪽인 〈소음-태양〉 짝은 감성 리듬과 일치하며, 몸의 옆쪽인 〈궐음-소양〉 짝은 지성 리듬과 일치합니다.

그렇다면 앞의 논의에 따라 여기에다가 간뇌-대뇌변연계-대뇌피질도 일치시킬 수 있을 것입니다. 정리하면 이렇습니다.

몸앞	**태음**	폐-대 비-위	**양명**	신체	간뇌	생존 본능
몸뒤	**소음**	심-소 신-방	**태양**	감성	대뇌변연계	통합 동화
몸옆	**궐음**	포-초 간-담	**소양**	지성	대뇌피질	분석 판단

인체에는 기가 일정한 흐름을 보이는 경락이 있는데, 이 경락은 크게 3가지 통로를 통해서 몸을 관리합니다. 그래서 3통로라고 이름을 붙인 것입니다.

그렇다면 우리는 동양에서 2천여 년 전에 발견한 12경락의 체계를, 서양에서 100년 채 안 된 시기에 찾아낸 바이오리듬과 진화론의 결과에 맞추어서 인체의 신비를 조명해 볼 수 있을 것입니다.

4) 제1 통로와 신체 리듬

무릇 생명체에게 가장 중요한 것은 어떻게 하면 목숨을 지킬 것인가 하는 것일 겁니다. 살아있는 것들에게 이보다 더 중요한 것은 없겠죠. 그리고 그 다음이 종족을 어떻게 하면 많이 퍼뜨릴 것인가 하는 것일 겁니다. 모든 생물은 이 두 조건에 가장 유리한 방향으로 진화를 해왔습니다.

태초의 생명체인 아메바는 단순히 몸을 둘로 쪼개는 것으로 증식을 하는데, 이런 방식은 암수한몸으로 살다가 필요에 따라서 번식하는 지렁이에게 남아있고, 또 여기서 한 발 더 나아가면 태어날 때의 온도에 따라서 암수가 결정되는 파충류의 방식이 있으며, 나중에는 암수가 완전히 분리된 포유류의 단계까지 진화합니다.

하지만 종족 보존의 방식이 어떤 식으로 결정되든, 먹고 사는 문제만큼은 전혀 변함이 없습니다. 즉 약육강식이 자연계의 법칙이고, 온 세상은 천적관계에 의해 유지되면서 자연 전체는 한 치 오차를 허용하지 않는 먹이사슬의 균형을 유지하고 있습니다.

따라서 먹고 사는 방법에 대한 몸의 반응은 생명체의 가장 이른 시기에 형성된 것입니다. 그래서 사람에게도 간뇌에 그 자취가 남아서 그것이 바이오리듬에서 신체 리듬을 형성하고 있는 것입니다. 사람이 의식으로 조절할 수도 없고 그럴 필요도 없는 본능이 자연환경에 적응하는 방향으로 몸을 유지합니다. 이것을 침뜸에서는 제1통로로 봅니다.

그런데 재미있는 것은, 제1통로가 사람의 앞쪽으로 흐르고 있다는 것입니다. 〈폐-대-위-비〉의 경락이 흐르는 것을 보면 인체의 앞쪽입니다. 이것은 몸의 앞쪽이 원래 기어 다니던 파충류나 포유류 시절에는 바닥이었음을 뜻합니다. 땅에 대고 있는 부분이 가장 안전하죠. 적은 전후좌우나 위에서 오지 땅바닥으로 오기 어렵다는 가정이 이 진화에는 있습니다. 그리고 어느 정도 사실입니다.

그렇기 때문에 모든 동물은 공격을 당하면 몸을 웅크립니다. 굼벵이도 건드리면 몸을 동글게 말고 개구리 두꺼비도 움츠리며, 사람도 몰매를 맞을 때는 자신도 모르게 무릎을 싸며 동그랗게 오므립니다. 그래서 무모한 짓을 한다고 할 때 '무릎 쓴다'고 표현합니다. 외부의 공격에 대응하기 위해 웅크린 것이죠. 오므린 그 안쪽에 생존을 담당하는 장기와 경락이 있기 때문입니다.

따라서 〈폐-대-위-비〉로 나타난 경락에서는 몸뚱이가 생존하는 조건에 아주 민감하게 반응합니다. 먹고 사는 문제와 직접 관련이 있는 경락이죠. 생존은 결국 먹고 싸는 문제입니다. 이 부분을 담당한 것이 신체 리듬이고, 경락에서는 〈폐-대-위-비〉인 것입니다.

먹는 것과 관련하여 몸뚱이에는 2가지 반응이 존재할 것입니다. 만족한 경우와 불만족인 경우죠. 만족한 경우를 태음이라고 하고 불만족한 경우를 양명이라고 합니다. 이 짝은 이렇게 나타납니다.

	음	양	
태 음	폐	대장	양 명
	비	위	

폐와 비를 태음으로 묶었고, 대장과 위를 양명으로 묶었습니다. 이들 장기는 인체에 영양을 공급하고 찌꺼기를 배출하는 기능을 맡습니다. 폐는 탁한 공기를 내보내며, 대장은 음식 찌꺼기를 내보냅니다. 위는 음식을 받아들이고, 비장은 곡기를 에너지로 만듭니다. 이들은 하는 일이 이렇게 약간 다른 데도 성질은 같습니다. 폐와 대장은 경락이 손에 있고, 비와 위장은 경락이 발에 있어서 위아래에서 상호조화를 이룹니다.

먹고 사는 것과 관련하여 나타날 증상은 2가지입니다. 먹고사는 일이 잘 이루어져 만족하는 경우와 그것이 잘 안 되어 불만족한 경우입니다. 태음은 만족 상태를 나타내고 양명은 불만족 상태를 나타냅니다. 태음의 성질은 습토인데, 습기를 많이 머금은 흙을 나타낸 것입니다. 봄비에 땅이 촉촉이 젖은 듯한 느낌이죠. 사람에게는 영양이 잘 공급되어 살이 통통히 오른 사람입니다. 먹고 사는 문제가 잘 해결되니 굳이 돌아다니려고 하지 않습니다. 그래서 성질도 느긋하고 비만인 사람이 많습니다.

　반면에 양명의 성질은 조금(燥金)인데, 건조한 것을 말합니다. 먹고 사는 일이 불안정하면 사람은 그 문제를 해결하려고 몸부림칩니다. 가만히 있을 수가 없습니다. 먹이를 찾아서 온 세상을 분주히 돌아다니게 되죠. 그래서 살찔 겨를이 없습니다. 실제로 못 먹어서 그렇기도 하지만, 그렇게 돌아다니느라고 에너지를 다 소진하는 것입니다. 그래서 양명 기운이 강한 사람은 깡말랐습니다. 5행상으로는 금입니다. 금은 쇠인데, 단단한 것이 특징이죠. 그래서 말랐으면서도 어딘가 단단하다는 느낌을 주는 사람이 있다면 양명 기운이 강한 사람이라고 봐도 될 것입니다.

　태음 기운이 강한 사람은 성격도 둥글둥글합니다. 반대로 양명 기질이 강한 사람은 억셉니다. 가시가 돋친 사람 같죠. 그래서 성격과 행동이 거칠고 화를 잘 냅니다. 특히 생존에 대한 불만족에서 오는 기운이기 때문에 끝장을 보려고 합니다. 좋은 게 좋다고 생각하는 태음 기질에게는 이해가 안 가는 성질머리죠. 만나서 얘기하는 도중에 어쩐지 까칠한 느낌이 난다면 그는 틀림없이 양명 기운이 강한 사람입니다. 이런 사람은 태음 기질이 강한 사람을 만나야 합니다. 그러면 중화되겠죠. 실제로 성질이 불같이 치솟고 까칠하게 구는 사람은 태음 기질이 강한 사람을 만나서 싸우면 처음에 이기는 듯하다가도 스스로 지쳐서 이래도 흥 저래도 흥 하는 태음 기질에게 무릎 꿇고 맙니다. 제성질을 못이겨 혼자서 날뛰다가 느긋한 태음에게 지치는 것이죠.

　중요한 건, 태음과 양명은 성질이 서로 반대된다는 것입니다. 서로 대립하고 보충하는 짝을 이룬다는 것이죠. 음양의 의미가 그렇습니다. 따라서 사람을 보고서 판단할 때 양명 기운이 강하다 하면 태음 기운을 보충해주면 좋고, 태음 기운이 강하다 싶으면 양명 기운을 보충해주면 균형을 이루게 됩니다. 침뜸의 치료에 그대로 적용되는 원칙입니다. 태음 기운이 강한 사람에게는 양명을 보하고, 양명 기운이 강한 사람에게는 태음을 보하면 여러 면에서 중화가 됩니다.

제1 통로에 관한 것을 정리하면 아래와 같습니다. 김홍경의 책에 나오는 것을 아주 간략하게 추려서 정리했습니다. 나머지 2와 제 3통로에 대해서도 같습니다.

분 류	태 음	양 명
장부	폐, 비장	대장, 위
성질	습토	조금
음양	음	양
5행	폐(금), 비장(토)	대장(금), 위(토)
지지	축미	묘유
색깔	노랑	하양
맛	닮	매움
냄새	구수함	매운 내
느낌	미끌미끌, 물렁물렁	꺼끌꺼끌, 딱딱함
모양	둥글둥글	쭉쭉 뻗음. 빛처럼 발산
경락위치	몸 앞의 안쪽	몸 앞의 바깥쪽
기운	식욕, 재물욕이 만족된 상태 넉넉함(긍정), 여유, 안락함, 안심	식욕, 재물욕이 결핍된 상태 쪼들림(부정), 여유 없음, 초조함과 허기, 빈곤함
사람	오동통하고 식복이 있음, 굼뜨고 움직이기 싫어함. 지루함	깡마르고 단단함, 기골장대. 민첩하고 앉아있기를 싫어함. 밀어붙이는 추진력
성격	원만하고 너그러움, 겸손. 나태	빈틈이 없고 까칠함. 궁상맞음
감정	부드럽고 안락함	냉정함, 단호함
식물	물기를 많이 머금음. 수박, 무, 배추, 버섯, 고사리, 숙주나물	메마르고 날카로움, 가시 돋침 조각자, 탱자나무, 삼대, 상록수
동물	토실토실함, 둥글둥글. 벌거숭이 동물	딱딱한 껍질에 싸인 것, 갑각류

임상 폐암으로 수술을 했다는 70대 여자 분과 얘기를 나누다보니, 특이한 증상을 말합니다. 항암치료까지 끝나서 완치되었는데, 이상하게도 그 후에 식욕이 당긴답니다. 당연히 살이 많이 쪘다는군요. 왜 이럴까요? 폐와 비장은 동기관계이기 때문에 함께 움직입니다. 폐를 잘라냈으니 폐실이고, 수태음에 병이 오자 덩달아서 같은 성질인 족태음에도 병이 깊어지고 있는 것입니다. 비실이 되면서 표리관계인 위허를 유발하는 것이죠. 그래서 위가 허한 것을 채우려고 자꾸 먹게 되는 겁니다. 이럴 땐 물론 폐경에 치료를 해야겠지만, 그와 동시에 병이 족태음으로 건너가기 전에 미리 수태음경에 침뜸을 하는 것이 좋겠지요.

5) 제2 통로와 감성 리듬

먹고 사는 문제가 어느 정도 해결되고 나면, 이제 세상에 대해 좋다 나쁘다는 판단이 생깁니다. 생존의 궁지에 몰려 당장 먹고 사는 문제가 눈앞의 전부일 때는 그것에 정신이 팔려 세상 돌아가는 것이 안 보이다가도, 의식주 문제가 어느 정도 안정을 찾고 여유가 생기면 삶의 질을 따지기 시작합니다. 바로 이런 부분이 모두 감성과 관련이 있습니다.

생명체의 진화과정을 보면 처음엔 암수의 구별이 없다가 서서히 암수의 구별이 생깁니다. 동물도 그렇고 식물도 그렇습니다. 암수를 구별한 것은, 그것이 주변에 적응하여 종족을 보존하기가 더 유리하기 때문입니다. 암수가 구별된 뒤에 나타난 특징은, 우수한 종자가 대를 잇도록 한다는 것입니다. 동물 사회에서도 힘이 좋고 뛰어난 것이 암컷을 차지하여 자신의 종자를 다음 대로 넘깁니다. 이와 같이 한 세대에서 다음 세대로 건너갈 때 가장 우수한 종자를 선택할 수 있는 장점을 발달시킨 방식이 암수의 구별인 것입니다.

이렇게 구별하는 데는 좋다 나쁘다는 기준이 작용하기 마련입니다. 암컷이 수컷을 택하는 기준은 다른 수컷보다 더 뛰어나다는 것입니다. 그래서 암컷의 기준에 맞추기 위해 수컷들은 화려한 외모를 갖추게 되고, 암컷 앞에서 자신의 힘을 과시하려 합니다. 모든 짐승들은 암컷보다 수컷이 더욱 화려한 이유가 이것입니다. 이런 선택과 집중을 통해서 그 종족은 우수한 종자를 퍼뜨려 종의 생존율을 더욱 높여가는 것입니다. 개체에겐 불행하지만, 종족 전체에는 유리한 것입니다.

그리고 이런 선택은 동물의 진화과정에서는 포유류에게 선명하게 나타나는 증상입니다. 포유류는 그 전의 파충류와 달리 주변의 여건으로부터 더욱 독립된 몸을 갖춥니다. 즉 몸을 스스로 덥힘으로써 온도가 제한해주는 환경의 불리한 여건을 극복하고 자신의 종족을 더욱 늘릴 수 있게 된 것입니다. 그를 대표할 만한 장기가 염통입니다. 염통은 열을 주관하는 장기입니다. 그래서 주변의 온도와 상관없이 자신의 체온을 일정하게 유지하여 자신이 원하는 모든 행동을 할 수 있게 됩니다.

이 시스템의 장점은 파충류와 비교해보면 한결 분명해집니다. 파충류는 온도가 낮으면 움직일 수도 없습니다. 물론 생식도 안 됩니다. 그렇지만 포유류는 스스로 체온을 유지함으로써 훨씬 더 넓은 영역까지 자신들의 활동을 확장하게 됩니다. 얼음뿐인 남극과 북극의 극지에서도 살 수 있게 된 것입니다. 이것은 몸을 덥히는 염통 덕입니다. 그리고 새끼 치는 방식도 달라집니다. 파충류는 알을 낳아서 환경의 변화에 따라 부화하지만 포유류는 몸속에서 새끼를 키운 다음에 몸 밖으로 내보냅니다. 어미 의존성이 더 강하지만 그렇기 때문에 생존율이 더 높습니다.

이 시기에 형성된 뇌가 대뇌변연계입니다. 그래서 감성의 움직임은 이 대뇌변연계의 활동과 아주 밀접한 관련이 있습니다.

그런데 몸을 일정한 온도로 유지하려면 덥히는 기능만 있으면 안 됩니다. 과열됐을 때 식혀주는 기능이 필요합니다. 그것은 콩팥이라는 장기로 나타납니다.

염통과 콩팥은 몸에서 체온을 유지하는 기관입니다. 이 두 가지 기능에는 각기 음양이 있어서 다시 분리됩니다. 거기에다가 각기 소음과 태양이라는 이름을 붙였습니다.

	음	양	
소 음	심	소장	태 양
	신	방광	

　소음은 성질이 덥습니다. 그래서 군화라고 합니다. 군화라고 한 것은 뒤에 나올 상화와 구별 지은 것입니다. 같은 불이지만 이 군화와 상화는 약간 다릅니다. 이 소음군화와 짝을 이루는 것은 태양입니다. 성질은 아주 차갑습니다. 그래서 태양한수라고 합니다. 군화가 뜨거운 불이라면 한수는 차가운 물입니다. 몸 전체가 뜨거우면 찬물이 식혀주고, 몸 전체가 너무 차가우면 뜨거운 불이 덥혀주는 것입니다.

　몸의 온열을 주관하는 것이 감성과 관련이 있다는 것은 좀 이해하기 어렵습니다. 이것은 진화 과정에서 암수가 구별되고 온열을 스스로 조절함으로써 생명유지와 생식활동을 할 수 있는 시간을 연장했다는 것을 의미합니다. 따라서 온열을 유지하는 것과 새끼 치는 활동은 같은 것입니다. 야한 장면을 본다든가 좋아하는 사람 앞에 서면 가슴이 쿵쾅거리고 몸이 후끈 달아오르는 것을 느낄 것입니다. 열과 성이 결국은 같은 뿌리에서 오는 것임을 알 수 있습니다.

　이것은 암수가 분리된 상태에서 새끼를 치려면 합쳐야 하는 순간이 필요하고, 그 순간에 이르기 위해서 암컷은 수컷을 꾀고 수컷은 암컷의 마음을 홀리기 위해서 애를 써야 한다는 것을 뜻합니다. 암컷과 수컷이 서로 짝짜꿍이 되어야 한다는 것이죠. 그러기 위해서는 어느 쪽이든 다 멋을 부립니다. 그 멋부림이 바로 이

군화의 기능이라는 것입니다. 이것이 사람에게는 뽐을 내려는 짓으로 나타나고 그것이 예술 감각으로 응용되어 나타나는 것입니다. 예술이야말로 감성을 대표할 만한 분야입니다. 예술은 감성을 통해 이성의 관심을 끌려는 행위인 셈입니다. 예술철학에서도 에로티즘 관점에서는 예술이란 결국 이성을 꾀기 위한 고상한 표현에 지나지 않는다고 봅니다. 방법이 아무리 고상해도 목적이 바뀌지는 않는다는 것이죠. 논리를 너무 극단화시킨 감이 없지 않지만, 지금 이야기하는 과정에서는 아주 설득력이 있는 이론이죠.

열의 주관자인 심장이 그런 것은 알겠는데, 같은 군화에 신장이 있다는 것이 좀 이해하기 어렵죠? 그런데 신장에도 불이 있다는 것을 생각할 필요가 있습니다. 이건 정말 중요한 겁니다. 물의 불이라? 예컨대 양주 같은 게 그런 거죠. 물이지만 불을 갖다 대면 확 타오르죠. 알코올도 불입니다. 물의 불. 물의 형태를 한 불. 물에는 찬 것만이 아니라 뜨거운 것도 있다는 것이죠. 신장이 차가운 물을 걸러내는 장기이기는 하지만, 동양의학에서 볼 때 신장은 물만 걸러내는 것이 아니라 자식을 생산하는 생식기능을 담당합니다. 말하자면 정력을 주관하는 것이죠.

정력에 좋다는 해구신의 신도 신장을 뜻하는 그 신(腎)입니다. 생식기와 동일시된 말입니다. 몸에서 사랑의 불을 지펴서 암컷으로 하여금 임신하게 하는 물(정액)이 바로 알코올인데 신장은 그것을 주관하는 장기입니다. 이렇게 심장과 짝하여 몸을 덥히는 기능을 특별히 명문화(命門火)라고 합니다. 생명의 문에 지피는 불꽃이라는 말입니다. 콩팥은 그냥 물만이 아니라 불의 물도 거릅니다. 그래서 심장과 같은 군화로 묶은 것입니다. 추울 때 몸을 덥게 하는 것은 심장의 일이겠지만, 이성을 보면서 몸을 후끈 달아오르게 하는 것은 신장의 불일 것입니다. 심장이라는 엔진에 휘발유를 제공하는 것이 신장이라고나 할까요?

이 기운을 억제하는 것이 찬물입니다. 태양한수죠. 이것은 군화의 과열을 끄는 것입니다. 생식작용이 너무 강하면 에너지를 가장 많이 소모합니다. 그렇게 되면 결국은 목숨을 잃게 되죠. 이 과열 양상을 꺼주는 기능이 바로 태양한수인 것입니다. 소음군화와 태양한수를 경락에서는 제2통로로 봅니다.

　제2통로는 몸의 뒤쪽으로 경락이 났습니다. 심장과 소장은 손으로 흐르고 신장과 방광은 발로 흐릅니다. 그런데 재미있는 것은, 인체의 정경에 있는 혈 중에서 방광경의 혈이 가장 많다는 점입니다. 방광경은 신장과 짝하여 5행상 수에 해당합니다. 특히 생식기능을 주관하죠. 생식기능을 주관하는 혈이 많다는 것은 인체가 생식기능에 가장 강한 기능을 갖추고 있다는 것을 뜻합니다. 이것은 인간이 영생에 대한 집착을 갖고 있다는 뜻입니다. 즉 개체가 죽어도 그 개체의 존재를 반복하면서 영원히 살고자 한다는 뜻이죠. 말이 너무 어려운가요? 쉽게 말해 자식으로 자신을 복제하여 영원히 살려고 한다는 말입니다. 그래서 자신을 죽여서라도 자식을 살리려고 하는 것이 부모의 마음입니다.

　이렇게 보면 성행위도 결국 삼신할미가 준 에너지를 극심하게 소모함으로써 자신을 죽이는 것인데, 그 결과로 자식이 태어나죠. 자신의 생명에너지를 죽여야만 그 다음 생이 지속되는 것입니다. 바로 이런 특징이 하등동물에도 나타납니다. 우렁이나 거미 같은 경우도 갓 태어난 새끼가 어미의 몸을 먹죠. 이것이 성의 본질입니다. 쾌락이 아닌 희생이죠. 쾌락만을 추구하는 성행위가 우주 본래의 뜻과 어긋나는 것임은 분명합니다.

　생명을 오래 보전하는 방법은 그 쾌락을 자제하는 것입니다. 그래서 양생술에서도 성행위를 금지합니다. 남자는 정액이 더 이상 생기지 않게 하고 여자는 생리가 끊어지게 합니다. 수련을 하면 그렇게 됩니다. 이렇게 하는 것을 백호를 죽이고 적룡을 벤다(殺白虎斬赤龍)고 합니다.[4] 〈동방불패〉란 영화에서 무림의 최고수인 동방불패가 여자로 변하는데, 이것을 나타내는 무협지식 표현법입니다.

---

4)　　조용헌, 『방외지사 2』, 정신세계원, 4338. 84쪽

소음 기질이 강한 사람은 이른바 끼가 느껴지는 사람입니다. 여자든 남자든 색기가 느껴진다든지 하는 것이 이 경우입니다. 여자의 경우 체형이 아주 가늘면서도 짙은 화장을 하고 속이 비치는 화려한 옷을 즐겨 입는 사람은 이런 성향이 강하죠. 사람들의 관심을 강하게 끌고 싶은 것입니다. 이런 사람은 겁이 없습니다. 아무래도 정조관념이 희박하죠. 그래서 바람기가 느껴집니다. 몸과 마음이 지나치게 뜨거운 것입니다. 옛날의 기생이 지닌 이미지입니다. 남자의 경우도 제비족처럼 하고 다니며 살살 이성의 눈치를 보는 사람들은 이런 성향입니다. 이런 사람에게는 찬물을 확 끼얹어 주어야 합니다. 태양한수의 경락을 보태주면 되죠. 그렇지 않으면 몸에 성과 관련된 병을 앓을 게 틀림없습니다. 임질, 매독, 에이즈…….

반면에 태양 기질이 강한 사람은 이와 반대겠죠. 너무 정조관념이 강하여 도대체 멋대가리라고는 전혀 느껴지지 않습니다. 경직됐죠. 성격이 아주 싸늘합니다. 바늘 하나 들어갈 구멍이 없을 깐깐한 성격입니다. 감수성이 없어서 음악을 들어도 감동이 없고 명화를 구경해도 시큰둥합니다. 마음이 차갑게 얼어있으니 당연한 일입니다. 옛날에 열녀로서 만인의 추앙을 받은 여인네라면 틀림없이 이런 사람이었을 것입니다. 사내가 범접을 못할 여인이죠. 이런 사람은 반대로 소음군화의 기운을 확 돋우어야 합니다.

감성은 이성의 문제와 연관이 있으므로 사람들 사이에서는 사랑으로 나타납니다. 사람들의 관심을 충분히 받아서 만족한 상태가 소음이고, 사람들로부터 관심을 받지 못하고 사랑에 굶주린 상태가 태양입니다. 이 둘의 상태는 서로 상반됩니다. 음양의 짝을 이루죠.

그러니 사랑에 불만족한 상태인 사람에게는 태양한수의 증상이 나타나며 그것을 치료하려면 그 반대편의 성질인 소음군화의 기운을 보충해주어야 합니다. 소음군화의 기운이 넘쳐 그 기운을 지나치게 쓰는 사람은 반대로 태양한수의 기운을 보충해주어야만 균형을 잡습니다. 특히 연예인들의 경우에는 대체로 소음 기운이 지나치게 많은 편이므로 태양 기운을 북돋우는 방법이 필요하겠죠. 그렇지 않으면 감정과 쾌락에 탐닉하다가 인생을 망칩니다.

분 류	소 음	태 양
장부	심장, 신장	소장, 방광
성질	군화	한수
음양	음	양
5행	심(화), 신(수)	소장(화), 방광(수)
지지	자오	진술
색깔	빨강, 보라	검정
맛	씀	짭짤함
냄새	향기, 사향, 아카시아, 라일락	비린내
느낌	열나는 느낌	찬 느낌
모양	맵시 있음. 야들야들	오그라든 느낌
경락위치	몸 뒤의 안쪽	몸 뒤의 바깥쪽
기운	사랑과 관심이 만족됨. 내부에서 이는 열, 성충동. 화려함. 예술충동 열정. 방탕. 퇴폐	사랑과 관심이 불만족 위축되어 찬 기운이 도는 것
사람	호리호리하고 예술가 기질. 열정	위축된 사람. 겁쟁이, 의심, 허무
성격	붙임성이 좋고 재주가 많음, 섬세함, 기교	너무 경직된 도덕관념, 성에 대한 결벽증. 조심성, 경계의식
감정	사랑, 쾌락, 욕심이 일으키는 열	긴장, 공포감
식물	여리고 가는 느낌이 나는 풀. 난초나 하우스 재배 꽃(관상용). 칸나, 수선화, 양귀비	생명력이 강한 느낌이 나는 풀 들꽃
동물	공작. 털 있는 맹수	비늘 있는 물고기

임상 어떤 분이 어깨가 아프다며 침 놔달라고 찾아왔습니다. 삼초경이 지

나는 자리입니다. 액문이나 외관에 찌르면 10분도 안 되어 통증이 현저히 가십니다. 신장에 문제가 없느냐고 물었습니다. 예상대로 콩팥 하나를 떼냈다네요. 혈압은 어떠냐고 물었습니다. 곰곰이 생각하더니 콩팥 수술할 때쯤부터 혈압 약을 먹었다는군요. 콩팥의 안부를 물은 것은, 삼초와 신장이 리중표 관계이기 때문입니다. 혈압은 왜 물었을까요? 바로 신장과 심장이 같은 소음이기 때문입니다. 신장의 병은 반드시 심장의 과부하를 부릅니다. 반대로 심장의 병도 신장으로 건너갑니다. 이 분의 혈압과 어깨 통증은 신장에서 원인이 되었다는 결론을 낼 수 있죠. 이제 치료의 방향을 잡을 수 있겠죠?

6) 제3 통로와 지성 리듬

먹고사는 문제가 해결되고, 마음에 드는 짝을 찾아서 저를 빼닮은 자식까지 낳아놓으면, 또 다른 욕심이 생깁니다. 사람들의 존경을 받고 싶은 욕심입니다. 명예욕이죠. 이 부분을 담당하는 것이 지성 리듬이고, 침뜸에서는 제3통로로 분류합니다.

이것은 영장류에게 주로 나타나는 특징입니다. 영장류 중에서도 특히 인간에게 유난히 발달한 부분입니다. 인간이 다른 짐승과 구별되는 것도 이 부분입니다. 머리에서는 맨 나중 단계의 진화에서 나타난 대뇌피질이 담당하는데, 여기에는 특히 언어를 담당하는 기능이 있어서 다른 동물과는 딴판으로 다릅니다. 같은 영장류이면서도 사람과 원숭이는 큰 차이를 보이는데, 언어를 배울 무렵에 그 특징이 확연히 갈라집니다. 사람이 언어를 배우는 속도는 정말 놀라울 정도입니다. 언어는 분석과 판단, 개념화와 추상화가 이루어지는 것인데, 이것이 언어를 배울 무렵에 폭발하듯이 증가하는 것입니다. 이 엄청난 변화가 다른 동물에서는 나타나지 않습니다. 오직 인간에게만 나타납니다. 이것이 대뇌피질에서 일어나는 현상입니다.

　사람은 대뇌피질이 유난히 발달했고, 이것이 이른바 사회를 유지하는 도덕관념을 형성하게 만들었습니다. 그래서 지성을 담당하는 대뇌피질과 감성을 담당하는 대뇌변연계는 억압관계에 있습니다. 자유분방한 감성을 꽉 짜인 지성이 통제하려는 것입니다. 그것이 사회를 유지하는 도덕의 밑바탕입니다. 그러다보니 감성은 지성에 대항하는 방식으로 나타나는데, 그것이 문화입니다. 지성이 도덕을 건설한다면, 감성은 그 밑에서 문화라는 거대한 틀을 형성하면서 지성을 통제합니다.

　이 제3통로는 인체의 측면부에 있습니다. 우리말에 옆구리죠. 그래서 우리말에는 옆구리와 관련된 말이 많습니다. 옆구리가 허전하다? 짝이 없다는 말이죠. 남들 앞에 애인을 자랑하고 싶은데 그게 안 되는 경우에 쓰는 말입니다. 그 옆구리를 채워서 남에게 자랑하려고 예쁜 여자를 찾아다니는 것입니다.

　여자가 남자에게 한 번 튕겨볼 때 손이 어디로 올라가나요? 옆구리로 올라가죠. 허리 옆에 한 쪽 손을 얹고 당당하게 말하죠. 자존심을 드러내는 것입니다. 싸움박질을 할 때 어떻게 하나요? 처음엔 옆으로 비스듬히 서서 자세를 잡죠. 곧 치고 들어갈 자세입니다. 옆을 드러냄으로써 적에게 공격성을 암시하는 것입니다. 코브라가 공격할 때 대가리부터 목까지 납작해지는 것도 같은 이치입니다. 옆 면적을 넓히면서 공격성을 드러내는 것이죠. 사람이 남의 눈치를 볼 때는 어떡하죠? 옆사람을 슬금슬금 돌아봅니다. 체면과 관계있는 경락이 몸의 옆으로 흐르기 때문입니다. 이게 다 옆과 관련이 있는 것들입니다.

	음	양	
궐 음	심포	삼초	소 양
	간	담	

심포와 삼초는 손으로 흘러가고 간과 담은 발로 흘러갑니다. 다른 두 통로의 경락과 달리 이 제3통로의 경락은 흐름이 들쭉날쭉입니다. 가장 많이 지그재그로 움직이는 경락이 이곳입니다. 궐음풍목은 바람 같은 성질인데, 경락의 흐름에서도 그런 모습을 나타내니, 참 재미있는 현상이죠. 이런 부분을 놓치지 않고 성찰한 성인들의 혜안이 참 놀랍습니다.

궐음과 소양은 서로 대립되는 기운입니다. 음양이니까 짝이면서 대립이죠. 이것은 생존과 종족보존을 넘어서 체면을 생각하는 마음입니다. 사람들의 칭찬을 받아서 이름을 드날리려는 명예욕과 남을 지배하려는 권력욕의 상태를 나타냅니다. 그래서 궐음은 그런 욕구가 만족된 상태를 나타내고 소양은 불만족한 상태를 나타냅니다.

궐음의 성질은 풍목인데, 바람 같은 성질을 지닌다는 뜻입니다. 바람은 일정한 거처가 없습니다. 변화성을 나타냅니다. 궐음은 계절로는 봄입니다. 봄날에 땅에서 싹들이 솟아오르는 모습에서 상을 취한 것입니다. 새싹이 내미는 촉을 보면 과연 이것이 커서 무엇이 될까 참 종잡을 수 없습니다. 코딱지만한 것이 나중에 여름이 되면 거대한 식물로 자라납니다. 이렇게 좀처럼 종잡을 수 없는 변화의 양상이 바로 궐음의 모습입니다.

병에서도 좀처럼 종잡을 수 없는 증상이 나타나면 궐음의 병이 아닌가 의심해야 합니다. 이런 병들은 대개 감정과 맞물려 있습니다. 감정을 통제하지 못하고 폭발시키는 것들이 몸에서는 종잡을 수 없는 격한 변화로 나타납니다. 종잡을 수 없는 것은 팽팽한 긴장에서 나옵니다. 어디로 튈지 모르는 것들의 밑에는 팽팽한 긴장이 도사려있습니다. 사람의 성격도 병도 모두 같습니다. 그러니 궐음으로 다스릴 수 있는 것들도 짐작할 수 있을 것입니다. 특히 정신의 긴장으로 인해서 생긴 병들이 궐음경의 자극에서 큰 효과를 냅니다.

이것의 짝인 소양은 상화인데, 장마철이 끝나고 가을로 접어들기 직전의 땡볕이 내리쬐는 날씨에서 상을 취한 것입니다. 한껏 물기를 빨아올린 식물이 가을로 넘어갈 준비를 하면서 단단해지기 시작하는 분위기입니다. 식물들이 이런 작용을 하는데 가장 필요한 것은 따가운 볕입니다. 그래서 사람 중에도 따가운 가을볕이 연상되는 행동이나 성품을 지닌 사람은 상화로 구분합니다.

소양상화는 궐음과 짝하여 항상성이라는 성질을 지닙니다. 일단 다 자란 식물이 더는 자라지 않은 채 자신의 모습을 유지하면서 내부로 기운을 충전하는 상태입니다. 그래서 변하지 않는 상태를 나타내는 소양의 특징을 지닙니다. 궐음이 지닌 팽팽한 긴장성과 거기서 느닷없이 나타나는 변화를 완화시켜 느긋하게 만드는 성질이 있습니다.

소양에는 담과 삼초가 속합니다. 오래도록 변하지 않고 자신의 중심을 지키는 믿음이 담의 특징입니다. 또 삼초는 상-중-하 전체를 다스리는 장기입니다. 그렇기 때문에 전체의 균형을 맞추려고 합니다. 전체의 중심을 지키고 균형을 맞추려는 이 성질이야말로 변하지 않는 항상성의 본질입니다. 성급하게 달려 나가려는 궐음의 성질에 고삐를 지워서 한 자리를 꿋꿋이 지키도록 하는 것이 소양의 성질입니다. 그렇지만 이 느긋함이 지나치면 게을러지지요.

심리로는 어떤 상태일까요? 자신의 존재와 권위에 대해 만족한 것이 자존심이고, 그와 반대인 것이 열등감이겠죠. 궐음이 만족감이라면 자존심이고, 소양이 불만족이라면 열등감에 해당할 것입니다. 권력과 명예에 만족한 상태라면 잘난 체할 것이고, 그렇지 못하다면 불만으로 가득 차서 언젠가는 터질 것 같은 아슬아슬한 불안이 마음에 가득 들어찬 상태일 것입니다.

이런 사람은 언제 터질지 모르는 묘한 불안감이 있습니다. 싸움꾼의 그것입니다. 그래서 아무 소득이 없어도 목숨 걸고 대드는 대책 없는 사람은 소양 기질이 강한 사람입니다. 사회를 개혁해야 한다든가 하는 싸움에는 꼭 필요한 기운이기도 합니다. 정의라든가 진보라든가 하는 것은 모두 명예와 관련된 일입니다.

이런 쪽으로 관심이 있는 사람들은 틀림없이 제3통로가 발달한 사람입니다.

소양 기질과 양명 기질이 많이 닮았습니다만, 자세히 보면 묘한 차이가 있습니다. 양명 기질은 따갑습니다. 부딪히고 나면 아프죠. 그런데 소양기질은 까탈스럽습니다. 사람이 짜증스럽고 까탈스러운 사람이 있다면 틀림없이 소양 기질이 분명합니다. 가시에 확 긁힌 상처가 양명이라면 복숭아털에 부어오른 상처는 소양입니다. 양명이 먹고 사는 문제의 집착에서 비롯된 싸움꾼의 격렬함이라면, 소양은 남들이 알아주지 않는 것에 대한 콤플렉스로 인한 화풀이의 짜증스러움입니다.

소양은 또 소음과도 다릅니다. 소음은 군화고 소양은 상화죠. 같은 화인데도 성질이 다릅니다. 군화는 안에서 은근히 우러나는 열입니다. 예컨대 지구의 복사열이나 애인을 만났을 때 몸 안에서 은근히 나는 열 같은 것입니다. 반면에 상화는 바깥에서 쪼이는 열입니다. 장마가 끝나고 쨍 하고 나는 무더운 여름철의 분위기이죠. 군화는 습기가 가득한 장마철 무렵의 후텁지근한 무더위입니다. 군화가 열이라면 상화는 빛에 해당합니다. 실제로 상화에 해당하는 담경에 사암침으로 정격을 놓으면 민감한 사람은 몸에서 열이 나는 것을 금세 느낍니다. 중년을 넘어서 환절기에 몸살이 오려는 으스스한 때에 담경에 침을 놓으면 대번에 달라집니다. 으슬으슬하던 느낌이 어느 샌가 사라집니다.

간이나 담에 관한 말은 아주 많습니다. '간뎅이가 부었다' 는 것은 겁이 없다는 뜻입니다. 겁 없이 무슨 일을 추진하는 데는 간의 힘이 작용하지 않으면 안 됩니다. 이럴 때 간은 추진력의 에너지로 작용하는 것입니다. 실제로 일이 어떻게 될지 판단하기 힘들 때 과감하게 판단을 내리고 결정하는 일을 간이 맡습니다. '대담하다' 는 말도 있는데 이것은 담이 크다는 말입니다. 작은 것에 구애되지 않는 힘을 말합니다. 이 역시 간뎅이가 부었다는 말과 함께 불도저처럼 밀어붙이는 추진력을 나타내는 말입니다. 이런 무모함이 없으면 인생은 재미가 없습니다. 이런 무모함이 때로는 보통 사람이 상상도 할 수 없는 위대한 일을 해내는 밑천이 되기도 합니다.

분 류	궐 음	소 양
장부	간, 심포	담, 삼초
성질	풍목	상화
음양	음	양
5행	간(목), 심포(화)	담(목), 삼초(화)
지지	사해	인신
색깔	파랑	적백광
맛	심(살구)	씀+톡 쏘는 맛(마늘)
냄새	시큼상큼한 내, 풀냄새	탄내, 쓴내
느낌	서늘함, 찬바람	찌르고 화끈한 느낌
모양	비비 꼬인 것	뾰족한 것
경락위치	몸 옆의 안쪽	몸 옆의 바깥쪽
기운	명예욕, 지식욕 권력욕이 만족된 상태. 수렴. 빨아들이는 눈빛.	명예욕이 부족된 것. 바깥에서 쬐는 열, 닭이 알을 품는 것. 발산. 불똥 튀는 눈빛.
사람	잘난 체, 나서서 일하기 좋아함. 거만함	열등감으로 화내는 사람. 불필요한 판단, 시비분별로 말썽. 공격성.
성격	지도력 있음. 거드름. 교만	싸움꾼 기질. 잔인함, 파괴본능
감정	칭찬, 자존심,	좌절감, 분노, 열등감, 굴욕감
식물	회전성 덩굴식물, 바람 타는 것, 오그라드는 것. 모과, 산수유	가벼운 가시 솜털 식물 민들레, 할미꽃
동물	근육질(질긴 것), 운동성	전기뱀장어, 반딧불. 맹금류, 벌.

임상 이석증이라는 게 있습니다. 귓속에는 세반고리관이 있고, 그 안에 균형감각을 맞춰주는 작은 돌이 있습니다. 여기에 문제가 생기는 병입니다. 어지럼

증이 심하고 가슴 언저리에 통증이 있는데 옆구리로 돌아다니기도 하지만, 딱히 이렇다 할 병명은 나타나지 않습니다. 당연히 소화도 잘 안 됩니다. 종합병원에서 정밀진단을 받았는데도 특별한 결과가 나오지 않습니다. 몸은 아픈데 이상 없다는 것이 병원의 결론이죠. 미칠 일입니다.

경락 중에서 귓속으로 들어가는 것은 삼초경입니다. 삼초경 바깥을 담경이 싸고돌죠. 둘 다 소양경입니다. 삼초는 심포와 짝이죠. 그러니 이 병은 틀림없이 스트레스가 원인입니다. 양 젖꼭지 사이 한 복판이 심포의 모혈인 전중이고, 수궐음 심포의 병이 깊어지면 족궐음인 간경으로 건너갑니다. 그래서 기문이 있는 옆구리께가 아픈 것입니다. 삼초경을 다스리면 어지럼증은 대번에 달라지고, 내관이나 전중에 침놓으면 옆구리로 돌아다니는 병도 잦아듭니다. 삼초와 심포를 동시에 다스리자면 내관과 외관을 투자(맞뚫기)하는 것입니다.

또 귀에서 생기는 병 중에 흔한 것은 이명입니다. 귀울이죠. 외관이 묘방입니다.

3통로는 환자를 진단할 때 활용할 수 있는 아주 좋은 방법입니다. 대체로 진단은, 간단한 것으로부터 복잡한 것으로 펼쳐나가는 것이 좋습니다. 환자가 오면 먼저 음양을 판단합니다. 머리와 몸통을 비교하고 좌우를 대조합니다. 그러면 크게 음 체질이냐 양 체질이냐가 결정되죠. 여기서 한 발 더 나갑니다. 제3통로로 가는 것이죠. 그리고 제3통로에서 윤곽이 잡히면 5행과 6기로 더 세분화시켜서 관찰하는 것입니다. 세세한 부분에서 판단한 내용은 음양이나 제3통로라는 큰 기준에 다시 의존해서 확인해야 합니다. 작은 부분과 큰 부분에서 어긋나면 큰 부분을 따르는 것이 좋습니다.

그러기 위해서는 환자가 호소하는 통증을 큰 눈으로 보는 연습을 해야 합니다. 환자가 와서 호들갑을 떨며 아프다고 하면 거기에 현혹되어 자칫 큰 줄기를 놓치는 수가 있습니다. 팔랑거리는 잎사귀에 현혹되지 말고, 큰 줄기를 보는 마음의 여유가 필요합니다.

임상 어떤 사람이 이른 아침만 되면 허리가 아프다고 합니다. 이렇게 규칙성을 지닌 병은 간단하게 판단할 수 있습니다. 오전이니 양에다가 1통로의 병일 것입니다. 그러면 병은 간단히 압축됩니다. 위나 대장의 병이죠. 허리의 병은 위보다는 대장 쪽에서 많이 옵니다. 아픈 시각이 새벽 6시경이냐고 묻고, 4번 허리뼈 근처를 두드리면서 아프냐고 물으면 환자는 속으로 생각합니다. 이 사람이 의사가 아니라 무당인가 하고.

7) 5운 6기

① 4주 명리학

잠시 명리학 구경 좀 하겠습니다. 명리학은 4주를 말합니다. 태어난 날을 알면 그 사람의 운명을 정확히 파악할 수 있다는 이론이어서 서양의 지식으로 무장한 사람들에게는 미신이라는 딱지까지 붙이고 다니는 이론인데, 그런 시비 분별은 나중에 하고 우선 구경삼아 보겠습니다.

4주를 보려면 먼저 태어난 날의 시간까지 알아서 만세력이라고 하는 달력을 확인해야 합니다. 만세력은 날짜를 간지로 나타낸 달력입니다. 거기에서 어떤 사람의 생일을 맞추어 찾으니 다음과 같이 나옵니다.

연	월	일	시
경자	갑신	임진	신해

동양에서는 시간을 간지로 나타내니 이렇게 되는 것입니다. 연-월-일-시는 시간을 나타내는 4 단위인데 이것을 각 단위마다 2 글자로 나타내니 모두 8자가 됩

니다. 그래서 4주8자인 것입니다. 한 사람의 운명을 떠받치는 4가지 기둥을 나타내는 8글자라는 뜻입니다. 4주와 8자는 같은 말을 되풀이한 것이죠. '모찌떡' 이나 '역전앞' 처럼.

그런데 이 자료를 가지고 운명을 예측하려면 8자를 우선 5행으로 바꿔야 합니다. 그렇게 바꿔서 5행의 성질을 파악하는 것입니다. 물론 간지의 각 글자는 모두 5행으로 바꿀 수 있습니다. 5행으로 바꾸면 다음과 같습니다.

금	목	수	금
수	금	토	수

사주에서 '나' 를 나타내는 것은 태어난 날의 천간입니다. 위의 사주는 임이죠. 임은 5행으로 수입니다. '임' 은 수 중에서도 양입니다. 10천간 중에서 계가 음이니까요. 양이니 음정양동의 원칙에 따라 움직임이 많고 강한 인상을 줄 것입니다. 4주는 주인인 이 '임' 이 다른 것과 어떤 관계를 맺는가를 파악하는 것입니다. 이 4주에는 나와 같은 수가 모두 셋이고, 나에게 힘을 보태주는 금이 셋이네요. 나에게 힘을 보태준다는 것은 상생관계의 어미 쪽이죠. 목은 나로부터 힘이 빠져나가는 것이고 토는 나를 억누르는 것이니, 토는 상극에 해당합니다.[5]

따라서 이 사주를 보면 나와 같거나 나에게 힘을 주는 요소가 여섯이나 되고, 나로부터 힘이 빠져나가는 것이 1에, 나를 억누르는 것이 1입니다. 그러니 전체의 비율을 본다면 6 : 2로 나에게 에너지를 제공하는 것이 3배나 많습니다. 빠져나가는 것보다 보태주는 것이 더 많다면 이 사주의 주인공은 어떻게 될까요? 빠져나가는 것은 에너지를 쓰는 것인데 활동성을 말하죠. 그러니까 활동성이 그리 크지 않

---

5) 이석영, 『사주첩경』, 한국역학교육원, 2002

은 사람이라는 것을 알 수 있습니다. 반면에 나를 감싸고도는 것들은 굉장히 많습니다. 오냐오냐 추어주는 분위기죠. 그러니 자존심이 강할 것입니다. 자존심이 너무 강해서 대외활동까지 꺼려하는 그런 사주입니다.

특히 나에게 가장 큰 영향을 미치는 것은 태어난 달의 지지입니다. 위의 사주에서는 갑신의 '신' 인데, 이 신은 5행상 금으로 수에게는 어미에 해당합니다. 상생관계죠. 나에게 힘을 보태주는 든든한 어머니를 둔 형국입니다. 이것을 사주용어로는 인수라고 하는데, 이런 사람은 연구나 학문에 뛰어난 능력을 발휘한다고 합니다. 지식을 스펀지처럼 빨아들여 그것을 재구성하는 능력이 탁월한 것입니다. 그러니 책을 몇 권은 냈겠죠. 누구의 4주인지 짐작이 가시나요? 바로 접니다. 하하하.

그런데 태어난 날짜를 갖고 사람의 운명을 헤아린다는 것이 너무 이상하지 않은가요? 하지만 우리가 무심결에 아무 생각 없이 살아서 그렇지, 잘 생각해보면 아침에 해가 뜨고 하루가 간다는 것은 천체의 운동 때문에 일어나는 일입니다. 즉 해와 달과 지구의 관계 때문에 생기는 일이죠. 그러니 어떤 특정한 날이라고 하는 것은 해와 달이 지구와 어떤 위치에 놓여 있는가 하는 것을 알려주는 중요한 정보이자 사건입니다. 지구 위에 얹혀 사는 사람이 해와 달의 영향을 받지 않을 수 없습니다. 그것이 태어난 날의 기후가 내 몸에 영향을 미치는 것으로 나타납니다. 동양에서는 바로 이 점에 착안을 하여 그 관계를 분석할 수 있는 방법을 찾아낸 것입니다. 그것이 명리학입니다.

그런데 단순히 숫자로만 날짜를 나타내지 않고 숫자 안에 해와 달의 상태를 표시했습니다. 그것이 10천간과 12지지입니다. 이 둘을 하나씩 합성하여 60간지로 나타내고, 그것을 해당 날짜에 표현한 것이 만세력이라고 하는 동양의 달력입니다. 그러면 귀찮더라도 60간지가 어떤 것들인가 하는 것만이라도 알아보고 넘어갈까요?

갑자	을축	병인	정묘	무진	기사	경오	신미	임신	계유
갑술	을해	병자	정축	무인	기묘	경진	신사	임오	계미
갑신	을유	병술	정해	무자	기축	경인	신묘	임진	계사
갑오	을미	병신	정유	무술	기해	경자	신축	임인	계묘
갑진	을사	병오	정미	무신	기유	경술	신해	임자	계축
갑인	을묘	병진	정사	무오	기미	경신	신유	임술	계해

그러니까 4주는 미신인 것이 아니라 해와 달이 지구에 미치는 영향을 암시하는 날짜에서 그날 태어난 사람의 상황을 파악하는 아주 정밀한 논리입니다. 그래서 생일을 음양 5행으로 환원하여 보면 한 날짜에 어린 운명의 그림자를 읽어낼 수 있는 것입니다.

그런데 앞서 음양 5행은 해와 달과 별이 지구에 미치는 영향이라고 했습니다. 음양은 각기 달과 해가 지구에 미치는 영향을 공식으로 만든 것이고, 5행은 목성 화성 토성 금성 수성 다섯 별이 지구에 미치는 영향을 공식으로 만든 것입니다. 따라서 4주의 간지를 5행으로 환산하여 본다는 것은 5행론의 공식에 맞춰 사람의 운명을 본다는 뜻입니다.

그렇다면 이렇게 5 요소로 보는 것이 완벽한 답일까요? 이보다 좀 더 좋은 방법은 없을까요? 이런 의문에 대한 답이 6기론입니다. 그러면 어디서 5행론의 허점이 나타난 걸까요? 간지에서 그렇습니다.

천간은 10개이기 때문에 5행으로 설명하기 좋습니다. 그러나 지지는 12개이기 때문에 5행으로 나누기가 참 애매모호합니다. 결국은 토에 2개를 더 배당함으로 해서 다른 것들의 곱절이 돼버렸습니다. 진-술, 축-미. 이 불균형이 계속해서 문제를 일으킵니다. 문제를 일으킨다는 것은 정확도가 떨어진다는 얘기입니다. 그래서 명리학에서는 계속해서 새 이론이 나오면서 이 부분을 보충했습니다. 명리학에도 여러 가지 이론이 있죠. 당사주, 역점, 자미두수…… 하는 식으로요.

② 5행과 6기

그런데 간지를 보면 재미있는 것을 발견할 수 있습니다. 10간은 양이고, 12지 지는 음입니다. 그런데 음과 양은 달과 해가 지구에 미치는 영향을 나타낸 것이라고 했습니다. 5별은 어디 있는 걸까요? 없습니다. 적어도 간지에 직접 나타나지 않습니다.

이것은 5별이 지구에 직접 영향을 미치는 것이 아니라 해와 달을 통해 간접 영향을 미친다는 것을 의미합니다. 즉 해에 작용해서 그것이 지구에 영향을 주도록 한다는 것이죠. 이건 원리상으로도 그럴 것 같습니다. 다른 별들은 지구에 직접 영향을 끼치기에는 너무나 멀리 떨어져 있습니다.

실제로 지구에 실린 우리가 직접 변화를 확인할 수 있는 것은 해가 뜨고 지는 것과 달이 뜨고 지는 것입니다. 해는 뜨는 순간부터 강한 햇빛을 지구에 끼쳐 한 열로 나타나고, 달은 해처럼 느껴지는 못하지만 밀물과 썰물을 움직일 만큼 큰 영향이 미치는 것을 곳곳에서 확인할 수 있습니다. 이런 큰 영향에 비하면 5별이 아득히 먼 곳에서 지구에게 직접 끼치는 영향이란 거의 무시돼도 상관이 없을 정도입니다. 우리가 5별의 영향을 직접 느낀다는 것은 일상생활에서 거의 불가능합니다. 이건 태양계의 별들이 지닌 관계에서 보아도 그럴 것입니다.

태양계의 9별은 모두 태양의 둘레를 돕니다.[6] 결국은 태양의 인력에 붙잡혀 있다는 뜻입니다. 그리고 크기를 보아도 태양과는 비교가 안 될 만큼 작은 크기입니다. 그 중에서도 지구는 정말 좁쌀만한 크기에 불과합니다.

---

[6] 그나마 맨 바깥의 명왕성은 2008년도에 세계천문학회에서 행성에서 제외시키기로 결정해서 태양계의 공식 행성은 8개로 줄었다.

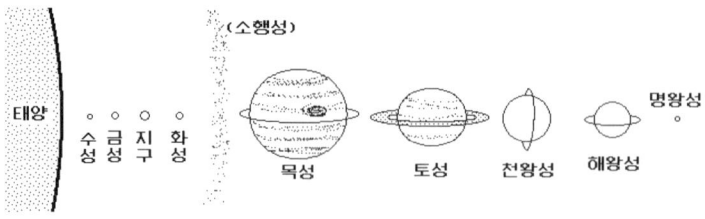

　그러니 다른 별들은 해에 딸린 것이고, 결국은 그들이 지구에 미치는 영향이 해와 밀고 당기는 인력에 딸렸다는 것을 알 수 있습니다. 이렇게 다른 별들이 해에 영향을 끼쳐 그것이 지구에 나타나는 영향을 정리한 것이 10천간임을 알 수 있습니다. 해에 딸린 태양계의 별은 모두 아홉인데, 왜 다섯만 꼽았느냐고요? 옛날에는 토성 밖의 별들은 파악이 안 됐습니다. 그리고 워낙 먼 거리이다 보니 영향력도 작아져 무시하게 된 것이죠. 다섯 별의 영향이 클 때와 작을 때 두 경우가 생기기 때문에 모두 10이 된 것입니다. 2×5=10. 이 영향이 지구에 일정하게 끼치는 것을 지구의 대기에 서리는 기운과 관련하여 말할 때 5운이라고 합니다. 운세라는 뜻입니다.

　그러면 달은 어떨까요? 달은 다른 별들과 견주면 벼룩의 간만큼 한 크기에 지나지 않습니다. 그러나 그것이 지구에 끼치는 영향은 다른 그 어느 별들보다 강력합니다. 아주 가까이 있기 때문입니다. 이렇게 큰 영향을 주는 달덩이가 지구에 가까이 있으면 5별이 해에 영향을 끼칠 때 해에 생긴 힘의 변화로 인하여 덩달아 영향을 받을 수 있음을 뜻합니다. 바로 해로부터 달이 받는 영향은 지구에도 다시 끼치는 것입니다. 5별이 해에게 끼친 영향이 달에게 다시 영향을 미쳤다가 그 힘이 또 다시 지구에 영향을 주는 것이죠. 당연히 이것은 달의 힘에 포함되어 나타납니다. 그렇게 달의 힘에 포함되어 지구에 영향을 주는 별들의 힘을 6기라고 한 것입니다. 달의 기운이면서 동시에 그 달 속에 포함된 별들의 몫이 가져온 변화죠.

　6기 역시 영향이 클 때와 작을 때로 구분되어 모두 12입니다. 12개월과 정확히 일치하죠. 이렇게 되면 5행으로 요약되어 무시당하던 한 가지 요인이 더 드러나서 정확성을 훨씬 더 높일 수 있습니다. 그것이야말로, 5행론이 이미 완벽한 이론으로 자리 잡은 마당에, 지구에 드리운 힘을 파악하는 또 다른 도구로 6기론이 등장한 이유입니다.

그러면 위의 사주가 태어난 해인 경자년의 경우 5행론과 6기론으로 볼 때 어떤 차이가 있을까요? 10간의 경(庚)은 5행으로 금에 해당합니다. 양이기 때문에 기운이 넘쳐서 전문용어로 태과라고 합니다.(외우실 필요 없습니다) 12지지의 자(子)는 5행으로 수입니다. 그러니까 경자년은 5행상 금과 수의 기운이 작용하는 해입니다. 금과 수의 기운이 가득 차고 넘쳐서 그 반대편의 목과 화가 기운을 펴지 못하는 해입니다. 금은 종혁이니 숙살의 기운이 팽배하여 혁명이 일어날 분위기이고, 수는 화를 억압하여 하반기에는 추운 겨울을 보낼 것입니다. 그리고 금의 기운이 왕성하기 때문에 그것에 억눌린 목화의 간 질환이나 심장병 환자들은 상태가 많이 좋아졌을 것이고, 폐가 안 좋은 사람들은 꽤나 고생했을 것입니다. 지지의 수기가 작용했으니 심장병이 간 질환보다 더 좋았을 것입니다. 이상은 5행론으로 본 것입니다.

그러면 6기론에서는 어떨까요? 자-오는 6기로 군화입니다. 군화는 5행으로 화이고 뜨거운 성질을 지니고 있습니다. 따라서 6기론에 따르면 이 해에는 금 기운이 흘러넘치다가 하반기에 들면서 군화의 뜨거운 기운이 작용하여 천간인 경의 금 기운을 극한다는 얘기입니다. 상극이죠. 초반의 금 태과로 인한 폐 질환의 왕성한 발작이 후반의 군화 기운으로 한 풀 꺾이면서 포근한 겨울이 될 것으로 예상됩니다. 군화의 영향으로 간 환자보다는 심장병 환자가 더 고생했을 것입니다.

5행론의 금+수와 6기론의 금+화. 이상이 두 이론이 암시하는 바입니다. 어느 쪽이 정확할까요? 보는 상황에 따라 다르겠지만, 저는 어쩐지 6기론 쪽으로 마음이 기우네요. 우리 어머니께 여쭈니, 실제로 저를 낳던 해 겨울은 포근한 편이었다네요. 5행론의 수보다는 6기론의 화가 더 작용했다는 증거입니다.

> **돋보기** 나중에 다시 나올지 모르겠습니다만, 그래서 12지지를 6기로 정리하면 이렇게 됩니다.(『우주변화의 원리』) 6기를 깊이 공부하실 분은 외워두는 것이 좋습니다.

   사해 - 궐음풍목
   자오 - 소음군화
   축미 - 태음습토
   인신 - 소양상화
   묘유 - 양명조금
   진술 - 태양한수

또 10천간을 운으로 바꾸면 이렇습니다. 이것은 명리학에서 충이라고 하는데 운에서는 해당 운에서 기운을 주관한다는 의미가 있습니다. 어렵죠? 이해가 안 가도 상관없으니 그냥 가볍게 읽어주십시오.

   갑기 → 토
   을경 → 금
   병신 → 수
   정임 → 목
   무계 → 화

따라서 위에서 5행으로 바꾼 4주를 5운6기의 5행으로 다시 표시하면 이렇습니다.

금	목	수	금
수	금	토	수

⇒

금	토	목	수
화	화	수	목

앞의 5행이 수와 금으로 가득하다면 뒤의 5운6기에서는 일간인 목에게 힘을 실어주는 것이 셋이나 되고, 기운이 빠져나가는 화도 둘이나 있어서 상당히 균형이 잡혔음을 알 수 있습니다. 또 내가 극하는 토도 하나 있고, 나를 극하는 금도 하나 있어서, 여러 가지 기운이 골고루 섞여 있습니다. 5행을 다 갖춘 4주로 바뀌었죠. 이렇게 중화된 것을 4주에서는 아주 좋게 여깁니다. 여기에 이제 대운이 어떻게 되느냐에 따라서 사주는 잘 풀리기도 하고 꼬이기도 하는데, 그것은 나중에 운기론에서 잠시 살펴보기로 하겠습니다. 여기서 4주를 공부하자는 것은 아니니 오래 끌 필요가 없어 이쯤으로 마칩니다.

③ 6기의 원리와 배경

6기론은 5행론보다 현실의 상황을 설명하는데 한층 더 복잡하고 깊습니다. 5행이나 6기나 다 같이 1년을 여러 단위로 나누어서 설명한 것인데, 그 나눈 숫자가 달라서 생긴 현상입니다. 개수가 적으면 세부의 상황에는 덜 맞아도 전체의 윤곽은 잘 잡히고, 개수가 많으면 세부의 상황에는 잘 맞아도 전체의 윤곽에서 정확도가 떨어질 수 있습니다. 이 두 이론은 이런 점을 서로 갖고 있어서 꼭 비교해서 더 정확한 것을 취해야 합니다.

5행은 4상이 확대된 것이기 때문에 1년을 넷으로 나눈 단위입니다. 거기에다가 5에 맞추느라고 장하를 하나 끼워 넣은 것이죠. 토에 해당하는 계절이 5행에서는 철과 철 사이에 잠시 오는 환절기라는 설도 있고, 여름 후반부의 늦여름(장하)이라는 설도 있습니다. 이렇게 왔다 갔다 하는 것부터가 부자연스러워서 딱딱한 이론에 숨 가쁜 현실을 억지로 꿰어 맞춘 것이라는 의구심이 일 만합니다.

반면에 6기론은 8괘에서 나와서 건곤을 버리고 그 안의 변화를 취한 것이기 때문에 땅의 실상에 더 가깝습니다. 1년을 6 마디로 나눈 것이기 때문입니다. 4 마디로 나눈 것보다는 정확도 면에서 훨씬 더 낫다고 할 수 있죠.

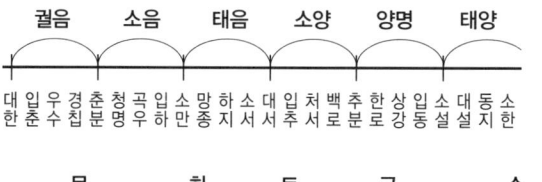

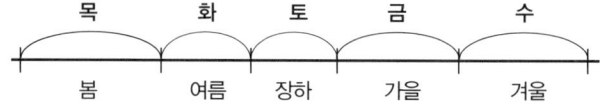

이렇게 옆으로 길게 늘어놓는 것이, 학교 교육을 받은 사람들에게는 아주 편합니다. 왼쪽에서 오른쪽으로 써나가는 글쓰기와 읽기의 버릇 때문이죠. 그러나 지금까지 오는 동안 돌고 도는 원리로 이루어진 역에 이 정도 익숙해졌으면 이제 1년의 순환을 나타내는 도설은 원으로 표시하는 것이 더 편해져야 합니다. 그러니 중복되더라도 한 번 더 그려볼까요?

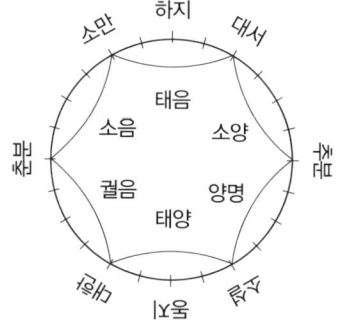 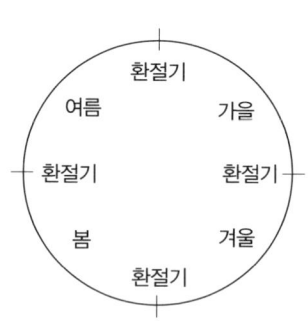

자, 5행은 계절에 따라서 나누었고, 6기는 절기에 따라서 나누었습니다. 그렇다면 이런 의문이 들 것입니다. 계절이 없는 적도 같은 곳에서는 어떻게 하냐고. 이 물음 속에는 5행이나 6기 같은 이론이란 4계절이 어느 정도 뚜렷하게 나타나는 지역에서 터를 닦고 발전해온 것이라는 암시가 들어있습니다. 물론 지금까지 해온 논의는 해와 달과 지구라는 거대한 별을 상대로 하는 것이기 때문에 지구의 모든 지역에 적용해도 어느 정도는 다 맞아 돌아갑니다.

그러나 24절기를 6등분하는 6기론쯤에 이르면 이 이론이 제일 잘 맞는 어떤 지역이 반드시 있을 것입니다. 사람들이 이런 이론을 만들어내서는 그것이 실제로 이루어지는가 그렇지 않은가 하는 것을 확인할 때는 어떤 현실 속에서 할 것이기 때문입니다. 그렇다면 특정한 지역에서 해마다 반복되는 현상을 기록하고 종합하여 이론의 적합성 여부를 확정했을 것입니다. 일종의 통계를 통하여 이론을 다진 셈이라고나 할까요?

우리가 현재 추정할 수 있는 것은 음양 5행론과 6기론이 발생한 중국 황하 유역과 같은 위도상의 지역입니다. 즉, 황하와 발해 주변 날씨와 환경을 기준으로 이 이론은 발생하고 정착했다는 것입니다. 6기의 경우 특히 24절기의 변화를 기준으로 나눈 것인데 24절기에 대한 개념은 1년을 세분한 것이고, 그것이 땅의 생물들에 어떤 변화가 일어나는가 하는 것을 파악한 것입니다. 그래서 후대에 이런 사실을 확인한 연구자들의 의견을 들으면 역시 둘로 갈라집니다. 정확성이 없다는 측과 정확성의 근거가 있다는 측.[7] 어느 쪽일까요? 이것저것 몇 년째 확인을 해보면 무시할 수 없을 만큼 정확성이 높다는 것이 저의 생각입니다. 요즘도 매년 해가 바뀔 때마다 날씨를 예측해보면 상당히 잘 맞는 편입니다.

예를 들어, 올해는 기축년인데, 5운6기에서 기는 토운이면서 불급이고 축은 태

---

7) 장기성, 『한의학의 원류를 찾다』(정창현 외 3인 옮김), 청홍, 2008

음습토입니다. 토가 불급이므로 토를 극하는 목이 극성할 것이며, 토에게 억눌려야 할 수가 통제를 받지 않아서 날뛸 것입니다. 따라서 중풍이나 심장병 계열의 질환이 극성하여 급성병 환자가 많아질 해입니다. 바람이 많이 불고 변덕스러우며 후텁지근한 것과 서늘한 것이 번갈아 드나드는 기후가 예상됩니다. 이런 변덕을 견디지 못하여 급성병 환자가 많이 생길 것이니, 주변을 잘 관찰해보시기 바랍니다.

④ 땅에서 본 5운6기론의 틀

여기까지 따라오느라 고생들 많으셨습니다. 아마도 역 공부나 침뜸 공부를 하신 분들도 5행을 지나 6기론쯤에 이르렀을 때는 골머리가 아프셨을 것입니다. 실제로 침을 놓는 데는 크게 도움이 되지도 않는 정말 큰 개념들이어서 이것을 읽어야 하나 말아야 하나 하는 생각까지도 하셨을 것이구요. 그러니 이 쓸따디 없는 것들을 이젠 모두 훌훌 털어버리고 우리가 사는 곳으로 돌아가겠습니다.

저는 한반도 중부지방의 청주라는, 크지도 작지도 않은 적당한 도시에 삽니다. 아파트 14층이 저의 집입니다. 앞쪽으로는 아파트 건물이 죽 늘어서서 볼 것이 별로 없습니다. 그런데 저의 집은 단지의 맨 뒤쪽이어서 뒤로는 멀리까지 환히 보입니다. 뒤에는 주택가거든요. 높아봤자 3층이나 4층 정도 되는 건물이 이따금 단독주택 사이로 솟아있을 뿐입니다. 14층에서 내려다보면 그 정도의 높이는 구별도 안 됩니다. 그냥 평지죠.

이렇다 보니 경치가 좋은 뒤쪽을 이따금 내다보곤 합니다. 그러면 아파트 건물이 지상에 드리운 그림자를 볼 수 있습니다. 우리 아파트가 오밀조밀 모인 주택가에 드리운 그림자를 보며 지금 그림자가 어디에 있으니 지구가 어디쯤 우주여행을 하는 중이구나 하고, 혼자서 개똥철학을 이리저리 굴려보곤 합니다. 말하자면 우리 아파트가 석년인 셈입니다. 저는 그 커다란 석년 안에 깃든 것이구요.

지금까지 복잡하게 설명했던 가물가물한 말들 몽땅 버리고 가만히 집에 앉아

밖을 내다보겠습니다. 그러면 우리 집을 중심으로 동서남북이 펼쳐집니다. 아침이면 동쪽에서 해가 떠서 저녁이면 서쪽으로 집니다. 날마다 똑같은 일이 되풀이되는 가운데 저의 집이 놓여있고 저는 그 안에 들어있습니다. 봄이면 동쪽에서 시원한 바람이 불어오고, 여름이면 남쪽에서 뜨거운 바람이 불어오고, 가을이면 서쪽에서 서늘한 바람이 불어오고, 겨울이면 북쪽에서 찬바람이 불어옵니다. 끊임없이 반복됩니다.

이런 현상은 내가 우리 집이라는 한 곳에 정착했기 때문입니다. 내가 한 곳에 머묾으로 하여 그곳을 중심으로 네 곳의 특징이 나타나는 것입니다. 즉 남쪽은 따뜻하고 북쪽은 춥습니다. 이것이 바뀔 수는 없습니다. 그런데 추운 북쪽과 따스한 남쪽은 언제나 같은 온도가 아니라 늘 바뀝니다. 겨울에는 덜 따뜻하고 더 춥습니다. 여름에는 더 덥고 덜 춥습니다. 철이 바뀌면서 생기는 현상이죠.

여기서 우리는 두 가지를 눈치 챌 수 있습니다. 내가 한 곳에 자리를 잡으면 그곳을 중심으로 네 곳의 방위가 정해지고 그 네 곳의 기후까지 저절로 정해진다는 것입니다. 이것을 뭐라고 부를까요? 땅의 본래 성격이니 지기라고 해보겠습니다. 그런데 계절이 바뀌면 같은 곳이라도 기후에 변화가 옵니다. 이렇게 계절이 달라지면서 바뀌는 기운을 무엇이라고 할까요? 시간의 성격이고 이것은 해의 움직임이 달라지면서 생긴 것이니 천기라고 해보겠습니다.

지기는 공간의 특성 때문에 생기는 것이고, 천기는 시간의 특성 때문에 생기는 것인데, 내 위치가 정해지는 순간 그곳은 공간인 지기와 시간인 천기가 동시에 작용하여 시공간을 형성하면서 우주의 전체 움직임에 반응하는 것입니다. 시공간은 나의 존재와 동시에 나타나는 것입니다. 나의 존재가 사라지면 시공간 또한 함께 사라집니다. 우주는 나라는 한 마음이 일으키는 것입니다.

그러면 땅에서 하늘에서 일어나는 이 기운들은 매년 똑같을까요? 그렇지는 않을 겁니다. 우리가 몇 년을 살아봐도 겨울에 눈이 많이 오는 때가 있고 푹한 때가 있어서 일정하지 않습니다.

그러면 도대체 무질서한 것일까요? 아니면 오랜 세월 반복을 통해서 발견될 만한 어떤 법칙이 있는 것일까요? 옛 사람들은 무질서 속에 질서가 서려있다고 보았습니다. 어떻게? 바로 천체의 관측을 통해서. 즉 해와 달과 5별의 움직임이 지구에 일정한 변화를 일으키고 있다고 본 것입니다. 그리고 그것을 음양(해와 달)과 5행(목, 화, 토, 금, 수)의 관계로 정리한 것입니다. 천기는 해의 움직임에서 오는 것이고 지기는 달의 움직임에서 오는 것입니다.

다시 일상으로 돌아와서 보면, 겨울이 춥고 여름이 덥다는 것은 해의 움직임이 만든 현상입니다. 그래서 해의 움직임이 만든 기운의 기준을 100이라고 할 때 해마다 이 기운이 온다면 우리는 고민할 이유도 없을 것입니다. 그렇지만 언제나 이 기준치에 미달이거나 초과하는 현상이 생깁니다. 초과한 것을 태과라고 하고, 미달인 것을 불급이라고 합니다. 따라서 마땅히 그렇게 와야 하는 기운이 있고, 그런데도 그렇게 오지 못하여 미달이거나 초과한 기운이 있습니다. 이것을 각기 주운과 객운이라고 합니다. 즉 주인인 운과 손님인 운이라는 것이죠.

이 운은 모두 몇일까요? 다섯입니다. 계절은 해의 운동에서 생기는 것이니 봄 여름 가을 겨울이 생기고, 이것을 주관하는 환절기까지 합쳐서 5운이 되는 것입니다. 이것을 나타내는 것이 천간입니다. 기준치를 넘치거나 모자라기 때문에 넘는 것 다섯 모자라는 것 다섯 해서 모두 열입니다. 갑 을 병 정 무 기 경 신 임 계. 어떤 게 넘치고 모자라는 것이냐 하는 것은 이것을 둥글게 배치해보면 나타납니다. 왜냐하면 지구는 해를 돌아서 1년만에 다시 제자리로 오거든요. 그러니 둥글게 배치해야죠.

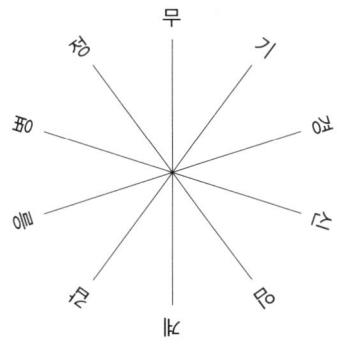

가운데를 중심으로 하면 서로 마주보는 것이 있습니다. 그것들이 같은 기운입니다. 그래서 10년의 절반을 각기 나눠서 주관하죠. 예를 들면 갑기운은 토의 기운이 작용하는데 다시 돌아오는 10년 동안 앞의 5년은 갑이 주관하고 뒤의 5년은 기가 주관합니다. 이것을 1년에 적용하면 세운이라고 합니다. 이하 나머지는 같은 원리입니다. 앞에서 잠깐 나온 것이죠?

갑기 → 토
을경 → 금
병신 → 수
정임 → 목
무계 → 화

갑년에는 토가 태과되는 운이 들고, 기년에는 토가 불급인 운이 듭니다. 이런 식으로 을년에는 금이 불급이고 경년에는 금이 태과며, 병년에는 수가 태과이고 신년에는 금이 불급이며, 정년에는 목이 불급이고 임년에는 목이 태과이며, 무년에는 화가 태과이고 계년에는 화가 불급입니다.

목화토금수는 기후로 바꾸면 각기 풍열습조한이 되니, 예를 들어 올해처럼 기

(己)가 들어가는 해에는 토가 불급이 되어 제대로 와야 할 습한 기운이 정상치에 못 미쳐 건조하게 됩니다. 이렇게 습이 제대로 오지 못하면 그것이 극하는 찬 기운[寒水]이 멋대로 놀아나게 되고, 습토를 극하는 풍목이 날뜁니다. 따라서 기후는 서늘하고 찬 기운이 바람과 함께 마구 돌아다니는 결과를 낳게 됩니다. 여름인데도 더위와 추위가 오락가락 해서 종잡을 수 없는 변덕스러운 날씨가 오게 됩니다. 그래서 이런 변덕스런 날씨에 적응하지 못하여 건강이 흔들리는 급성병 환자가 폭증할 것입니다. 이것이 기년의 운세입니다.

지기의 변화는 달의 움직임을 따릅니다. 달은 지구에 6가지의 기운을 일으킵니다. 그것은 지구가 1년 동안 해의 둘레를 도는 사이에 달도 지구를 돌며 영향을 끼치는데 그 영향은 밤하늘에 나타나는 별들의 위치에 따라서 확인할 수 있습니다. 그래서 밤하늘을 모두 12 영역으로 나누어 각기 이름을 붙였습니다. 12지지가 그것입니다. 자 축 인 묘 진 사 오 미 신 유 술 해.

이것도 역시 지구의 공전 때문에 생기는 일이니 둥글게 배치하겠습니다. 다음과 같습니다.

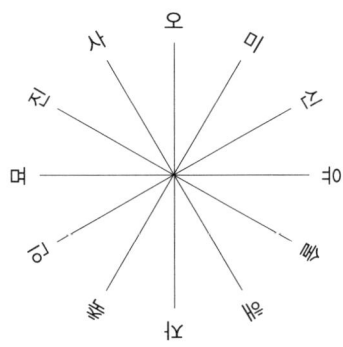

여기서도 서로 마주보는 것이 같은 기운을 형성합니다. 지기인 이 6기에도 천

기의 경우처럼 주기와 객기가 있겠죠?

      사해 - 궐음풍목

      자오 - 소음군화

      축미 - 태음습토

      인신 - 소양상화

      묘유 - 양명조금

      진술 - 태양한수

당연히 와야 할 기운이 주기이고, 매년 여건에 따라서 변화를 일으키는 기운이 객기입니다. 이것은 기가 분포하는 위치에 따라서 사천, 재천, 간기로 나누는데, 자세한 것은 일단 생략하겠습니다. 이 이론은 책 한 권으로도 모자랄 만큼 방대한 이론입니다. 여기서는 6기론의 전체 뼈대만을 보자는 것이니 여기서 마치겠습니다.

이렇게 해서 지구에는 5운과 6기가 작용하게 되는 것입니다. 물론 그 기준의 한 복판에는 내가 있습니다. 내가 사라지면 이 모든 것도 사라집니다.

⑤ 5운론 6기론의 실제

이곳은, 제가 이야기하고자 하는 수준에서 더 깊이 들어간 내용입니다. 그러니 좀 어려울 듯합니다. 따라서 읽기가 불편한 분들은 그냥 지나치시기 바랍니다. 괜히 어려운 내용에 집착해서 끝내 이해하지 못하면 자신을 탓하게 됩니다. 쓸데없이 좌절감을 키울 필요가 없습니다. 나중에 천천히 이해하시기 바랍니다. 그럼!

5운6기의 기원은 『황제내경』입니다. 지금의 『황제내경』은 마치 운기학의 토대 위에 세워진 이론인 것 같습니다. 그러나 잘라 말하지만, 믿을 수 없습니다. 내경이란 책이 춘추전국시대에서 한나라 대에 걸쳐 장기간 형성된 것이기 때문입니다. 그 안에는 그 여러 시기에 걸쳐 발달해온 이론이 가득 들어있습니다. 이 세월의 층차를 무시하고 그 안에 들어있다고 해서 『내경』을 운기학 책이라고 믿는다면 아예 학문을 연구하지 않겠다는 말과 똑같습니다. 5운 6기는 5행론이 확립된 이후에 나온 이론입니다. 장부론에 입각한 5행론의 천하통일 이후, 개인의 차원을 넘어선 우주 전체의 기운 변화를 정교화, 체계화한 것입니다. 그러니 논리상 맨 뒤에 자리 잡은 이론이겠죠.

이것을 집대성해서 『내경』에 보충한 사람은 당나라의 왕빙이었습니다. 왕빙은 운기학이 원래 『내경』에 있다가 유실되었던 것을 보충했을 뿐이라고 합니다. 그리고 그것을 정당화하는 근거가 재미있습니다. 옛날 사람들이 5운6기에 의존하는 습성이 너무 강해서 진시황의 분서갱유 때 운기편을 모두 삭제하였다는 것입니다. 유치하기 짝이 없는 이 전설이야말로 거꾸로 5운 6기론이 가장 늦은 시기의 산물임을 입증하는 것입니다. 신화는 후대에 조작된 것들일수록 시대를 더욱 까마득히 올려 잡는 법입니다. 앞서 상극론을 역에 집어넣기 위해 용마와 거북의 신화를 끌어들인 5행가들의 소행과 다를 것이 없습니다.

역사를 따지는 것이 이 글의 목적은 아니니, 본론으로 돌아와서, 5운론부터 보겠습니다.

운은 지구가 해의 둘레를 도는 것을 말합니다. 1년을 5행에 따라 5단계로 나눈 것을 5운이라고 합니다. 먼저 5운에는 대운이 있습니다. 크다는 뜻이죠. 1년 전체의 운을 총괄하는 것입니다. 총괄하는 그 기운이 1년의 날씨를 장악합니다. 이것은 천간상합에 따릅니다. 갑기합토, 을경합금, 병신합수, 정임합목, 무계합화. 5양간(갑, 병, 무, 경, 임)은 양이기 때문에 기운이 지나칩니다. 그래서 태과라고 하죠. 반대로 5음간(을, 정, 기, 신, 계)은 음이기 때문에 기운이 모자랍니다. 그래서 불급이라고 합니다.

위의 천간상합에 따라, 갑이 들어가는 해에는 5행 중 토의 기운이 지나칩니다. 이것을 돈부지기(敦阜之紀)라고 합니다. 5행의 관계에 따라 갑년에는 토의 기운이 왕성하여 신장과 위장이 습기를 받으므로 간허가 오게 되고 습한 기운 때문에 요통, 신경통, 위통을 일으키게 됩니다.

이런 식으로 을이 들어간 해는 불급이므로 종혁지기, 병년은 만행지기, 정년은 위화지기, 무년은 혁희지기, 기년은 부감지기, 경년은 견성지기, 신년은 학류지기, 임년은 발생지기, 계년은 복명지기라고 합니다.[8]

주운은 4계절의 변화에 따라 목운, 화운, 토운, 금운, 수운으로 이어집니다. 상생관계죠. 이것을 차례대로 번호를 붙여서 운이라고 합니다.

    1운(대한, 입춘, 우수, 경칩, 춘분)
    2운(청명, 곡우, 입하, 소만)
    3운(망종, 하지, 소서, 대서)
    4운(입추, 처서, 백로, 추분, 한로, 상강)
    5운(입동, 소설, 대설, 동지, 소한)

주운은 변함이 없는데, 매년 기운은 변합니다. 이렇게 매년 변하는 것을 객운이라고 합니다. 5운 6기에서 사람의 체질을 판별할 때는 주운이 아니라 객운을

---

[8] 敦阜, 從革, 慢行, 委和, 爀曦, 阜監, 堅城, 涸流, 發生, 伏明. 이상은 태과와 불급에 따른 이름이고, 평기일 때에는 5행에 따라 각기 敷和, 升明, 備化, 審平, 靜順이라고 한다. 자세한 것은 이 글 뒤의 참고문헌을 찾아볼 것.

보고 판단합니다. 그러므로 이것이 중요합니다. 객운이라고 하여 제 멋대로 들어오는 것이 아니라 일정한 법칙이 있습니다. 즉, 그 해의 대운을 초운으로 해서 5행의 상생을 따라 펼쳐집니다. 예컨대 병(丙)년의 경우에는 천간상합이 병신합수이니 수가 대운이 되고, 따라서 2운은 목, 3운은 화… 가 됩니다.

따라서 환자의 생년월일을 물어봐서 알게 되면 이에 따라 그 사람이 태어난 해의 운을 보고서 건강상태를 짐작해낼 수 있습니다. 예컨대, 2009(기축)년 양력 5월 22일에 태어난 사람은, 기축년의 천간상합이 갑기합토이므로 1운이 토운이고, 객운 중에서 위의 날짜에 해당하는 2운은 금운입니다. 그러므로 금불급에 해당하여, 폐허가 되고, 이것이 연달아 대장실과 간실을 유발합니다. 이런 체질을 타고납니다.(어렵죠? 자꾸 파고들려 하지 말고 그냥 구경하듯 지나가세요. 알아야 골머리만 아픕니다. 하하하)

6기론에 대해서 알아보겠습니다. 5운론이 1년을 5로 나누어서 5장의 상태를 파악한 것이라면 6기론은 1년을 6으로 나누어 6부의 상태를 파악한 것입니다. 5운론에서는 1년의 변화를 운이라고 하지만, 6기론에서는 기라고 합니다. 5운에도 주운이 있고 객운이 있듯이, 6기론에도 주기가 있고 객기가 있습니다. 주기는 1년의 정상 기후를 말하는 것입니다. 1년을 6등분하여 그 중 하나를 1지기라고 합니다. 그리고 이 기운을 5행으로 환산하여 파악합니다.

   1기(궐음풍목) : 대한, 입춘, 우수, 경칩
   2기(소음군화) : 춘분, 청명, 곡우, 입하
   3기(소양상화) : 소만, 망종, 하지, 소서
   4기(태음습토) : 대서, 입추, 처서, 백로
   5기(양명조금) : 추분, 한로, 상강, 입동

6기(태양한수) : 소설, 대설, 동지, 소한

    6기론의 절정은 이제부터입니다. 앞의 주기는 변화가 없이 매년 똑같습니다. 그런데 객기라는 게 있습니다. 이 객기의 변화가 오묘합니다. 6기론에서 객기는 두 가지 양상으로 나타납니다. 사천과 사지가 그것입니다. 사(司)는 주관한다, 장악한다는 뜻이니까, 사천은 하늘을 장악한다는 뜻이고, 사지는 땅을 장악한다는 말입니다. 즉 날씨를 장악한다는 말입니다. 하늘을 장악한다는 사천은 해 주변의 기후를 말하는 것이고, 사지는 땅의 기후를 말하는 것입니다.

    예컨대, 기축년의 예를 들면 기축의 축이 사천은 습토이고 사지는 한수입니다. 대기의 기후는 습토인데, 땅의 기후는 한수라는 말입니다. 그러니 대기는 축축하고 땅은 서늘한 해가 됩니다. 이렇게 되면 기축년 여름은 어렵지 않게 예측할 수 있습니다. 비가 많이 오고 여름답지 않게 서늘한 날씨가 오래 이어질 것입니다.[9] 이와 같이 지지에 따라 사천과 사지가 서로 엇갈리며 짝을 이룹니다. 그 짝을 정리하면 다음과 같습니다.

년지	사 천	사 지
자오	자오 소음군화	묘유 양명조금
축미	축미 태음습토	진술 태양한수
인신	인신 소양상화	사해 궐음풍목
묘유	묘유 양명조금	자오 소음군화
진술	진술 태양한수	축미 태음습토
사해	사해 궐음풍목	인신 소양상화

---

9)   실제로 이 해에는 남부지역의 장마가 49일을 넘겨 관측사상 신기록을 세웠다. 휴가철에도 내내 구름이 끼고 기온도 낮은 편이었다.

자오가 들어간 해에는 소음군화가 사천하고 양명조금이 사지하여 기후를 장악합니다. 그리고 묘유 다음부터 1기, 2기, 3기… 하는 식으로 나눕니다. 그러니까 1기는 진술태양한수, 2기는 사해궐음풍목, 3기는 자오소음군화… 이런 식이 되는 것이지요.

여기서 그 사람이 타고난 체질을 결정할 수 있습니다. 예컨대, 앞서 본 2009(기축)년 양력 5월 22일에 태어난 사람을 봅시다. 축이므로 사천은 태음습토이고 사지는 태양한수입니다. 1년을 6등분할 때 1기는 진의 다음인 사이고, 2기는 오…로 나갑니다. 이렇게 되면 6등분 중에서 어느 기에 태어났느냐에 따라서 그 사람이 타고난 체질을 알 수 있습니다. 앞의 기수에 따르면 이 날짜는 3기에 해당합니다. 그러니까 태음습토군요. 이 날 태어난 사람은 태음 기운을 강하게 받아서 습한 기운을 머금고 태어난다는 얘기입니다.

물론 장부의 허실 관계는 6부가 아니라 5장을 중심으로 파악합니다. 한발 더 나아가 출생 시의 조건이 아닌 입태 시의 조건에 따라 결정되는 선천체질을 파악할 수도 있습니다. 그것은 입태일을 거슬러 올라가 셈하는 방식입니다. 복잡하니 생략하겠습니다.

이런 식으로 따지는 겁니다. 그러니 동양의학의 밑그림을 크게 파악해보려는 이곳에서는 너무 자세히 알려고 할 필요가 없습니다. 중국보다 우리나라에서 운기학이 더 정밀하게 발달했습니다. 조선 후기에는 윤미란 분이 날짜만 보고서도 약을 지을 수 있도록 완전히 정리해놓았습니다.[10] 옛날 영화에서도 가끔 보면 환자를 보이지도 않고서 약을 지어오는 경우가 있습니다. 바로 이 운기학의 발달로 생일만 보면 체질을 알 수 있는 것입니다.[11]

---

10) 윤미, 『초창결』(유태우 편역), 음양맥진출판사, 1991
11) 따라서 우리나라의 전통침술은 적어도 크게 3가지 유파를 확인할 수 있겠다. 전통 체침과 사암

> **졸보기** 5운이나 6기는 모두 기운의 성질을 다룬 것인데 하늘과 땅에서 각기 일어나는 일입니다. 그런데 이것이 지구라는 한 곳에 한꺼번에 섞여서 적용되는 것입니다. 그래서 이것을 다시 합성하여 그 해의 성격을 규정하는 것이 있습니다.

    천부 - 세운과 사천이 같음
    세회 - 세운과 세지가 같음
    동천부 - 세운 태과와 재천이 같음
    동세회 - 세운 불급과 재천이 같음
    태을천부 - 세운과 사천 세지가 같음

운기론 책이나 만세력을 보면 보통 책의 위쪽에 이런 표시가 있습니다. 이것은 5운 6기의 특성을 설명한 것입니다. 이것을 보고 그 해의 기운이나 날씨가 어떨 것이며, 그것이 사람에게 어떤 영향을 끼치겠는가 하는 것을 예측하는 것입니다. 당연히 동양의 수 천 년 반복된 자료가 누적되어 나타난 것입니다.

> **돋보기** 10간을 나타내는 말(갑 을 병 정 무 기 경 신 임 계)과 12지지를 나타내는 말(자 축 인 묘 진 사 오 미 신 유 술 해)이 어디서 온 것인지 뚜렷한 이론은 없습니다. 복희시대는 문자가 없던 시절이니, 이것들이 처음부터 문자는 아니었

침과 체질침이 그것이다. 운기를 보고서 침을 놓는 것을 한 방법으로 인정한다면 이렇게 세 갈래로 나눌 수 있다. 체침은 그때그때의 몸 상태에 따르는 치료법이고, 사암침은 장부의 허실조절로 치료하는 것이고, 체질침은 해당 운기를 알아서 체질을 확인하는 것이다. 점점 병의 본래 뿌리를 향해 나아간 방향성을 엿볼 수 있어서 재미있다. 물론 임상에서는 이 셋이 두루 응용될 수 있다.

을 것입니다. 그렇다면 자연물에서 뽑아낸 것일 텐데, 자연물의 모습이 변화되어 가는 과정에서 분명한 변동이 감지되는 것들을 순서대로 찾아냈을 것으로 추정한다면, 가장 그럴듯한 이론은 식물이 자라는 것에서 온 말이라는 것입니다.

10간은 각 글자의 상형을 분석해서 옛날부터 식물이 자라는 모양에서 취한 것이라고 설명을 했습니다.[12] 12지지도 마찬가지로 동식물이 변화를 일으키는 것에서 취한 것입니다.[13] 예컨대 자(子)는, 갓난아기가 양손을 움직이는 모양에서 따온 것인데, 종자가 싹을 틔우는 모습을 취한 것입니다. 쥐가 1년에 1,000배로 불어나는 왕성한 번식력과 식물의 싹이 트는 것을 동일시한 데서 온 것입니다. 묘(卯)는 문짝이 양쪽으로 열리듯이 싹이 나오는 것을 말합니다. 한자 모양이 그렇게 생겼죠. 토끼 귀가 그렇게 열려 있기 때문에 토끼에 연결시킨 것입니다. 식물의 모양을 동물에 빗대어 추상해낸 것입니다. 이런 식입니다.

10간이든 12지지든 모두 계절 변화에 따른 그 무렵의 대표 이미지를 취한 것입니다. 그러니 그것이 처음 문자화하는 과정에서 한자로 기록된 것입니다. 재미있는 것은 10간이나 12지지 모두 철에 따라 식물이 변화해가는 모습에서 추상해낸 개념인데, 10간은 식물의 모양으로 정착했고, 12지지는 동물의 모양으로 정착했다는 겁니다. 식물이 음이라면 동물은 양인데, 이 음양을 양의 변화인 10간과 음의 변화인 12지지에서 서로 반대로 표현한 것이 재미있습니다.

8) 6기의 이름과 개념 총정리

6기는 1년을 6등분하여 거기에 이름을 붙인 것입니다. 그런데 1년이라는 한

---

12) 『의역동원 역경』
13) 조용헌, 『조용헌의 사주명리학 이야기』, 생각의나무, 2002. 183-87쪽

주기를 6등분하여 거기에 이름을 붙일 때는 그 시기의 특징을 잡아내서 반영하기 마련입니다. 어디에서 특징을 잡아냈을까요? 날씨일 것입니다. 그런데 날씨는 눈에 보이지 않습니다. 따라서 그 날씨의 특징이 드러나는 것들에서 이름을 붙일 것입니다. 날씨의 특징을 드러내는 것은 어떤 것들일까요?

우선 눈 비라든가 바람의 변화 같은 기상 상태가 있을 것이고, 그것에 따라서 생기는 땅위 식물들의 변화가 있을 것입니다. 물론 짐승들도 그런 변화를 반영하겠지만, 짐승들은 발이 달려서 사람의 눈을 피해 돌아다니기 때문에 특징을 쉽게 잡아내기는 어려울 것입니다. 그러면 결국 기상과 식물의 변화 양상이 사람의 눈에 가장 쉽고 가깝게 파악될 것입니다. 그렇게 해서 붙은 것이 풍목이니 군화니 하는 설명들입니다.

1기(궐음풍목) : 대한, 입춘, 우수, 경칩
2기(소음군화) : 춘분, 청명, 곡우, 입하
3기(소양상화) : 소만, 망종, 하지, 소서
4기(태음습토) : 대서, 입추, 처서, 백로
5기(양명조금) : 추분, 한로, 상강, 입동
6기(태양한수) : 소설, 대설, 동지, 소한

1기의 풍목은 바람입니다. 한겨울이 끝나고 양의 기운이 막 시작되어 봄으로 건너갈 무렵의 땅에서 상을 취한 것입니다. 그런데 어째서 이 시기의 특징이 바람일까요? 물론 이 무렵에 바람이 많이 불기도 합니다. 그런데 이때의 바람은 계절풍처럼 일정한 방향이 있는 바람이 아닙니다. 느닷없이 불고 방향도 없는 바람입니다. 그래서 종잡을 수가 없습니다.

땅위의 식물들은 어떨까요? 마찬가지입니다. 봄이면 식물은 씨앗에서 싹을 땅위로 밀어냅니다. 그렇게 돋은 싹들을 보면 거의가 모양이 비슷합니다. 대개는 단단한 씨앗의 껍질 밖으로 실뿌리가 먼저 나온 다음에 씨앗을 땅위로 밀어 올리면서 촉을 틔웁니다. 땅위로 올라온 씨앗은 반으로 쪼개지면서 떡잎을 폅니다. 그리고 잠시 후에는 그 위로 줄기를 밀어 올리면서 잎을 틔우죠.

여기까지 봐서는 농사꾼이 아니고는 이게 무슨 식물인지 알기가 참 어렵습니다. 한참 더 자라서 잎도 다 펴고 줄기도 다 올린 다음에야 그 식물을 알아볼 수 있습니다. 그렇게 되기 전의 새싹에서 그 미래의 모습을 정확히 예측하기는 참 어렵습니다. 그 시기의 종잡을 수 없는 바람과 똑같은 운명입니다. 그래서 이 시기를 대표하는 이미지가 바람이 되고 나무가 된 것입니다.

나무로 대표되는 식물은 정말 큰 변화를 보입니다. 대부분의 씨앗은 정말 작습니다. 맨드라미 같은 씨앗들은 말할 것도 없고 가장 큰 콩이라고 해야 새끼손톱만한 크기입니다. 그런데 그런 작은 씨앗들이 만들어낸 식물의 완성품을 보면 정말 어마어마합니다. 그 씨앗보다 몇 천배 몇 만배의 크기로 자랍니다. 하지만 동물은 그렇지 않습니다. 새끼 때의 크기와 다 큰 후의 크기가 나무처럼 많이 차이나지 않습니다. 사람의 경우 1자의 크기에서 6자나 7자 정도로 자라니까 커야 6-7배가 되는 정도죠.

그래서 무언가 큰 꿈을 이루는 것을 나무에 빗대어 표현하곤 했습니다. 그런 표현 가운데 수립(樹立)이라는 말이 있죠. 정부수립이라는 말로 표현할 때의 그것입니다. 나무처럼 우뚝 선다는 말입니다. 씨앗과 나무의 관계처럼 많이 커지라는 뜻이 담긴 말입니다.

궐음풍목은 변화무쌍함을 나타냅니다. 마치 바람의 흐름처럼 한눈에 특징을 잡아내기 어렵습니다. 움직임이 작은 듯하면서도 종잡을 수 없는 양상으로 나타나는 것을 풍목이라고 합니다.

몸에서도 마찬가지입니다. 병 중에서 종잡을 수 없는 증상을 나타내는 것은 궐음의 특징으로 보면 틀림없습니다. 그리고 궐음병은 또 온몸 여기저기로 돌아다니면서 증상이 나타납니다. 허벅지가 아팠다가, 극심한 두통이 오고, 또 갑자기 옆구리가 결리다가 언제 그랬냐는 듯이 사라집니다. 이렇게 종잡을 수 없는 극렬한 통증은 궐음경의 병증이라고 보면 틀림없습니다.

　이런 변화무쌍한 양상은 경락의 흐름에도 반영됩니다. 간경을 보면 다른 경락과 달리 그 흘러가는 모양이 뒤죽박죽입니다. 지그재그로 움직이며 혈들이 자리를 잡았죠. 그것의 짝인 담도 덩달아서 경락의 흐름이 지그재그로 달려갑니다.

　특히 병과 관련해서는 정신의 상태를 가장 민감하게 나타내는 경락입니다. 감정이 상해서 폭발하는 특징이 궐음과 상관있습니다. 그렇기 때문에 성급하고 조급한 것은 모두 간의 기능과 관련이 있습니다. 어떤 일을 당해서 감정이 욱하고 일어나는 것은, 다음 행동을 예고하는데, 그렇게 감정을 일으키는 기능이 궐음에 딸렸습니다. 감정이 폭발하는 데는 이성의 통제가 안 돼서 그러는 것이기 때문에 행동을 종잡을 수가 없습니다. 바람의 성질과 똑같습니다. 그리고 감정이 폭발하고 난 뒤에는 고요해져서 자신의 행동을 뉘우칩니다. 이와 같이 궐음경은 감정을 조절하는 이성의 기능이 파탄 날 때 병으로 나타납니다.

　반면에 이것은 제3통로이기 때문에 지성 리듬과 관련이 많습니다. 다른 사람의 눈치를 보고, 남들의 존경을 받으려고 하며, 다른 사람들을 앞서서 이끌려는 지도력을 보입니다. 그래서 그것이 충족되면 위대한 지도자가 됩니다.

　궐음경은 간과 심포입니다. 간은 발로 가는 족궐음이고, 심포는 손으로 가는 수궐음입니다. 둘 다 권력에 대한 집착을 잘 보여주는 경락입니다. 족궐음은 엄지발톱 안쪽 구석에서 시작되고, 수궐음은 가운데손가락 모서리에서 일어납니다. 그래서 족궐음이 있는 엄지발에서는 비장경이 일어나서 엄지에는 궐음의 특징이 잘 안 드러나지만, 가운데손가락에는 수궐음 하나여서 궐음의 심리나 특징은 가운데손가락에서 잘 볼 수 있습니다. 즉 가운데손가락이 다른 손가락에 견주어 훨씬 더 크고 길면 궐음 기운이 아주 강한 사람입니다. 궐음 기운이 강하다는 것은 지도력이 있다는 얘기입니다. 가운데손가락이 큰 아이는 모임의 우두머리로 키워볼 생각을 해야 합니다. 이런 아이에게 쪼잔한 일을 시키면 거들떠보지도 않습니다.

심포는 사람의 심리를 반영하는 경락입니다. 실제로 장기는 없는데 작용만 있습니다. 사람의 마음상태와 몸을 연결하는 묘한 기능을 하는 장기입니다. 그래서 정신병과 관련이 있는 질환은 심포경을 반드시 다루어야 합니다. 체한 것도 위장의 문제보다 스트레스를 받았다든지 해서 온 것이면 심포경을 건드려야 합니다. 특히 내관은 낙혈이기 때문에 효과가 빨리 납니다. 마음에서 병이 생겨서 몸으로 드러난 질환은 반드시 심포경을 다스려야 합니다. 체면을 너무 차리는 사람들, 남의 눈치를 너무 보는 사람들이 보여주는 병은 심포경을 건드리지 않고서는 해결되지 않습니다. 그런 점에서 요즘의 문명은 다른 그 어느 때보다 스트레스가 강하게 작용하는 때이기 때문에 심포경의 활용도는 점차 많아질 것입니다.

병의 원인이 잘 잡히지 않는 것은 대개 심리성 질환입니다. 마음이 만든 병이죠. 이런 병은 육신만을 통제해가지고는 잘 듣지 않습니다. 이럴 때 마음과 몸의 통로인 심포경을 다스리는 것입니다. 우울증이나 무기력증으로 늘어져 있는 사람들에게 심포경의 자극을 주면 효과가 아주 좋고 빠릅니다.

2기와 3기는 둘 다 불이네요. 이 두 불은 성질이 다릅니다. 그래서 그 성질에 따라 나누기 위해서 이름을 달리 붙였습니다. 군화와 상화. 군화는 임금불이고 상화는 재상불입니다. 재상은 임금 밑에서 나라를 대신 다스리던 사람들이죠. 보통은 벼슬아치들의 우두머리인 영의정, 좌의정, 우의정을 가리킵니다.

먼저 임금불인 군화부터 알아보겠습니다. 바람이 한 바탕 일어나면서 봄이 무르익으면 이제 날씨는 점차 더워집니다. 꽝꽝 얼었던 차가운 지구에 햇볕이 막 도착해서 따스한 기운이 이는 바람에 어지러운 바람이 마구 일어나는 것이 궐음풍목이라면, 그 볕이 점차 강해지면서 지구가 군불을 땐 듯이 서서히 더워지는 것이 군화입니다. 이렇게 더워지는 여름철의 분위기에서 이미지를 취한 것입니다. 그러므로 햇볕이 지구 내부의 열과 호응하여 복사열을 일으키면서 땅과 대기가 한꺼번에 뜨겁게 달아오르는 양상을 뜻합니다.

이것이 몸에 적용될 때는 어떤 이미지를 취하는 것이 좋을까요? 이 군화의 성질과 모습을 설명하는 데는 보일러보다 더 좋은 물건이 없습니다. 보일러는 방을 덥히는 도구입니다. 물을 데워서 방바닥에 깔린 긴 호스를 통해서 흘려보내면 물이 돌아가면서 방 전체가 은근히 더워집니다. 몸에서 이런 기능을 담당하는 것이 바로 군화입니다.

군화가 몸에서 중요한 것은, 사람이 온열동물이라는 점 때문입니다. 온열동물은 바깥온도가 변해도 제 안에 일정한 온도를 유지하는 동물을 말합니다. 당연히 이것은 진화의 맨 마지막 단계에서 완성된 생명 유지의 원리입니다. 따라서 일정한 온도를 유지하려면 몸을 덥히는 장치와 식히는 장치가 있어야 합니다. 이것을 각기 소음군화와 태양한수라고 합니다.

따라서 군화는 사람의 목숨을 유지하는데 가장 중요한 원리입니다. 온열동물의 본래 기능을 유지하는 것입니다. 이런 원리와 양상을 동양의학에서는 수승화강이라는 말로 설명했습니다. 수승화강이란, 물은 올라가고 불은 내려온다는 뜻입니다. 보일러가 그렇죠. 보일러에서 불로 더워진 기운이 위로 올라가야 방이 따뜻해지고, 방을 돌면서 식은 차가운 물이 다시 내려와야만 순환이 되는 것입니다. 그래서 어린아이들을 보면 이마는 서늘하고 아랫배는 따뜻합니다. 이것을 수승화강이라고 하는 것입니다. 나이가 들면 이 순환이 잘 안 되어 아랫배는 차서 설사를 하고 이마는 뜨거워서 두통이 생깁니다.

이 원리를 이해하면 6기론에서 군화에 왜 서로 상극인, 즉 불과 물인 심장과 신장이 같이 묶였는가를 알 수 있습니다. 즉 몸의 보일러 기능을 하나로 묶은 것입니다. 심장은 몸의 불로 물에 의해 식어서 아래로 내려가야 하고, 신장은 몸의 물로 불에 의해 데워서 위로 올라가야 합니다. 심장이 몸을 덥힌다면 신장이 더워진 몸을 식힙니다. 이것이 정확한 균형을 이루어야만 몸이 건강한 것입니다.

심장은 인체에서 가장 중요한 장기이기 때문에 병이 가장 늦게 옵니다. 심장을 군주지관이라고 하는 것도 가장 중요한 장기이기 때문입니다. 그런데 심장의 병에 직격탄을 날리는 것이 바로 신장입니다. 신장 기능이 떨어지면 그 영향이 곧장 심장으로 갑니다. 그래서 군화인 심장과 신장은 함께 병들어갑니다. 예컨대 콩팥에 이상이 있어서 둘 중에 하나를 떼어낸 사람이면 틀림없이 혈압도 문제가 있습니다. 신장의 기능에 문제가 생기면서 같은 군화인 심장에도 이상이 오는 것입니다. 그리고 군화가 몸의 보일러 기능인 만큼 온열동물인 사람에게는 가장 심각한 병세로 나타납니다.

군화는 2통로입니다. 감성 리듬과 관련이 있죠. 그래서 감정에 따라 움직이는 성격이 많습니다. 특히 감수성이 예민하고 슬픔과 기쁨 같은 감정에 민감합니다. 열과 관련이 있기 때문에 그것을 주체하지 못하여 깔깔거리고 잘 놉니다. 사춘기 여학생들이 보이는 반응은 그 시기가 심장인 군화가 발달할 시기이기 때문입니다. 이 경락이 발달한 사람은 예술성이 뛰어나서 위대한 예술가가 되기도 합니다. 탤런트라든지 영화배우 같은 쪽으로도 잘 나타납니다. 어딘가 애틋한 느낌이 있고 남성의 보호본능을 자극하는 여자라면 틀림없이 소음기운이 발달한 사람입니다. 뭇남성들의 관심을 한 몸에 받습니다만, 헤픈 특징이 있습니다. 정조관념이 부족한 것은 물론, 재산관리에는 꽝입니다. 판단과 행동의 기준이 감정에 따라서 이리저리 쏠리기 때문입니다.

사람은 나이가 들어가면서 이 온열 기능이 점차 떨어집니다. 그래서 각종 노인병이 생깁니다. 그러므로 이 온열기능을 오래도록 유지하는 것은 장수의 지름길입니다. 노인들의 질병에는 군화의 기능저하가 깔려 있습니다. 이 부분을 보강하지 않으면 노인성 질환은 잘 낫지 않습니다. 그래서 어떤 경우에는 발물이나 반신욕으로 회춘을 하는 경우도 있습니다. 침뜸은 아니지만 발물이나 반신욕은 차가와진 노인의 몸을 덥게 해주기 때문입니다. 몸이 찬 노인들 중에는 겨울이 오면 심지어 부자를 사다가 명태와 함께 끓여서 먹는 사람도 있습니다. 부자는 옛날에 죄인에게 사약을 내릴 때 쓰던 약초입니다. 열독이 역류하도록 작용하기 때문에 사약을 마시면 피를 토하고 죽습니다. 그런 독한 약을 먹는 것입니다. 물론 아주 약하게 해서 말이죠. 어떤 한약방에서는 독을 없앤 부자를 팔기도 합니다. 사람의 목숨을 해할 만큼 강한 독을 없앤 부자를 성질이 찬 돼지고기와 함께 푹 삶아먹으면 몸이 후끈 달아오릅니다. 그 기운으로 한 해의 겨울을 넘기는 거죠.

3기의 상화로 넘어가기 전에 몇 가지 생각해야 할 것이 있습니다. 5행은 1년을 다섯 등분한 것이고 6기는 1년을 여섯 등분한 것입니다. 5행은 다섯이기 때문에 서로 조화를 이루는데 6에는 화가 하나 더 있어서 5행론의 관점으로 볼 때 정확한 균형이 무너진 것입니다. 이렇게 된 것은 계절 때문입니다. 즉 여름이 다른 계절에 비해 좀 더 긴 것입니다. 그래서 화가 둘로 나뉜 것입니다. 이것을 『우주변화의 원리』에서는 지구의 자전축이 23.5도 기울어서 생긴 변화라고 정리했습니다. 상화가 하나 더 늘어나면서 그것이 인체에 큰 영향을 미쳐 병리변화를 초래한다는 것입니다.

지구에 계절의 변화가 생기는 것은 바로 자전축이 기울었기 때문입니다. 그래서 해가 지구에 비치는 볕의 양이 시간마다 달라지고, 그에 따라서 지구의 대기가 큰 변화를 입으면서 4계절이 생기는 것입니다. 그리고 이 변화는 북반구와 남반구가 정확히 정반대로 일어납니다. 이런 변화를 좀 더 정확히 설명하기 위해서 5행으로 만족하지 못하고 6기론이 발생한 것입니다.

6기론은 해가 지구에 미치는 영향을 다룬 이론이기는 하지만 그 초점이 하늘의 천기가 아닌 땅의 지기에 맞춰졌습니다. 그래서 원칙론보다는 땅에서 일어나는 변화를 설명하는데 쓰인 응용론에 더 가깝습니다. 이런 관계를 체와 용이라고도 하고, 주역 용어로는 선천과 후천이라고도 합니다. 원칙론보다 그것을 활용하는 응용 방법이 더 중요하다는 것이죠. 이렇게 땅의 변화에 응용되는 것을 사지라고 합니다. 땅을 장악한다는 말이죠. 앞서 잠시 나온 용어입니다. 그러면 땅에 응용되기 전의 우주 변화에 해당하는 원칙은 사천이라고 할 수 있을 것입니다. 하늘을 장악한다는 말입니다. 그래서 6기론에서도 사천과 사지를 나눠서 설명합니다. 사천은 6기의 원칙론이고, 사지는 6기의 응용론이라고 보면 될 듯합니다.

그런데 사천과 사지의 차이가 바로 상화에 대한 해석에서 달라집니다. 즉 원칙론인 사천에서는 5행의 순서에 따라 풍목 다음에 군화와 상화의 순서로 오는데, 응용론인 사지에서는 땅의 실정에 더 맞도록 조절되어 군화와 상화 사이에 습토가 끼어듭니다. 즉 상화의 위치가 그 다음의 태음 습토와 바뀐 것입니다.

이것은 지구의 자전축이 23.5도 기욺으로 해서 지구의 생태에 큰 영향을 주는 햇빛의 성질이 변화를 보이기 때문입니다. 햇빛이 생태계에 미치는 그 변화의 핵심은 습도입니다. 습기가 있느냐 없느냐에 따라서 햇빛이 동식물에게 끼치는 영향이 완전히 다르다는 것입니다. 그래서 이 습도가 많은 것을 군화라고 설명한 것이고, 습도가 적은 것을 상화라고 표현한 것입니다. 따라서 화 다음에 오는 토가 화의 성질을 바꾸는 까닭에 사지에서는 태음습토가 군화와 상화 사이에 오게 된 것입니다.

이것은 특히 주역이 발생한 북반구의 중국과 한반도 근처에서 볼 수 있는 날씨 상황과 깊은 연관이 있습니다. 24절기는 중국의 황하 문화권에서 나온 것이기 때문에 위도가 약간 다른 우리나라에서는 하루나 이틀 정도 오차가 생깁니다. 그것은 우리가 생활하면서 느끼는 것입니다. 그리고 온난화현상으로 이런 점은 점차 커지고 있습니다. 천지의 숙살기운이 온난화로 약해지는 바람에 과일이 익지 않는다고 농사꾼들은 아우성입니다. 실제로 20년 전까지는 대구 사과가 유명했는데, 지금은 충주를 거쳐 강원도까지 사과의 북한계선이 올라갔습니다. 포도로 유명한 충북 영동 지역에서도 가을이 되어도 포도가 잘 익지 않는다고 합니다. 그곳에서 포도 농사를 짓는 분들에게 직접 들은 이야기입니다.

결국 군화와 상화는 습도의 차이로 인해서 생기는 것이라고 할 수 있습니다. 군화는 봄이 지나고 대지가 열기를 받으면서 땅속에 있던 습기가 함께 대기로 뿜어 올라서, 그야말로 땅바닥에서 뜨거운 열기가 확확 솟아오르는 상태의 불기운을 말합니다. 이 절정이 장마철의 습한 더위입니다. 특별히 이 습한 더위를 사지에서는 태음습토라고 하는 것입니다. 온 천지의 땅기운이 장마와 태풍으로 습기를 머금어 만물이 최대한 자라도록 형성된 대지의 조건을 가리킨 것입니다.

습토란 말 그대로 축축이 젖은 땅을 말합니다. 더운 군화의 열기로 인해서 땅이 축축하게 젖으면 거기에 뿌리내린 식물들은 물기를 최대한 빨아들여서 자랍니다. 가을로 접어들기 전에 성장에 박차를 가하는 것입니다. 이렇게 만물이 가장 잘 자라서 우거지도록 토양이 양분과 습기를 가장 많이 제공하는 분위기를 태음이라는 말로 표현한 것입니다. 태음을 노음이라고도 하는 것을 보면 겉으로는 양의 기운이 극성한 가장 무더운 여름철이지만, 속으로는 음의 기운이 다하여(늙어) 양의 기운으로 전화하려는 순간의 상태입니다. 그래서 식물이 열매 맺기 전에 막바지 성장을 재촉하도록 가장 많은 양분을 제공하는 땅의 모습을 취한 것이 태음이라는 말의 이미지입니다.

이렇게 온몸에 양분과 기운을 제공하는 장기는 폐와 비장입니다. 이 둘을 태음이라고 합니다. 비장은 위장에서 들어온 곡기를 몸에서 이용할 수 있는 갖가지 에너지로 바꾸어서 제공하고, 폐는 허파로 들어온 공기를 몸 속 구석까지 전해주는 일을 맡습니다. 곡식이 주는 지기와 공기가 주는 천기를 몸에 제공하는 기능을 하는 것입니다.

태음에 병이 들면 몸에 에너지가 부족해집니다. 먹고사는 일에 시달리면 사람이 위축되죠. 하지만 먹고사는 문제가 해결되면 어깨가 쭉 펴지면서 당당해집니다. 앞쪽이 허해서 구부러진 사람과 반대로 충실해서 뒤로 넘어간 사람을 비교하면 먹고사는 문제가 그 사람의 태도까지도 결정한다는 것을 알 수 있습니다. 몸에 가장 기본이 되는 기운이기 때문에 병의 변화에서도 태음의 상태를 잘 관찰해야 합니다.

태음은 경락의 1통로로 의식주 문제에 만족한 상황을 나타내는 기운입니다. 그것의 짝인 양명은 반대로 부족한 상황을 나타내죠. 그래서 이 둘을 조절하여 먹고사는 문제가 일으키는 몸의 병리변화를 조절할 수 있습니다.

심리로는 물질이 풍부해서 고생을 모르고 자란 넉넉한 마음을 뜻합니다. 여유롭고 인자하고 남에게 베풀기를 좋아하는 그런 심리입니다. 어딘가 고향의 어머니 같은 느낌이 듭니다. 둥글둥글하고 품이 너그러워서, 이런 사람을 만나면 마음이 아주 편안해집니다.

해가 쬐는 빛의 변화에 따라 지구에서는 4계절이 발생하고, 모든 생물은 이 변화에 순응합니다. 그러지 않으면 살 수가 없습니다. 봄 여름은 성장을 주관하는 계절이고, 가을 겨울은 결실을 주관하는 계절입니다. 그런데 성장을 위해서는 양분과 물이 제공되어야 하고, 결실을 이루기 위해서는 이미 먹은 양분과 물을 열매로 바꾸어야 합니다. 이렇게 생물의 존재 방식을 완전히 바꾸는 일이 가을로 접어들 무렵에 발생합니다. 특히 식물에서는 두드러지게 나타납니다. 이때는 소음의 기운으로 달아오른 태음 기운이 걷히는 것입니다. 특히 습기가 사라지면서 한껏 성장한 식물이 단단해지기 시작합니다. 그래야만 열매를 맺을 수 있기 때문입니다. 이런 기운의 변화를 일러 역학에서는 숙살이라고 합니다. 즉 죽인다는 뜻이죠. 거두기 위해서 불필요한 것을 모두 죽인다는 말입니다. 이런 일을 하는 데는 쇠만한 것이 없죠. 그래서 가을은 5행상 금으로 분류합니다.

숙살은 햇볕에서 시작됩니다. 즉 열기를 가득 머금은 군화의 햇볕에서 서서히 습기가 제거되기 시작하는 것입니다. 햇볕만 쨍쨍 내리쬡니다. 그러면 습기를 한껏 빨아올린 식물에서는 습기가 빠져나가면서 단단해지기 시작합니다. 이런 기운을 조장하는 쨍쨍한 햇볕을 상화라고 하는 것입니다. 습기가 제거된 상태의 햇빛이라고 생각하면 되겠습니다. 장마가 끝나면 이마에 와 닿는 햇볕이 따갑습니다. 그전에는 뜨거웠는데, 이제는 따갑습니다. 이 빛이 바로 상화입니다.

군화와 상화는 같은 불이면서도 묘한 차이가 있습니다. 군화는 뜨겁고 상화는 따갑습니다. 이 차이는 안에서 호응을 하느냐 그렇지 않느냐의 차이입니다. 땅이 달아올라서 복사열을 만들며 대지 전체가 뜨거워지는 것은 군화이고, 이미 식어가는 대지에 햇볕만이 따갑게 내리쬐는 것이 상화입니다. 대지의 호응이 있느냐 없느냐 하는 차이입니다. 화산의 불기운처럼 안에서 나오는 건 군화이고, 알이 부화하도록 밖에서 쪼이는 열은 상화입니다.

계절의 특징에서도 볼 수 있듯이 군화는 열과 관련이 깊고 상화는 빛과 관련이 깊습니다. 열은 물건을 태우면서 안에서 밖으로 나가는 것이고, 빛은 밖의 열이 다른 성질로 바뀌어 인지되는 것입니다. 열은 습기와 결합하지만, 빛은 습기를 내쫓습니다. 건조장에 가면 전구를 켜놓는 수가 많습니다. 활터에서도 각궁을 보호하기 위해서 습기를 제거하는데 필라멘트로 만든 알전구를 많이 씁니다.

뜨거운 군화와 따가운 상화는 사람한테서도 그대로 느껴집니다. 만나서 얘기해보면 뜨거운 사람이 있고 따가운 사람이 있습니다. 뜨거운 사람은 열정이 있는 사람이고, 따가운 사람은 열정 가운데 냉정이 숨어있는 사람입니다. 뜨거운 사람은 감정을 죽기 살기로 폭발하듯이 표현하지만, 따가운 사람은 짜증을 내고 비아냥거리듯이 대합니다. 군화의 열정에 냉소가 살짝 섞인 것이 상화입니다. 뜨거운 사람은 만나면 불에 덴 듯하지만, 따가운 사람은 만나면 가시에 긁힌 듯합니다. 사랑으로 몸이 달아오른 것은 군화이고, 화가 치밀어서 열 받은 것은 상화입니다.

물기를 풍부하게 머금은 식물은 여립니다. 말랑말랑하고 잘 휩니다. 그런데 이런 식물에서 물기가 빠지기 시작하면 껍질부터 서서히 단단해지면서 까칠해집니다. 이렇게 까칠까칠해진 분위기의 식물이 바로 상화기운이 작용하여 겉으로 드러난 모습입니다. 사람도 똑같습니다. 어딘가 까칠한 느낌이 나는 사람은 상화의 기운이 강한 사람입니다. 남의 허점을 잘 잡아내고 잔소리를 잘하죠. 쏴붙이기의 천재입니다. 말로 남에게 상처를 많이 주는 사람입니다. 이런 사람은 기자나 법조계에 딱 알맞습니다. 그래서 실제로 소양에 해당하는 담을 옛사람들은 중정지관이라고 표현했습니다. 중정은 중심을 올바르게 잡는다는 뜻입니다. 허튼 수작을 하는 사람들을 가만히 두고 보지 못하는 것입니다. 그래서 언관이나 사정기관에 해당한다고 했습니다. 몸에서는 바로 담이 그런 기능을 맡습니다. 이런 것을 항상성이라고 합니다. 변화무쌍한 궐음과 짝을 이룹니다.

　소양기운이 올바르게 작용하면 사회의 정의를 바로세우고 대중을 올바른 방향으로 통솔하는 위대한 지도자가 되지만, 이 기운이 편벽되게 작용하면 고집만 세고 편견과 왜곡을 일삼아서 주변 사람은 물론 사회 전체를 아주 불편하게 만듭니다. 잘 자라는 식물의 기운을 한풀 꺾는 기운이기 때문에 그렇습니다. 물기가 빠진 가지에는 가시나 털이 남죠. 청춘의 물기가 빠지면서 사람은 저절로 이렇게 되겠죠? 까탈스러워집니다. 그래서 늙어갈수록 사람이 너그러워지려고 해야 하고 남의 잘못을 못 본 체하는 아량이 필요한 것입니다. 능력 있는 사람에게 까탈스러움이란 일을 바로잡는 원동력이 되지만, 능력 없는 사람에게 까탈스러움이란 주변 사람을 괴롭게 닦달하는 채찍이 됩니다.

　소양 기운에 이상이 생기면 사람은 어떻게 될까요? 물기가 빠져가면서 단단해지고 까칠해지는 식물의 모습과 똑같습니다. 사람이 깡마르고 까칠하고 불편한 느낌을 주면, 틀림없이 상화의 경락에 병이 온 것입니다. 정신이 메마르고 사람 대하는 것이 까칠하며 트집을 잘 잡고 시비분별에 매달리면, 상화의 병이 깊어지고 있다는 증거입니다. 통증도 아주 짜증스럽습니다. 편두통이 이에 해당하는데, 다른 두통과 달리 짜증을 동반하는 것이 바로 편두통입니다. 따라서 소양 기운을 통제하면 편두통은 바로 없어집니다. 담경락을 자극하면 되죠.

5기는 양명조금입니다. 조는 건조하다는 얘기이고, 금은 쇠를 뜻합니다. 소양이 무더운 여름에서 가을로 넘어가는 기간의 변화를 막 드러내는 기운이라면, 양명은 가을의 기운이 무르익어서 바야흐로 결실을 매듭짓는 기운입니다. 앞서 보았듯이 뜨거운 여름이 가면 가을이 오는데, 가을의 기운은 숙살이라고 했습니다. 죽인다는 말입니다. 가을의 식물에서 생기는 변화를 보면 이 말을 실감합니다. 즉 열매를 맺는 것이 식물인데, 그것을 거둬들이는 도구는 모두 쇠입니다. 낫 같은 도구가 그렇습니다. 그래서 5행에서 가을을 대표하는 이미지로 쇠를 선택한 것입니다.

한창 물오른 식물에서 물기가 막 빠져나가기 시작하면 껍질이 오글쪼글해집니다. 이런 기운을 소양이라고 한다면, 물기가 완전히 빠져서 뼈대가 딱딱해지고 날이 서면 이것을 양명 기운이라고 할 것입니다. 이 딱딱함을 상징으로 보여주는 것이 가시입니다. 아주 단단한 가시죠. 그래서 가을은 한창 늘어진 여름의 기운을 거두어서 안 될 것은 버리고 될 것만을 취하는 시기입니다. 그래서 숙살이라고 한 것입니다. 이렇게 물기가 말라가면서 단단해지는 가을의 모습에서 이미지를 취한 것이 조금입니다.

조금의 이미지를 좀 더 크게 확대해보면 사막이 될 것입니다. 사막도 두 종류죠. 사하라 같이 물기가 전혀 없어 모래바람만 이는 사막이 있는가 하면, 고비나 타클라마칸처럼 바위와 단단한 흙이 대륙의 서늘한 기운과 공존하는 사막도 있습니다. 양명은 바로 이 고비사막과 비슷합니다. 비가 조금씩 오기는 옵니다만 생명이 살기에는 참 힘든, 그래도 가끔은 아주 앙상한 풀이나 나무를 볼 수는 있는 그런 이미지입니다. 사하라 같은 열사의 모래사막은 오히려 소양에 더 가까운 이미지일 것입니다.

양명은 태음과 짝을 이룹니다. 생명의 물기가 있느냐 없느냐 하는 것으로 갈라지는 것입니다. 물기가 충분하면 태음, 그 반대이면 양명입니다. 이 둘은 경락의 1통로이기 때문에 의식주라는 생존의 문제와 관련이 많습니다. 먹고사는 일에 시달리면 사람은 태음 기운이 부족하여 메마르면서 뼈만 앙상하게 남습니다. 어딘가 궁핍한 기운이 있고 삐쩍 마른 사람은 의식주 문제에서 불안정한 것이고, 그것이 몸에 반영된 것입니다. 따라서 이런 사람은 태음기운을 보충해주어야 합니다.

사람은 동물이기 때문에 생존에 민감합니다. 그래서 자신의 생존 근거를 뒤흔드는 문제에 맞닥뜨리면 목숨을 걸고 달려듭니다. 이 때의 강한 생명력이 바로 양명입니다. 따라서 양명 기운이 강한 사람은 싸움이 아주 격렬합니다. 목숨을 내놓고 달려듭니다. 남의 눈치고 뭐고 없습니다. 목표를 이룰 때까지 아주 세게 밀어붙이죠. 이런 강한 힘이 양명에서 나옵니다. 그래서 양명 기운이 강한 사람은 모나게 느껴집니다. 아주 강한 성격이라고 느끼죠. 사람의 행동에도 숙살의 기운이 느껴지는 것입니다. 화를 낼 때 살기가 느껴지는 사람은 틀림없이 그런 사람입니다. 죽느냐 사느냐의 문제가 바로 먹고사는 문제입니다.

따라서 양명 기운이 바람직한 방향으로 작용하면 의지가 굳고 자신을 지키는 강한 신념을 갖춘 사람이 되지만, 반대로 이 기운이 나쁘게 작용하면 비굴하고 거지 근성을 지닌 사람이 됩니다. 무엇이든 적당한 것이 좋습니다.

6기인 태양은 한수라는 말 그대로 꽁꽁 얼어붙은 겨울에서 상을 취한 것입니다. 지구를 덥히는 불이 있다면 너무 뜨거워졌을 때 그것을 식히는 물이 있을 것입니다. 이렇게 식히는 작용을 하는 기운이 태양입니다. 몸에서도 마찬가지입니다. 몸에서 덥히는 기능을 하는 것은 군화입니다. 이 군화의 기능이 과열되었을 때 이것을 식히는 것이 태양 한수입니다.

실제로 태양의 기운이 몸에 들이치면 오싹한 느낌이 납니다. 감기가 걸릴 때 등골이 오싹해지는데 바로 이 느낌이 태양 한수입니다. 심리도 마찬가지입니다. 무언가 두려운 상황에 처했을 때 등골이 오싹해지죠. 등골이라고 하는 것은 족태양 방광경이 등 전체를 뒤덮고 있기 때문입니다. 그래서 등쪽으로 오싹한 기운이 느껴지는 것입니다.

태양의 감정은 두려움입니다. 사람이 너무 두려운 상황을 맞이하면 오줌을 지립니다. 태양경이 방광이기 때문에 방광을 제어하는 힘이 빠지는 것입니다. 그래서 오줌을 싸는 것입니다. 오줌싸개 아이들은 두려움이 많은 것입니다. 그래서 혼내주면 더 쌉니다. 그럴 때는 용기를 북돋아주어야 합니다. 그러면 두려움을 극복하고 자신도 모르는 사이에 오줌 싸는 일을 그칩니다. 아이들은 어릴 때 누구나 겪는 일입니다. 이런 점을 자꾸 강조하면 위축됩니다.

이 태양은 소음과 더불어 2통로입니다. 그래서 지나치게 소음 기운이 강한 사람은 태양기운을 불어넣어서 바로 잡아야 합니다. 소음 군화는 불이기 때문에 불장난을 하기 쉽습니다. 바람을 피운다는 말이죠. 이것을 제어하는 것은 찬물을 끼얹는 것인데, 강한 두려움을 느끼게 하는 것입니다. 불장난이 가져올 후환을 크게 부풀려서 협박하면 됩니다. 지나친 불장난은 목숨을 위협하죠. 그 불의 절정이 에이즈입니다. 자신의 생명을 불태워 재로 만들어버리는 아주 위험한 불입니다.

이렇게 해서 6기의 의미와 이미지를 간략하게 알아보았습니다. 개념과 이미지가 만날 때 그것을 여러 가지 상황에 잘 적용하여 해석할 수 있습니다. 이를 토대로 6기의 용어가 만드는 이미지를 많이 연습하여 어느 상황에서도 적용할 수 있도록 정리하시기 바랍니다. 이런 밑그림이 분명할수록 환자를 진단할 때 자유롭고 넓게 응용하는 능력이 나옵니다.

9) 참고문헌

김홍경,『동양의학혁명 - 각론』, 신농백초, 2009
유태우,『운기체질총론』, 음양맥진출판사, 1994
이 천,『의학입문』(진주표 역해), 법인문화사, 2009
장기성,『한의학의 원류를 찾다』(정창현 외 옮김), 청홍, 2008
한동석,『우주변화의 원리』, 대원출판사, 2003

    6기론에 대해서 자세히 설명한 책은 김홍경의 것이 유일합니다. 김홍경은 사암침 강의를 통해서 6기론을 일상생활 속에서 어떻게 적용하고 응용해야 하는가 하는 것을 아주 꼼꼼하고 친절하게 설명했습니다. 그래서 그의 글을 읽다 보면 6기론의 전체 짜임을 쉽게 이해할 수 있습니다.
    그리고 나머지 책은 6기론을 깊이 이해하는 데 도움을 주는 책입니다. 너무 어려워서 몽롱해지는 것들도 있습니다. 한동석의 책은 주역을 이해하지 않으면 정말 접근하기 어려운 책입니다. 그렇지만 동양의학의 정수를 아주 잘 정리한 책이므로 꼭 보아야 합니다. 장기성의 책은 한의학 전반의 이론을 검토한 책이어서 어려워도 한 번 읽어볼 만합니다. 유태우의 책은 운기를 실제로 생활에 응용할 수 있는 방법을 알려줍니다.
    명나라 이천의 책은, 정말 어마어마한 책입니다.『황제내경』을 6기론의 관점으로 재구성하고 처방한 것입니다.『동의보감』과 짝을 이루어 서로 보완할 수 있는 책입니다. 6기론을 공부하려면 피해갈 수 없는 책입니다. 하지만 너무 유학의 관점으로 의학을 보는 바람에 관념화된 성향도 강하다는 것을 지적해야겠습니다.
    장기성의 글을 읽다 보니, 재미있는 게 하나 눈에 띄더군요.「영추」에 나오는 9궁8풍론을 연구하면서 이것을『황제내경』이 성립하던 전한 무렵의 사상으로 보고 다른 여러 이론과 연관 지어 설명하려고 합니다. 그렇지만 「영추」는 고려에서 진상한 침경임이 이미 드러났습니다. 고려에서 전해온 그 책의 9궁8풍론이 전한 때에 고려로 전해진 것인지, 아니면 고려에서 자체로 발전하여 이어온 이론인지 알 수 없는 상태에서 전한 때의 이론이라고 확신을 하고서 논의를 진행하니 다른 부문과 자꾸 어긋나는 것입니다.

서지상의 문제점을 해결하지 않고 내용만으로 연구를 진행시키는 것은 이론 발전의 순서를 무시하게 된다는 점에서 연구에 혼란의 원인이 됩니다. 허긴 「영추」가 고려의 침경이라는 사실을 확인하지 못한 상태에서 연구를 한 것이 더 큰 문제입니다. 제목부터가 『한의학의 원류를 찾다』라는 거창한 것이었는데, 정작 서지학의 오류로 인해 큰 한계에 부딪힌 것입니다.

우리 침뜸의 원리와 응용

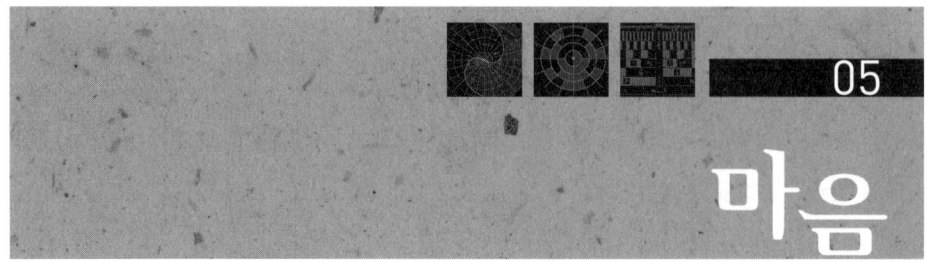

05 마음

1) 삶은 한 바탕 꿈

지금 눈앞에 펼쳐진 세상이 모두 환영이고 거짓이라고 한다면 여러분은 믿으시겠습니까? 만약에 이 질문에 '그렇다!' 고 단박에 답을 하는 분이라면, 이미 깨달은 분이거나 깨달음의 문턱에 와있는 분이 분명합니다. 그러면 눈앞의 세상이 어째서 허상인가?

길가에 소나무 한 그루가 서 있습니다. 저걸 환영이라고 할 사람은 없을 듯합니다. 그런데 환영이 분명합니다. 여러분은 그 나무에 대해 그것이 소나무라는 사실 이외에 아무 것도 모릅니다. 한 번 물어볼까요? 그 소나무의 잎새가 몇 개인가요? 알 수 없지요. 세어 보시겠다구요? 하하하. 셀 수 없을 겁니다. 센다고 해도 너무 많아서 중간에 깜빡 잊을 것이고, 세는 도중에 하나가 사라질 수도 있습니다. 그러면 다 센다고 해도 결국 그 하나 때문에 전체를 틀릴 것입니다.

산에 가면 수많은 소나무가 있습니다. 그 많은 소나무들이 다 소나무입니다. 그것을 굳이 구별할 이유가 없지요. 그래서 소나무라는 말은 그 수많은 실제의 소나무를 다 가리키는 말이 됩니다. 여기서 우리는 언어라는 것이 세상을 난폭하게 요약하는 작용을 한다는 것을 알 수 있습니다. 실제의 세상 사물들에게는 엄청난 폭력이죠. 그리고 그렇게 추려낸 엉성한 그물로 세상을 파악합니다. 우리는 이렇게 언어를 통해 자기 멋대로 추려낸 것만을 기억합니다.

세상 일이 모두 이와 같습니다. 사람은 자기에게 필요한 것만을 기억한다는 것입니다. 소나무의 솔잎 개수를 다 셀 수 있다고 해도 그건 의미가 없습니다. 자신에게 숫자가 필요하지 않기 때문입니다. 그러나 정말 그것이 꼭 필요한 일이라면 사람은 머리카락 숫자까지도 셀 줄 압니다. 〈레인맨〉이라는 영화에서 보듯이 어떤 특수한 자폐환자들은 실수로 바닥에 흩뜨린 이쑤시개의 개수를 정확히 셈하고, 또 어떤 사람은 절대음감을 지녔으며, 또 어떤 사람은 지난 날짜가 무슨 요일인지를 몇 년 전의 것까지 정확히 기억합니다. 필요가 감각을 발달시킨 결과입니다.

여러분은 기와집을 방문했을 때 그 지붕에 기와가 몇 개 올려져 있는지 알 수 없을 것입니다. 절대 알 수 없습니다. 그러나 기와장이나 집을 짓는 지우(목수)라면 사정은 다릅니다. 기와 올리는 사람은 한 눈에 척 보면 몇 장 기와가 필요한지 알 수 있습니다. 그는 평생 그 일을 하는 동안 그쪽으로 감각이 발달하여 지붕만 보아도 셈이 딱 나오는 것입니다. 은행원은 한 줌 잡으면 1만원짜리 지폐가 100장 딱 잡힙니다. 수박장사는 수박 소리로 그 안의 색깔과 맛까지도 정확히 감별해냅니다. 이 모든 것은 감각을 활용하는 동안 그쪽으로 발달되었기 때문입니다.

세상의 모든 짐승은 나름대로 자신만의 방법을 이용해서 세상을 파악하고 이해합니다. 박쥐는 전파를 쏴서 사물의 모양을 판단하고, 뱀은 온도로 쥐나 개구리의 존재를 확인합니다. 그리곤 덮치죠. 그것이 생존하는 방법입니다.

사람도 마찬가지입니다. 사람에게 그 방법이란 5감입니다. 보고, 듣고, 맛보고, 냄새 맡고, 느낍니다. 눈은 빛깔을 통해 보고, 귀는 소리를 통해 들으며, 코는 냄새를 통해 맡으며, 혀는 맛을 통해 느끼고, 살갗은 감촉을 통해 느낍니다. 이것이 인간이 세계를 인식하는 수단입니다. 그런데 이런 사실을 누가 깨우쳐주기까지 우리는 거의 신경 쓰지 않고 살아갑니다. 당연한 것으로 받아들입니다. 이것을 당연한 것으로 받아들인다는 것은 그것이 세상의 전부라고 믿는다는 것을 뜻합니다. 그러나 과연 그럴까요?

빛깔은 본래 존재하는 것이 아니라 빛이 사물에 부딪혀서 반사되는 것입니다. 다 반사되면 흰색이고 다 흡수되면 검정색입니다. 그 중간에 여러 가지 차별이 있어서 반사되는 정도에 따라서 그 색깔이 결정되는 것입니다. 빛깔은 본래 존재하는 것이 아니라 사물이 되비치는 정도를 나타내는 것입니다. 그렇지만 우리는 이것을 단 한 번도 의심하지 않았습니다. 심지어 사람을 뺀 모든 짐승의 눈은 흑백이라는 것도 이미 밝혀진 사실입니다. 사람만이 빛깔을 구별할 수 있는 것이죠.

사람이 볼 수 있는 빛깔은 빛의 파장이 일정한 영역 내에 있어야 합니다. 주파수가 너무 짧다거나 너무 길면 사람의 눈에는 나타나지 않습니다. 예컨대 적외선 같은 경우에는 우리 눈에 파악되지 않습니다. 적외선, 자외선, 엑스레이 모두 마찬가지죠. 이런 것을 보려면 특별한 장치를 마련해야 합니다. 그 장치라는 것이 우리가 볼 수 있는 영역내의 파동으로 바꾸어주는 수단을 말합니다. 그런 장비가 없는 우리에게 그런 빛들은 없는 거나 마찬가지입니다. 아니, 아예 없는 것이죠.

소리도 마찬가지입니다. 일정한 음역대 안에 있는 소리만을 듣습니다. 주파수가 너무 높거나 너무 낮으면 들리지 않습니다. 들을 수가 없는 것이죠. 그렇지만 짐승들은 사람이 듣는 영역보다 더 넓은 파장을 감지하여 자신에게 닥쳐오는 상황을 파악합니다. 돌고래는 소리로 수 킬로미터 떨어진 곳에 있는 동료를 부르고, 코끼리도 아주 낮은 소리로 동료를 부릅니다. 5감 중에서 냄새도, 살갗의 느낌도 마찬가지 작용을 합니다.

이렇게 사람이 볼 수 있고, 들을 수 있고, 맡을 수 있다는 것은, 그것이 사람의 생존에 긴밀하게 연관된 것이기 때문입니다. 만약 지금 들을 수 있는 소리 영역의 바로 밑에 소리를 내며 인간을 공격해서 잡아먹는 짐승들이 우리 주변에 늘 존재한다면, 인간의 귀는 그 소리를 들을 수 있는 방향으로 진화를 할 것입니다. 그렇지 않기 때문에 현재의 그 상태에 머물러있는 것입니다.

다른 짐승도 마찬가지입니다. 삶의 조건이 바뀌면 거기에 맞춰 진화합니다. 사람들 세상의 법칙이 다른 짐승들에게는 알 수 없는 것들입니다. 인식하는 방식이 다르기 때문입니다. 새에게는 도로안내판이 필요 없습니다. 오로지 인간에게만 의미를 갖는 것입니다. 그러니 새의 관점에서 보면 도로표지판은 인간들이 만들어낸 환영에 지나지 않습니다.

사람은 5감을 통해 자신에게 필요한 정보만을 받아들입니다. 그리고 그것만을 기억합니다. 그 기억의 총량이 세상입니다. 그 기억에 맞지 않는 일들은 일어나도 이해할 수 없습니다. 이해할 수 없으면 없는 것으로 간주합니다. 따라서 새로운 것이 그 기억 속으로 편입될 때까지는 정말 오랜 훈련과 수정 과정이 필요합니다.

이것이 여러분이 알고 있는 세상이 실제 세상이 아닌 환영이고, 거기에 쌓은 여러분의 삶은 한 바탕 꿈이라는 말의 뜻입니다.

2) 마음은 이미지

이렇게 5감으로 받아들여서 마음속에 새겨진 기억들을 이미지라고 합니다. 중학교 국어시간에 시를 배우는데 거기서 귀가 따갑게 들었던 것이죠. 재미 삼아 이미지 공부 좀 해볼까요?

이미지는 언어가 마음속에 그리는 그림이라고 배웠습니다. 예컨대 사과라는 말을 들으면 머릿속에 사과가 하나 탁 떠오릅니다. 그런데 사람들의 머릿속에 떠오른 사과의 모양이 모두 같을까요? 그렇지 않을 것입니다. 어떤 사람은 달콤한 사과를 떠올릴 것이고, 어떤 사람은 신 사과를 떠올리기도 할 것이며, 어떤 사람은 빨간 사과를, 어떤 사람은 파란 사과를 떠올릴 것입니다. 이것은 같은 말이라도 사람에 따라서 모두 다르게 연상된다는 것을 뜻합니다. 그 사람의 체험 때문입니다. 체험이 다르기 때문에 똑같은 말을 듣고도 서로 다른 장면을 떠올리는 것입니다. 이렇게 그 사람의 마음속에 떠올려진 그림을 이미지라고 하는 것입니다.

이미지의 종류를 볼까요? 이미지는 다음과 같이 나눕니다.

시각 이미지
청각 이미지
후각 이미지
미각 이미지
촉각 이미지
공감각 이미지

시각 이미지는 색깔입니다. 색깔은 눈으로 인식하죠. 청각 이미지는 소리입니다. 소리는 귀로 인식하죠. 후각은 냄새, 미각은 혀, 촉각은 살갗입니다. 만약에 삼겹살집에 들어가면 우리는 순식간에 삼겹살의 특징을 추려냅니다. 살의 색깔, 지글지글 끓는 소리, 냄새, 맛, 감촉까지 파악해서 기억 속에 저장합니다. 다음에는 머릿속에서 그 삼겹살만 떠올려도 자동으로 코가 벌름거리고, 군침이 돌고, 혀가 움직입니다. 이젠 이미지가 몸을 실제 상황으로 만드는 것입니다.

국어시간에 이런 식으로 배운 이미지를 불교에서는 다음과 같이 말합니다. 색성향미촉법이고, 안이비설신의라고.[1]

다른 건 쉬운데 공감각 이미지는 좀 어렵죠? 이것은 두 이미지가 결합하여 만든 새로운 이미지를 말합니다. 예컨대

---

1)　　色聲香味觸法 眼耳鼻舌身意.

분수처럼 흩어지는 푸른 종소리

라는 시 구절이 있습니다. 종소리는 청각입니다. 색깔이 있을 수가 없죠. 그런데 푸르다는 꾸밈말을 넣었습니다. 종소리가 푸르다? 현실 속에서는 없지만 머릿속에서는 어쩐지 신선한 느낌으로 다가옵니다. 이런 이미지를 양산하여 인간의 아름다운 마음을 고양시킨다는 것이 시인들이 하는 짓입니다. 정확히 말하면 업을 쌓는 일이죠. 벗지 못할 죄업을. 하하하.

이렇게 현실 속에는 없는데 여러 가지 감각 이미지를 결합하여 마치 있는 것처럼 마음속에 만들어놓은 것을 불교에서는 법(法)이라고, 하고 그렇게 만드는 의식 작용을 의(意)라고 하는 것입니다. 이 세상은 인간의 감각이 제 멋대로 선택하여 재구성한 법(Dharma)의 세계입니다. 이것이 온 세상이 모두 환영이란 뜻입니다. 그 안에서 벌어지는 모든 짓들이 한낱 꿈이라는 뜻입니다.

부처는 오랜 사색과 고민 끝에 세상에 영원한 것은 없다고 했습니다. 이것을 한문으로 '무상하다' 고 번역했습니다. 사람에 적용하면 인생무상! 영원한 것이라곤 끝없이 변한다는 사실뿐입니다. 그러니 변하는 것에 매달리면 감정이 일고, 그것이 번뇌가 된다고 한 것입니다. 결국 이 번뇌의 고리로부터 벗어나는 방법은, 영원하지도 않은 현실에 얽매이지 않는 자유로운 정신을 지니는 것입니다.

3) 마음의 구조

여러분들이 보고 있는 현재의 세상은 모두 여러분이 필요한 것만을 모아서 재구성한 환상에 지나지 않습니다. 이런 환영은 날마다 덧보태져 여러분의 머릿속에서 부글부글 끓어 넘칩니다. 심지어는 도저히 볼 수 없는 자신의 간이며 허파,

위장의 모양과 색깔까지도 아주 자세하게 알고 있습니다. 그래서 소화가 안 된다 싶으면 위장의 어느 부위가 위산에 깎여 나갔을까, 아니면 어느 부분이 늘어져서 위하수가 되었을까 하며 별의별 상상을 다 합니다.

눈을 감고 떠올려보십시오. 여러분은 자신의 간 모양과 색깔을 정확히 떠올릴 수 있습니다. 그리곤 그렇게 떠오른 간이 정말 자신의 것인 양 믿어 의심치 않습니다. 이 얼마나 우스운 일입니까? 자신의 간을 한 번도 본 적이 없으면서 마치 본 것처럼 알고 있다니! 결국 사진이나 남의 간을 엿보고서 그것을 토대로 자신의 간도 이럴 것이라고 머릿속에서 재구성한 것입니다. 이것이 우리가 알고 있는 세계의 참모습입니다. 정확히 말하면 사람들은 5감으로 찍은 사진을 머릿속에 재구성해놓고, 그것을 실제 세상으로 착각하고 사는 것입니다.

이를 위해 사람은 날마다 이미지를 찍어서 삼킵니다. 풍경은 사진으로 찍고, 동작은 동영상으로 찍습니다. 바로 5감을 통해서 말입니다. 아까 가본 삼겹살집이 머릿속에 그대로 재구성됩니다. 그리고는 그 영상을 마음속에 깊이 담아둡니다. 이렇게 자신이 무의식중에 선택한 이미지를 받아들이는 것입니다. 그래서 자신의 흥미나 관심이 없는 분야에 대해서는 전혀 기억을 하지 못하는 것입니다. 자신이 기억하는 방향으로 사람의 마음속 풍경은 자꾸 업그레이드됩니다. 이렇게 되는 것을 전문가라고 해서 무슨 큰 지식이나 되는 듯이 세상에 자랑을 하는 것이 사람입니다. 사람들은 그런 사람을 또 존경하기까지 하죠. 그런 지식 나부랭이가 정작 자신을 옥죄는 감옥인 줄은 모르고. 자신이 갇힌 감옥보다 조금 더 큰 감옥에 갇힌 사람을 존경하는 것이 세상 풍경입니다.

그러나 아무리 정확하게 찍어도 내 마음속에 들어온 사진은 진짜 세상과 일치할 수가 없습니다. 아니, 일치한다는 것이 이상한 일이죠. 따라서 세계와 자아의 불협화음은 인간이 타고나면서 처한 운명입니다. 이렇게 제 멋대로 찍어대는 운명을 사람은 타고났고, 그것을 벗어날 수 없기에 원죄라고 하는 것입니다.

모든 영상은 마음속에 필름처럼 저장됩니다. 그런데 사람은 냉장고와 같아서 그것을 저장하는 데는 에너지가 필요합니다. 아무리 작은 이미지라도 그것을 기억 속에 저장하는 데는 에너지가 소모된다는 말입니다. 마음속의 영상을 불러내는 뇌에서 소모하는 산소의 양은 허파에서 받아들인 전체의 20%나 된다고 합니다.[2] 따라서 이미지가 마음속에 많이 쌓일수록 그것들은 상황에 따라서 끊임없이 연상작용으로 떠오르고, 그에 따라 에너지 소비량이 많아집니다. 원하지도 않았는데 저절로 찍혀서 나의 에너지를 소모하는 현상, 이것을 스트레스라고 하는 것입니다.

반대로 머릿속에 이미지가 없으면 어떻게 될까요? 에너지가 소모되지 않습니다. 이미지의 수가 적을수록 에너지 소모가 줄어듭니다. 그래서 명상 수련을 오래 한 사람들은 에너지 소모량이 적어서 몸까지 건강해지는 것입니다. 배터리가 닳지 않으니 그럴 밖에요.

1시간 운동을 해서 체력을 보강하는 것보다 한 시간 앉아서 마음의 이미지를 비우는 것이 인체의 에너지 보존에는 더욱 좋습니다. 운동은 어떻게 보면 에너지를 쓰는 일입니다. 실제로 명상만 하여 마음이 많이 비워지면 살결이 고와지고 기름기가 잘잘 흐르며 컨디션까지 좋아지는 걸 언제나 확인할 수 있습니다. 종교에 귀의한 사람들이 건강해 보이는 것은 그런 까닭입니다.

따라서 이미지를 먹으면 먹을수록 마음속에는 허상의 세계가 자꾸 커지고, 에너지를 그만큼 많이 그리고 쉴 새 없이 소모하게 됩니다. 이것이 타고난 인간의 수명을 갉아먹는 것입니다. 그러다가 특정한 생각에 크게 걸려서 헤어나지 못하면 그 생각이 걸려있는 곳에 탈이 납니다.

---

[2] 권오길, 인체기행, 지성사, 2004. 58쪽

4) 병은 자아가 만드는 것

　사람은 자연과 우주가 부여한 방식대로 사는 것이 아니라 자신이 찍은 사진을 바탕으로 재구성한 그 세계 안에 갇혀서 삽니다. 그러면서 자신이 생각한 그 방식으로 세상을 보고 그 원리에 따라서 문제를 해결하려고 합니다. 그러니 문제가 풀릴 까닭이 없지요. 사람이 어찌 우주 만물에 대해 다 알 수 있겠습니까? 자신이 아는 코딱지만한 세상에다가 우주 전체를 짜 맞추려는데, 그게 어디 맞겠습니까? 어림 반 푼어치도 없는 일이죠. 맞지 않게 돼 있습니다. 그러니 자신이 아는 세상과 실제 세상의 불협화음으로 인하여 스트레스를 받습니다.

　이 스트레스는 인간이 세상을 제멋대로 요약했다는 것에서 오는 것이고, 결국 스트레스로 인해 생긴 병이란 자업자득임을 알 수 있습니다. 세상을 있는 그대로 받아들인 것이 아니라 자기 멋대로 걸러서 받아들인 정보가 앎이고, 앎은 아무리 정확해도 실제 세상과 똑같을 수가 없습니다. 바로 이런 어설픈 앎이 병의 원인입니다.

　병이란 자아가 만드는 것입니다. 자아가 없다면 병이 생길 까닭이 없지요. 자아는 제 기억의 총량이라고 말했습니다. 자신이 기억하는 그 순간부터가 자아입니다. 대개는 너덧 살 무렵부터 기억을 합니다. 그 후부터가 자신인 것이죠. 그러면 그 이전에는 당신은 무엇이었습니까? 이건 그대로 화두입니다. '부모미생전의 너는 무엇이더냐?' 자아인 에고가 탄생하기 이전의 상태를 묻는 것입니다. 뭐였죠?

　그냥 살덩어리였죠. 우주 자체인. 거기에 깃든 마음이 에고입니다. 그 에고가 부지런히 이미지를 끌어 모으면서 눈덩이처럼 불어나 오늘날의 나라는 거대한 에고를 형성한 것입니다. 이젠 떼어낼 수도 없는 골칫덩어리죠.

　에고가 없으면 어찌 될까요? 마주치는 모든 것이 그대로 나가 됩니다. 나무를 보면 나무가 나고, 하늘을 보면 하늘이 나며, 아픈 사람을 보면 그가 곧 나입니다. 실제로 아이들이 그렇게 살잖습니까? 배고프면 젖 달라고 울고, 그러고 나서 웃기면 방글방글 웃습니다. 무엇이 어찌 해야 한다는 에고가 없기 때문입니다. 성인들이 한결 같이 아이들을 닮으라고 한 것은 빈말이 아닙니다. 애처럼 철없이 살라는 얘기가 아니라, 순수하게 살라는 얘기입니다. 이 세상에서 성인을 빼면 아이들만이 천국에 삽니다. 나머진 모두 제가 만든 지옥불에 갇혀 삽니다.

이 세상은 이미지로 재구성된 가짜입니다. 자신의 에고가 만든 이미지의 조합이죠. 그 이미지에 가려서 진리는 드러나지 않는 것입니다. 그렇다면 진리에 이르는 방법은 아주 간단하겠군요. 그 이미지를 모두 버리면 되겠죠. 이미지를 하나둘 버리다보면 그 이미지에 매달린 에고가 해체됩니다. 그렇게 에고가 완전히 해체된 사람을 우리는 성인이라고 부르고, 깨달은 이라고 부르는 것입니다.

병은 삶의 집착이 낳은 것입니다. 집착은 어디엔가 붙잡힌 마음이고 마음은 이미지입니다. 따라서 마음속의 이미지를 모두 놓아버리면 병도 저절로 사라집니다. 애초에 병이라는 것이 존재하지 않는 것입니다. 마음이 없다면 병도 없는 것이죠. 그러니 병은 마음에서 오는 것입니다. 병이 왔다면 마음이 무언가에 집착돼 있다는 것입니다. 이걸 모르는 사람은 절대로 병을 고칠 수 없습니다.

특히 중병에 걸린 사람은 이것을 잘 생각해야 합니다. 냉정한 말 같지만, 내가 헤어나기 힘든 중병에 걸렸다는 것은 내가 그 동안 그런 꼬락서니로 살아왔다는 증거입니다. 삶이 그렇게 흘러가도록 방치했다는 뜻입니다. 그러니 병을 고치려면 육신을 뜯어고치려고 할 것이 아니라, 마음을 먼저 돌려야 합니다. 지금까지 흘러온 반대방향으로 돌아가도록 마음을 바꾸어야 합니다. 몸을 뜯어고치는 것은 그 다음입니다. 그렇지 않으면 병은 고칠 수 없습니다.

병은 남이 아니라 자신의 일부입니다. 자신의 일부를 적으로 돌려서는 절대로 고칠 수 없습니다. 잘라내는 일만 남죠. 잘라내고 잘라내다가 결국은 죽음에 이르는 것이 요즘의 병 고치는 방법입니다.

그러면 어떻게 마음을 돌리느냐 하는 문제가 남습니다. 몸과 마음을 원래의 자리로 돌려놓는 것입니다. 몸은 마음이 빌려 타는 수레에 지나지 않으니, 마음을 몸의 주인으로 돌려놓고, 몸을 마음의 종으로 돌려놓는 것입니다. 좀 어려운가요?

사람들은 육신을 자신의 전부로 알고 신주 모시듯 떠받듭니다. 몸이 좀 피곤하다고 신호를 보내오면 오냐오냐 어서 누우라며 침대나 소파로 모시고, 영양이 부족한 듯하다고 투덜대면 몸에 좋다는 먹을거리를 찾아서 전국을 헤맵니다. 몸이 요구하는 그것이 자신을 위한 것인 줄 알고 몸뚱이에게 충성을 다 바칩니다. 섬기고, 받들고, 정말 지극정성입니다.

그러나 육신은 마음이 잠시 빌려 타는 수레에 지나지 않습니다. 아무리 공을 들여도 100년이 채 못 되어 끝장납니다. 그런 수레에 공을 들이다 보면 정작 가장 중요한 것을 놓칩니다. 진리는 개체인 몸뚱이가 아니라, 그 너머에 있습니다. 개체는 진리가 아닙니다. 진리는 전체를 말하는 것입니다. 개체는 전체의 일부로 존재합니다. 그러니 개체를 버리지 않으면 진리는 만날 수 없습니다.

그러니 진정으로 병을 고치려면 몸에 집착된 어리석은 마음부터 버려서 전체의 뜻이 무엇인가를 묻는 태도를 갖추어야 합니다. 전체의 마음을 얻으면 개체인 몸은 깨갱 하고 꼬리를 내리고 마음의 명령을 순순히 받아들입니다. 그런 상태가 되면 낫지 말라고 해도 병은 물러갑니다.

5) 몸의 재생주기와 업습

사람의 몸은 낡은 세포를 새것으로 끊임없이 갈아치웁니다. 물론 한꺼번에 일어나지 않고 부분에서 계속 이어지죠. 이렇게 하여 몸이 완전히 새로운 몸뚱이로 탈바꿈하는 데 걸리는 시간은 10년 정도라는군요. '10년이면 강산도 변한다.'는 옛말이 허튼소리가 아님을 알 수 있습니다. 명리학에서도 대운의 1주기를 10년으로 잡습니다.

그런데 몸이 탈바꿈한다고 해도 사람은 여전히 그 사람입니다. 이것은 세포가 죽으면서도 자신의 정보를 그 다음의 세포에게 고스란히 전해준다는 것을 뜻합니다. 그래서 10년만에 사람의 몸뚱이는 완전히 탈바꿈하지만, 사람의 정체성은 변하지 않고 그대로 그 사람인 것입니다.

생명공학이 발달하여 이제 여러 가지 동물을 인간의 마음대로 복제하는 단계에 이르렀습니다. 생명을 복제할 때는 그 동물의 체세포를 하나 떼어서 그것으로 복제합니다. 수정란의 핵을 교체하는 것입니다. 몸의 일부에 붙은 세포로 복제를 하는 데도 몸 전체의 모양과 똑같은 생명체가 태어납니다. 세포 하나만으로도 자신과 똑같은 존재를 만들어낼 수 있다는 겁니다. 그렇다면 이런 결론에 이릅니다. 즉, 세포 하나가 몸 전체의 형질을 기억한다는 것이죠. 부분에 전체의 정보가 담겨있다는 말입니다.

바로 이것이 중요합니다. 사람은 자신만의 자아를 형성하며 일생을 삽니다. 그런데 그 생각, 즉 마음이 세포에도 침투한다는 것입니다. 물론 한 두 번 스쳐가는 짧은 생각은 그렇지 않을지 몰라도 한 생각에 집착이 생기면 그 집착은 세포로 침투합니다. 그러면 그 생각은 다음 세대로 유전이 되겠지요.

이와 같이 내가 먹은 마음을 불교에서는 업이라고 하고, 세포까지 침투하여 다음 세대로 넘어가는 마음을 습이라고 합니다. 그러니까 사람은 그 전 세대의 습을 끌어안은 채로 태어나는 것입니다. 그리고 그 습을 바탕으로 자신이 지은 업을 추가시키면서 새로운 습을 만들어가고, 그것이 다시 다음 세대로 넘겨지는 것입니다. 몸뚱이 하나에 모든 인류 조상의 기억이 들어있고, 세포 하나에 나의 모든 정보가 담겨있는 것입니다.

고질병이란, 이 업과 습이 만들어냅니다. 자신도 모르는 사이에 형성된 에고가 무언가에 집착을 하게 되고, 그 집착이 특정 장기를 억압하여 병으로 이어지는 것입니다. 따라서 내 몸에 병이 왔다면 병든 그 부위를 어떻게 하려고 할 것이 아니라, 내 마음의 집착이 어디에 걸렸는가를 먼저 파악하여 그것부터 내려놓는 것입니다.

고질병이 걸려도 죽는 사람이 있는가 하면 100에 한 둘로 기적처럼 살아나는 경우도 있습니다. 이 기적은 의료기술이 만드는 것이 아니라 마음이 만드는 것입니다. 삶의 모든 집착을 내려놓고 자연의 일부로 돌아가면 병은 저절로 낫는 것입니다. 이런 마음 위에서 치료가 먹혀드는 것이지, 마음이 집착된 그 상태라면 치료를 해도 병은 곧 다시 찾아옵니다.

병이 불치병에 이르는 데는 10년이 걸립니다. 어느 날 건강 검진에서 암이 발견되었다면 적어도 10년 전에 그 병이 시작되었다고 생각해야 합니다. 따라서 거기서 벗어나는 기간도 10년으로 잡아야 합니다. 암 환자들은 항암치료 후 대체로 5년 정도의 기간 안에 재발하지 않으면 완치된 것으로 판단하는데 이것도 너무 이른 판단입니다. 확률이 좀 낮아져서 그렇지, 5년 후에 재발하는 경우도 적지 않기 때문입니다. 여러 가지 정황을 보아 적어도 치료는 10년을 봐야 합니다. 몸이 예전 기억을 버리고 완전히 새 몸으로 탈바꿈하는데 걸리는 시간입니다.

10년의 탈바꿈은 몸에만 해당되는 것이 아닙니다. 정신수양도 마찬가지여서 수련하는 사람들이 세상과 인연을 끊고 몸과 마음을 바꾸는 데 걸리는 시간은, 종교마다 차이는 있지만, 대개 10년 정도입니다. 진리가 무엇인가를 깨닫는 것은 어쩌면 쉬운 일입니다. 그러나 깨달은 바 대로 진리가 되어 산다는 것은, 깨달음에 이르는 것보다도 더 힘든 일입니다. 몸속에 기억된 업습은 순간마다 되살아나서 애써 이룬 깨달음을 무용지물로 만들기 때문입니다. 그래서 어느 종교나 업과 습이 되살아나지 않고 소멸되도록 다지는 기간이 필요합니다. 그것을 불교에서는 보림이라고 합니다. 정확한 깨달음에 이르러서, 몸속의 업과 습을 완전히 없애는 데 걸리는 시간이 10년입니다. 세포마다 기억된 마음과 몸속에 저장된 전생의 업 습까지 모조리 지워야만 지긋지긋한 윤회가 비로소 끝납니다. 그것이 종교의 지고지순한 목표입니다.

6) 운명을 건너는 외길

이제는 과학도 발달할 대로 발달하여 인간의 디엔에이 비밀도 거의 다 밝혀냈습니다. 염색체의 구조를 파악하면 한 사람이 태어나서 몇 살 때 무슨 병을 앓게 된다는 사실까지 예측할 수 있다고 합니다. 이를 바탕으로 수많은 영화가 만들어졌죠.

그러나 아무리 사람의 운명을 정확히 예측한다고 해도 관심이 몸에 얽매어 있는 한, 가장 중요한 한 가지를 놓치게 됩니다. 마음입니다. 몸의 주인은 마음입니다. 디엔에이는 몸의 구조죠. 마음이 몸을 지배하면 그 디엔에이가 만든 운명도 힘을 쓰지 못합니다. 마음이 주인이라면 몸은 종인데, 주인이 아니하겠다는 것을 종이 시킬 수는 없는 노릇입니다. 마음이 몸을 지배하는 순간, 디엔에이 구조가 만드는 그 운명의 사슬에서 벗어납니다. 그렇게 할 수 있는 것은 에고를 벗어난 참마음입니다. 에고가 완전히 사라지고 우주 본체만 남은 마음. 그 참마음을 찾아서 이 지루한 여행을 떠나온 것입니다.

이제 이 허망한 이야기를 마쳐야 할 때가 온 것 같군요. 이야기를 역으로 시작했으니, 마무리도 역으로 하는 것이 보기 좋을 듯합니다.

드문 일이기는 하지만, 어쩌다 주역 얘기가 나오면 사람들이 종종 그럽니다. 좀 더 자세히 연구해보라고. 잘만 하면 앞날도 예측할 수 있다는데……. 그러면 저는 잘라 말합니다. 역 공부 더 해서 뭘 알아내는 것은 내 관심 밖이라고. 이유는 간단합니다. 주역을 공부해서 무언가 더 알아낸다는 것은, 특히 미래를 내다보고 운명을 미리 아는 것은 개체인 나를 위한 것입니다. 좀 더 크게 확대한다 해도 나라를 위한 일 정도일 것입니다.

그러나 그런 따위는 진리와 무관한 일입니다. 진리는 개체를 넘어서는 데 있습니다. 개체의 의식인 에고가 완전히 사라지면 전체만 남습니다. 전체만 남으면 우주와 똑같습니다. 내 몸뚱이를 차지하고 그게 세계의 전부인 양 착각하는 에고를 모두 죽여 없애고 전체의 일부가 되어 우주가 하는 말을 들려주는 사람이 성현입니다.

이러니, 주역을 골똘히 연구해서 미래를 보고 운명을 점친다는 것은 제 안에 갇힌 사람의 잔꾀이고 역의 본의로 볼 때는 지엽말단에 불과한 일입니다. 주역이 목표하는 바가 그것이라면 주역은 정말 하찮은 학문에 지나지 않을 것입니다. 주역이 하찮은 학문인지 정말 큰 우주학인지, 밑천이 딸리는 저로서는 아직도 잘 알 수 없습니다만, 궁극의 자리에 이르면 역 또한 뗏목에 불과할 것이라는 점은 분명합니다. 세상의 만물은, 진리로 가는 뗏목일 것입니다. 저는 잠시 역이란 이름을 빌린 그 뗏목을 타고 육체 속으로 여행을 해왔습니다.

역을 통해서 몸의 세계로 들어온 지금, 이제는 역을 버리고 몸뚱이마저 버리는 자리가 침뜸이 도달해야 할 마지막 자리일 것이라고 믿으며 붓을 놓습니다.

고맙습니다.

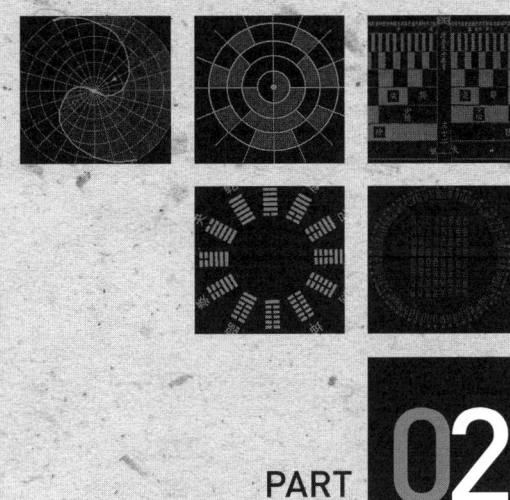

PART 02

응용

01 경락 이야기　02 혈 이야기　03 혈 경락의 상호관계　04 5행의 상생과 상극
05 기경 8맥　06 허실과 보사　07 진단과 치료를 위한 준비　08 척보고 아는 법

우리 침뜸의 원리와 응용

| 응용편 |

정신의 차원에서 얘기하면
마음이라고 하고 영혼이라고
하겠지만, 사람이 식물인간도 있는
것을 보면 단순히 정신의 차원에서면
설명할 수 있는 것은 아닙니다.

내가 잠잘 때에도 나를 떠나지 않고
내 몸이 죽지 않도록 저절로
조절하면서 내 몸에 존재하는 그
어떤 것을 말합니다.

그게 무엇일까요? 아마도 눈에는
보이지 않는 어떤 가운일 것입니다.
우리가 숨을 내뿜듯이 그런 기운이
생명의 증거물일 것입니다.
하지만 눈으로 확인할 수 있는
모양을 지닌 것은 아니겠죠.

모습으로는 확인되지 않으면서 살아
움직이는 어떤 힘. 우리말에는
적당한 이름이 없어서 옛 어른들은
한자를 빌려다 썼습니다.
기(氣)가 그것입니다.

우리 침뜸의 원리와 응용

경락 이야기

01

태곳적부터 지구는 해의 둘레를 돌았고, 사람은 그 푸른 별 위에 실려 있습니다. 당연한 걸 왜 얘기하냐고요? 세상의 모든 답은 지극히 당연한 것 속에 있습니다. 이 단순한 질문이 던지는 바를 푸는 것으로 이번 장을 시작하려고 합니다.

지구가 해의 둘레를 돈다는 것은 우리에게 무엇을 뜻하는 걸까요? 땅위에 계절이 발생한다는 것을 뜻합니다. 잘 생각해보십시오. 자전축이 23.5도로 삐딱하게 기운 지구는 해의 둘레를 한 바퀴 도는 동안 일조량의 차이로 북반구와 남반구가 정반대로 추웠다 더웠다를 반복합니다. 햇빛을 정면으로 받는 곳이 더 따스해지는 것이죠. 그러면 이 지구라는 거대한 우주선 위에 실려 있는 생물들은 어떨까요? 당연히 지구가 도는 영향을 받겠지요. 어떤 영향일까요?

그 영향을 확인하려면 가장 단순한 단계의 생물부터 살펴보는 것이 좋습니다. 움직이지 못하고 땅에 붙박인 나무를 볼까요? 나무는 봄이면 싹이 나고, 여름이면 잎사귀를 키웠다가, 가을이면 열매 맺고, 겨울이면 죽습니다. 이것이 바로 지구가 해의 둘레를 돌고 있다는 사실이 땅위에서 일으키는 변화와 현상입니다.

생명이 단순하면 단순할수록 우주의 변화에 대처하는 방식도 단순합니다. 풀과 나무는 이렇게 단순한 삶과 죽음을 해마다 되풀이하며 지구의 움직임에 정확히 반응합니다. 정직하게 우주의 변화를 받아들여서 거기에 맞춰 자신들의 삶을 유지하죠. 그런데 동물들은 어떨까요? 당연히 식물보다 훨씬 더 복잡합니다. 시

시각각 움직이는 우주의 변화에 적응하기 위하여 몸속에 아주 기막힌 장비들을 갖추고 삽니다.

    식물과 동물을 비교하면 그 단순성과 복잡성이 한 눈에 드러납니다. 지구는 해의 둘레만 도는 것이 아니라 스스로도 돕니다. 스스로 한 바퀴 도는 것을 사람들은 하루라고 하지요. 그런데 하루라는 시간 속의 변화를 살펴보면 동물의 복잡성이 잘 드러납니다. 나무들은 밤낮으로 반응하기보다는 한 철로 반응합니다. 물론 달맞이처럼 밤에 피면서 낮에 오므라드는 꽃들도 있지만 대부분의 식물들은 밤과 낮의 변화보다는 계절이라는 큰 변화에 맞추어 자신의 변화를 드러냅니다. 싹틔우고, 잎새 펴고, 단풍 들고, 낙엽 지고…….

    그러나 동물은 다릅니다. 추우면 동굴 속으로 들어가 숨고, 더우면 물에서 식힙니다. 움직이는 꼴이 식물보다 훨씬 더 다양합니다. 따라서 밤과 낮의 구별 때문에 활동시간과 영역이 정해지죠. 야행성은 밤에만 돌아다니고 주행성은 낮에만 활동합니다. 그러자면 활동하지 않는 시간에는 쉬어야 합니다. 기운을 축적해야죠. 이렇게 동물들은 지구가 스스로 한 바퀴 도는 동안에 자기에게 편한 어느 한쪽에 맞추어서 생활합니다.

    물론 하루의 변화만이 아니라 1년의 변화에도 적응하죠. 개들이 가을에 털갈이를 한다든지, 뱀이나 곰이 겨울잠을 잔다든지 하는 것들이 그런 변화를 뜻합니다. 그러나 동물의 생명을 결정짓는 것은 이런 긴 변화보다는 하루 동안 닥쳐오는 매 순간들입니다. 그런 점에서 동물의 죽살이를 결정짓는 것은 아주 짧은 순간들입니다. 개구리가 뱀에 잡아먹히는 것은 아주 순식간이죠. 이렇게 짧은 순간에 인식이 매이면 정작 큰 것을 보지 못하는 경우가 많습니다.

    저는 한때 이런 생각을 했습니다. 평생을 한 곳에 붙박인 나무들은 답답해서 어쩌나 하는 것 말이죠. 그러나 그것이야말로 큰 착각이라는 것을 아는 데는 40년도 더 걸렸습니다. 나무들은 스스로 움직이지 않음으로 하여 지구와 한 몸이 되어 우주를 여행하고 있다는 것을 말이죠. 그에 비하면 인간들은 제 발로 코딱지만한 영역을 돌아다니며 하루하루 목숨 부지하느라고, 지구가 태양의 둘레를 돌고 있다는 사실을 까먹는 것입니다. 그러다가 정작 큰 시기를 놓쳐서 손해를 보는 경우도 생깁니다. 이것이 제 멋대로 움직이는 짐승들이 갖는 묘한 운명입니다.

식물은 지구가 만드는 조건에 따라 생명을 피우고 거둡니다. 우주의 변화에 한 치 오차 없이 반응하는 것입니다. 그러나 제 멋 대로 움직일 수 있는 짐승은 지구의 큰 조건이 만드는 구속을 벗어나는 힘과 원리를 제 몸 안에 지니고 있습니다. 나무처럼 한 곳에 머물지 않아도 생명을 유지하는 '능력'을 지니고 있는 것입니다. 그리고 이 능력은 고등동물로 갈수록 점점 더 정교하고 완벽합니다.

그렇다면 짐승 중에서 이러한 가장 완벽한 시스템을 갖추고 있는 존재는 무엇일까요? 답은 뻔하지 않을까요? 그렇습니다! 사람입니다. 사람은 지구의 움직임에 맞추어 자동으로 거기에 호응하여 생명을 유지하는 시스템을 몸 안에 갖추고 있습니다. 해가 뜨면 저절로 일어나서 하루 일을 시작하고, 해가 지면 일을 마치고 돌아와서 잠잡니다. 이런 행위를 수십 수백만 년 동안 되풀이하며 지구의 움직임에 적응한 것이 사람의 몸입니다.

눈에 보이는 사람의 생활 습관도 그렇지만, 눈에 보이지 않는 시스템도 있습니다. 우리가 의식하지 않아도 염통이 절로 쿵쾅거리면서 피를 온몸 구석구석으로 보내듯이, 지구가 도는 속도에 맞추어 몸의 기운을 한 치 오차 없이 돌려서 5장6부가 생명을 잘 유지하도록 저절로 조절하는 기막힌 자동 평형조절장치와 틀이 몸 안에 들어있습니다.

그렇다면 사람은 어떤 것으로 생명 시스템을 유지할까요? 그런 요소에는 눈에 보이는 것과 눈에 보이지 않는 것이 있습니다. 눈에 보이는 것은 살갗, 피, 힘줄, 뼈, 신경 같은 것들입니다. 그러면 눈에 보이지 않는 것은 무엇일까요? 이에 대해서는 이름이 없습니다. 모양이 없기 때문입니다. 그러면 모습이 없다고 해서 존재하지 않는 것일까요? 그렇지는 않을 겁니다. 그것은 산 사람과 주검을 견주어 보면 어렵지 않게 알 수 있습니다.

죽은 사람과 산 사람의 차이는 무엇일까요? 근육일까요? 피일까요? 살갗일까요? 그렇지는 않을 겁니다. 죽은 사람과 산 사람이 몸속에 갖추고 있는 것은 똑같습니다. 몸무게도 똑같고 생긴 모양도 똑같습니다. 다만 죽었다는 것과 살았다는 것의 차이입니다. 그러면 살았다 죽었다의 차이는 무엇일까요? 그것은 모양이 없는 것의 존재 여부로 결정됩니다. 몸뚱이라는 틀을 작동하도록 해주는 그 어떤 것이 있을 때 우리는 살았다고 말하는 것입니다. 그것이 작용을 그칠 때 죽었다고 말합니다. 그것이 무엇일까요?

정신의 차원에서 얘기하면 마음이라고 하고 영혼이라고 하겠지만, 사람이 식물인간도 있는 것을 보면 단순히 정신의 차원에서만 설명할 수 있는 것은 아닙니다. 내가 잠잘 때에도 나를 떠나지 않고 내 몸이 죽지 않도록 저절로 조절하면서 내 몸에 존재하는 그 어떤 것을 말합니다.

그게 무엇일까요? 아마도 눈에는 보이지 않는 어떤 기운일 것입니다. 우리가 숨을 내뿜듯이 그런 기운이 생명의 증거물일 것입니다. 하지만 눈으로 확인할 수 있는 모양을 지닌 것은 아니겠죠. 모습으로는 확인되지 않으면서 살아 움직이는 어떤 힘. 우리말에는 적당한 이름이 없어서 옛 어른들은 한자를 빌려다 썼습니다. 기(氣)가 그것입니다.

기야말로 보이지 않는 존재이면서 생명을 주관하는 실체입니다. 이것이 몸에 있느냐 없느냐에 따라서 살았느냐 죽었느냐를 판단하는 것입니다. 그러면 기는 눈에 보이거나 만져지는 것도 아니니, 없는 것이 아니냐? 이렇게 의심할 수도 있겠습니다. 그러나 그것은 표현의 차이라고 해두면 좋을 듯합니다.

예컨대 지구는 해의 둘레를 돎으로써 땅위에는 계절이라는 현상이 나타납니다. 그런데 이것은 물질계의 차원에서 보면 햇볕이라는 따스한 열 성분이 지구를 덮히는 것입니다. 그 영향으로 식물은 땅속의 양분을 빨아들여 자라는 것이구요. 이렇게 물질계의 현상으로 이해해도 됩니다.

그러나 지구 안에 있는 어떤 기운이 움직여서 만물을 자라게 한다고 표현하면 안 될까요? 안 될 거 없죠. 나뭇잎이 파래지는 것을 세포가 햇빛을 받아들여 엽록소를 만든다고 표현하는 것이나 나무가 햇빛 속의 청색 기운을 빨아들여서 성장의 기운으로 바꾼다고 해도 마찬가지입니다. 다를 게 없죠.

결국은 세상의 만물이 보이는 변화는 이러한 기운이 어떤 환경에 쓰이느냐에 따라서 결정된다는 것이고, 그 모든 변화의 재료는 '기'라고 보면 되는 것입니다. 습도를 조절하는 것은 습기, 온도를 조절하는 것은 온기, 열의 세기로 나타나는 열기, 바람의 흐름을 조절하는 것은 풍기, 불꽃을 튀기는 전기……. 얼마든지 생각해볼 수 있죠. 이렇게 표현했다고 해서 잘못은 아닐 것입니다.

그러나 이렇게 표현하면 요즘은 이상하다고 생각할 것입니다. 그렇게 표현한 적이 없기 때문입니다. 그러나 이상하다고 생각하는 것은, 우리가 서양식 교육을 옳은 것으로 전제를 해서 그렇습니다. 실제로 우리 조상들은 2천년 넘게 이런 식으로 표현을 하면서 살아왔습니다. 서양의 과학이 들어온 것이래야 아무리 올려잡아도 200년을 넘지 않습니다. 특히 대중화된 것은 개화기 이후의 일입니다. 그런데 200년밖에 안 된 생각들이 그 이전의 2천년이나 된 생각들을 모두 몰아내고 주인이 되었습니다. 그래서 기라고 설명하면 이상하게 들리는 것입니다. 나아가 실체가 없다며, 마침내 기란 존재하지 않는 것이라고 결론을 짓고 맙니다.

그렇다면 정말 기란 존재하지 않는 걸까요? 기를 물질로 보면 그렇게 얘기할 수도 있습니다. 그러나 기는 물질만을 말하는 것이 아닙니다. 예컨대 중력 같은 것도 일종의 기라고 봅니다. 분명히 기운으로 작용하기 때문입니다. 우주 허공은 텅 비어서 아무 것도 없습니다. 근래에 암흑물질이라는 가상의 물질이 있다는 주장도 있지만, 확정된 것은 아닙니다. 그러나 우리는 지구와 태양 사이에는 물질이 없다고 믿지만, 태양은 지구를 붙잡고 있습니다. 바로 인력이죠. 인력은 물질은 아니지만 분명히 우주 허공에 존재하는 힘입니다. 이런 것들을 모두 아울러 기라고 표현한 것입니다. 그렇다면 우주 허공엔 우리가 생각하지 못한 어마어마한 기가 존재한다고 말할 수 있습니다. 그리고 이 기는 정신의 형태로도 존재합니다. 따라서 기는 물질과 정신을 넘나드는 존재라고 말할 수 있습니다. 좀 어렵나요? 하하하. 오래 생각해 보십시오.

딴 길로 잠시 빠졌습니다만, 다시 원래 자리로 돌아와서 보자면 이렇습니다. 지구가 자전과 공전을 하는 바람에 그 안에 실려 있는 모든 생명들은 지구의 자전과 공전이 만드는 기운의 변화에 저절로 적응하여 생명을 유지하도록 진화해왔고, 그 단순한 형태는 식물의 생존방식이며, 가장 복잡하고 완벽한 형태는 인간의 몸뚱이라는 것입니다.

인간은 지구의 변화에 시시각각 적응하면서 스스로 생명을 유지할 수 있는 완벽한 컴퓨터 칩을 내장하고 있습니다. 이것을 옛날식으로 표현하자면 건곤의 기운이 변화를 일으키는 대로 한 치 오차 없이 몸에서 그 변화를 받아들이는 기의 틀을 몸은 갖추고 있다는 것입니다. 이 놀라운 틀을 옛사람들은 몸에서 영혼의 눈으로 찾아낸 것입니다.

그러면 한 가지 중요한 개념이 전제되어야겠군요. 지구의 기운을 몸이 자동으로 받아들이는 어떤 시스템이 사람에게는 있다는 것입니다. 이것은 지구와 사람이 서로 소통하는 어떤 길이 있다는 것이고, 생명이 끝나지 않는 한 그것은 사람이 의식하든 않든 저절로 작동한다는 것을 뜻합니다. 그것이 무엇일까요? 바로 경락입니다. 경락은 크게 열둘입니다. 12정경이라고 하죠.

지구는 자전을 합니다. 매 순간마다 그 움직임이 사람에게도 영향을 끼칩니다. 사람은 그 움직임의 변화를 몸으로 받아들이면서 지구와 한 몸이 되어 살아갑니다. 사람이 의식하지 않아도 몸에서 알아서 시시각각 변화의 기운을 받아들이는 순서가 있습니다. 매 순간마다 그것을 보자면 너무 복잡하니까 사람들은 하루의 길이를 일정하게 나누었습니다. 그리고 그 시간마다 경락의 시스템을 통해 사람의 몸이 지구의 변화에 정확히 반응한다는 것을 알아냈습니다. 한 번 볼까요?

시 간		장 부	경 락
자	23-1	담	족소양
축	1-3	간	족궐음
인	3-5	폐	수태음
묘	5-7	대장	수양명
진	7-9	위	족양명
사	9-11	비	족태음
오	11-13	심장	수소음
미	13-15	소장	수태양
신	15-17	방광	족태양
유	17-19	신장	족소음
술	19-21	심포	수궐음
해	21-23	삼초	수소양

많이 본 표일 것입니다. 지구에서 발생하는 기의 변화에 몸은 이렇게 알아서 반응합니다. 수 백만 년 동안 생물이 지구의 변화에 맞춰 진화한 결과입니다. 이른바 '초절정 울트라 캡 짱' 이죠. 이것을 다시 배치하면 다음과 같이 된다는 것도 『우리 침뜸 이야기』에서 공부했을 것입니다. 여기에 성질이 같은 것끼리 묶어서 이름을 붙인 것이 바로 6기입니다.

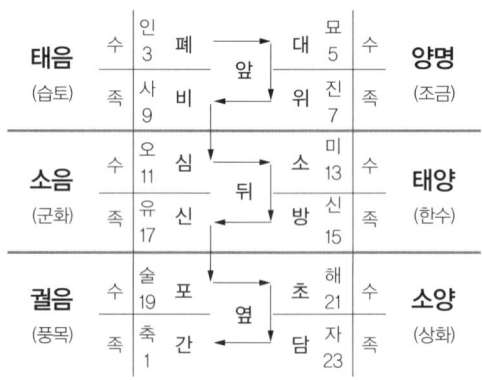

그런데 이것이 이렇게 뜬금없이 이름만 있어서는 안 될 것입니다. 이 기운이 흘러 다니는 통로가 몸에 있어야 합니다. 그것을 경락이라고 한다고 했죠. 그 경락은 손가락과 발가락 끝에서 시작해서 몸통으로 들어가 각기 장부에 닿습니다.

지구가 해의 둘레를 돌면서 그 안의 기운이 순환하는데, 이 순환에 맞추어서 한 치 오차 없이 기운이 몸 안에서 호응하는 것이고, 그 호응의 수단과 통로가 바로 경락이라는 것입니다. 그러니까 경락은 몸이 우주와 소통하는 통로이자 방식인 것입니다. 침뜸은 바로 이 흐름을 이용해서 불로장생을 추구하는 양생법인 셈입니다.

따라서 침뜸을 공부한다는 것은 인체에 경락으로 나타나는 우주의 기운을 이해한다는 것을 뜻합니다. 그리고 경락들이 서로 주고받는 대화의 방식을 잘 이해해야만 몸의 병을 잘 고칠 수 있고, 그런 방식을 찾아내는 것이 각종 침뜸 이론인 것입니다.

그러면 장부에 따라 각 경락에도 특징이 있을 것입니다. 지구의 변화에 따라 몸이 적응하는 방식이 각 경락마다 따로 있을 것이기 때문입니다. 경락이 시작되는 손발을 보면서 좀 더 공부를 해보겠습니다.

손과 발을 비교해보면 재미있는 사실을 하나 알 수 있습니다. 12경락 중에서 손으로 가는 것과 발로 가는 것은 앞, 뒤, 옆에 따라서 이름이 서로 같다는 것은 이미 알고 있죠. 예컨대 그림에서 보듯이 소양경은 둘입니다. 손으로 가는 건 수소양이고 발로 가는 것은 족소양이라고 이름 붙이죠. 그런데 이름이 같은 것들이 일어나는 손과 발의 가락들은 같다는 것입니다. 즉 족소양은 넷째 발가락에서 일어나고 수소양은 넷째 손가락에서 일어난다는 것입니다. 잘 살펴보십시오. 정확히 일치합니다.

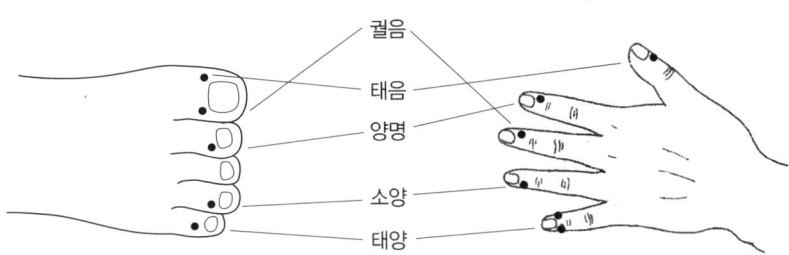

소양은 봤으니 다른 걸 좀 볼까요? 먼저 엄지를 봅니다. 손가락에서는 폐경이 일어나고, 발가락에서는 비경이 일어납니다. 검지를 봅니다. 손가락에서는 대장경이 일어나고, 발가락에서는 위경이 일어납니다. 약지를 봅니다. 참, 약지는 앞에서 봤군요. 소양경이 일어납니다. 새끼를 봅니다. 바깥 모서리입니다. 손가락에서는 소장경이 일어나고, 발가락에서는 방광경이 일어납니다. 둘 다 태양경입니다. 새끼에서는 하나가 더 일어나는군요. 손가락에서는 심경이 일어나고 발가락에서는…… 으잉? 없네요. 하하하.

그렇습니다. 심경과 같은 소음인 신경이 일어나야 하는데, 신경의 정혈인 용천혈은 발바닥에서 일어납니다. 그러나 걱정할 것 없습니다. 새끼발톱의 안쪽 모서리에는 내지음이라고 해서 용천혈로부터 갈라져 나온 혈자리가 있습니다. 그것으로 대신하면 됩니다.

당황스러운 것은 그것이 아니라 궐음경입니다. 손가락을 보면 중지에서 일어나는데, 발가락에서는 가운데 발가락에 있어야 할 족궐음 간경은 엉뚱하게 엄지 발가락에서 일어납니다. 가운데 발가락은 간경이 아니라 위경의 관할구역입니다. 검지로 가는 위경의 한 가지가 갈래 쳐서 중지로 가는 것입니다.

이걸 보면 경락이란 참 묘한 존재라는 생각을 거듭 하게 됩니다. 엄정한 규칙성 속에 불규칙이 가끔 끼어 있어서 몸에 나타나는 불규칙한 사건들을 담당하고 처리하는 것입니다. 이 엉뚱한 경락에 궐음이라는 이름이 붙은 이유를 알 수 있을 것입니다. 궐음은 풍목입니다. 5행중의 목이죠. 목의 특징은 불규칙성입니다. 바람이 그렇죠. 어디 한 군데 머물지 않습니다. 들쭉날쭉입니다. 변화무쌍하고 변덕이 널뛰기를 하는 경락입니다. 그래서 다리의 궐음인 간경의 흐름을 잘 살펴보면 다른 경락과 달리 옆구리를 따라서 지그재그로 달려갑니다. 경락의 흐름과 모양에도 그 변덕이 반영된 것입니다. 이 얼마나 신기한 일이고, 놀라운 관찰입니까?

손과 발을 잘 살펴보면 놀라운 일은 꼬리를 물고 일어납니다. 사람마다 긴 손가락이 있고 짧은 손가락이 있어서 모두 다릅니다. 그런데 한 손가락의 길이가 짧으면 그에 짝하는 발가락도 역시 짧다는 것입니다. 같은 경락이 가는 손과 발의 가락들은 길이가 서로 일치한다는 것을 알게 됩니다. 태양경이 일어나는 새끼발가락이 짧은 사람은 틀림없이 새끼손가락도 짧습니다. 다른 것들을 잘 살펴보십시오. 거의 일치합니다.(그렇다고 '반드시' 그렇지는 않습니다. 하하하. 대체로 그렇다는 거죠)

이것은 이름이 같은 경락은 기운과 작용이 거의 같기 때문입니다. 바로 이런 점을 감안해서 이름을 붙인 것이니, 옛 사람들의 혜안이 얼마나 놀랍습니까? 정말 감탄이 나옵니다.

경락은 몸속에 난 길이고 기가 흘러 다니는 곳이기 때문에 그 경락이 발달하면, 사람의 몸은 물론 성격까지도 그렇게 작용하게 됩니다. 따라서 손 발가락의 길이를 보면, 그 사람의 몸에 나타날 병은 물론 성격까지도 어느 정도 짐작할 수 있습니다.

태음기운은 둥글둥글하고 미끌미끌한 것입니다. 따라서 엄지가 굵고 큰 사람은 먹고사는 걱정을 하지 않아도 됩니다. 재산을 모으고 운용하는 데는 걱정이 없습니다. 성격이 모날 리가 없지요. 성격도 느긋하고 원만해서 사람들과 다투지 않습니다. 잘 어울립니다. 대신에 동작이 굼뜹니다. 급한 게 없죠. 급할 게 없습니다. 먹고 사는 문제가 해결 됐는데 뭘 그리 서두르나요? 그래서 느긋합니다. 다른 사람들이 보면 답답하다고 하죠. 뚱뚱한 사람치고 동작이 잽싼 사람은 거의 없습니다. 뚱뚱해지는 데는 그럴 만한 이유가 있는 것입니다.

엄지가 작거나 아주 짧은 사람은 어떨까요? 먹고 사는 수단이 매우 부족합니다. 마음이 느긋하거나 너그럽지 못한 성격을 갖게 됩니다. 태음 기운이 부족하면 몸에 영양분을 충분히 공급하지 못하게 때문에 몸집이 작거나 깡마르게 됩니다. 어딘가 측은한 느낌도 나죠.

반면에 검지가 길고 큰 사람은 양명 기운이 발달한 사람입니다. 양명기운이란, 단단하고 딱딱한 느낌을 말합니다. 바위나 건물 기둥 같은 것들이죠. 이런 사람은 단단하게 메말랐습니다. 그래서 신념이 아주 굳습니다. 강한 인상을 주고 다른 사람을 압도하죠. 성격도 곧습니다. 농담을 잘 못하고 군인처럼 용감합니다. 이런 사람이 싸움을 하면 죽기 아니면 살기입니다. 투쟁가의 기질과 능력을 과감하게 발휘하는 사람입니다. 특히 발가락의 검지가 유난히 긴 사람은 위장병을 많이 앓습니다. 발가락에선 위경이 일어나거든요. 검지발가락은 엄지와 비슷하거나 약간 길쭉한 듯한 느낌이 나는 것이 보통입니다. 그런데 엄지보다 훨씬 더 길쭉하게 뻗은 사람들을 보면 틀림없이 몸이 빼빼 말랐습니다. 검지가 유난히 길다는 것은 위장이 실하다는 것입니다. 그래서 위장병을 앓습니다. 마땅히 위경을 잘 다스려야죠.

중지가 긴 사람은 궐음 기운이 발달한 사람입니다. 족궐음은 엄지발톱의 안쪽 모서리이기 때문에 궐음의 특징이 잘 안 드러납니다. 바깥쪽의 비경이 통제하기 때문입니다. 그래서 궐음 기운의 발달 여부는 손가락을 보아야 합니다. 중지가 유난히 길면 지도력이 있습니다. 궐음은 남의 눈치를 아주 빨리 파악하여 상대의 심리를 잘 이용하는 능력입니다. 따라서 눈치가 빠르기 때문에 상황 판단이 아주 정확하고 남들보다 한 발 앞서 결정합니다. 그래서 남들이 따르지 않을 수 없습니다. 그래서 정치인의 기질이 많이 나타나는 것입니다. 가운데 손가락의 길이나 굵기를 살펴보면 그 사람의 이런 성품을 알 수 있습니다. 중지가 검지나 약지에 딸리는 듯하면 사람들 앞에 나서지 못하는 소심한 사람일 가능성이 많습니다.

엄지발가락이 유난히 짧으면서도 안쪽으로 당겨진 듯한 사람은 틀림없이 간에 문제가 있습니다. 간염을 선천성으로 앓은 사람이면 틀림없이 엄지발가락이 작습니다. 후천성으로 앓은 사람은 안쪽으로 휘어져 있습니다. 간경이 긴장을 해서 늘 잡아당기기 때문입니다.

약지는 소양경이 차지합니다. 소양경은 담과 삼초죠. 그래서 약지가 길쭉한 사람들은 소양 기운이 발달했습니다. 소양 기운은 한 마디로 따끔한 분위기입니다. 톡톡 쏘아붙이기를 잘하는 사람이 있으면 틀림없이 넷째 손가락이 길쭉할 것입니다. 그래서 싸움을 잘합니다. 투쟁가나 선동가 중에 아주 뛰어난 사람이 있다면 분명합니다. 그는 소양 기운이 발달한 것입니다. 무식하게 죽자 사자 달려들어 싸우는 사람은 양명 기운이고, 치고 빠지는 수단과 때를 정확히 판단하여 피해를 최대한 줄일 줄 아는 사람은 바로 소양 기운입니다. 양명 기운이 칼자국 난 상처라면 소양 기운은 찰과상 같은 것입니다.

성격으로 본다면 소양은 궐음과 짝을 이룹니다. 소양은 항상성을, 궐음은 변화성을 대표합니다. 사람의 성품 중에 항상성이란 무엇을 뜻할까요? 항상성이란 변하지 않는 것을 뜻합니다. 사람의 성품 중에서 특히 욕망과 관련하여 변하지 않는 것으로 나타나는 태도는 집착일 것입니다. 내가 하고자 하는 것, 또는 갖고자 하는 것이 있으면 그것을 적당히 포기하는 것이 아니라 집착하는 것입니다. 절대로 놓지 않는 집요함 같은 것입니다. 이런 사람의 성격이 제재를 받지 않고 극단으로 치달으면 아주 잔혹한 독재자나 스토커가 될 것입니다.

반면에 궐음은 변화성입니다. 변화성이란 한 가지를 끈덕지게 하지 못하는 것입니다. 이것저것 많이 시도는 하는데 그게 오래 가지를 못합니다. 악기를 배워도 6개월을 못 넘기고 그만둡니다. 사람을 좋아하는 것도 오래 가지 못합니다. 새롭고 신선한 것을 탐내는 성향이 있어서 그렇습니다. 그래서 대인관계에서도 독한 마음을 품지 않습니다. 누굴 좋아한다든가 미워한다든가 해서 한 동안 동동거리다가도 몇 달이 지나면 언제 그랬냐는 듯이 잊고 맙니다. 그래서 뒤끝이 없습니다. 그래서 사람들이 좋아하는 것입니다. 깔끔하거든요. 쏘우 쿨! 지가 싫다고 하면 딴 여자 찾지 뭐. 이런 식이죠. 이런 것이 너무 자주 반복되면 바람피운다고 하죠. 말 그대로 궐음풍목입니다. 풍목의 풍은 바람이라는 뜻입니다. 여자를 상대로 바람을 피우면 제비라고 하고, 대중을 상대로 바람을 피우면 정치가라고 하는 것입니다. 제비와 선동가는, 양상은 달라도 기운은 같습니다.

새끼발가락이 발달한 사람은 태양 기운이 강한 사람입니다. 찬 바람이 일죠. 좋고 싫은 것이 분명하고, 특히 돌아설 때 썰렁한 냉기를 풍깁니다. 특히 태양기운의 발달 여부는 손보다 발이 더 정확합니다. 새끼발가락에 태양경의 주인인 방광경이 있기 때문이죠. 새끼손가락은 심경도 함께 있기 때문에 새끼손가락이 발달한 사람은 심경의 변화도 살펴야 합니다.

새끼발가락이 부실한 사람은 태양경이 허하고 그래서 선천지기를 관장하는 신장에 문제가 생깁니다. 그래서 중년을 지나면 백발이 될 가능성이 아주 높습니다. 집안 내력이 백발인 분은 자신의 새끼발가락을 한 번 살펴보십시오. 틀림없이 한심할 만큼 작고 꼬부라졌을 것입니다. 그걸 어떻게 그렇게 잘 아느냐구요? 하하하. 제가 그렇거든요.

  신경의 정혈인 용천은 발바닥에 있고, 심경의 정혈은 새끼손가락에 있습니다. 이 둘은 소음경입니다. 그러니까 손발 모양을 보고 예측하기는 가장 어려운 경락임을 알 수 있습니다. 그러나 전체의 몸 모양을 보면 소음 기운이 발달한 사람은 대번에 알 수 있습니다. 가늘고 휘청대서 어딘가 보호본능을 자극하는 사람은 소음 기운이 대단히 발달한 사람입니다. 소음 기운은 이른바 '끼', 예술성을 대표합니다. 탤런트나 영화배우들이 한결같이 멸치처럼 깡마른 이유를 알 수 있을 것입니다.

  옛날에는 무당이나 기녀들이 이런 모양이었습니다. 버들가지처럼 찰랑거리는 분위기입니다. 여인들이 몸과 재주를 파는 곳을 화류계라고 한 이유도 이것입니다. 화류는 꽃과 버들이라는 말입니다. 남자들의 눈길을 확 잡아끕니다. 예술은 절제력이 없다는 것이 특징입니다. 상상의 끝까지 가는 것이 예술이죠. 그래서 돈을 벌어도 관리를 못합니다. 돈 관리는 태음에게 맡겨야죠. 돈을 엄청 벌면서도 늘 빚에 쪼들리는 사람은 틀림없이 소음 기운이 지나친 사람입니다. 헐리웃 스타들 중 그런 사람들이 많지 않나요?

우리 침뜸의 원리와 응용

02 혈 이야기

지구가 해의 둘레를 돌면서 동시에 팽이처럼 자전하며 일으키는 기의 변화에 적응하느라고, 몸도 저절로 제 안의 시스템을 가동시키며 매 순간 살아있습니다. 이 작용이 멈추는 것을 우리는 죽음이라고 하고, 그렇게 된 육신을 주검이라고 합니다. 따라서 우주의 기와 소우주의 기가 소통하는 것을 우리는 생명이라고 하고, 목숨이라고 하고, 삶이라고 합니다.

그런데 지구가 일으켜놓은 이 기는 사람의 몸속에서 하루에 50바퀴를 돕니다. 따라서 기가 온몸을 한 바퀴 돌아오는 데는 약 28분 가량 걸리는 셈입니다. 28분에 한 바퀴를 돌고 또 다시 돌아서 하루 종일 흐름을 멈추지 않습니다. 침을 놓고서 약 20-30분 가량 기다리는 이유가 이것입니다.

우주의 기가 몸으로 들어와서 돌아다니는 통로를 경락이라고 했고, 앞서 그 특징에 대해서 알아보았습니다. 옛날부터 이 경락은 물길에 비유를 했습니다. 요즘은 좀 더 쉽게 설명하려고 사람들이 기찻길에 비유를 하곤 합니다. 그런데 기가 흐르는 길인 경락은 처음부터 끝까지 똑같은 넓이가 아니라는 것이 재미있는 일입니다. 즉 시냇물이 처음에 산속에서 옹달샘처럼 솟아서 골짜기를 따라가며 점점 굵어지듯이, 기의 길인 경락도 이와 똑같다는 것입니다. 경락의 처음과 끝은 5장6부이기 때문에 당연히 손발 끝으로 갈수록 가늘고 몸통 쪽으로 올수록 두껍고 넓어집니다. 따라서 균일하지 않은 기의 길에는 여러 가지 특징이 나타나게 됩니다. 그 중에서 자극에 대해 유난히 특별한 반응을 보이는 장소가 있습니다. 그런 곳을 침뜸에서는 혈이라고 합니다.

혈은 말 그대로 구멍이라는 뜻입니다. 기가 많이 몰려있고 깊이 들어가 있는 곳이기 때문에 그렇습니다. 그리고 실제로 침을 놔보면 구멍이라는 말을 실감할 수 있습니다. 다른 곳과 달리 혈은 침을 잘 받아들입니다. 그래서 침을 놓을 때도 구멍에다가 막대기를 집어넣는다는 생각으로 하면 좋습니다.

대체로 동양의학에서 침뜸이 시술된 이래, 한대에 이르면 혈의 자릿수도 지금의 360여 개를 다 찾아냅니다. 그래서 한의학이 성립한 한대 이후에는 혈자리를 360개 정도로 확정하여 쓰고 있습니다. 물론 그 후에도 뛰어난 의원들이 나타나 수많은 혈을 찾아냅니다만, 그것들은 기혈이라고 하여 이미 정해진 정혈 이외의 특수한 경우라고 봅니다. 기혈은 지금도 계속 발견되고 있어서 나중에 침뜸 공부가 깊어진다면 한 번쯤 참고할 만합니다. 너무 기발한 것만 찾다가는 정작 올바른 치료법을 망각하기가 쉬우니 배우는 단계에서는 아예 기혈이라는 것이 없다고 간주하고, 될수록 이미 공인된 360개의 혈로만 배우는 것이 공부에 좋습니다. 그래야 의학 공부가 갈수록 깊어집니다.

침뜸 공부가 깊어진다는 것은, 이 혈들의 특징을 하나씩 익혀서 점차 많이 알고 활용하는 방법을 스스로 알아내게 되는 것을 말합니다. 따라서 360여 개의 혈을 자세히 공부해서 적재적소에 쓸 줄 알도록 숙달해야 합니다. 그러자면 각 혈에 나타나는 특징을 잘 파악해야 합니다. 결국 침뜸 이론의 발전이란, 바로 이런 혈들이 지닌 특징과 그 혈들 간에 서로 어떤 연관이 있는가 하는 것을 새로 찾아내는 과정을 말하는 것에 지나지 않습니다. 여기에서는 바로 이 혈들의 특징을 알아보는 것입니다.

한 경락에 소속된 수많은 혈들이 똑같은 특징을 지니지 않는다는 것은, 예를 들면 갑자기 체했을 때 잘 듣는 혈이 있고, 만성 위장병일 때 잘 듣는 혈이 있다는 것입니다. 갑자기 밥 먹고 난 후에 배가 아파서 떼굴떼굴 구르는 아이가 있다면 그건 틀림없이 체한 것이고, 그것은 위장의 장애임을 알 수 있습니다. 위의 기운이 흐르는 경락에 있는 어떤 혈을 찔러야겠지요. 그러면 어떤 곳이 적당할까요? 이런 증상들에 대한 답을 할 수 있는 것이 이곳의 공부인 것입니다.

그러면 이렇게 급체한 사람은 어떤 혈을 건드려야 할까요? 이건 워낙 기초에 해당하는 것이니 답이 금방 나올 것입니다. 여태죠. 여태는 어딘가요? 검지발톱의 바깥 모서리에 해당합니다. 이곳을 따줍니다. 그러면 금방 가라앉습니다. 조금 더 해볼까요? 따지 않고 침으로 놓으려면 내정이 좋습니다. 내정은 발가락 중 검지와 중지 사이의 물갈퀴자리쯤에 해당합니다. 두 발가락의 뼈가 갈라지는 곳입니다. 이곳을 발바닥 쪽에서 찌를 때는 이내정이라고 합니다. 이(裏)는 속이라는 뜻입니다.

그러면 똑같은 병인데 어째서 이런 대응방법의 차이가 날까요? 그것이 바로 혈의 성질(혈성) 때문입니다. 똑같이 체한 것이라도, 뱃속이 꾸륵꾸륵 하면서 서서히 아파오는 위장병과 갑자기 뒤틀어지는 위장병은, 처방하는 방법에 따라서 효과가 다르다는 것입니다. 그러면 당연히 효과가 더 좋은 혈을 선택해야 하죠. 그래서 그 혈의 특징을 공부해야 하는 것입니다.

1) 원 혈

아무래도 혈을 공부할 때는 원혈부터 하는 것이 순서일 듯합니다. 고려의 침 경인 「영추」에서도 첫 시작을 '9침 12원'이라고 해서, 9가지 침과 12경락의 원혈부터 시작했을 만큼 원혈은 가장 중요한 혈이기 때문에 그렇습니다.

원혈은 그 장기의 상태가 잘 나타나는 곳입니다. 그래서 '원'이라는 이름이 붙었습니다. 원기, 원천과도 통하는 말입니다.

경락은 장부에 딸렸습니다. 경락에 나타나는 모든 현상이 끝내는 장부에 영향을 미치고, 장부의 상태는 경락의 흐름에 반영된다는 말입니다. 따라서 어느 경락의 흐름이 안 좋다고 하면 그 경락의 주인인 해당 장기에 이상이 있다는 말입니다. 반대로 어떤 장기가 손상을 입으면 머지 않아 그 경락의 이곳저곳에서 탈이 나기 시작합니다. 원혈은 이렇게 해당 장기의 상태를 잘 나타내고, 또 그 장기의 원기가 솟아나오는 곳이어서 원기가 부족한 장기에게 기운을 북돋아 줄 수 있는 신기한 혈입니다.

원혈이 이런 특징을 지니는 것은, 그것이 삼초의 지배를 받기 때문입니다. 좀 어렵죠? 어려운 말로 느껴질 것입니다. 이것을 마음으로 받아들여서 '아, 그렇구나!' 하고 이해하기는 정말 어렵습니다. 동양의학의 전체 내용을 소화해야만 되는 문제이기 때문에 시간도 많이 걸립니다.

하지만 그냥 지나갈 수 없습니다. 지금 우리는 그런 깊은 공부를 하자고 하는 것이니, 좀 따분하더라도 여기서 확인하고 넘어가야겠습니다. 이걸 이해하자면 도대체 동양의학에서는 사람의 생명을 어떻게 보고 있는가 하는 것을 알아야 합니다.

사람은 태어나면서 한 삶 동안 쓸 기운을 삼신할미로부터 받습니다. 말하자면 일생용 배터리를 충전 받고 태어나는 것이죠. 그렇게 충전된 기운을 선천지기라고 합니다. 하늘이 결정해준 것이어서 사람이 어떻게 할 수 없기 때문에 그렇게 부르는 것입니다. 태어난 순간부터 그 힘을 쓰면서 죽을 때까지 살아가는 것입니다. 그런데 그 기운을 저장하는 창고가 몸 어딘가에 있어야 할 것입니다. 그게 아주 당연한 것이죠. 어딜까요?

동양에서는 콩팥이라고 보았습니다. 그래서 신장이 선천지기를 관장한다고 표현하는 것입니다. 각 장부들이 모여서 한 몸을 이룬다고 할 때 한 몸의 부속들인 각 장부에 작동 에너지를 공급하는 것이 신장이라고 보는 것입니다. 이것을 난경에서는 신간동기(腎間動氣)라고 했습니다. 배꼽 양옆의 두 콩팥 사이에서 기운이 움직이면서 생명을 유지시킨다는 얘깁니다.

그런데 장기들은 몸의 부속이기는 하지만 각기 떨어진 독립체이기도 합니다. 신장도 그 중의 하나입니다. 그 중의 하나인 신장에 삼신할미가 준 에너지가 저장된 것입니다. 그렇다면 각 장기들은 신장으로부터 그 기운을 받아가는 통로가 있어야 할 것입니다. 그게 무엇일까요? 삼초입니다. 그래서 신장으로부터 하늘의 에너지를 받아가는 통로인 삼초에서 각 장부에 연결되는 지점이 바로 각 경락의 원혈인 것입니다. 원기와 원혈의 관계를, 유명한 의원인 편작이 썼다는 『난경』에서는 이렇게 설명합니다.

> 원기란 배꼽 밑의 신간(腎間)에서 나와서 3초를 통해서 4지에 산포하는데, 그 기가 머무는 곳이 원혈이다.[1]

따라서 원혈이 고장 나면 하늘의 기를 받아갈 수 없습니다. 그래서 원혈이 중요하다고 하는 것입니다. 진도를 조금 더 나가서 삼초 얘기를 하겠습니다. 삼초 얘기는 약간 벗어나는 듯하기도 한데, 그렇다고 빼먹을 수도 없습니다.

서양의학의 관점으로 볼 때 도대체 이해하기 힘든 부분이 바로 이곳입니다. 이 삼초 부분만 제대로 이해하면 동양의학의 심층부를 알게 되는 것입니다. 반대로 서양의학의 개념에 익숙한 사람들로서는 가장 애를 먹는 부분이기도 합니다. 그러나 우리가 동양으로 가기 위해서는 서양의 개념이 도움이 되는 경우도 있지만, 반대로 그 때문에 길이 막히는 경우도 많습니다. 이 삼초가 그런 경우입니다. 서양의학의 꾀바른 지식으로 재단하려고 하면 할수록 풀 수 없는 부분입니다.

---

[1] 진월인, 『난경입문』(최승훈 역), 법인문화사, 2004

동양의학에서는 장기를 5장6부로 분류하는데, 다른 것들은 다 실체가 있습니다. 즉 경락에 해당하는 장기가 몸에 있다는 것입니다. 예를 들면 간경을 자극하면 그것이 어디로 가겠습니까? 당연히 간으로 갑니다. 신경을 자극하면 신장이 반응합니다. 대장경을 건드리면 큰창자가 반응합니다. 실체가 있다는 것은 이것을 말합니다.

그러나 삼초는 해당 장기가 없습니다. 삼초경을 자극하면 삼초라는 장기가 반응하는 것이 아닙니다. 삼초라는 장기는 아예 없습니다. 장기는 없는데 경락은 있는 것입니다. 그러면 삼초경을 자극해보면 그 자극이 어디에서 나타나는지 알 수 있겠지요? 그래서 삼초경을 자극하면서 살펴보니 묘한 것을 발견하게 됩니다. 삼초경을 자극하면 몸 전체의 균형이 재빨리 잡힌다는 것입니다. 동양에서는 장부 간의 균형이 기우뚱 기울어진 것을 병이라고 한다고 했습니다. 그런데 삼초경을 자극하면 이 균형이 아주 빨리 회복된다는 것을 발견한 것입니다. 그렇다면 결론은 간단합니다. 삼초경은 각기 나누어진 장부들 간의 조화와 균형을 잡는 경락이라는 것입니다.

그런데 왜 이름을 불이라고 붙였을까요? 초(焦)는 불태운다는 뜻입니다. 그것은 사람이 온열동물이기 때문에 그렇습니다. 몸이 정상으로 잘 가동될 때는 주변 환경의 온도에 상관없이 몸 스스로 일정한 온기를 보존하고 있습니다. 그러나 몸이 약해져서 기능이 좀 떨어지면 대번에 환경의 온도에 대해 민감하게 반응합니다. 감기가 걸리는 첫 번째 증세가 오싹해지는 것입니다. 결국 스스로 몸이 온도를 유지하는 시스템을 갖춘 인간에게 병이 온다는 것은, 온열 기능을 주관하는 부분에 탈이 남을 뜻한다는 것을 알 수 있습니다. 그래서 몸 전체의 기능을 조화롭게 유지하고 균형 잡는 특별한 기능을 갖춘 경락에게 불이라는 이름을 붙여준 것이고, 그것이 초인 것입니다.

그런데 하필 3초일까요? 이것은 장부의 위치를 크게 위-복판-아래로 나누어본 것입니다. 사람마다 위쪽에서 병이 많이 나는 사람이 있고, 복판과 아래도 마찬가지입니다. 그래서 이 세 부분의 장기가 서로 협조를 잘 해야만 몸이 건강하다는 뜻에서 이름을 이렇게 붙였을 것입니다. 상초는 가슴부분(횡격막 위쪽)의 심폐를 말하고, 중초는 가운데 부분(횡격막과 배꼽 사이)의 간담비위를 말하며, 하초는 배꼽 아랫부분의 신장 방광 대소장을 말합니다.[2]

이 셋 중에서 기운이 어느 한 곳으로 쏠리면 몸에는 병이 옵니다. 이것을 그렇게 되지 않도록 전체의 조화를 유지하려는 경락이 삼초경입니다. 결국은 신장에 저장된 선천지기를 몸은 삼초경락을 통해서 각 장기에 전달하는데, 삼초로부터 각 장기로 전달할 때 연결되는 접속지점이 바로 원혈인 것입니다. 이 원혈은 주로 손목과 발목의 언저리에 있습니다. 그러면 알아볼까요? 먼저 장.

장	간	심	심포	비	폐	신
원혈	태충	신문	대릉	태백	태연	태계

한 눈에 보기에도 크다는 뜻의 태나 대라는 글자가 많이 붙었네요. 이름을 그렇게 붙인 취지를 잘 헤아려보는 것도 침뜸 공부의 깊이를 더하는 좋은 방법입니다. 왜 크다고 했을까요? 쓰임이 그 만큼 많고 다양하다는 뜻이 아닐까요? 다음은 부.

부	담	소장	삼초	위	대장	방광
원혈	구허	완골	양지	함곡	합곡	경골

---

2) 『의학입문』 329쪽

앞서 장의 경우와 달리 부의 원혈 이름에서는 전체를 꿰는 큰 공통점은 없네요. 2곡 2골 1허 1지. 아무래도 몸의 바깥쪽이라서 뼈들 사이에 산재하기 때문에 그렇다고 봐야 할까요? 뭐, 어쨌거나! 그래도 공통점을 찾아보자면 3통로에 따라 일치하는 것도 있네요. 전면부 경락인 양명경의 이름은 함곡과 합곡이니 '곡'이 같이 들었고, 후면부 경락인 태양경의 이름은 경골과 완골이니 '골', 측면부 경락인 소양경의 이름은 구허와 양지이니 공통점은 없네요.

함곡과 합곡은 두 뼈가 갈라지는 사이의 옴폭 들어간 부분에 있습니다. 마치 골짜기 같은 곳이죠. 곡이라고 이름붙인 것을 이해할 수 있습니다. 완골과 경골은, 둘 다 볼록 솟은 뼈의 앞쪽에 있습니다. 뼈 때문에 그 앞뒤로 큰 여울이 생기고 그곳이 패여서 큰 소가 되는 것이 시냇물의 모양입니다. 그와 똑같습니다. 그래서 골자가 붙은 모양입니다. 양지는 양의 기운이 모이는 연못이라는 뜻입니다. 실제로 손등의 힘줄이 손목으로 건너가면서 만나는 옆자리 움푹 들어간 곳에 있습니다. 구허는 언덕 밑의 구렁이라는 뜻인데, 복사뼈 앞쪽으로 움푹 꺼진 부분입니다. 이름은 달라도 둘 다 움푹 팼다는 공통점은 있네요.

병은 초기에 다스려주지 않으면 언제나 미약한 상태에서 점점 무겁고 큰 상태로 발전해갑니다. 그런데 병이 원혈에 이를 때쯤이면 몸에서는 컨디션이 안 좋아지면서 몸뚱이가 물먹은 솜처럼 묵직해지고 뼈마디가 아파옵니다. 이것을 편작은 체중절통(體重節痛)이라고 표현했습니다. 말 그대로 몸이 묵직하고 뼈마디가 아프다는 뜻입니다.

따라서 원혈은 병이 초기의 병에서 만성병으로 건너가는 중요한 이정표입니다. 만성병이라는 것은, 장부에 병이 깊이 들어서 장기에 사기가 침입한 것을 말합니다. 이렇게 만성병이 되면 병은 그곳에만 있지 않고 몸 전체의 균형을 깨뜨리기 시작합니다. 원혈은 바로 그 지점에 놓여 있는 중요한 혈이구요. 그 전이되는 양상을 들여다볼 수 있는 이론이 음양 5행입니다.

2) 5수혈

앞서 편작 얘기가 나왔으니 다음 순서로 5수혈을 다루는 것이 좋겠습니다. 5수혈에 대해 알아보기 전에 먼저 용어부터 좀 정리하는 게 좋겠습니다. 왜냐하면 용어의 통일 문제 때문에 의원들 자신이 혼란을 겪고 있기 때문입니다.

오수혈은 한자로 '五腧穴'이라고 씁니다. 5는 한 경락에서 중요한 혈을 5개 골라냈기 때문에 붙은 것입니다. 다섯 개의 수혈이라는 뜻입니다. 뒤에서 곧 설명하겠지만 각 경락에서 뽑은 대표혈 다섯에 각각 정-형-유-경-합이라는 이름을 붙였습니다. 세 번째를 보십시오. 〈유〉라는 이름을 씁니다. 腧를 '수'라고 읽지 않고 '유'라고 읽는 것입니다.

방광경에 가면 이 腧는 엄청나게 많이 나옵니다. 즉 각 장부의 이름 뒤에 이 글자가 붙은 혈이름이 나오는 것입니다. 폐腧, 심腧, 간腧, 비腧, 신腧……. 그러니까 이것들은 폐수, 심수, 간수, 비수, 신수……라고 읽어야 합니다. 그런데 현실에서는 그렇게 읽지를 않고 폐유, 심유, 간유, 비유, 신유……라고 해서 '유'로 읽습니다. 이 현상을 놓고 음독이 잘못됐으니 '수'로 고쳐 읽자고 하는 분들이 많아서 경락 책에서도 이것을 '수'로 적은 경우가 적지 않습니다. 도대체 이 혼란을 어떻게 하면 좋을까요?

腧를 본래의 음인 '수'라고 읽지 않고 '유'라고 읽고, 실제로 한자로도 兪라고 쓰는 데는 그럴 만한 이유가 있습니다. 그것은 동음이의어 때문에 그렇습니다. 음은 똑같은데 뜻이 전혀 다른 경우를 동음이의어라고 합니다. 이것을 피하려고 '수'라고 읽지 않고 '유'라고 읽는 것입니다.

수의 동음이의어 관계는 오행의 水 때문에 생긴 것입니다. 즉 腧를 '수'라고 읽어서 간腧를 간수라고 한다면, 간의 5행 중 수(水)혈과 헛갈리게 됩니다. 간의 腧혈은 태충인데, 간의 水혈은 곡천입니다. 따라서 환자를 치료하는 중에 수혈을 찌르라고 하면, 태충을 찌르라는 건지 곡천을 찌르라는 건지 알 수가 없습니다. 이 둘을 구별해야 합니다. 그래서 하나를 다른 음으로 구별하여 부르는 것입니다. 어떤 것을 달리 불러야 할까요? 그렇다고 엉뚱한 글자를 갖다 붙일 수는 없으니, 腧에서 月(육달월변)을 떼어내면 됩니다. 그래서 나온 글자가 俞입니다. 획수가 복잡한 한자는 종종 일부 획을 떼어내고 간단하게 쓰려는 성향이 있거든요.

따라서 腧를 놓고 '수'라고 해야 하느냐 '유'라고 해야 하느냐 말들이 많지만, '유'가 이런 고민을 한 분들의 선택이라면 그들의 뒤를 따라가는 후학들로서는 선배들의 이런 고민을 받아들여야 할 것 같습니다. 그래서 여기서는 수가 아니라 유라고 하겠습니다. 제목은 5수혈이지만, 세 번째의 '수'는 '유'라고 읽겠다는 것입니다. 방광경에 나오는 수많은 腧는 모두 '유'라고 읽겠다는 것입니다. 水와 구별하기 위하여.

5수혈로 가겠습니다. 국가에서 운영하는 여관의 직원이었던 편작이 그곳에 오래 머물던 한 노인이 가르쳐주는 수련법을 오래 하고 보니 사람들의 몸속에 흐르는 경락이 눈에 보이는 겁니다. 마치 엑스레이처럼 말이죠. 못 믿겠다구요? 하하하. 못 믿겠으면 말구요. 어쨌거나, 사마천의 『사기』 열전에는 그렇게 나옵니다. 말을 해도 사람들이 믿지 않아서 편작은 하는 수 없이 맥을 짚어서 아는 것처럼 했다고 합니다. 사람들의 불신풍조는 그때나 지금이나 다르지 않은가 봅니다.

그런데 경락을 자세히 보니 모든 혈들이 각기 나름대로 다양한 모습을 지녀서 그것을 특징별로 정리할 수가 있게 되었습니다. 원칙은 이렇습니다. 경락은 마치 냇물과 같아서 처음엔 손톱발톱의 귀에서 샘물처럼 솟아서 점차 굵어지면서 몸통을 향해 흘러가더랍니다. 그래서 무릎과 팔굽에 이르러 비로소 굵직한 강물처럼 몸속으로 흘러들더라는 것입니다.

이것은 병이 초기에 작게 시작되다가 점점 큰 병으로 악화되어간다는 것을 뜻합니다. 그래서 각 단계에 맞춰서 침을 놓으면 그 단계에서 쉽게 치료가 된다는 것입니다. 바로 이렇게 병이 악화되는 단계에 맞추어 반응을 보이는 혈을 차례로 찾아낸 것입니다. 각 경락에서 모두 공평하게 5개씩 찾아서 거기에 이름을 붙였습니다. 강물이 흘러가는 모양을 따서 이름을 붙였습니다.

정(井)은 손발 끝에 있습니다. 기운이 막 나오는 모양이 물이 샘솟는 우물과도 같아서 붙은 이름입니다. 그런데 물이 일단 샘처럼 솟은 다음에는 그것이 어느 정도 양이 될 때까지 모여야 합니다. 그런 다음에 물줄기를 이루어서 흐르기 시작합니다. 이렇게 기운이 샘솟아서 고여 있는〔溜〕단계를 형(滎)이라고 했습니다. 그런 다음에는 드디어 물줄기를 이루어〔注〕흐릅니다. 시냇물이 되어 힘차게 흘러가는 것이죠. 이 단계가 유(兪)입니다. 그리고 마침내 커다란 물줄기를 이루어 몸이라는 큰 바다를 향해 흘러갑니다〔行〕. 이 커다란 물줄기를 경(經)이라고 했습니다. 그리고 큰 물줄기는 다시 거대한 강을 이루어 드디어 바다에 들어갑니다〔入〕. 이렇게 된 것을 합(合)이라고 합니다. 각각 혈자를 붙여서 정혈, 형혈, 유혈, 경혈, 합혈이라고 부릅니다.

이것을 발견한 사람이 편작이라고 했는데, 이 명의는 자신의 경험을 정리한 책을 하나 남깁니다. 『난경 81난』이라는 책입니다. 여기서 이 이론에 해당하는 원리와 응용방법을 자세히 설명합니다.

세상에 하늘에서 뚝 떨어지는 이론은 없습니다. 이것 또한 그렇습니다. 정형유경합이라는 병의 심화과정을 잘 살펴보면 계절이 순환하는 것과 같습니다. 계절에 따라서 몸이 반응해야 하는데, 그것이 잘 안 돼서 병이 점점 악화되는 것입니다. 이 자연 순환의 원리를 혈에서 찾아낸 것이죠. 그러면 처방법을 알아보겠습니다. 간단히 정리하면 이렇습니다.

저는 웬만하면 한자나 한문 원문을 잘 쓰지 않습니다. 문장의 뜻을 이해하는 데 별 도움이 되지 않기 때문입니다. 그런데 자주 활용하는 문장들 중에는 좀 어렵더라도 풀어쓰는 것보다 그냥 외워버리는 것이 더 편한 경우가 있습니다. 영어

	증 상
정	심하만(心下滿)
형	신열(身熱)
유	체중절통(體重節痛)
경	천해한열(喘咳寒熱)
합	역기이설(逆氣而洩)

로 치면 숙어나 관용어 같다고나 할까요? 이 부분이 그렇습니다. 그래서 자세하게 풀어써도 되지만 원문을 읽어서 익히는 것도 옛 사람들의 분위기를 이해하는 데 도움이 될 듯하여 그대로 두어봅니다.

정혈은 병이 막 시작될 무렵에 쓰는 혈입니다. 어떤 병이든 몸에 이상이 생겨서 막 시작될 무렵에는 공통된 증상이 있습니다. 명치나 옆구리가 가득 찬 듯이 먹먹해지거나 좀 심하면 잡아당기는 것 같은 느낌이 옵니다. 특히 간의 기운이 항진될 때 그렇습니다. 간은 5행상 목이고, 목은 봄입니다. 사계절의 순환에서 첫 번째 변화를 드러내는 것이 봄입니다. 몸에도 이런 원리가 그대로 나타나는 것입니다. 이런 그득한 느낌을 '심하만' 이라고 한 것입니다. 말 그대로 가슴 밑쪽이 그득하다는 말입니다. 그럴 때 바로 정혈을 따거나 침을 놓는 것입니다. 그러면 그게 사라집니다.

이것을 그냥 방치하면 이제는 몸에서 열이 납니다. '신열' 이라는 그것을 말합니다. 이 열나는 증상을 없애는 혈이 바로 형혈입니다. 감기가 왔을 때 몸에서 열이 막 나려고 하면 어제에 침놓습니다. 어제가 바로 폐의 형혈입니다. 몸에서 열이 나는 것은 침투한 바이러스를 죽이려는 것입니다. 모든 병원균들은 열에 약하다는 것을 알고서 몸이 자동으로 대응하는 것입니다. 어떤 컴퓨터도 이보다 더 정확하고 신속하지 못합니다. 열은 사계절에서 여름의 특징이죠. 이 5수혈이 사계절의 순환 원리에 입각하고 있음을 보여주는 것입니다.

열 얘기가 나오니까 생각나서 말씀드립니다만, 암 세포가 가장 살기 좋은 환경이 바로 저체온입니다. 체온이 높으면 암세포가 번식을 못합니다. 평소에 동상이 잘 걸린다거나 해서 몸이 유난히 찬 사람들은 암에 노출되었다고 봐도 틀리지 않습니다. 그래서 암이 발병한 초기에는 몸이 대단히 뜨겁게 달아오릅니다. 몸이 암을 죽이려고 온도를 높이는 것이죠. 그래서 초기의 암환자에게는 침뜸을 열심히 해서 열을 잡아주는 것이 중요합니다. 당연히 정혈과 형혈을 많이 이용하게 됩니다.

몸에서 열이 나는데도 방치하면 이제 병은 다음 단계로 넘어갑니다. 몸이 물먹은 스펀지처럼 무거워지고 귀찮아집니다. 게다가 뼈마디가 아파오기 시작합니다. 이것을 '체중절통'이라고 합니다. 삭신이 쑤신다는 것이 바로 이것입니다. 이런 증상을 다스리는 것이 유혈입니다. 몸이 묵직해지는 것은 습기가 가득한 장마철의 특징입니다. 사계절의 원리에 의하면 몸에 그런 단계의 병이 왔다는 것이죠.

이것을 또 방치하면 병은 이제 좀 더 깊이 들어갑니다. 그러면 기침이 심하게 나오고 몸이 뜨거워졌다 식었다 하며 종잡을 수 없게 됩니다. 이렇게 된 것을 '천해한열'이라고 표현한 것입니다. 춥다고 해서 이불을 덮어주면 덥다고 하고, 덥다고 해서 이불을 걷어주면 춥다고 하고, 좀처럼 종잡을 수가 없습니다. 이때 경혈을 다스려주는 것입니다.

이것까지 방치하면 병은 이제 몸속 깊숙이 들어갑니다. 그러면 기운이 역류하여 아랫배에서 가슴으로 치밀어 올라 머리까지 올라갑니다. 심한 두통이 오고 열 끝에 설사를 하거나 오줌을 많이 쏟습니다. 이것을 '역기이설'이라고 합니다. 병이 장부까지 쳐들어간 것입니다. 이런 증상에는 합혈을 다스려줍니다.

이와 같이 5수혈은, 편작이라는 인물의 뛰어난 능력과 연관이 있는 것으로 설명되지만, 4계절의 순환 원리를 병의 심화 과정에 대입한 것입니다. 반대로 4계절의 순환이라는 우주의 이치가 몸에 어떻게 변화를 일으키는가 하는 것에 착안하여 정리된 이론입니다. 이론이라는 것이 무슨 특별한 것에서 생기는 것이 아니라, 우주 자연의 일반 원리로부터 유추되는 것임을 알 수 있습니다. 명의라 해도 우주자연의 일반 법칙으로부터 벗어날 수는 없는 것이고, 그 일반 원칙으로부터 유추하여 몸의 균형을 잡아주는 능력이 명의의 가장 훌륭한 조건임을 알 수 있습니다.

그러면 각 경락마다 정-형-유-경-합에 해당하는 혈들이 하나씩 있을 것입니다. 그것을 정리해야겠군요. 정경이 모두 12가지이니, 이들을 다 정리하면 12×5=60이 되겠네요. 다음과 같이 정리됩니다.

	井 乙木	榮 丁火	俞 己土	經 辛金	合 癸水		井 庚金	榮 壬水	俞 甲木	經 丙火	合 戊土
간	대돈	행간	태충	중봉	곡천	담	규음	협계	임읍	양보	양릉천
심	소충	소부	신문	영도	소해	소장	소택	전곡	후계	양곡	소해
심포	중충	노궁	태릉	간사	곡택	삼초	관충	액문	중저	지구	천정
비	은백	대도	태백	상구	음릉천	위	여태	내정	함곡	해계	족삼리
폐	소상	어제	태연	경거	척택	대장	상양	이간	삼간	양계	곡지
신	용천	연곡	태계	복류	음곡	방광	지음	통곡	속골	곤륜	위중

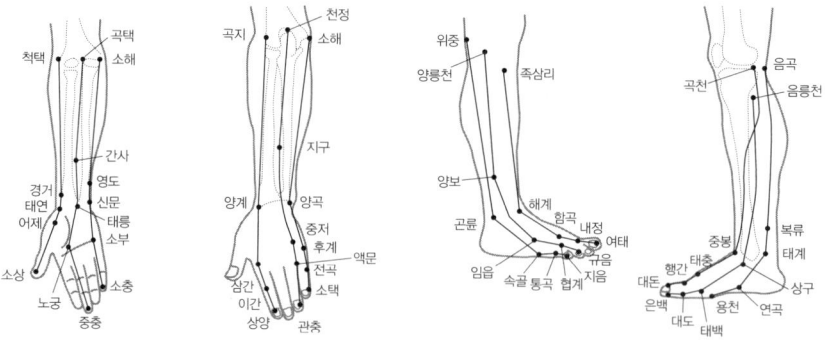

자, 그러면 연습 삼아 한 가지 처방을 살펴보고 가겠습니다. 입 냄새입니다. 입 냄새는 위에 열이 있어서 생기는 것입니다. 그러면 위의 5수혈로 고치자면 어떻게 해야 할까요? 열이니까 형혈을 써야겠군요. 위경의 형혈은 내정입니다. 효과를 좀 더 강하게 하려면 같은 양명경인 대장의 형혈도 써주는 게 좋겠네요. 대장경의 형혈은 이간입니다. 이렇게 양 손과 발에 둘씩 네 혈에 침을 놓으면 입 냄새가 싹없어집니다. 양명경의 형혈을 이용한 것입니다.

그런데 이 효과를 극대화하려면 양의 경락에만 놓아서는 부족합니다. 음의 경락에서 혈을 추가해야 효과가 배가됩니다. 그러면 음경락 중에서는 어떤 경락을 사용할까요? 열이니까 5행상 화에 해당하겠네요. 5행상 화에 해당하는 장은 심과 심포입니다. 어떤 게 더 좋을까요? 이 경우에는 경험상 심포경이 더 낫습니다. 심포경의 유혈이자 원혈인 대릉이 열을 없애는 데 탁월한 효과를 냅니다. 심포경은 궐음으로 양명경과 이중표 관계라는 것을 알 수 있습니다. 그래서 대릉을 추가하면 열은 싹 가십니다. 여기다가 통상 수구와 중완까지 추가하여 입 냄새의 처방으로 씁니다. 써보면 정말 효과 좋습니다.

3) 극 혈

극혈의 극(郄=隙)은 틈을 뜻하는 말입니다. 틈은 둘 사이의 깊은 골짜기를 말하는 것이니까 극혈은 어딘가의 사이에 깊이 들어가는 혈이라는 뜻이네요. 결국 이곳을 지나면 깊은 곳으로 들어간다는 뜻이니 깊은 곳이란 곧 장부를 말하는 것입니다. 그렇기 때문에 몸의 저항이 아주 강렬하여 병이 이곳에 이르면 사람은 극심한 통증을 느끼게 됩니다. 그래서 극혈은 급성병에다가 통증이 아주 심할 때 쓰면 잘 듣습니다. 그래서 그 장부에 병이 들었는가를 확인할 수 있는 혈이기도 합니다. 장부 병의 진단처입니다. 그리고 진단처는 곧 치료처입니다.

예컨대 협심증으로 인해서 사람이 가슴을 끌어안고 뒹굴 때 심포경의 극혈을 찌르면 효과가 좋습니다. 심포경의 극혈은 극문이라는 혈입니다. 심경에도 극자가 들어가는 혈이 있습니다. 음극이죠. 역시 극혈입니다. 이런 식으로 각 경락의 극혈은 급성병이면서 동시에 통증을 동반하는 병에 잘 듣습니다. 아래에 정리했습니다.

각 경마다 하나씩 있으니까 모두 12일 것입니다. 그런데 뒤에서 다시 배울 기경8맥에도 이 극혈이 있습니다. 음교맥 양교맥 음유맥 양유맥의 4 기경이 그렇습니다. 그래서 모두 16이 됩니다.

경락	혈이름	쓰임새	경락	혈이름	쓰임새
간	중도	고환이 붓거나 아픈 것.	담	외구	담석증의 통증
심	음극	협심증	소장	양로	
심포	극문	협심증	삼초	회종	협심증
비	지기	급한 위장통	위	양구	설사나 급한 위경련
폐	공최	치질, 급성 코피나 각혈	대장	온류	하치통
신	수천	생리통	방광	금문	생리통
음유맥	축빈		양유맥	양교	
음교맥	교신		양교맥	부양	

4) 낙 혈

낙혈은 다른 말로 15락이라고도 합니다. 모두 15개이기 때문입니다. 정경 12에 기경의 임독맥 2, 그리고 비장의 대락까지 합쳐서 그렇습니다.

경락은 모두 음양의 짝을 이루고 있습니다. 폐는 대장과 짝을 이루고, 간은 담과 짝을 이루죠. 그런데 짝을 이루는 이 경락의 중간에는 이 둘을 연결시키는 가

느다란 통로가 있습니다. 이 짝을 서로 연결시켜주는 혈이 있는데, 그런 혈을 낙혈이라고 하는 것입니다. 그래서 침뜸 책에서는 낙혈을 '표리 양경을 연결하는 것'이라고 설명합니다.

이 혈들은 두 경락을 연결하기 때문에 거의가 경락이 흘러가는 방향에서 약간씩 벗어나 있습니다. 풍륭도 정강이 앞으로 일직선으로 올라가던 위경이 옆으로 삐져나간 곳에 위치합니다. 다른 경락도 대부분 그렇습니다. 내관의 경우에는 옆으로 빠지지 않고 일직선상에 있는데, 어떻게 된 걸까요? 옆으로 벗어나지 않았다면 위아래로 굽었을 것입니다.

이 혈의 성격이 그러니까 한 장기에서 탈이 나서 그것이 짝인 장기로 건너가려고 하는 단계에서 이곳에 침을 놓으면 쉽게 낫겠지요. 두 경락을 동시에 다스리는 효과를 내게 됩니다.

각 경락의 혈은, 뒷부분의 도표에 정리해 놓겠습니다.

5) 유 혈

유혈은 등 쪽의 방광경에 있는 혈들을 말합니다. 등에는 방광경이 가득 덮여 있습니다. 사람이 몰매를 맞으면 저절로 굼벵이처럼 웅크립니다. 그리고 난 뒤에는 반드시 피오줌을 싸게 됩니다. 몽둥이로 가해진 충격이 등의 방광경에 전달되어 안에서 골병이 들고 그 후유증으로 오줌에 피가 섞여 나오는 것입니다. 그 만큼 방광경은 등 뒤에 넓게 퍼져 있습니다.

동양의학의 한 중요한 갈래인 침뜸은 경락을 이용합니다. 그런데 서양의학의 지식으로 이 경락 현상을 바라보면 정말 말이 안 되는 것이 많습니다. 머리가 아프다는데 발에다가 침을 놓는 것입니다. 그래서 처음엔 미신이라고 몰아붙였습니다. 그런다고 침뜸의 효과가 사라질까요? 여전히 민간에서는 병원에서도 못 고치는 중환자를 마구 살려내는 것입니다. 정직한 의사라면 이 현상을 놓고 고민을 하지 않을 수 없겠지요.

나아가 침뜸을 하는 의원들도 그렇습니다. 서양의학으로부터 미신이라고 공격을 당하고 있을 게 아니라 무언가 서양의학에서 이해할 수 있는 어떤 접점을 찾아서 그들과 의술을 공유하고 싶은 생각이 들 것입니다. 그래서 양의와 한의가 공동으로 연구하고 치료하면서 한 가지 공통된 생각에 도달합니다. 가정은 이렇습니다.

침을 찔러서 자극한다는 것은, 서양의학의 관점에서 볼 때는 신경계를 건드리는 것입니다. 그러지 않고서야 몸이 치료될 리가 없지요. 사람의 몸은 뇌의 판단을 온몸으로 전달하는 시스템을 안에 갖추고 있는 것입니다. 그것이 신경계입니다. 그런데 이 신경 다발은 목뼈를 지나서 등뼈와 허리뼈로 내려가면서 거기서 다시 갈래 쳐서 각 장부로, 혹은 근육으로, 살갗으로 퍼지는 것입니다. 따라서 침의 효과 역시 이런 계통을 자극해서 얻어지는 것은 아닐까 하는 생각을 해볼 수 있을 것입니다. 그렇다면 이런 실험을 해서 침뜸을 서양의학에서 이해할 수 있는 방향으로 정리해볼 수 있지 않을까요?

이런 발상에 대한 해답을 찾아낸 것이 바로 신경학설입니다. 침뜸의 자극을 신경학의 이론에 연결시켜서 이해해보려는 시도입니다. 중국은 모택동 정권시절에 양의와 한의가 한 환자를 놓고 함께 상의하고 진단하고 치료하는 일이 자연스럽게 되었습니다. 양의와 한의의 합진과 처방이 이런 작업에 가속도를 낸 것입니다.

그런데 신경학설로 경락체계를 바라보는 시도에 가장 적합하게 맞는 것이 바로 방광경입니다. 방광경은 머리의 정중앙 양쪽을 따라 한 바퀴 돌면서 목으로 내려갔다가 계속 등뼈를 사이에 두고 엉덩이를 지나 발바닥까지 내려가거든요. 신경이 퍼진 흐름과 거의 일치합니다.

서양의학 얘기는 이 정도에서 마치고 본론으로 돌아가면, 등에는 각 장부로

등뼈의 영역과 병

등 뼈		영 역	병
목뼈	1번	머리의 뇌하수체 교감신경계	두통, 신경질, 불면증, 고혈압, 편두통
	2번	시신경, 청각신경, 유양돌기	편두통, 만성피로, 간질, 소아마비
	3번	혀, 삼차신경	신경통, 신경염, 여드름, 습진
	4번	코, 입	난청, 중이염, 축농증, 비염, 구내염
	5번	성대, 인후	인후염, 편도선염, 두통
	6번	경근, 어깨, 편도선	어깨 경직, 편도선염, 백일해, 전두통
	7번	갑상선, 어깨	갑상선 질환, 어깨 경직
가슴뼈	1번	손, 식도, 기관지	천식, 호흡곤란, 기침, 기관지염, 심장
	2번	심장, 관상동맥	심장기능장애, 심장병, 폐질환
	3번	폐, 기관지, 늑막가슴, 유두	기관지염, 늑막염, 폐렴, 충혈, 심장
	4번	담낭, 총담관	담낭질환, 황달, 담석, 담낭포진
	5번	간장, 혈액	간장질환, 발열, 저혈압, 빈혈, 관절질환
	6번	위, 대내장신경	위질환, 신경성 위염, 소화불량
	7번	췌장, 십이지장, 대내장신경	당뇨병, 궤양, 위염, 십이지장염
	8번	횡격막, 대내장신경	십이지장염, 백혈병, 딸꾹질
	9번	부신, 대내장신경	알레르기, 두드러기
	10번	신장, 소내장신경	신경질환, 동맥경화, 신우염, 만성피로
	11번	신장, 요관, 소내장신경	피부병, 여드름, 습진, 자가중독
	12번	소장, 신장, 소내장신경	류마티스, 불임증, 부인병
허리뼈	1번	대장, 결장	변비, 대장염, 설사, 이질
	2번	충수, 맹장, 대퇴부	충수염, 정맥류, 맹장염
	3번	성기, 고환, 자궁, 방광	방광질환, 월경장애, 성병, 야뇨증
	4번	전립선 요근, 좌골신경	무릎통증, 좌골신경, 요통
	5번	하퇴부, 발, 발목	하지약화, 발냉증, 좌골신경, 요통
엉치뼈		좌골, 둔부, 방광, 성기	척추만곡, 관절질환, 부인병
꼬리뼈		직장, 항문	치질, 앉았을 때 통증

연결되는 혈이 있습니다. 모두 방광경의 1선에 있습니다. 그래서 해당 장기의 이름에다가 '유' 자를 붙였습니다. 그래서 이들을 모두 합쳐 유혈이라고 부릅니다. 해당 장기의 상태를 알아보려면 등의 12군데 유혈을 두드리거나 눌러보면 됩니다. 이렇게 해서 진단하는 방법을 유혈진단이라고 합니다. 아픈 곳은 문제가 생긴 곳입니다. 예컨대, 폐유 자리를 두드렸는데 억! 하면서 통증이 느껴진다면 폐에 문제가 생긴 것입니다. 신유가 아프면 신장에 문제가 생긴 것이죠.

김남수는 이 유혈을 과일에 비유할 때 각 장부의 꼭지라고 표현했습니다.[3] 참외나 오이 같은 과일이 꼭지에 매달려 자라고 익어가는 것처럼 각 장부가 이처럼 우주의 기운을 받는다는 말입니다. 정말 적절한 표현입니다.

혈의 자리는 뒤의 도표에 정리하겠습니다. 그리고 방광경은 등뼈를 따라가는 독맥을 기준으로 잡는데, 신경의 지배영역과 유사해서, 등뼈에서 각종 병의 반응을 확인할 수 있습니다. 등뼈와 관련 병의 반응을 정리하면 앞과 같습니다. 병원에서 무슨 병이라고 하면 거기에 해당하는 뼈 밑을 눌러보면 통증으로 확인됩니다.

6) 모 혈

모혈의 '모'는 모인다는 뜻입니다. 앞의 유혈이 등짝에 있는 반면, 모혈은 모두 앞에 있습니다. 대부분 배에 몰려있죠. 그래서 복모혈이라고도 합니다. 따라서 각 장기와 아주 가까운 곳에 있습니다. 각 장기에 사기가 들면 우선 그 모혈에서 반응이 나타납니다. 누르면 아주 아프죠. 어떤 때는 가만히 있어도 통증이 느껴지고 스치기만 해도 아픕니다.

---

3)   이상호, 『구당 김남수, 침뜸과의 대화』, 동아시아, 2009. 72-73쪽

나이 드신 분들이 가끔 옆구리를 치면서 아프다고 하는데, 대부분 비위의 기능이 떨어지면서 비장의 모혈인 장문 언저리가 긴장되어 생기는 현상입니다. 그리고 옆구리에서 겨드랑이쪽으로 더 올라가면 비장의 대락이 있습니다. 역시 비장과 연관이 있는 혈입니다.

모혈은 정말 중요한 혈입니다. 그래서 몸에 병이 나타났다 하면 우선 모혈부터 찾아가서 확인할 필요가 있습니다. 모혈의 반응이 나타나면 직접 거기에 침놓아도 효과가 아주 좋습니다. 병의 시초부터 확실하게 잡을 수 있는 곳이 이곳입니다.

초등학교 2학년 계집애 하나가 2년 전에 부정맥으로 교실에서 쓰러져 응급실로 실려 갔습니다. 맥이 불안하게 뛰었는데, 우리나라에서 가장 유명하다는 두 병원에서는 각기 진단명이 다릅니다. 한곳에서는 부정맥이라고 하고, 다른 곳에서는 확장성 심근증이라고 합니다. 심장에 이상이 있다는 뜻의 병명이겠지요. 병명이 무엇이든 하나도 중요할 게 없습니다. 병원에서 별다른 치료 방법이 없자 한의원에 데려갔습니다. 그나마 한의원에서 침을 맞고서 많이 좋아졌는데 그것도 잠시 뿐, 집에 돌아오면 다시 원상태로 돌아가곤 했습니다. 마침 침뜸을 비슷한 시기에 배운 한 분이 부정맥이어서 그 분에게 자문을 구했더니 전중으로 고쳤다고 귀띔하더군요.

부정맥은 심포경과 관련이 깊고, 심포경의 모혈이 전중입니다. 젖꼭지 사이의 한 가운데(임맥)죠. 전에 부정맥을 치료할 때 내관이 아주 좋은 효과를 냈던 기억도 있습니다. 그 부모가 하도 사정을 하길래 한 번 가서 침을 놨습니다. 눕혀 놓고 전중과 거궐 두 군데만 찔렀습니다. 아이라서 침을 무서워하는 탓에 많이 놓을 수도 없었습니다. 20분이 지날 때까지도 통증이 가시지 않더니 30분쯤 되자 통증이 가셨다고 아이가 말합니다. 맥을 짚어보니 완전 정상으로 돌아왔습니다. 아이의 엄마가 깜짝 놀라더군요. 부정맥은 맥을 짚으면 바로 확인되니까요. 이것이 모혈의 효과입니다.

전중은 상초를 대표하는 혈입니다. 상초의 문제는 반드시 하초에서 원인이 되어 생기죠. 위아래의 기가 서로 교환이 잘 안 될 때, 아래는 차가와지면서 위쪽으로 기가 몰려 거기서 먼저 발병하는 것입니다. 하초에 문제가 생기는 것은 남자보다 여자들이 더 많습니다. 하초에 자궁이 있어서 또 다른 생명을 주관하거든요. 그 증거가 달거리입니다. 그래서 여자들은 하초에 문제가 많이 생깁니다. 전중과 아울러 그 등 쪽의 심유를 함께 치료하면 효과가 더 좋습니다. 심유와 전중은 비슷한 높이에 있죠.

심장의 모혈은 거궐인데, 군주지관인 심장의 문제를 알아볼 수 있는 곳입니다. 그런데 특이하게 거궐은 위장 관련 병에도 잘 듣습니다.[4] 위의 모혈인 중완의 바로 위에 있죠. 그래서 위장에서 위쪽으로 치밀어 오르는 거북한 느낌을 진정시키거나 끌어내리는데 큰 효과를 냅니다. 치밀어 오르는 위기를 아래로 끌어내리는 데 좋은 효과를 내는 혈입니다.

천추의 경우에는 대장의 모혈인데 당연히 변비 같은 대장의 병에 좋지만, 신경정신 관련 병에도 특효입니다. 대체로 하늘 천자가 들어가는 이름을 가진 혈들은 정신병 치료에 효과를 냅니다. 대장은 욱 하고 치밀었던 심장의 남은 열이 마지막으로 모이는 자리입니다. 변비는 그런 증상의 결과입니다. 왜 천추가 정신병을 다루는데 효과를 내는지 알 수 있을 것입니다. 물론 천추는 대장의 혈이기 때문에 오래 묵은 설사 같은 것에도 효과가 좋습니다. 설사도 오래 묵은 것은 변비로 여깁니다.

심장의 문제에서는 갑상선을 잘 관찰할 필요가 있습니다. 갑상선은 현재 원인을 알 수 없습니다. 병원에서는 스트레스라고 하는데, 이런 두루뭉술한 얘기는 원

---

[4] 손봄들, 『작은 의사가 본 구당침뜸』, 정통침뜸연구소, 2004

인을 모른다는 말과 똑같습니다. 그런데 이런 진단이 갑상선의 원인을 파악하는 데 도움이 됩니다. 스트레스는 정신의 피로를 뜻합니다. 신(神)의 문제죠. 신은 심장이 주관합니다. 따라서 갑상선은 5행색체표로 판단하자면 심장에서 원인이 된다고 볼 수 있습니다.

따라서 심장을 중심으로 치료하면 좋은 효과를 봅니다. 신유와 심유를 중심으로 뜸뜨고 심장의 항진 상태를 잘 살펴가며 침을 놓으면 효과가 좋습니다. 음양이 깨져서 그런 것이고, 장부에서 음양이란 심장과 신장입니다. 하초인 신장에서 문제가 된 것들이 상초에서 나타나는 것이 심장의 문제들입니다. 갑상선은 원인 불명이지만, 이런 관계의 파탄에서 일어나는 것입니다.[5]

갑상선만이 아니라 동맥경화라든가 심근경색, 심부전증 같은 심장의 병들은 대부분 내상병입니다. 마음의 7정이 일으키는 병이라는 말입니다. 생사를 가를 만큼 심각한 고민을 오래 한 사람들은 세월이 지나면 심장병으로 나타납니다. 이렇게 된 뒤에 원인제공자인 신장으로 병이 건너갑니다. 소음군화인 두 장기가 망가지는 것이죠. 그런 점에서 이런 병들에서는 마음이 중요합니다. 마음에 장애가 없는 성인군자는 이런 병이 없습니다. 스님들이 득도하는 과정에서도 이런 증상이 나타납니다. 몸의 병이 어느 날 갑자기 눈 녹듯이 사라지는 체험을 하죠.

모혈은 장기의 가장 가까운 곳에 있기 때문에 가장 먼저 병에 반응합니다. 그래서 우선 모혈부터 독하게 다스리면 초기의 병이든 만성병이든 대세를 돌릴 수 있습니다. 모혈을 적극 활용해볼 필요가 있습니다. 뒤에 혈 이름을 정리하겠습니다.

---

5) 조헌영은 『한방 이야기』에서 물질대사의 항진과 함수탄소의 동화작용을 근거로, 토극수의 관계로 파악하고 있다. 즉 췌장과 부신의 관계로 보는 것이다. 췌장은 토이고, 부신과 갑상선은 수로 본다.(『통속 한의학 원론』 77쪽)

7) 8회혈

8회는, 몸에 나타나는 몇 가지 증상을 대표로 고칠 수 있는 혈을 말합니다. 몸을 구성하는 요소는 여러 가지입니다. 기, 피, 힘줄, 맥, 뼈, 골수 같은 것들이 그런 것입니다. 이런 데 병이 나면 사용하는 아주 중요한 혈입니다. 모두 8가지입니다. 따라서 사람의 병은 이 여덟 혈만으로도 고칠 수 있다는 얘기입니다. 추리고 추려서 가장 강력한 혈만을 골라낸 것이 이 8회혈입니다. 다음과 같습니다.

중완은 부회혈입니다. 부회란 부 전체를 관장하는 혈이라는 뜻입니다. 5장6부 중에서 6부에 병이 나면 부회혈인 중완에 침을 놓으면 된다는 것입니다. 이것 하나만 놔도 치료가 된다는 뜻이죠. 실제로 제가 옛날에 구경한 어떤 침꾼은 젓가락만큼 굵직한 침으로 환자가 오면 무조건 중완을 찔러댔습니다. 아마도 깊이로 봐서는 등뼈까지 닿지 않았나 싶을 만큼 깊이 찔러놓았습니다. 환자는 겁에 질려 죽으려고 하죠. 그런데도 신통하게 낫는 것을 보았습니다. 물론 지금은 이렇게 무지막지한 방법으로 침을 놓는 사람은 별로 없습니다만, 이것도 한 중요한 침법임은 분명합니다.

부위	혈	특 징
부(腑)會	중완	위의 모혈. 육부는 위에서 기를 양육받기 때문에
장(臟)회	장문	비의 모혈. 오장은 비에서 기를 받기 때문에
기(氣)회	전중	심포의 모혈. 가슴이 꽉 막힌 것, 천식, 기울
혈(血)회	격유	혈액 관련 병. 심장병. 부스럼(癤), 악창(癰)
근(筋)회	양릉천	근육 관련 병. 근육경련, 근풍습, 하지마비
맥(脈)회	태연	맥 관련 병. 열성 병의 사지 궐냉, 심력 쇠약, 무맥증
골(骨)회	대저	뼈의 질병. 척추병, 만성소모열 등
수(髓)회	현종	골수의 병. 하지골통

위의 모혈인 중완이 6부를 대표한다는 것은 많은 생각을 하게 합니다. 사람은 선천지기와 후천지기로 생명을 영위하는데, 앞서 말했듯이 선천지기는 삼신할미가 준 것이기 때문에 사람이 어떻게 할 수가 없습니다. 그러나 후천지기는 사람이 양생을 어떻게 하느냐에 따라서 얼마든지 조절할 수 있습니다. 따라서 후천지기를 잘 관리하는 것이 더 중요합니다. 후천지기란 곡기를 말합니다. 즉 음식을 먹어서 생기는 에너지를 말하는 것이죠. 음식은 어디로 들어가죠? 위장으로 갑니다. 그래서 후천지기가 몸에 들어오는 첫 자리가 바로 위장이고, 그것을 대표하는 혈인 중완이 부회혈의 자리를 차지한 것입니다.

장문은 장회혈입니다. 그러니까 5장에 병이 들면 장문 하나로 고칠 수 있다는 얘기입니다. 장문은 비장의 모혈입니다. 비장의 모혈이 5장을 대표한다니, 좀 이상하죠? 심장을 제치고 말입니다. 왜 그럴까요? 답은 벌써 앞에서 나왔네요. 후천지기를 몸에 공급하는 장기이기 때문에 그렇습니다. 위장으로 들어온 곡식을 몸에서 쓸 수 있도록 에너지로 바꿔주는 기능을 비장에서 합니다. 이런 작용을 운화(運化)라고 합니다. 이렇게 해서 만들어진 기를 폐로 올려 보내서 온몸으로 산포합니다. 산포는 얇게 깐다는 말입니다. 물을 바닥에 부으면 착 퍼지면서 최대한 얇아지죠. 이렇게 퍼지는 것을 산포라고 합니다. 폐가 영기와 위기의 흩어지는 힘을 이용해서 비장에서 올라온 에너지를 온몸으로 산포시키는 것입니다.

벗들과 술을 마시는데 전화가 왔습니다. 받아보니 어느 여자 분이 친정집엘 갔는데, 어머니가 옆구리가 아프다는데 어디다 놔야 하느냐고 문의를 한 것이었습니다. 겨드랑이 쪽이냐 더 아래쪽이냐고 물으니, 아래쪽이라고 합니다. 갈비뼈 끝이냐고 물으니 그렇다네요. 그러면 거기에 무슨 혈이 있겠습니까? 바로 장문입니다. 노인들 중에 갑자기 갈비뼈 끝이 아프다는 분들이 많습니다. 장문과 경문이 아주 가까이 있는데, 경문은 옆구리라 하더라도 등 쪽으로 많이 치우쳐 있습니다. 그래서 노인들이 옆구리가 아프다고 하는 것은 경문이 아니라 대부분 장문입니다. 왜 노인들은 장문을 아파할까요? 그것은 노화가 진행되면서 가장 먼저 나타나는 증상이 소화흡수가 잘 안 되는 것이기 때문에 그렇습니다. 그래서 비장의 문제가 생겨서 모혈인 장문에서 통증이 나타나는 것입니다.

그러면 침을 어디에 놓으라고 했을까요? 장문 혈에 찔러도 됩니다. 그렇지만 원인을 알았으니 비경의 혈 중에서 태백이나 삼음교, 음릉천에 찌르면 되겠지요. 왜 이렇게 많은 혈을 말하느냐고요? 하하하. 그 중에 눌러서 아픈 곳을 놓으라는 뜻입니다. 장기의 원기 문제이니 원혈인 태백이 무난하겠지요. 그리고 비위의 병이므로 족삼리를 놓고 이중표인 후계(소장경)를 추가한다면 금상첨화겠지요.

전중은 기회혈이네요. 기회란 기를 주관하는 혈이라는 말입니다. 그러니까 기와 관련된 병이 생기면 전중 한 혈로 해결할 수 있다는 말입니다. 그런데 전중은 심포의 모혈입니다. 심포경에서 기를 해결하다니! 좀 이상하죠? 안 이상하다구요? 하하하. 그런 분은 너무 생각 없이 침 공부를 하는 분입니다. 왜 이상하냐면 침뜸 책을 읽어보면 기를 주관하는 장기는 폐라고 나오거든요. 실제로 기의 운용과 산포는 폐가 합니다. 그런데 기의 병을 해결하는 혈은 심포에 있다? 이상하지 않나요?

아무 생각이 없는 바보들은 아주 건강합니다. 병이 생기지 않습니다. 자연이 부여한 그대로 살아가기 때문입니다. 그러나 생각이 많은 사람들은 몸에 병이 옵니다. 밖에서 오는 것이 아니라 안에서 생깁니다. 울화병 같은 것이 그런 것입니다. 특히 요즘의 문명 생활은 스트레스가 만드는 병에 시달리죠. 그러면 안에서 생기는 내상병은 어디로 나타날까요? 그것에 대한 답이 바로 궐음경입니다.

심포와 간경은 사람의 정신 상태와 스트레스로 인해 생기는 병의 통로입니다. 특히 심포는, 해부학상으로는 염통을 싼 막이라고도 하는데, 그것이 실제로 그러냐 아니냐를 떠나서 일단 정신 쪽에서 스트레스가 생기면 그것을 몸으로 연결시켜주는 경락이 심포경이고, 따라서 심장에 열이 확 생깁니다. 그래서 이제 다른 장부로 열이 번져가면서 각종 병을 만드는 것입니다. 이렇게 마음의 상태에 따라서 기가 뭉쳐서 풀리지 않을 때 병이 생기는 것이고, 그 통로가 바로 심포인 것입니다. 그래서 기의 흐름과 작용은 폐가 주관하지만, 기로 인해서 생기는 병은 심포경인 전중에서 고치는 것입니다. 특히 기가 막혀서 가슴 쪽에서 치밀어 오르는 느낌이나 그로 인해 생기는 기침 같은 것에 특효입니다.

혈회혈은 격유입니다. '유'가 붙은 것으로 보아 방광경에 있음을 알 수 있죠. 심장병이나 백혈병 같이 피에 문제가 생긴 병에는 격유를 반드시 건드려야 합니다. 이름에 격(膈)이 붙었는데, 이것은 장기를 구별짓는 얇은 막을 말합니다. 횡격막에도 있고 염통에도 있습니다. 염통은 얇은 막에 담겨있죠. 왜 격유라고 이름을 붙였는지 알 수 있습니다.

몸의 모든 병은 혈액순환과 관계 있습니다. 그래서 격유가 중요합니다. 모든 고질병들을 낫게 하는데 이 혈이 꼭 필요합니다. 그래서 상초의 병에는 격유 심유 폐유에 뜸뜨고, 중초의 병에는 격유 비유 간유에 뜹니다. 상초와 중초의 병에 꼭 떠야 하는 자리에 격유가 들어갑니다. 혈액 때문입니다. 하초의 병에도 좋습니다만, 신장과 짝인 심장을 다스려야 하기 때문에 격유 밑의 심유에 직접 뜹니다.

근회혈은 양릉천입니다. 근육에 마비가 온다든지 해서 무언가 불편하면 양릉천 하나로 해결할 수 있다는 말입니다. 양릉천은 담경의 합혈입니다. 보통 담이 결리다고 하는데, 담음의 담과도 관련이 있지만, 이렇게 표현하는 증상들을 잘 살펴보면 근육의 문제로 인해서 생기는 통증들이 많습니다. 이런 것은 담경의 반응입니다. 대부분 양릉천을 다스리면 낫습니다.

양릉천의 용도는 참 넓고 다양합니다. 우선 근육 관련 병은 모조리 양릉천을 찌르면 효과를 봅니다. 예컨대 자다가 쥐가 나면 그 다리의 양릉천을 찌르면 5분 내로 해결됩니다. 물론 다리에 쥐날 때의 특효 혈은 종아리 한 복판의 승산입니다. 자다가 일어나서 뒤틀리는 다리를 붙잡고 승산이 생각나지 않으면, 이건 근육의 뒤틀림이 문제이니 근회혈을 찾으면 됩니다. 또 팔꿈치 근육이 아프다, 허벅지 근육이 아프다 해서 무언가 근육과 관련된 병이면 양릉천을 찾아야 합니다. 그러면 후회하지 않을 만큼 효과를 봅니다.

그런데 창자도 일종의 근육으로 봅니다. 창자의 연동운동은 근육의 운동과 거의 같거든요. 변비나 치질 같은 경우는 창자라는 근육이 늘어져서 생기는 것이기 때문에 양릉천을 찌르면 아주 좋은 효과를 봅니다. 치질엔 공최(폐경), 변비는 신문(심경)이라는 잘 알려진 처방이 있지만, 양릉천도 그에 못지않은 효과를 냅니다. 치질 환자의 경우 공최, 양릉천, 백회에 침을 놓으면 대번에 달라집니다.

대체로 5행배치표에서 보면 근육은 간의 관리를 받는 것으로 나옵니다. 그러면 양릉천이 왜 담경에 있는지도 알겠네요. 간과 담은 음양의 관계이기 때문입니다.

맥회혈은 태연입니다. 태연은 폐경에 있는데, 당연히 이곳에서 맥을 짚고 병세를 판단하는 곳입니다. 그러니 맥회가 그곳에 있겠지요. 맥과 관련된 병을 다스립니다. 온몸에 열이 나는 병인데 손발이 차다거나 심신이 무기력하고 맥이 없다시피 할 때 태연을 찌르면 맥과 기운이 살아납니다. 맥은 기의 흐름이거든요.

골회혈은 대저입니다. 뼈가 휘었다든지 부러졌다든지 하면 골회혈인 대저에 침놓습니다. 골다공증 같은 뼈의 병에 당연히 좋은 혈이겠지요.

수회혈은 현종입니다. 현종은 담경에 있습니다. 이곳에서 골수에 자극을 줄 수 있습니다. 그래서 골수에 병이 생긴 환자들은 현종에 뜸을 뜨면 좋습니다. 특히 암환자들에게는 중요한 혈입니다.

8) 4총혈

4총혈은, 앞의 8회혈을 더 줄인 것입니다. 8회혈이 혈 여덟 개로 온몸의 병을 잡아보자는 것인데, 4총혈은 더 줄여서 혈 넷으로 온몸의 병을 잡아보자는 야심

찬 기획입니다. 명나라의 이천이 정리한 『의학입문』이라는 책에 나옵니다.

부위		혈	경락
4총혈	얼굴	합곡	대장
	복부	족삼리	위
	목	열결	폐
	등허리	위중	방광
5총혈	아랫배	삼음교	비
6총혈	가슴	내관	심포
7총혈	옆구리	지구	삼초

이 표를 사용하는 방법은 아주 간단합니다. 얼굴에 문제가 생겼다? 합곡에 찌릅니다. 여드름, 치통, 얼굴 경련, 피부 발진, 비염, 입 부르튼 것, 눈병……. 머리통에서 생긴 모든 병은 다 치료됩니다. 이렇게 온몸의 가장 중요한 부위 네 군데를 나누어서 거기를 다 다스리는 혈을 찾아낸 것입니다. 그래서 4총혈이라고 이름을 붙였습니다.

그런데 4총혈 이외에도 몸의 특정영역을 잘 다스리는 혈이 몇 개 더 발견되었습니다. 그래서 하나씩 추가할 때마다 5총혈, 6총혈, 7총혈 하는 식으로 이름을 더 붙였습니다. 지금까지는 7총혈 정도로 정리가 됐는데, 한 번 여러분이 더 찾아서 8총혈 9총혈을 만들어보시기 바랍니다. 새로운 명의의 탄생을 기다립니다. 하하하하.

또 이상의 내용에 대해서는 『동의보감』에도 아주 친절하게 나옵니다. 『동의보감』은, 허준이 총괄하여 편찬한 의학백과사전이라고 보면 되겠죠. 정리가 너무 잘 되어 감탄이 절로 나오는 책입니다.

인체의 상부에 병이 있다면 수양명대장경을 취하고,

인체의 중간 부분에 병이 있다면 족태음 비경을 취하고,

인체 하부에 병이 있다면 족궐음 간경을 취하고,

앞가슴과 복부에 병이 있으면 족양명 위경을 취하고,

후배부에 병이 있으면 족태양 방광경을 취한다.

상병에 대장경을 다스리라는 이유는 이렇습니다. 대장경은 인체의 위쪽으로 올라가는 경락 중에서 지맥이 가장 넓게 퍼져있고, 또 대장이 있는 배꼽 밑의 하초까지 잇닿아 있어 하초의 기를 끌어 올리거나 상초의 기혈을 내리는데 아주 좋은 경락입니다. 그래서 이렇게 이용하라는 것입니다.

하병에는 간경을 다스리라는 이유도 마찬가지입니다. 다리를 지나는 3음경 중에 가장 왕성한 힘으로 기를 올리고 내리는 작용을 하는 것이 간경입니다. 그래서 무릎에 통증이 있거나 할 때 비경도 있고 신경도 있지만, 간경인 태충에 침을 놓으면 잘 듣습니다.

전병은 전면부를 가장 넓게 흐르는 양명기운의 위경을 씁니다. 양명기운은 전면부를 흐르는 경락이고, 배에는 위경이 가장 많이 퍼져 있기 때문입니다.

후병은 후면부를 가장 넓게 흐르는 태양기운의 방광경을 씁니다. 당연하죠. 등 뒤는 방광경의 혈들로 가득합니다.

그러면 병이 나타난 몸의 위치에 따라 경락을 고르는 원칙은 이렇게 정리됐는데, 그 경락 중에서 어떤 혈을 고를 것인가 하는 것이 또 고민입니다. 어떻게 할까요? 그때는 5수혈의 특징을 이용하면 됩니다.

5수혈은 병이 작은 것에서 시작하여 큰 것으로 발전해나가는 양상에 따라 붙인 것이라고 했습니다. 그러니까 병은 팔다리에서 시작해서 몸통으로 들어가는 방향성을 띠고, 또 겉에서 시작되어 안으로 들어가는 경우가 많습니다. 물론 내상

으로 인한 병은 안에서 밖으로 나오지만, 일단 여기서는 병이 깊어지는 흔한 경우를 두고 찾아보는 것입니다.

생각을 이렇게 정리하면 답이 나오는군요. 정혈은 일단 혈이 샘솟는 자리이니 제쳐두고, 몸의 내부와 외부를 나눈다고 할 때, 내부의 병은 합혈을 쓰고 외부의 병은 형혈이나 유혈을 쓰면 될 것이며, 장부의 병은 원혈을 쓰면 될 것입니다. 이렇게 해서 정리된 경락이 위의 공식입니다.[6]

에피소드 몇 가지. 저의 직업이 교사인 까닭에 아무래도 아이들에게 침을 놔주는 수가 많습니다. 아이들이라고 해서 건강할 것 같아도 그렇지 않습니다. 아이들이 하도 공부 스트레스에 시달려서 온몸에 병을 달고 삽니다. 그래서 아주 심한 경우에는 가끔 침을 놔주기도 하는데, 아이들 반응이 너무 재미있습니다.

한 녀석의 얼굴에 여드름이 너무 심하게 났습니다. 끊임없이 피었다지는 분화구 때문에 피부는 아스팔트처럼 우툴두툴 변했습니다. 이 여드름은 초등학교 4학년 때부터 시작됐는데, 병원에도 몇 번이나 다녔다고 합니다. 결국은 못 고치고서 중학교 3학년이 된 것입니다. 제가 그 반 담임을 맡고서 수업을 하다가 침 얘기를 했습니다. 그랬더니 침을 놔달라고 하더군요. 침 맞겠다는 용기가 가상해서 양쪽 합곡에 침을 놔주었습니다. 사흘 간격으로 3차례 침을 놓았습니다. 2주쯤 지나니, 얼굴이 깨끗해졌습니다. 그래서 수업시간에 "병규, 요즘 얼굴이 깨끗해졌네! 어떻게 된 거야?"라고 물었습니다. 그랬더니 왈, "엊그제 병원 갔다 왔어요."

그러면 그 전에 몇 차례나 병원에 다녀도 고치지 못했던 것은 뭔가요? 침 3차례 맞고 그 사이에 병원에 1번 다녀왔습니다. 그러면 병원 처방 때문에 나은 건가요, 침 때문에 나은 건가요? 요컨대 약을 먹는 것도 아니고 수술하는 것도 아닌,

---

[6] 고려침뜸연구소 홈페이지 '이현교 칼럼'.

실처럼 가느다란 바늘로 합곡에 3차례 찔렀다 뺐는데, 6년 동안 낫지 않던 병이 깨끗이 나을 거라고 믿을 수가 없는 것입니다. 믿을 수 없는 일이 생기고 나면 믿을 만한 원인을 찾으려고 합니다. 그런 가능성 중에 병원에 1번 다녀온 것이 가장 확실하다고 믿기 때문에 답이 이런 것입니다. 침을 놔준다는 것? 참, 허무한 일입니다. 무슨 칭찬 듣자고 침놔주는 것은 아니지만, 사람들의 생각이 만드는 이 착각은 어찌 해볼 도리가 없습니다.

이 학생은 그 후로 저한테 침을 맞았을까요? 못 맞았을까요? 하하하. 그 뒤로 몸이 좀 불편하면 저한테 와서 침놔달라고 사정을 했지만, 그때마다 저는 이렇게 대답했습니다. "병원에나 가, 임마!" 그러면 이 녀석이 변성기의 목소리로 한 마디 합니다. "에이! 선생님두, 애처럼 왜 그러세요?"

또 한 녀석은 맨날 허리가 아프다고 징징거리는 녀석이었습니다. 어렸을 때 코뼈가 부러졌다가 나았는데, 그게 휘어진 채로 나았습니다. 그 뒤로 어린 놈이 허구헌 날 허리 아프다고 징징거리며 삽니다. 그래서 후계에도 놨다가 평형침으로 이마에서 인당으로 찔렀다가 수구에도 찌르고 여러 시도를 해봤는데, 침이 꽂혀있는 순간에만 낫고 금방 제자리로 돌아왔습니다. 코뼈가 휜 탓입니다. 코로는 독맥이 내려오는데, 독맥의 흐름이 방해를 받아서 독맥의 시작점인 허리가 아픈 것입니다. 그래서 엎어놓고는 허리에다가 침을 찔렀습니다. 이른바 다이아몬드 혈입니다. 며칠이 지난 뒤에 보니 통 허리 아프다는 소리를 안 합니다. 그래서 어떻게 된 거냐고 물으니 왈, "글쎄요. 요새는 그냥저냥 견딜 만하네요." 나 원 참! 사람들의 습성이 이렇습니다. 고통이 사라지자 며칠 전에 침 맞은 기억도 나지 않는 것입니다.

애들 같은 경우에는 반응이 참 빠릅니다. 반장 녀석은 허리가 휘어서 뒤로 튀어나왔습니다. 옷을 걷어보니 뼈가 휜 곳의 살갗이 거뭇거뭇하게 변했습니다. 그래서 이틀간 뼈 사이로 세 개를 차례로 찔렀습니다. 며칠 후에 보니 굳은살이 박였던 피부가 하얗게 변했더군요. 뼈가 제자리를 잡은 것입니다. 침을 엄청 두려워하는 녀석이었는데, 덕분에 그 뒤로는 침을 서슴없이 잘 맞습니다.

9) 교회혈

경락은 철길과 같다고 표현했는데, 그렇다면 혈은 역에 해당할 것입니다. 그런데 역이라고 해도 중요한 역이 있고 그렇지 않은 역이 있습니다. 중요한 역은 한 가지 특징이 있습니다. 종착역 아니면 갈라지는 분기역입니다. 서울역이나 부산역은 종착역이고, 대전역 같은 경우는 호남선과 경부선 충북선이 갈라지는 분기역입니다. 이렇게 여러 철길이 갈라지는 곳이 중요한 역입니다. 당연히 사람과 물건이 많이 오가기 때문입니다.

경락도 마찬가지입니다. 역에 해당하는 혈이 한 경락만 오가는 곳이 있는가 하면 여러 경락이 지나가는 혈도 있습니다. 철길이 갈라지는 분기역 같은 혈을 침뜸에서는 교회혈이라고 합니다. 따라서 다른 혈을 찌르는 것보다 이곳을 찌르면 두 경락을 동시에 자극하는 효과를 내죠. 심지어 세 경락이 통과하는 혈도 있습니다. 무엇인가요? 3음교죠. 간, 비, 신 3경락이 지나갑니다. 이곳을 찌르면 세 경락을 모두 자극하는 효과가 있는 것입니다. 목과 등이 만나는 곳의 대추혈은 방광경, 담경, 위경이 만나는 교회혈인 데다가 독맥에 속한 혈입니다. 세 경락은 이곳을 통과하여 머리로 올라갑니다. 당연히 다른 혈과 달리 4경락을 동시에 자극하는 효과를 냅니다. 세 경락이 모두 양경이기 때문에 열을 끌어내리는 데는 탁월한 효과를 내는 혈입니다.

이와 같이 둘 이상의 경락이 한 자리에서 만나는 혈은 모두 90여 개나 됩니다. 이 교회혈을 잘 살펴서 이용하면 효과가 아주 좋습니다. 같은 경락이라도 다른 경락이 지나는 교회혈을 이용하면 효과가 더욱 좋습니다.

두 경락이 만나는 곳은 너무 많으니, 세 경락이 만나는 곳만을 한 번 살펴볼까요? 신정, 수구, 정명, 노유, 청궁, 동자료, 상관, 함염, 현로, 두임읍, 견정, 각손, 화료, 지창, 두유, 삼음교, 기문입니다. 반면에 4경락이 만나는 곳도 있습니다. 대추, 병풍, 관원, 중극이 그곳입니다. 많이 활용해야 할 혈들입니다.

이상에서 알아본 특정혈을 한 눈에 볼 수 있게 정리하면 다음과 같습니다.

	원혈	합혈	낙혈	극혈	모혈	유혈
폐경	태연	척택	열결	공최	중부	3흉추
대장경	합곡	곡지	편력	온류	천추	4요추
위경	함곡	족삼리	풍륭	양구	중완	12흉추
비경	태백	음릉천	공손	지기	장문	11흉추
심경	신문	소해	통리	음극	거궐	5흉추
소장경	완골	소해	지정	양로	관원	천골릉1
방광경	경골	위중	비양	금문	중극	천골릉2
신경	태계	음곡	대종	수천	경문	2요추
심포경	태릉	곡택	내관	극문	전중	4흉추
삼초경	양지	천정	외관	회종	석문	1요추
담경	구허	양릉천	광명	외구	일월	10흉추
간경	태충	곡천	여구	중도	기문	9흉추
임맥			구미			
독맥			장강			
비대락			대포			
음유맥			축빈			
양유맥			양교			
음교맥			교신			
양교맥			부양			

여러 가지 침 이론
- 혈과 경락의 상호관계 -

　병이란 엉키고 꼬인 실타래와 같은 것이어서, 치료란 바로 그 뒤얽힌 매듭을 푸는 일에 비유할 수 있습니다. 서양의학에서는 그 골칫덩이를 도려내는 것으로 간단히 해결합니다만, 동양의학에서는 그렇게 하지 않고 얽히고 설킨 것을 한 가닥 한 가닥 풀어서 원상태로 만드는 것을 치료의 원칙으로 삼습니다.

　이렇게 하기 위해서는 한 가지 전제가 필요합니다. 그 전제란 사람의 몸에 나타나는 모든 질병의 원인은 5장6부로 소급할 수 있다는 것입니다. 그래야만 병은 5장6부가 서로 주고받는 영향의 방식과 관계가 꼬이고 뒤얽혀서 나타나는 증상들이며, 그렇기 때문에 그 배배꼬인 관계만 잘 풀어내면 실타래가 풀리듯이 모든 병을 고칠 수 있다는 결론을 낼 수 있습니다. 앞서 살펴본 5행의 상생과 상극이라는 이론도, 결국은 몸에서 뒤얽히고 서로 꼬인 이 관계를 잘 풀어내기 위해서 만들어낸 이론이자 관계식인 것입니다.

　앞의 경우는 5행이 만드는 변화들이었지만, 이번에는 6기가 만드는 변화들을 살펴보겠습니다. 잘 알려졌다시피 인체의 경락은 모두 12이고, 이것들은 서로 같은 성질을 지닌 것들이 있어서 둘을 한 세트로 묶을 수 있다고 했습니다. 그래서 손발로 가는 것을 하나로 묶어서 12경락을 6으로 나누었고, 그들에 각기 〈태음-소음-궐음〉과 〈소양-태양-양명〉이라는 이름을 붙였습니다. 6기론에서 보는 모든 병은 결국 이 여섯 가지 특징이 서로 어떻게 얽히고 맺히느냐에 따라서 나타나는 것이고, 또한 그 관계를 제대로 파악하면 어떤 병도 고칠 수 있다는 것입니다.

그러면 이 장에서는 이들 여섯 가지 관계가 어떻게 연결될 수 있는가 하는 것을 좀 더 자세히 살펴보고자 합니다. 그러자면 먼저 장부의 위치부터 알아봐야 할 것입니다. 우선 인체의 앞에서 도는 1통로만을 떼어서 먼저 보겠습니다.

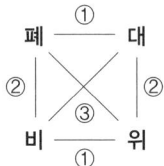

이 표를 살펴보면 1통로에서 각각의 장부가 서로 관계를 맺는 방식은 모두 세 가지입니다. ①은 수평 관계이고, ②는 수직 관계이며, ③은 대각선 관계입니다. 이들을 각각 표리, 동기, 교(역)상합 관계라고 합니다.

1) 표 리

①의 표리 관계는 잘 보면 5장6부에서 음양의 관계임을 알 수 있습니다. 폐는 음이고 대장은 양입니다. 이것이 한 짝을 이루면서 동시에 5행상 금에 해당합니다. 비-위도 마찬가지입니다. 비장은 음이고 위장은 양입니다. 이 둘이 음양의 관계이면서 동시에 5행상 토를 이룹니다. 이것은 아주 많이 보던 관계죠.

	목	화		토	금	수
장(음)	간	심	심포	비	폐	신
부(양)	담	소장	삼초	위	대장	방광

원론이라서 중요하니, 앞에서 다뤘다고 해도 한 번 더 확인하겠습니다. 이 관계를 보면서 각 장부의 특징을 아주 잘 파악해야 공부가 깊어집니다.

　먼저 장부가 음양으로 한 짝을 이루는데, 이들이 왜 서로 같은 5행으로 엮였는가 하는 것부터 보겠습니다. 우리 조상들은 워낙 오랜 세월 동안 한의학의 영향권에서 생활했기 때문에, 우리가 일상생활에서 쓰는 말 중에는 한의학의 전문용어가 아주 많이 남아있고 무심결에 씁니다. 그것을 먼저 이해하면 이 표를 외우는데 한결 편합니다.

　우리가 흔히 쓰는 말 중에 '비위가 상한다'는 말이 있습니다. 속상하거나 꼴같잖은 장면을 볼 때 쓰는 말이죠. 비위가 한 데 묶인 것을 볼 수 있습니다. 이들은 우리의 일상용어에서 붙어 다닐 만큼 밀접한 관계가 있습니다. 그 말이 위의 표에서 나온 것입니다. 비는 음이고 위는 양입니다. 이 관계가 표리 관계입니다. 즉 겉과 속이죠. 겉이 움직이면 속도 따라 움직인다는 것을 말합니다. 위장이 상하면 비장도 함께 망가집니다. 그래서 이 표리 관계는 부부 관계로 많이 표현하곤 합니다.

　우리가 쓰는 말에서 또 볼 수 있는 것이 있습니다. 간담이 그것이죠. '간담이 서늘하다'라고 할 때 나옵니다. 놀랐을 때 쓰는 말이죠. 여기서도 간과 담이 한 묶음으로 나옵니다. 위에서 보듯이 5행상 목에 해당합니다. 다음으로, 둘이 그렇게 묶일 수밖에 없는 당연한 것이 또 하나 있습니다. 신장-방광의 관계가 그렇죠. 공통점이 뭔가요? 물이죠. 물을 걸러내는 기능을 담당합니다. 다른 것으로 엮으려야 엮을 방법이 없는 분명한 관계입니다.

　그런데 어째서 이렇게 묶였을까 하고 의구심이 드는 것은 화와 금에 배당된 두 가지네요. 먼저 금으로 배당된 폐-대장의 관계를 좀 볼까요? 언뜻 보면 서로 연결시킬 만한 공통점이 없을 것 같습니다. 그런데 그 기능을 자세히 살펴보면 폐와 대장은 몸속의 찌꺼기를 밖으로 내보낸다는 공통점이 있습니다. 허파는 몸속에서 만들어진 해로운 가스를 밖으로 내보내고, 큰창자는 음식 찌꺼기를 내보냅니다. 그러니까 가스든 음식이든 그것이 몸을 유지하느라고 쓰는 동안에 만들어진 찌꺼기인 것은 분명하고, 그것들의 배출을 각기 나눠서 맡았군요.

가장 이해하기 어려운 것이 심장-소장의 짝입니다. 그런데 심장은 핏줄의 관계를 생각할 필요가 있습니다. 핏줄은 피를 온몸으로 보내는 가장 긴 통로이고, 소장은 몸속의 장기 중에서 가장 긴 장기입니다. 이렇게 긴 곳을 통과하는 동안 영영공급과 물질 교환을 담당하는 것이 핏줄과 작은창자의 공통점입니다. 심포와 삼초는 앞서 설명했으므로 여기서는 생략하겠습니다.

이 표리 관계는 너무나 많이 쓰입니다. 그 중에서도 장부가 심한 불균형을 이룰 때 많이 씁니다. 위장병이 아주 심할 때 보면 비장의 기능도 현저히 떨어집니다. 그러면 위경만을 다스려서는 안 됩니다. 위경을 다스리는 효과를 극대화하려면 암수 관계, 표리 관계인 비경을 함께 다스려야 합니다. 체했을 때도 족삼리나 함곡에만 침을 놓을 게 아니라, 태백 같은 비경의 혈에도 놔야만 효과가 배가됩니다.

예를 들면 치질에 특효인 혈은 공최입니다. 치질은 대장의 문제인데, 그것의 특효혈인 공최는 폐경 소속입니다. 이것은 대장과 폐의 관계가 아주 밀접하다는 것을 보여주는 예입니다. 실제로 공최에 침을 놓으면 그 자극이 검지로 뻗어가는 것을 느낄 수 있습니다. 그래서 표리 관계를 잘 활용할 필요가 있습니다.

2) 동기

표리가 부부 관계라면, 동기는 형제 관계라고 표현합니다. 위의 1통로에서 옆으로 맺은 관계가 표리이고, 위아래로 맺은 관계가 동기입니다. ②번이죠. 이것들은 쌍둥이처럼 반응합니다. 예컨대 위장병이 걸리면 곧 대장에도 병이 옵니다. 따라서 체했을 때 위경에 침을 놔도 되지만 대장경에 침을 놔도 잘 듣습니다. 왜 그럴까요? 기운이 같기 때문입니다. 위-대장은 둘 다 양명 기운이고 어느 쪽을 건드리든 양쪽에 다 전달됩니다.

폐-비장도 마찬가지입니다. 폐에 이상이 오면 비장에도 이상이 옵니다. 폐암으로 수술을 한 사람은 방사선이나 항암제 치료 후에 어느 정도 안정이 되면, 반드시 입맛이 당기고 식욕을 주체하지 못하여 살이 찝니다. 서양의학의 이론으로는 알 수 없는 이상한 일이지요. 그런데 바로 그런 현상을 설명할 수 있는 것이 위의 동기관계입니다. 폐와 비장은 모두 태음으로 성질이 같습니다. 비경에 침을 놓아도 폐가 치료되며, 폐경에 침을 놔도 비장의 문제가 해결됩니다. 위의 환자는 폐경의 문제가 해결되었지만, 폐가 실해져서 그것과 쌍둥이인 비장도 함께 실해지고, 이런 현상의 반작용으로 비장의 짝인 위장이 허해진 것입니다. 그래서 자꾸 허해진 속을 채우려고 음식을 찾는 것입니다. 어쩌다 잘못 판단하면 수술 후에 몸이 약해져서 건강해지려고 그러는가 보다 하고 생각하기 쉬운데, 입이 당기는 대로 다 먹다가는 비실과 폐실을 더욱 강화하여 큰 병으로 발전합니다. 그래서 식욕을 통제하면서 침뜸으로 치료를 해야 합니다.

여기서는 1통로만을 다뤘지만, 2통로와 3통로도 마찬가지입니다. 소장-방광은 서로 같은 태양 기운이고, 담-삼초는 서로 같은 소양 기운이며, 심장-신장은 서로 같은 소음 기운이며, 심포-간은 서로 같은 궐음 기운입니다. 작용이 같습니다.

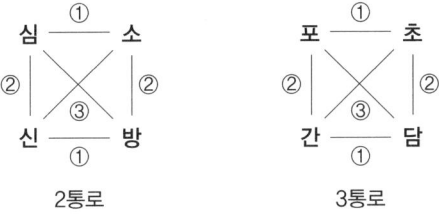

따라서 대장의 병을 위경에서 치료할 수 있고, 소장의 병을 방광경에서 치료

할 수 있으며, 담의 병을 삼초경으로 치료할 수 있고, 심장의 병을 신경에서 치료할 수 있다는 얘기입니다. 물론 그 반대의 경우도 마찬가지입니다.

예를 들면, 설사에 특효인 혈이 양구입니다. 특히 새벽녘에 설사가 나는 경우에 잘 듣습니다. 설사는 대장의 문제인데, 양구라는 혈은 위경에 있습니다. 무릎 위로 2촌 지점인 위경에 있는 혈입니다. 또 대장의 모혈인 천추가 위경에 있습니다. 이렇게 동기 관계이기 때문에 작용하는 혈들이 많습니다. 이런 관계를 이용하려는 뜻에서 찾아낸 관계가 바로 동기 관계입니다.

3) 교(역)상합

위의 표를 잘 보면 표리 관계와 동기 관계 때문에 나머지도 어떤 관계에 놓일 수 있다는 생각이 들 것입니다. 폐가 대장과 표리 관계이고 비장과 동기 관계라면, 비장과 표리 관계인 위장과도 어떤 관계가 있지 않을까요? 이것은 폐와 비장이 형제라면 대장과 위가 시누이 올케의 관계인 것과 같습니다. 위의 표에서 보면 대각선 관계인 ③입니다. 이 관계를 교상합이라고 합니다. 역상합이라고도 하는데, 이것은 역의 원리에서 보면 서로 같은 성질을 지녔다는 뜻입니다. 잘 모르시겠다구요?

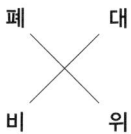

폐는 5행으로는 금이고, 6기로는 태음습토이기 때문에 토입니다. 그러니까 폐는 금토의 성질을 다 갖고 있는 것이죠. 나머지도 이렇게 정리해보면 다음과 같습니다.

	5행	6기	합계	역 이름	괘
폐	금	토	금토	택산함	䷞
대	금	금	금금	간위산	䷳
위	토	금	금토	산택손	䷨
비	토	토	토토	태위택	䷹

폐-위는 서로 금토로 이루어졌음을 알 수 있습니다. 그리고 대장-비는 5행으로 보나 6기로 보나 모두 토와 금으로 합성돼 있으며, 이 둘의 관계는 토생금의 관계죠. 그래서 폐가 안 좋은 사람은 병이 곧 위장으로 넘어가서 소화불량에 시달리게 됩니다. 이런 관계를 역으로 그려보면 정확히 뒤집어진 괘가 됩니다. 역상합이란 이래서 붙은 이름입니다.

64괘로 치면 폐는 택산함(위 ☱, 아래 ☶) 괘에 속하고 위는 산택손(위 ☶, 아래 ☱) 괘에 속합니다.[1] 정확히 위아래가 정반대입니다. 역의 두 괘를 뒤집어 놓은 것입니다. 그래서 역상합이라고 하는 것입니다. 위와 아래가 뒤집힌 괘는 음양의 짝을 이루어 서로 협조하고 조화를 추구하는 성질을 지닙니다. 이런 조화와 균형은 전체인 우주의 평형 관성에 따른 것입니다. 부분을 넘어선 전체의 조화 말이죠. 이런 역의 원리가 역상합에 해당하는 것입니다.

괘 나온다고 기죽을 것 없습니다. 모르겠거든 그냥 넘어가시기 바랍니다. 여기서 괘를 아느냐 모르느냐는 중요한 게 아닙니다. 두 경락의 관계가 그렇게 정리된다는 것을 이해하는 게 중요합니다. 이 복잡하고 어려운 괘를 제시하는 것은, 이론의 근거가 거기서 나왔다는 것을 설명하려는 것뿐입니다.

---

1) 김홍경, 『동양의학혁명(총론)』, 신농백초, 2009. 202쪽

이게 왜 중요하냐면 상하조절에 뛰어나기 때문입니다. 사람은 앞과 뒤, 옆으로 경락이 돌고 지구가 자전하는 시간을 따라서 그 경락들이 질서정연하게 호응한다고 했습니다. 따라서 침을 놓을 때도 어느 한쪽으로만 놓는 것보다 전후좌우와 상하를 함께 사용하면 전체의 균형이 잘 잡힙니다. 동기 관계는 이중에서 위아래의 균형을 잡는데 아주 좋은 효과를 냅니다.

잘 보십시오. 대각선 관계라는 것이 어떤 것인가를. 예를 들어 위장병이 생겼다, 그러면 먼저 위경의 몇 혈을 골라서 침을 놓은 다음에 표리 관계인 비경에서 중요 혈을 추가할 것입니다. 그런데 위경이나 비경이나 모두 발에 있습니다. 몸의 건강은 균형의 문제이고, 그렇다면 이렇게 아래에만 놓는 것보다는 위에도 함께 놓는 것이 몸 전체의 균형을 잡는데 더 유리할 것입니다. 그렇다면 몸의 위쪽을 이용할 수 없을까요? 이때 먼저 떠오르는 것이 동기 관계일 것입니다. 대장경을 사용하는 것이죠. 그런데 동기 관계는 성질이 같기 때문에 비슷한 효과를 냅니다. 그러면 다른 것을 쓸 수는 없을까요? 이에 대한 답이 바로 교상합이고 위경의 경우에는 폐경이 적합한 것입니다.

위경은 양명경이고 발에다 침을 놓습니다. 효과를 내기 위해서 양명의 짝인 태음을 이용하려고 하는데, 태음경은 손에도 있고 발에도 있습니다. 이때 손에 있는 태음경을 이용하는 것입니다. 이렇게 엇갈려 사용하는 것이 교상합 관계입니다. 위장병 환자에게 위경의 족삼리와 함곡에 침을 놓고, 손의 태음인 폐경에서 혈을 선택하는 것입니다. 척택이 좋겠죠?

폐가 안 좋은 사람은 위장이 함께 안 좋습니다. 그래서 폐병을 앓은 사람은 대부분 빼빼 말랐습니다. 흡수가 잘 안 돼서 그렇습니다. 비의 운화를 폐가 산포 시키는데, 위장에서 흡수를 제대로 못하기 때문에 비장의 운화가 안 되고, 그래서 폐가 제 기능을 하지 못하는 것입니다. 그래서 폐의 환자는 위장의 문제를 함께 다스려야만 빨리 낫습니다.

편두통이 심한 경우에는 어떻게 하는 게 좋을까요? 머리의 옆쪽에는 담경이 많이 퍼져 있으므로 담경에서 양릉천과 구허나 임읍을 택합니다. 그 다음에는 궐음경에서 택해야겠는데, 이때 발에서 담경의 혈을 썼으므로 궐음경은 손에서 선택하는 것입니다. 내관이 좋겠죠. 후두통은 어떨까요? 머리의 뒤쪽으로는 방광경이 많이 퍼져 있으므로 위중과 경골이나 곤륜에 침놓고, 손으로 흐르는 소음경을 택합니다. 소부가 좋겠죠. 너무 아픈가요? 그러면 통리나 신문 정도. 앞 두통은 어떨까요? 몸 앞으로는 위경이 광범위하게 흐르니 앞의 위장병 환자와 같은 방법을 취하면 될 것입니다.

40초반의 여성. 학원 강사. 요즘 들어 눈이 부쩍 어두워졌고, 수업 중에 가끔 정신이 아득해지는 증상이 있으며 가끔 이명이 심해져 멍해짐. 어떤 한의사가 신허로 인한 원기부족이라고 하고 약을 해주었는데, 전에는 들었는데 요새는 효과가 거의 없음. 체형은 비쩍 마른 편이고 왜소한 편.

눈이 어두워진 것은 간기부족이고, 정신이 아득해지는 것도 궐음의 문제입니다. 이명은 신장의 문제이고 또 삼초경이 귓속으로 들어가죠. 그러면 이 여성은 신장과 간에서 문제를 일으켜서 그것이 현훈(어지럼증)과 이명을 초래했다고 봐야 합니다.[2] 눈이 어두워진 것이 가장 큰 문제라고 본다면 근본 원인은 신장이지만, 몸에 나타난 증상은 간이 직접원인이라고 봐야 할 것입니다. 그런데 이명은 신장이 원인이지만 귓속으로 들어가는 경락은 삼초경입니다. 따라서 이 환자는 신장과 간에서 동시에 병이 나타난 것입니다.

---

[2] 이명(귀울이) 치료의 열쇠가 되는 혈은 외관이다. 각종 처방책에는 중저도 많이 소개하는데, 중저보다 외관이 더 잘 듣는다. 이명의 원인은 두 가지로 본다. 신허와 간담의 이상이다. 따라서 외관에다 신경과 담경의 혈을 추가하면 효과가 배가된다. 신경에서는 신유나 복류가 좋고, 담경에서는 협계나 지오회 임읍 정도가 좋다. 삼초경과 담경이 귀를 감싸고돈다. 그래서 각종 귓병에 삼초경과 담경을 쓰는 것이다. 귓바퀴 전체가 이유 없이 얼얼한 것에도 삼초경이 잘 듣는다.

신장과 간을 동시에 잡으려면 어떻게 해야 할까요? 간경은 당연히 잡아야 하고 삼초경도 잡아야 합니다. 간과 삼초는 어떤 관계죠? 바로 교상합입니다. 이럴 때 이 교상합보다 더 적절한 관계도 없습니다. 따라서 간과 삼초를 엮으면, 신장에서 온 문제도 저절로 해결됩니다. 신장과 삼초는 바로 뒤에서 배울 리중표 관계거든요. 태충과 외관을 찔러놓았는데, 그 날 몇 년 만에 처음으로 눕자마자 완전히 골아 떨어져 다음날 아침까지 푹 잤답니다. 다음날 위의 증상들이 현저히 좋아졌다고 연락이 왔습니다.

환자들이 하는 얘기를 듣다보면 아, 병이 어디서 말미암아서 어디로 번져갔구나, 하는 것이 가만히 가슴에 와 닿습니다. 바로 그것이 되기 위해서 우리는 이 복잡한 관계식을 파악하는 것입니다. 고수로부터 비방 몇 개 배우는 침술은 죽은 의학입니다.

4) 리중표 : 6경 변증

나이가 쉰이 넘으니, 이제 몸도 자동차처럼 부품을 갈아달라고 여기저기서 고장 신호를 보내옵니다. 그 중에서 가장 민감하게 느끼는 것이 환절기의 차가운 날씨 변화입니다. 저는 아파트에 사는 까닭에 한겨울에도 양말을 신지 않고 지내왔는데, 몇 년 전부터 엄동설한에는 저절로 양말을 꺼내 신고는 합니다. 발끝으로 전해오는 차가운 느낌이 어쩐지 싫어집니다.

그런데도 어떤 날은 이 차가운 느낌이 유난히 강할 때가 있습니다. 몸이 무리를 한다든지 글을 좀 심각하게 쓰거나 구상해서 일정기간 생각을 많이 한 뒤에는 이 느낌이 옵니다. 처음에는 멋모르고 당했는데, 몇 번 겪으니까 그것이 오는 차례와 순서가 있더군요.

하루 이틀 이상스레 차가운 느낌이 들다가 그것을 그대로 방치하면 어느 날부터 똥을 자주 누게 됩니다. 보통은 하루에 한 번 아침에 똥을 누는데, 똥구멍의 괄약근이 어쩐지 풀린 듯한 느낌을 받으면서 두 세 번 정도로 늘어납니다. 그리고 잘 살펴보면 입맛도 가십니다.

이때 뜸을 뜨든지 침을 놓든지 해서 다스려야 하는데, 이런 증상을 별거 아니라고 생각하고 넘어가면 하루 이틀 뒤에는 앞머리가 지끈지끈 아파오기 시작합니다. 많이 아픈 것이 아니라 기분이 나쁠 정도로 지근지근 아픕니다. 처음엔 앞머리 쪽이 아프다가 나중에는 옆머리도 아픕니다. 열이 있는 것 같기도 하고 없는 것 같기도 합니다만, 정상은 아닙니다. 하루나 이틀이 더 지나면 갑자기 콧물이 주르르 흘러내립니다. 그제야 아하, 감기 걸렸구나! 하는 확신이 생깁니다. 이미 때는 늦은 것이죠. 그러면 병원에 간다, 뜸을 뜬다, 쌍화탕을 데워먹는다, 운동을 한다, 운기조식을 한다면서 감기 퇴치 작전에 들어가죠.

병이 깊어지는 이 주기는 하루나 이틀 간격으로 진행됩니다. 원기가 많은 젊은 사람들은 이 속도가 빠르겠고, 원기가 떨어진 노인들이면 이 속도가 훨씬 더 늦춰질 것입니다. 겨울에 손발이 차게 느껴지는, 요 근래에 저에게 찾아온 변화를 몇 차례 살펴서 얻은 결론입니다. 여러분은 어떤가요?

그런데 요즘만 이랬을까요? 옛날에도 마찬가지였을 것입니다. 그렇다면 이런 과정을 한 이론으로 정리할 법도 한데, 혹시 그런 의원은 없었을까요? 그렇습니다. 이런 고민을 한 사람이 한나라 때 나타났습니다. 이름은 장중경.『상한론』이라는 명저를 남기면서 동양의학의 한 획을 그은 사람입니다. 우리가 동양의학이라고 부르는 학문이 한나라 때 거의 완성되는 까닭에 한의학이라고 부르는 것입니다. 그런 업적의 한 가운데에 이 사람이 있습니다.

장중경은 병이 이렇게 심화되어 가는 과정을 아주 면밀하게 관찰하여 증상을 정리하고, 그에 따라서 처방을 해야 한다고 주장합니다. 그러니까 병이 겉에서부터 속으로 들어가는 과정을 6경의 이론에 맞추어서 순서가 있음을 논증한 것입니다. 겉에서 속으로 들어가는 과정에 대한 설명이기 때문에 '리-중-표'라고 하고, 이에 대한 설명을 6가지 경락의 이론으로 했기 때문에 '6경변증'이라고 합니다. 변증이란 증상을 가리는 이론을 말합니다. 입문편에서 한 번 했던 것입니다. 병의 심화 과정을 도표로 그리면 아래와 같다고 했습니다.

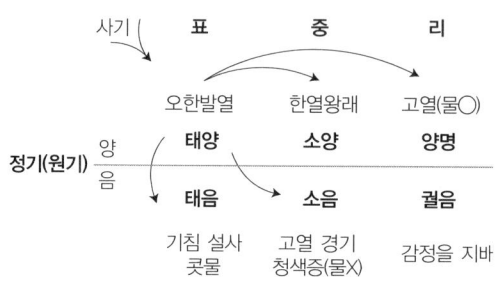

이 그림을 보면서 제가 겪는 감기의 심화과정을 한 번 더 설명해보겠습니다. 사람은 온열동물입니다. 바깥의 온도가 낮아지든 높아지든 몸 안에는 일정한 온도를 유지하면서 사는 동물이죠. 그런데 몸이 바깥의 변화를 따라가지 못하면 탈이 납니다. 온열동물의 탈은 일정한 온도를 유지할 수 없다는 것이고, 그것은 곧 생명의 위협을 뜻합니다. 그래서 일정한 온도를 유지할 수 없기 때문에 몸이 고장 난 사람은 우선 춥다고 느낍니다. 이것을 사기가 침범했다고 표현합니다.

사기에 노출되면 오싹한 느낌이 나면서 춥다고 느낍니다. 그래서 태양경으로 사기가 침범한다고 생각하는 것입니다. 몸이 오싹 하고 느끼면 사기가 든 것이고, 몸은 이 사기를 쫓아내려고 몸에 열을 일으킵니다. 감기는 바이러스가 체내에 침투한 것이기 때문에 이를 상대로 몸이 전쟁을 일으키는 것입니다. 그러려면 열을 일으켜서 바이러스를 죽이거나 활동을 하지 못하도록 훼방 놓는 것입니다. 이것이 감기의 첫 번째 증상입니다.

태양경의 반응을 보면 그 사람의 원기가 얼마나 충실한가를 짐작할 수 있습니다. 장중경은 이런 병의 진행과정을 하루 단위로 파악했습니다. 태양경에 한사가 들고 그것이 다음 단계인 양명경이나 소양경으로 들어가는데 하루가 걸린다는 것입니다. 그리고 소양경이나 양명경에서 태음경으로 들어가는데 하루가 걸립니다. 이렇게 하루 단위로 병이 몸속으로 들어간다고 합니다.

그런데 저 같은 경우는 하루가 더 걸려서 보통 이틀 간격으로 진행된다는 것을 알았습니다. 왜 그럴까요? 몸이 부실해서 원기가 부족한 까닭입니다. 반면에 어린 아이들은 진행 속도가 훨씬 빠르고 격렬합니다. 오전에 몸에 열이 좀 난다 싶으면 오후에 콧물을 흘리면서 기침을 심하게 하죠. 아이들은 원기가 충실하기 때문에 몸의 저항도 그만큼 격렬한 것입니다. 한 이틀이나 사흘이면 아이들은 감기로부터 벗어납니다.

태양경에 한사가 들이쳤을 때 잡지 못하면 그 다음에는 사람에 따라서 소양경으로 들어가는 경우도 있고 양명경으로 들어가는 경우도 있습니다. 저 같은 경우에는 입맛이 없어지고 똥이 자주 나오는 것으로 보아 양명경으로 먼저 들어오는 것 같습니다. 그러다가 머리가 지끈지끈 아프면서 소양경으로 넘어가죠. 또 선후가 없이 이 둘이 뒤섞이는 경우도 있습니다.

소양경은 담과 삼초입니다. 측면부 경락이죠. 그래서 옆머리가 아픕니다. 태양경에 한사가 들이친 후이기 때문에 몸의 반응도 시작되어, 열과 추위가 오락가락합니다. 이것을 한열왕래라고 표현한 것입니다. 이런 상태는 아주 짜증스럽습니다. 환자가 오싹한 느낌을 겪은 다음에 짜증스럽게 반응하는 단계가 이곳입니다. 노인들이 유달리 짜증을 내면 감기가 아닌가 주의해볼 필요가 있습니다.

소양경과 앞서거니 뒤서거니 하며 오는 것이 양명경입니다. 양명경은 위와 대장입니다. 그래서 양명경에 병이 들면 소화가 안 되고 입맛이 없습니다. 게다가 대장의 기운도 허해져서 항문의 괄약근이 풀립니다. 똥을 자주 누게 되죠. 힘이 없는 노인들은 설사를 하거나 똥을 쌀 수도 있습니다. 양명경에 병이 들면 고

열을 동반합니다. 물론 원기가 많을수록 더 심합니다. 가끔 환절기 때 일어나지 못하고 누운 채 몸살을 앓는 사람이 있습니다. 큰일 났다고 주변에서는 걱정을 하지만, 이런 사람은 원기가 좋은 사람입니다. 그렇게 한 번 앓고 나면 거뜬해집니다. 그러니 걱정할 것 없습니다. 오히려 노인들이 위험합니다. 앓는 것도 아니고 낫는 것도 아닌, 고만고만한 상태로 있다가 갑자기 졸도하거나 죽습니다.

이렇게 몸이 열을 최고로 가동하여 저항해도 낫지 않으면 병은 태음경으로 들어갑니다. 태음경부터는 음에 해당합니다. 앞의 세 경락은 양입니다. 양은 겉이고 음은 속이죠. 태음경에 병이 들었다는 것은 드디어 몸속 깊은 곳까지 병이 들어갔다는 것을 말합니다. 태음의 병증은 콧물을 흘리고 기침을 하며 설사를 하기도 합니다. 우리가 감기라고 할 때 떠올리는 것은 이 단계의 모습이죠.

이 단계에서도 병이 낫지 않으면 사기는 이제 소음경으로 쳐들어갑니다. 소음은 심장과 신장입니다. 심장과 신장은 몸의 보일러 기능을 담당하는 장기입니다. 여기에 병이 들면 어떨까요? 보일러 기능에 이상이 옵니다. 심장은 불이고, 신장은 물입니다. 이 둘이 서로 잘 교환되어야만 몸이 적당한 온도를 유지하는데, 그게 안 되면 불은 계속 뜨겁게 달아오르고 물은 계속 차갑게 식어갑니다. 그래서 몸은 불덩어리가 됩니다. 머리가 깨질 듯하죠. 고열에 시달리다가, 심하면 경기를 일으키기도 합니다. 사람이 곧 죽을 것 같은 심각한 상황이 됩니다.

이때의 열은 양명경에서 일으킨 열과 약간 다릅니다. 양명경에서 열을 일으킬 땐 환자가 물을 찾습니다. 목이 타기 때문이죠. 그러나 소음경에서 열을 일으키면 물을 찾지 않습니다. 어린 아이들은 열을 감당하지 못하여 온몸이 파랗게 질립니다. 이것을 청색증이라고 하죠. 그러면 뇌세포가 죽는다면서 병원에서는 아이를 찬물에 담가버립니다. 일단은 병이 낫는 듯하죠. 그러나 그 열은 몸속으로 들어가서 다시 다른 병을 준비합니다.

소음경의 단계에서 잡지 못하면 이제 병은 궐음으로 들어갑니다. 궐음병의 특징은 떨림입니다. 사시나무 떨듯 벌벌벌 떨면서 죽을 것 같습니다. 잘못하면 중풍으로 발전합니다. 그리고 감정이 격렬해집니다. 노인들이 아플 때 불같이 화를 냈다가 언제 그랬냐는 듯이 조용해지곤 해서, 감정이 왔다갔다 하면 병이 궐음경에 들어갔다고 보면 됩니다. 마음이 조급해지거나 우울증 같은 것은 틀림없이 이 궐음경의 소식입니다. 사실은 심리의 병이기 때문에 고치기도 참 어렵습니다. 여기서부터는 정말 마음의 병으로 간주하고 접근해야 합니다.

이 리중표 관계는 속과 겉의 관계이기 때문에, 정말 능수능란하게 익혀서 활용해야 합니다. 그러면 정말 대단한 효과를 내는 방법입니다. 우선 겉과 속의 관계를 연결 짓기 위해서 이들의 관계를 정리해볼 필요가 있습니다. 아래의 낯익은 표가 그것입니다.

표리	육기	혈	장	상통	부	혈	육기
표	태음	척택	폐		소장	후계 완골	태양
		태백 삼음교	비		방광	위중 폐유	
중	소음	심유 소부	심		삼초	외관	소양
		신유	신		담	현종	
리	궐음	내관	심포		대장	합곡	양명
		태충	간		위	족삼리	

이게 어찌 된 것인지 아래의 표를 잘 살펴보면서 상관관계를 파악해 보시기 바랍니다.

'도설1'을 세로로 쪼개어 두 칸씩 올려붙인 것이 '도설2'입니다. '도설2'에서 대각선 관계를 잘 살펴보십시오. 그러면 위의 도표에 나오는 리중표 관계와 일치함을 알 수 있습니다. 이렇게 리중표 관계는, 위의 도설에서 양에 해당하는 오른쪽을 잘라서 두 칸씩 위로 올린 다음에, 대각선 관계를 맺는 것입니다. 앞서 배운 교상합 관계를 닮았으면서도 또 한 차원 다른 관계입니다. 이 관계의 그림이 머릿속에 들어있으면, 위의 관계표를 굳이 암기할 필요가 없습니다. 머릿속에서 관계를 몇 번 떠올리면 저절로 생각이 납니다.

폐	대
비	위
심	소
신	방
포	초
간	담

도설 1

	대
	위
폐	소
비	방
심	초
신	담
포	
간	

도설 2

　태양경에 한사가 들면 오싹한 느낌이 나는데, 이때 방광경이나 소장경만을 다스려서는 병이 뿌리 뽑히지 않는다는 것입니다. 왜냐하면 밖에서 안으로 들어가려는 기운이기 때문에 그렇습니다. 따라서 병의 뿌리를 뽑으려면 병이 들어올 곳에 먼저 가서 치료를 해야 한다는 것입니다. 예컨대 태양경에 병이 들면 위의 관계에서 바로 태음경과 짝을 지어서 치료해 주어야 한다는 것입니다. 오싹한 느낌이 나는 몸의 병을 없애기 위해서는 방광경에서 위중을 선택하고, 리중표 관계에 있는 폐경에서 또 다른 혈을 골라주어야 한다는 것입니다. 위의 표에는 척택이라고 나와 있네요. 물론 꼭 척택만 쓰는 것은 아닙니다. 원혈인 태연이나 5행상 금금혈인 경거를 써도 됩니다.[3] 이런 식입니다.

---

3)　　폐는 5행상 금이고, 경거는 오수혈 중에서 5행상 금에 해당하는 혈이다. 그래서 금금혈이라고 하는 것이다.

고3인 아들이 하루는 허리가 아프다고 침을 놔달라기에 엎드리게 해놓고 몇 군데 침을 놓았습니다. 신주, 명문, 양관, 신유, 대장유, 위중. 보통 젊은 아이들은 이 정도만 놔도 대번에 병세가 호전됩니다. 그런데 침을 꽂았을 때뿐이고, 침을 뽑자마자 원상태로 돌아갔다는 것입니다. 그렇다면 원인이 허리에 있는 것이 아니라는 결론이죠. 그래서 혹시 감기가 아닌가 하는 생각이 스쳤습니다. 얘기를 들어보니 감기 증세가 분명해서 침을 다시 놓았습니다. 이번에는 앉아 있는 그 자리에서 새끼발가락의 통곡을 찔렀습니다. 아니나 다를까! 아들내미는 어! 하며 허리 통증이 싹 가셨다는 것이었습니다. 한사가 태양경에 들이쳐서 안으로 막 들어서려고 하는 찰나에 통곡에 찔러서 병을 막아낸 것입니다. 예비로 폐경의 어제에도 놓았습니다. 폐는 방광과 리중표 관계이고, 어제는 폐경에서도 열을 다스리는 형혈입니다. 몸이 찰 때도 잘 듣는 혈이죠. 우리 아들의 과외 선생님이 감기 걸렸다고 해서 어제에만 침놓은 적이 있는데, 그것만으로 감기가 잡힌 경우도 있었습니다.

사기가 양명경으로 들어오면, 저의 경우는 입맛이 없어지고 똥을 자주 누는데, 그러면 침을 몇 군데 놓습니다. 이때 즐겨 쓰는 혈은 중완, 중극, 족삼리, 내정 정도를 놓고, 폐경의 중부와 경거나 척택, 그리고 방광경의 경골을 추가합니다. 중완은 위의 모혈이라서 양명경 전체를 다스릴 만한 혈이고, 중완에 문제가 생기면 토극수의 관계에 따라 방광의 상태도 흔들립니다. 그래서 방광의 모혈인 중극을 씁니다. 중완의 위기를 끌어내리는 데는 족삼리가 좋고, 족삼리를 더욱 강하게 해주기 위해서 내정을 붙여준 것입니다. 감기로 인한 병이니 폐경에서 모혈인 중부와 경거나 척택을 고른 것이고, 폐의 리중표인 방광경에서 원혈인 경골을 쓴 것입니다. 경골 대신 곤륜을 써도 좋습니다. 경골이나 곤륜은 방광의 기운을 끌어내리는 효과도 있습니다.

감기 때문에 머리가 지끈지끈 아픈 것은 소양경의 문제이니, 아래쪽에서 보통 임읍이나 양릉천을 쓰고, 리중표 관계에 있는 심경의 소부나 통리를 추가합니다. 소부가 좋기는 한데 손바닥에 있어서 무척 아픕니다. 그래서 통리를 자주 쓰는 편인데, 그 가까이에 조로록 붙어있는 4혈 신문 음극 통리 영도 중에서 눌러서 가장 아픈 혈을 씁니다.

또 한 가지 방법은, 다리에서는 담경의 임읍이나 양릉천 또는 구허를 쓰고, 손에서는 내관을 쓰는 방법도 있습니다. 담경은 소양경이죠. 소양의 짝은 궐음입니다. 다리에서는 소양경을 쓰고 그 짝인 궐음경은 손에서 쓰는 것입니다. 이렇게 위아래를 한 짝으로 엇갈려 쓰는 방법을 교(역)상합이라고 합니다.

콧물이 흐르고 기침이 나서 감기가 태음경으로 침입했다 싶으면, 이제는 방법을 약간 달리 폐경의 여러 혈을 일일이 눌러서 아주 아픈 곳을 다 고릅니다. 골라보면 대개 어제, 경거, 공최, 척택, 운문이나 중부로 정리됩니다. 리중표인 방광경에서는 경골이나 곤륜을 택합니다. 곤륜을 찌를 때는 아주 깊이 찌릅니다. 그러면 맞은편에 신경의 원혈인 태계에 닿습니다. 이렇게 해놓고서 족삼리나 중극, 중완을 추가하면 몸이 아주 많이 좋아집니다.

감기가 소음으로 넘어가면 이제 몸속의 정기와 사기가 죽기 아니면 살기로 싸웁니다. 극심한 열이 나서 온몸이 불덩어리가 되는데도 별로 물이 당기지 않죠. 쉰이 조금 더 된 한 분이 감기가 왔는데, 열이 40도를 오르내리며 도대체 가라앉지 않습니다. 그래서 큰일 났다 싶어, 그날 밤으로 서울의 가장 유명하다는 대학병원 응급실로 갔습니다. 항생제를 투여해도 열이 내리지 않기를 3일. 그 동안 이 약 저 약 바꿔가며 어디가 문제인가를 찾다가 결국은 못 찾으니까, 한 여의사가 와서는 자신은 응급환자 중 특별한 원인이 없이 아픈 사람을 전담하는 의사라며, 이것저것 묻더랍니다. 그나마 좋은 병원이니까 원인 없이 아픈 환자만을 다루는 특별한 전문의가 있는 것입니다. 이 전문의가 와서 진단하고 상담할 무렵에는 열이 싹 내려서 아무런 문제가 없는 상태가 되었습니다. 그래서 이틀을 응급실에 더 있다가 그대로 퇴원했습니다. 말짱했습니다.

이 분은 제가 자주 만나는 분이라서 아는데, 신장이 조금 안 좋은 분이었습니다. 신장에 병이 있다기보다 전체의 체질이 신장 쪽에서 먼저 탈이 나면서 노화가 진행될 그런 경우였습니다. 신장은 6기로 볼 때 소음이죠. 심장과 같은 소음입니다. 소음병은 장기 중의 임금이라는 심장의 병이기 때문에 어떤 약도 듣지 않습니다. 몸의 보일러 기능을 주관하는 장기이기 때문에 수화가 분리되어 심장은 더욱 데우고, 신장은 더욱 식혀서 위쪽으로는 더욱 뜨겁게 달아오르고 아래쪽으로는 더욱 차가와지는 그런 증상이 나타납니다. 그러니 이때는 심장의 기운을 끌어내리고 신장의 기운을 밀어 올려, 수승화강이 잘 되도록 하면 저절로 낫는 병인 것입니다. 아무리 원인을 찾아도 원인이 없고, 약을 투여해도 듣지 않습니다. 심장이 스스로 열을 해소하기 전까지는 어떤 약이나 처방도 듣지 않습니다. 오로지 침만이 강하게 기운을 끌어내리고 올려서 회생시킬 수 있습니다.

정기와 사기의 극렬한 싸움 한 바탕이 소음병이라고 했는데, 정기가 이기면 어떻게 될까요? 그러면 몸은 아주 개운해지면서 새로 태어난 듯한 느낌입니다. 원기가 강하게 남아있는 사람이 환절기 때 몸살을 심하게 앓고 나면 오히려 컨디션이 좋아지는 수가 있는데, 이런 까닭입니다.

사기가 이기면 어떻게 될까요? 마치 몇 년은 더 산 듯이 수척해지면서 병색은 없어집니다. 그러면서도 차분해지죠. 겉으로 봐서는 더 좋아진 듯이 보입니다. 그러나 원기가 없어서 사기와 적당히 타협하여 몸 안에 병의 자리를 내준 것입니다. 이후에는 더욱 잔병치레를 많이 합니다. 이럴 경우에는 양기를 강하게 끌어내리는 대추혈 주변을 넓게 사혈하고 손가락 발가락의 정혈을 사혈한 다음에, 소음경과 그것의 리중표인 담경이나 삼초경을 자극하면 좋습니다. 역시 이 경락의 혈들을 눌러서 통증이 심한 혈을 중심으로 선택하는 것이 좋습니다.

이상은, 제가 겪은 감기 증상을 중심으로 리-중-표 이론을 설명한 것입니다.

꼭 감기가 아니라도 이런저런 방법으로 진단해서 병이 어느 단계에 머물렀는가 확인되면 이 리중표 이론에 따라 혈을 선택하면 효과가 정말 좋습니다.

예컨대, 교사로 정년퇴임을 한 분이 퇴임 이후에 집안에서 신경질을 많이 낸다는 것입니다. 화를 많이 내고 나이에 맞지 않게 토라지기를 잘 하고 잔소리가 많아졌다는 것이죠. 이건 무슨 경의 문제일까요? 일관성 없이 화를 많이 내는 것은 궐음의 특징입니다. 궐음은 바람처럼 종잡을 수가 없습니다. 노인들이 사소한 일에도 벌컥벌컥 화를 내는 것은 노화가 진행되어 궐음까지 이르렀기 때문입니다. 술을 드시느냐고 물으니 아주 많이 먹는다는군요. 그러면 더욱 분명하지요. 술은 간에 해롭고 간은 궐음에 해당합니다. 그러니까 스트레스는 심포경으로 오고 술로 인한 몸의 스트레스는 간으로 와서 궐음에 병이 깊이 든 것입니다. 그러면 이제 답이 나오네요. 궐음경(심포-간)을 골라서 침놓으면 상태가 아주 호전될 것입니다. 여기에 리중표인 양명경을 추가하는 것입니다. 양명경(대장-위)은 소화흡수를 전담하는데 노인들에게 이보다 더 좋은 경락도 없죠.

또 저의 경우에는 젊어서부터 폐의 병을 앓았습니다. 기흉으로 수술을 했는데, 침뜸을 배운 후로 일주일에 한 번씩 침을 맞았습니다. 폐경을 주로 하고 리중표인 방광경에 침을 추가하는 방식입니다. 합곡, 공최, 경거, 어제를 가장 많이 쓰고 방광의 원혈인 경골을 추가하는 경우가 많았습니다. 그렇게 오래 하니까 몸이 많이 좋아졌는데, 2년쯤 뒤에 마사지를 받았는데 위의 모혈인 중완이 무척 아픈 것입니다. 직감이 오더군요. 폐는 태음이니 태음병을 앓다가, 이것이 어느 정도 치료되자 이제 병이 양명경으로 솟아나온 것입니다. 그래서 그 후로는 위장을 중심으로 하고, 그것의 리중표인 심포경을 추가하는 방식으로 치료 방법을 바꾸었습니다. 오래 묵은 병도 이렇게 6경의 원리에 따라 움직이니, 잘 살펴볼 필요가 있습니다.

50중반 남자분이 어느 날 갑자기 윗어금니가 흔들려서 아프다면서 치과에 신경치료 하러 간다고 합니다. 운동을 열심히 해서 건강관리를 잘 하는 분인데, 이런저런 얘기를 하다 보니 최근에 갑자기 혈압도 150까지 올라갔다고 합니다. 혈압은 잠시 그러다가 정상으로 돌아왔는데, 리중표를 아는 사람이라면 이 두 증상 사이의 관계에 직감이 오죠. 윗어금니로는 위경이 지나가고, 혈압은 심포경과 관련이 있습니다. 위경과 심포경, 리중표 관계죠.

50중반 남자분이 식목일 날 나무를 심느라고 삽질을 심하게 하는 바람에 왼쪽 견갑골과 등짝 전체는 물론 겨드랑이 밑까지 아픕니다. 등을 두드려보니 정확히 심유 자리입니다. 그래서 심경이 흐르는 손목의 통리에 침을 놓으니 통증이 곧바로 눈에 띄게 줄어들었습니다. 여기다가 근육 전체를 다스리는 근회혈인 양릉천에 침을 추가했습니다. 양릉천은 담경이죠. 심경과 담경은 무슨 관계인가요? 답이 보이죠? 리중표입니다.

5) 풍선과 병의 이동

바람 찬 풍선의 한쪽을 눌렀을 때 어느 쪽으로 더 불어날지는 알 수 없습니다. 그러나 우리가 눈으로 확인할 수 없는 아주 작은 차이로 더 얇은 어느 한쪽으로 불거질 것입니다. 그리고 점점 더 불어나다가 힘을 못 견디는 한계점에 이르면 그곳이 터지겠죠.

사람의 몸에서 병이 번져가는 것도 이와 같습니다. 사람마다 체형이 다르고 체질이 다르기 때문에 몸에서 병이 처음 생겼을 때 그 병이 깊어지면서 다른 어느 곳으로 옮겨가는데, 어느 방향으로 갈지는 아무도 모릅니다. 사람마다 방향이 각기 다르겠지요.

앞에서 살펴본 여러 가지 관계는 병이 한 곳에서 다른 곳으로 옮겨가는 과정을 설명한 것입니다. 따라서 환자가 찾아와서 진단을 하고 환자의 호소를 듣다보면 저절로 '아하! 처음에 여기서 발병하여 이런 방향(앞서 말한 관계)으로 옮겨갔구나' 하는 것을 알게 됩니다. 그러면 그에 따라서 병이 나아갈 곳을 짐작할 수 있고, 그에 맞추어 침을 놓으면, 그냥 통증만 없애는 것이 아니라 병의 뿌리까지도 치료할 수 있는 것입니다.

그래서 단순한 몇 가지 처방만 배우는 것이 아니라, 이렇게 복잡한 관계들에 대해서 깊이 있는 공부를 하는 것입니다. 이 공부를 마치면 처방 몇 가지 외워서 환자를 대하는 의원과는 차원이 다르게 사람의 몸과 병을 보는 안목이 생깁니다. 이 얼마나 즐거운 일입니까? 이런 즐거움을 느끼지 않으면 절대로 명의가 될 수 없습니다.

우리 침뜸의 원리와 응용

5행의 상생과 상극

경락은 장부에 딸렸고, 장부는 모두 5행으로 분류할 수 있습니다. 따라서 경락도 장부에 따라서 5행에 소속됩니다. 그렇다면 장부에서 일어나는 5행의 상생과 상극 작용은 경락에서도 똑같이 일어날 것입니다. 실제로 침을 놓을 때도 경락의 5행 성질에 따라서 억누르고 돕는 관계를 이용해야만 효과가 몇 배로 오릅니다.

그리고 경락에서 그런 것처럼 혈에도 5행의 성질을 띤 것들이 있습니다. 이것은 앞서 혈을 배울 때 이미 뽑아놓았습니다. 5수혈이 그것이죠. 여기에 5행을 배당하면 됩니다. 따라서 각 혈에서도 서로 성질에 따라 밀고 당기는 관계가 형성될 수 있습니다. 여기서는 그 관계를 알아보고자 합니다. 5행이 경락과 혈에서 서로 밀고 당기며 벌이는 한 판 요지경 속을 천천히 들여다보면서 공부를 해보겠습니다.

1) 5문 10변

5문의 5는 5행을 뜻하고, 10변의 10은 10천간을 말합니다. 즉 5는 목화토금수이고, 10은 갑을병정무기경신임계를 뜻합니다. 10간은 따로 존재할 때는 열인데,

이것이 서로 합해질 때가 있습니다. 그러면 서로 하나씩 짝을 지어서 합해지기 때문에 다섯으로 변합니다. 이렇게 둘이 합쳐져서 다섯으로 변한 것에 대해 5문이라는 이름을 붙인 것입니다. 목화토금수 5행이 다시 흩어져서 변화를 일으키면 10변이 됩니다. 이렇게 변화와 수렴을 반복하는 양상을 나타내기 위해서 '5문 10변' 이라는 어마어마한 이름을 붙였습니다. 그러나 이름에 접먹지 말고, '5행이 작용을 일으키면 10천간에서 변화가 일어나는 것을 말하는구나!' 하는 정도로 이해하면 좋습니다.

5행에서 치료의 원칙은 딱 한 가지 말로 압축됩니다. 모보자사(母補子瀉)가 그것입니다.[1] 이것은 '어미를 보하고 자식을 깎는다' 는 말입니다. 즉 5행에는 상생 관계가 있습니다. 이 성질을 이용하는 것입니다. 상생이란 목생화, 화생토, 토생금, 금생수…를 말합니다. 또 한 번 되풀이되지만, 다시 한 번 볼까요?

	목	화		토	금	수
장(음)	간	심	심포	비	폐	신
부(양)	담	소장	삼초	위	대장	방광

목생화는, 목이 화를 낳는다는 말입니다. 목이 어미고 화가 자식이죠. 어미는 자식에게 무조건 줍니다. 이 관계를 나타낸 것입니다. 즉 간은 심장에게 무조건 주는 관계입니다. 심장은 비장에게 무조건 주는 어미와 같습니다. 이런 식입니다. 따라서 심장이 허하여 기운이 조금 부족하면 어미인 간으로부터 기운을 충분히 받지 못해서 그런 것이라고 보는 것입니다. 그러므로 심허에서 오는 병에는 어미인 간을 보해주면 낫는다는 것입니다. 대장에 기운이 딸려 똥이 잘 뭉쳐지지 않

---

1) 『의학입문』 329쪽

고 힘이 들어가지 않아 시원찮다면 어미인 위의 기운을 보해주면 나아진다는 것입니다.

여기서 보사란 말이 나왔습니다. 보사는 어느 한쪽으로 힘을 실어주는 것을 말합니다. 병이 없는 상태는 장부의 균형이 잘 맞은 때를 말하고, 병든 상태는 그 균형이 깨져서 어느 한 쪽으로 기우뚱 기운 상태를 말합니다. 허실이란 말이 나왔는데, 바로 그 상태를 나타내는 말입니다. 허는 기운이 부족하여 힘이 없는 상태를 말하고, 실은 기운이 어느 한쪽으로 지나쳐서 몸에 해로운 상태가 된 것을 말합니다. 대체로 힘이 없어 꺼지거나 처진 것을 허라고 하고, 붓거나 긴장하여 통증이 느껴지는 것을 실이라고 보면 됩니다.

한 번 더 연습해볼까요? 위가 허해서 무언가 먹고는 싶은데, 막상 배가 그득한 듯하여 소화도 잘 안 되는 것 같고 트림이 나고 할 때 위허라고 합니다. 위하수 같은 것들입니다. 그러면 이 위에 기운을 보태주려면 어미인 소장의 기운을 보태주면 됩니다. 그러면 그 기운이 자식인 위장에게 전달된다는 것이죠. 간이 허해서 기운이 부족할 때는 어미인 신장을 보해줍니다. 그러면 신장의 기운이 충실해지면서 그 기운이 간으로 흘러가서 간의 문제가 해결된다는 것입니다. 이렇게 하는 것이 모보(母補)입니다.

자사(子瀉)는, 어느 장기가 병이 들어 실해졌을 때 자식을 깎는다는 것입니다. 실하다는 것은 대체로 통증을 유발하거나 어떤 심각한 문제가 생긴 상태라고 보면 됩니다. 몸에 병이 들면 그것을 쫓아내려고 그리로 기운이 집중됩니다. 그래서 아픈 증상이 나타나는 것입니다. 원기와 사기가 격렬하게 싸우고 있기 때문에 통증이 느껴지는 것입니다.

이럴 땐 자식 쪽을 깎아줍니다. 이유는 간단합니다. 자식은 부모로부터 기운을 빼앗아가기 때문입니다. 부모는, 특히 어미는 자신이 아무리 아프고 괴로워도 자식이 달라고 하면 무조건 줍니다. 그렇기 때문에 아픈 부모를 회복시키는 첫 번째 방법은 기운을 빼앗아가는 자식부터 다스리는 것입니다.

예를 들어 위의 표에서 보듯이 목의 자식은 화이고, 화의 자식은 토이며, 토의 자식은 금입니다. 이런 식입니다. 따라서 목은 화에게 무조건 베풀어주고, 화는 토에게 무조건 베풀어주며, 토는 금에게 무조건 베풀어줍니다. 그 뒤로도 마찬가지입니다. 따라서 화에게 병이 들면 화로부터 기운을 빼앗아가는 토부터 다스려야 한다는 것입니다. 따라서 토에 침을 놓게 됩니다. 이런 것을 말하는 것입니다. 위장병이 심하면 위로부터 기운을 빼앗아가는 자식인 대장을 치는 것입니다. 그러면 위의 기운은 절로 회복된다는 것입니다.

결국 모보자사론이란, 어떤 장부가 허할 때는 어미 쪽을 보충해주고 실할 때는 자식 쪽을 사해준다는 원칙을 말합니다. 위에 염증이 있어서 아파하는 환자에게는 대장경에 침놓고, 위하수로 위장이 힘이 없어 늘어진 환자에게는 소장경에 침을 놓는다는 것입니다.

여기까지는 아주 간단합니다. 그런데 10천간은 가만히 있지를 않고 서로 합치고 얽히면서 성질이 변합니다. 그 변화를 주목하여 거기에 따라서 처방하는 방법도 있습니다. 두 가지가 있습니다. 천간상합과 천간화합이 그것입니다.

이것을 알아보기 전에 5장6부와 10천간의 관계에 대해서 알아보겠습니다. 실제의 장기가 존재하지 않고 특별한 기능만을 하는 삼초와 심포를 빼놓는다면, 장기는 모두 10이고 천간도 모두 10개입니다. 목화토금수의 5행마다 음양이 있으니, 다음과 같이 정리할 수 있을 것입니다.

5행	목		화		토		금		수	
천간	갑	을	병	정	무	기	경	신	임	계
장부	담	간	소장	심	위	비	대장	폐	방광	신

이것은 천간과 장부를 같은 5행끼리 연결한 것입니다. 그런데 앞서 말했듯이 각 경락의 혈에도 5행의 성질을 띤 것이 있다고 했습니다. 5수혈로 이미 정리되었다고 말했죠. 그러면 그 도표에서 각 경락의 성질과 일치하는 혈을 찾아보겠습니다. 담은 5행상 목입니다. 담경 전체가 목의 성질을 띠는데, 그 안에는 각기 5행의 성질을 띠는 혈이 있습니다. 각기 임읍(목), 협종(화), 양릉천(토), 규음(금), 협계(수)입니다. 이 중에서 임읍은 경락도 목의 성질이고 혈도 목의 성질입니다. 따라서 여러 혈 중에서 가장 많이 목의 성질을 지닌 혈입니다. 목목혈이죠. 모든 혈 중에서 목의 성질을 가장 잘 반영한 혈입니다. 이런 식으로 각 경락의 성질과 특성을 가장 많이 지닌 혈을 골라낼 수 있습니다.

그러면 이 중에서 각 경락을 대표하는 혈을 찾아서 위에서 알아본 천간과 함께 정리해보겠습니다. 다음과 같습니다.

5행	목		화		토		금		수	
천간	갑	을	병	정	무	기	경	신	임	계
장부	담	간	소장	심	위	비	대장	폐	방광	신
혈	임읍	대돈	양곡	소부	삼리	태백	상양	경거	통곡	음곡

따라서 위의 표에 나타난 혈들은 각 경락의 성질을 가장 잘 나타내는 것들이기 때문에 5행을 이용한 혈에서는 꼭 이 혈들을 씁니다. 그러면 이 혈들을 이용해서 치료하는 방법을 알아보겠습니다.

① 천간 화합(化合)

천간은, 하늘의 별 중에서 지구에 가장 가까워서 큰 영향을 미치는 다섯별의 관계를 나타낸 것입니다. 따라서 10간은 단순히 숫자를 대표하는 것이 아니라,

태양계에서 벌어지는 별들의 엑스레이 사진을 인화한 것과 똑같습니다. 다만 그 엑스레이 사진을 관찰하려면 도구가 필요한데, 음양 5행이 바로 그 이론입니다. 그러려면 이 다섯 가지를 성질에 맞추어 5행으로 분류하고, 음양으로 나누어야 합니다. 아래 도표가 그것입니다.

	목	화	토	금	수
양	갑	병	무	경	임
음	을	정	기	신	계

그런데 이 10가지 요인은 가만히 있는 것이 아니라, 어떤 조건이 형성되면 서로 결합을 하게 됩니다. 서로 다른 성질을 지닌 것인데도 둘이 만나면서 같은 성질로 변하여 10가지 요인이 들어간 그 해에는 지구 전체에 큰 영향을 미칩니다.

서로 다른 두 가지 요인이 만나는 것은 마주볼 때 생깁니다. 그런데 날짜나 해라는 것은 태양을 중심으로 지구가 돌기 때문에 생기는 것이고, 그래서 해와 달의 운동을 우리는 둥글게 표현합니다. 이렇게 둥글게 나타낼 때 서로 마주 보는 요인들이 생기는데, 이들은 팽팽하게 맞서 있다가 닮은 성질을 공유하게 되는 것입니다. 아래 표가 그 짝입니다.

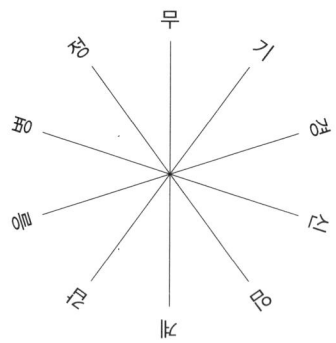

갑과 기는 마주보고 있습니다. 갑은 5행상 목이고 기는 토입니다. 그런데 이 갑과 기가 만나면 성질이 토로 변하는 것입니다. 을은 5행상 목이고 경은 금입니다. 그런데 이 둘이 만나면 금으로 변합니다. 이런 변화를 나머지도 성질이 각기 변합니다. 이들이 서로 수천 수만 수억 년 동안 마주보는 사이 닮은 성질을 띠게 된 것들은 다음과 같습니다. 이런 관계가 사주에서는 사주 나름대로 활용되고, 풍수에서는 풍수 나름대로 다양한 변화를 추리하는 원칙으로 활용됩니다. 당연히 침뜸에서도 이것들은 활용됩니다. 5장6부와 관련하여 활용되는 원칙은 다음과 같습니다.

갑기합토 : 담 - 비
을경합금 : 간 - 대
병신합수 : 소 - 폐
정임합목 : 심 - 방
무계합화 : 위 - 신

그러면 침뜸에서는 이들을 어떻게 이용하는가 하는 것을 알아볼 차례입니다. 어떤 장부에 병이 들었다면 그 병은 둘 중의 하나입니다. 허한 경우와 실한 경우. 허하다는 것은 정기가 부족해서 생기는 것이고, 실하다는 것은 사기가 지나쳐서 생기는 것입니다.

100%의 기운이 몸속을 돌다가 특정한 곳에 문제가 생겨 그곳의 문제를 해결하려고 기운이 지나치게 몰립니다. 이것이 해결되지 않고 오래 묵으면 나쁜 기운인 사기가 되는 것입니다. 정기가 병에 짓눌리면 사기가 되는 것입니다. 따라서 사기를 흩어서 정상으로 돌려놓으면 정기가 되는 것입니다.

따라서 허할 때와 실할 때가 처방이 다릅니다. 예를 들어 목허증의 경우를 보겠습니다. 목은 담과 간에 해당하죠. 먼저 담허의 경우를 볼까요? 허할 때는 어미를 보해주라고 했습니다. 그러면 목의 어미는 무언가요? 수죠. 그러면 10천간이 화합하여 수로 변하는 것은 뭔가요? 위에서 보면 병신합수입니다. 따라서 병과 신을 보해주면 되는 것입니다. 병은 소장이고 신은 폐입니다. 위의 표에서 살펴보면 혈은 소장의 양곡과 폐의 경거입니다. 이 2 혈을 보해주면 됩니다. 이런 식입니다.

그러면 담실의 경우를 볼까요? 실할 때는 자식을 사하라고 했습니다. 목의 자식은 화죠. 그러면 천간이 서로 만나서 화를 이루는 것들은 어떤 것인가요? 무와 계가 만나면 화가 됩니다. 무계합화죠. 그러면 무와 계를 사해줍니다. 무는 위장이고 계는 신장입니다. 따라서 그 경락의 대표 혈인 족삼리와 음곡을 사해주면 됩니다. 이런 식입니다.

어때요? 그만 할까요? 아니면 더 해볼까요? 연습 삼아 한 번 더 해보죠. 앞서 목을 했으니 이번에는 화를 해보죠. 화는 소장과 심장에 해당합니다. 소장이 허한 경우와 실한 경우가 있겠죠. 소장이 허한 경우에는 어미를 보하라 했으니 목을 보해야 할 것입니다. 천간 둘이 만나서 목이 되는 경우는 정과 임입니다. 정임합목이죠. 정은 심장이고 임은 방광입니다. 이들의 대표혈은 소부와 통곡이니, 이들을 보해주면 되는 것입니다.

소장이 실한 경우는 어떨까요? 실한 경우에는 자식을 사하라고 했습니다. 화의 자식은 토입니다. 두 천간이 만나서 토가 되는 것은 갑기합토입니다. 따라서 갑인 담과 기인 비장의 대표 혈을 사해주면 됩니다. 임읍과 태백이죠.

이용하는 방법을 아시겠죠? 더 해봐야 분량만 늘어날 것이니, 이쯤에서 생략하기로 하지요. 그렇지만 여러분은 반드시 연습을 해보아야 합니다. 그렇지 않으면 책을 덮자마자 잊어버립니다.

이 방법은 잘 보면 아시겠지만, 5행의 상생관계만을 이용한 것입니다. 그런데

5행의 관계에는 상생만 있는 것이 아니라 상극 관계도 있습니다. 그렇다면 상극을 이용한 침법이 있지 않을까요? 그렇습니다. 뒤에서 배울 사암침이 그렇습니다. 사암침은 상생의 관계에 상극 관계까지 함께 사용한 침술입니다. 당연히 상생관계만을 사용하는 방법보다 효과가 훨씬 더 좋습니다. 침꾼들 사이에서도 천간 화합을 사용하는 경우가 많지 않은 것은 바로 이 강력한 사암침 때문입니다.

② 천간 상합(相合)

이번에는 천간상합입니다. 우리가 침 하나로 한 장부의 문제를 해결하는 방법이 없을까 하는 엉뚱한 궁리를 해볼 수 있을 것입니다. 이에 대한 대답이 바로 이 방법입니다.

예컨대 다리가 땡기고 아픈데 가만히 살펴보니까 담경을 따라서 다리 바깥으로 길게 아픈 경우가 있습니다. 담은 5행상 목이죠. 음양으로는 양입니다. 이걸 위의 방법으로 고치려면 어떻게 될까요? 담은 음양5행에서 보면 갑에 해당합니다. 그러면 갑과 상합을 이루는 것이 무엇인가를 봅니다. 위의 도설에서 보면 기가 그 주인공입니다. 갑기합토니까요.

따라서 이럴 때는 담경은 놔두고 기에 해당하는 장부로 갑니다. 기는 5행상 토요, 음양으로는 음이니, 장부로는 비장에 해당합니다. 따라서 담경의 병을 비장에서 해결하려는 것입니다. 비장의 어느 혈이 좋을까요? 원혈인 태백도 좋고, 유명한 삼음교도 좋습니다. 그렇지만 관계가 분명해야 하니 태백을 써봅니다. 태백에 침을 찌르고서는 서서히 다리를 움직여줍니다. 그러면 30분 내로 통증이 싹 가시거나 현저히 줄어듭니다.

여기서 효과를 좀 더 내주려면 혈을 하나 추가해도 좋습니다. 담과 리중표 관계인 심경이나 교(역)상합 관계인 심포를 써도 좋겠지요. 소부나 노궁이 되겠네요.

자라는 아이들은 양명경이 활발해서 가끔 이유 없이 정강이 바깥쪽으로 길게 아프다는 경우가 있습니다. 물론 이때는 위경의 여러 혈을 짚어보고서 가장 아픈 곳에다가 한 두 군데 침놓으면 됩니다. 그리고 리중표나 교상합 관계인 경락에 침을 추가하면 되죠. 심포경의 내관이나 폐경의 경거가 좋겠죠.

그러나 정강이 바깥이 무릎 위까지 길게 아픈 경우에는 단 한 방으로 해결할 수 있습니다. 천간상합을 쓰는 것입니다. 위는 천간으로 무에 해당합니다. 무는 계와 합하여 성질이 화로 변합니다. 계는 신장이죠. 따라서 신장의 태계를 찌르고 발을 천천히 움직여주면 정강이 아픈 것이 현저히 줄어듭니다.

폐가 안 좋아서 폐경을 따라서 통증이 나타날 때도 그렇습니다. 폐는 천간으로 신입니다. 병과 합하여 수가 되죠. 병신합수. 따라서 천간의 병은 소장에 해당합니다. 원혈인 완골이나 양계에 침을 놓으면 효과가 좋습니다.

화합과 상합은, 10천간의 변화에서 오는 것인데 방향이 서로 반대입니다. 예컨대, 갑기합토를 본다면 화합은 토를 낳은 변화요인인 갑과 기를 다 이용하는 것이고, 상합은 토라는 결과를 낳는 두 요인의 관계를 이용하는 것입니다. 화합은 보사를 이용한 것이지만, 상합은 관계를 이용한 것입니다.

여기서 알아본 방법은 상합법의 극히 일부분입니다. 천간은 동양에서 시간을 나타내는 말입니다. 그렇기 때문에 이 천간의 상합을 이용하면 태어난 해를 보고서 그 사람의 병이 움직이는 양상을 예측할 수 있습니다. 거기까지 나가야만 하지만, 그것은 설명하기가 복잡해서 여기서 다루기는 좀 그렇습니다. 말로 설명하면 쉬운데, 글로 설명할 경우 길어지고 복잡해서 장황한 그만큼 효과가 나지 않습니다. 나아가, 상합은 천간에서만 일어나는 것이 아닙니다. 12지지에서도 상합이 일어납니다. 지지 상합은 병을 보는 또 다른 차원을 열어줍니다. 이런 것은 또 다른 인연을 기다려서 좋은 스승을 만난 뒤에 배우시기 바랍니다.

2) 자오유주침

앞의 천간상합이 주로 10천간을 이용한 것이라면, 자오유주침은 10천간에다가 12지지를 배당하여 이용한 것입니다. 날짜에 시간을 세분하여 이용한 것이기 때문에 사실은 12지지만이라고 한다면 약간의 문제가 있지만, 그래도 방법의 발상이 그쪽으로 치우쳤다는 뜻으로 이해하면 될 듯합니다.

지구는 해의 둘레를 돌면서 자전합니다. 자전하는 시간을 하루라고 하고, 우리는 그것을 편리에 따라 12 혹은 24시간으로 나누어 씁니다. 동양에서는 12시간으로 나누어서 거기에다가 각기 시간의 이름을 붙였습니다. 자, 축, 인, 묘, 진, 사, 오, 미, 신, 유, 술, 해. 물론 이 이름은 지구가 해의 둘레를 도는 동안 나타나는 별자리의 영역을 12로 나눈 데서 비롯한 것입니다.(어려우면 그냥 모른 체하십시오)

이렇게 지구가 해의 둘레를 돌면 계절이 발생하고, 자전을 하면 시간이 발생합니다. 따라서 지구 위에 실린 모든 생명체는 자전하는 매순간의 상태에 영향을 받게 됩니다. 크게는 밤과 낮으로 나누지만, 낮도 오전과 오후로 나누어 보면 그것이 우리 사람에게 어떤 영향을 미치는가 하는 것을 알 수 있습니다.

사람은 이렇게 오랜 세월 동안 지구의 움직임에 따라서 삶을 영위해 왔기 때문에 거기에 자동으로 반응하도록 진화해왔습니다. 그리고 지구와 한 치 오차 없이 움직이려는 생명력이 경락을 통해 나타납니다. 그러면 시간마다 지구의 움직임이 경락에 영향을 미치며, 그 영향은 어떤 식으로든 혈에도 영향을 미칠 것입니다. 바로 이 점에 착안한 것입니다.

똑같은 혈이라도 시간을 달리하여 침을 놓다 보면, 어떤 때는 득기가 그저 그렇다가 어떤 때는 정말 강할 때가 있습니다. 이런 것은 침을 좀 놔보면 누구나 느낄 것입니다. 그것이 왜 그럴까 하고는 심각하게 생각해보지 않아서 그렇지, 좀 민감한 사람이라면 이 점을 분명히 고민했을 것입니다. 그리고 오랜 고민 끝에 옛 사람들은 한 가지 중요한 사실을 발견했습니다. 시간마다 혈들이 순서대로 돌아가면서 열린다는 것입니다. 똑같은 혈인데도 특정한 시간이 되면 그 혈이 활짝 꽃을 피웠다가 그 시간이 지나면 살그머니 오므라드는 것입니다. 마치 달에 호응하는 달맞이꽃처럼 말이죠.

그렇다면 혈이 열렸을 때 침을 놓는다면 효과가 어떨까요? 당연히 좋기 때문에 사람들이 착안을 해서 고생스럽게 찾아냈겠지요. 정말 효과가 좋습니다. 그래서 혈이 열리는 시간을 기다렸다가 그 시간에 찌릅니다. 옛날에 명의들이 침을 놓을 때는 반드시 시간을 택해서 놨습니다. 바로 이런 원리를 알았기 때문입니다.

혈이 열리는 시간을 계산하는 것은 철저히 천간의 구별을 통해서 알아냅니다. 그리고 시간을 알려주는 것이 지지입니다. 그래서 앞서 지지의 시간 이용이라고 하면서도 천간을 말한 것입니다.

이 유주침이 잘 정리된 것은 송나라 때 나온 『침구대성』이라는 책입니다. 그 곳에 보면 시간에 따라 혈이 열리는 것과 그것을 이용하는 방법에 대해 자세히 나옵니다. 그리고 명나라에 이르면 서봉이라는 분이 이 침법을 완성합니다. 우리나라에서는 이에 대해 자세하게 연구한 책은 보기 드물고, 수지침의 창시자인 유태우가 수지침에서 이용하기 위해 깊이 연구하고 잘 정리해놓았습니다. 이런저런 복잡한 원리는 따로 공부하시기를 바라며 날짜별로 열리는 혈과 시간대의 관계만 정리해놓겠습니다.[2]

예컨대, 이 글을 쓰는 시간인 2010년 1월 25일(을해) 오후 4시 15분 경에 열리는 혈을 찾아보겠습니다. 을해는 을일이고, 시간으로는 신시입니다. 표에서 찾으면 액문입니다. 이 시간에는 우주의 기운이 삼초경의 액문에 머무르기 때문에, 액문에 침을 놓으면 득기가 다른 때보다 훨씬 강합니다. 실제로 혈을 골라 그 시간

---

2) 유태우, 『자산자오유주침법해설』, 음양맥진출판사, 1992

일시	갑일	을일	병일	정일	무일	기일	경일	신일	임일	계일
자시	여태	전곡	통곡	삼간	후계	양보	양계	삼리	양릉천	관충
축시	행간	어제	태백	태충	복류	상구	소해	음곡	곡택	용천
인시	이간	함곡	임읍	곤륜	해계	소해	위중	천정	지음	여태
묘시	신문	태계	경거	영도	곡천	척택	간사	소상	소충	행간
진시	속골	양계	양곡	양릉천	곡지	지구	상양	소택	협계	이간
사시	상구	중봉	음곡	음릉천	대릉	은백	대돈	연곡	대도	신문
오시	양보	위중	족삼리	중저	여태	규음	통곡	내정	후계	속골
미시	척택	심소해	노궁	소충	용천	어제	소부	태충	태연	상구
신시	소해	액문	소택	지음	이간	전곡	임읍	삼간	해계	양보
유시	중충	대돈	소상	대도	태충	태계	태백	영도	복류	척택
술시	규음	상양	내정	협계	속골	함곡	양곡	곤륜	곡지	소해
해시	은백	소부	연곡	태연	신문	중봉	경거	음릉천	곡천	용천

에 찔러 보십시오. 정말 다릅니다. 그런 뒤에 신시가 끝나고 유시로 건너갔을 때 다시 찔러 보십시오. 득기의 강도가 현저히 달라진 것을 확인할 수 있습니다.

단, 우리나라의 시간은 17시 32분에 유시로 넘어갑니다. 표준시가 우리나라의 서울이 아닌 동경 135도인 일본 아카시 지방에 맞춰졌기 때문입니다. 서울을 기준으로 할 때 실제의 시간은 현재의 표준시간보다 32분 늦게 옵니다. 몸은 우리의 약속대로 움직이지 않고, 우주의 기운 따라 움직입니다.

그러면 이 표[3]를 이렇게 이용할 수 있습니다. 예컨대, 위장이 안 좋은 사람은 위경의 혈이 열리는 시간을 찾는 것입니다. 갑일의 자시에 여태 혈이 열립니

---

3) 소해라는 혈은 심경에도 있고 소장경에도 있다. 한자가 다르다. 심경의 소해는 少이고 소장경의 소해는 小이다. 그래서 이를 구별하려고 심경의 소해를 심소해라고 적었다.

다. 을일의 인시에 함곡이 열리고, 병일의 술시에 내정이 열립니다. 이런 식입니다. 그래서 그 시간에 침을 찌르면 득기가 훨씬 강하고, 효과가 좋습니다. 실제로 그런가 안 그런가 실험해보시기 바랍니다. 이런 실험의식이 없다면 공부는 깊어지기 어렵습니다.

만약에 위의 표가 머릿속에 들어있다면 시간차로 침을 놓으면서 효과를 배가시키고, 또 보사법으로 한 단계 더 효과를 내면 가히 신의라는 명성을 얻을 것입니다.

3) 사암침

5행에서 10천간까지 나가는 바람에 머리가 좀 어지러워졌습니다만, 이제 5행 본래의 자리로 돌아와서 침을 살펴볼 시간입니다. 5행침의 원리는 모보자사라고 했습니다. 허한 것은 어미를 보하고 실한 것은 자식을 사한다는 원리입니다. 그리고 이것은 5행의 상생 상극 중에서 상생만을 이용한 방법이라고 말했습니다.

사암침은 이 상생의 방법에 상극의 방법을 추가한 것입니다. 그래서 사암5행침이라고도 합니다. 상극의 방법은 억관법이라고 합니다. 관을 억누른다는 것이죠. 여기서 '관'이란 4주 명리학에서 나를 억압하는 관계를 말합니다. 나에게 상극으로 작용하는 요인을 말하는 것이죠. 목극토의 관계에서 토에게는 목을 관이라고 합니다. 다른 상극 관계도 마찬가지입니다.

그러면 허할 때 상생의 관계에서는 어미를 보하면 된다고 했는데, 상극의 관계에서는 어떻게 해야 할까요? 허한 장부는 그것이 본래 힘이 없어서 그럴 수도 있지만, 그 장부를 억누르는 요인이 너무 강해서 그럴 수도 있습니다. 어떤 아이가 힘이 없다고 할 때 그 아이가 본래 약해서 그럴 수도 있지만, 그 주변에 있는 다른 아이가 너무 힘이 세서 그 아이가 주눅이 드는 바람에 약해진 것일 수도 있거든요. 바로 이 상황을 말하는 것입니다. 이럴 때는 너무 강하게 억누르고 있는 그

요인을 통제하면 되는 것입니다. 이것이 억관법의 원리입니다.

장부의 상극 관계를 좀 더 공부해보겠습니다.

	목	화	토	금	수
장(음)	간	심	심포	비	폐	신
부(양)	담	소장	삼초	위	대장	방광

상생 관계는 오른쪽으로 하나씩 간다고 했습니다. 목 → 화 → 토 → 금 → 수 → 목…라고 했죠. 상극 관계는? 한 칸씩 건너뛴다고 했죠. 목 → 토 → 수 → 화 → 금 → 목….

그러면 비허로 인해서 비쩍 마른 사람을 보겠습니다. 비장이 허한 것은 비장 자체가 약해서 그럴 수도 있지만, 사실은 비장을 극하는 요인인 간(목극토)이 너무 강해서 그럴 수도 있습니다. 그러면 어떻게 해줘야 할까요? 간을 사해주면 될 것입니다. 반대로 비실이어서 살이 찌는 경우에는 비장이 원래 실해서 그럴 수도 있지만, 비장을 극하는 요인인 간이 너무 허약해서 그럴 수도 있습니다. 그러면 이 문제를 해결하기 위해 간의 기운을 북돋아주는 방법이 있을 것입니다. 바로 이렇게 극하는 요인인 상극 관계를 자극하여 장부의 균형을 잡는 방법이 억관법 입니다. 5행의 상극 관계를 이용하는 것이죠.

따라서 장부에 적용되는 억관법의 원리는 간단합니다. 허하면 그 관을 치고, 실하면 그 관을 보하라는 것입니다. 상생 관계를 이용한 모보자사에서는 어미와 자식을 건드리는 것인데, 상극 관계를 이용한 억관법에서는 그 관을 치는 것입니다. 그렇다면 사암침의 원리는 아주 간단하게 정리됩니다.

허하면 어미를 보하고 그 관을 사하며, 실하면 자식을 사하고 그 관을 보한

다.(虛則補其母瀉其官, 實則瀉其子補其官)

간허의 경우를 볼까요? 간(목)이 허하면 그 어미인 신장(수)을 보하고 그 관인 폐(금)를 사하는 겁니다. 수생목과 금극목을 이용하는 것이죠. 그러면 기운이 없어 비실거리는 간은 두 방향에서 지원을 받습니다. 기운이 없는 간에게 어미인 신장이 기운을 보태주고, 간의 기운을 억압하는 폐의 간섭을 줄이는 것입니다.

간실의 경우는? 자식인 심장(화)을 사하고, 관인 폐를 보하는 것입니다. 그러면 간은 심장에게 기운을 빼앗기지 않고 자신을 조절하는 힘을 축적할 수 있으며, 폐의 통제가 더욱 강해져 지나친 사기가 까불지 못합니다. 이런 식으로 응용하는 것입니다.

한번 더 해볼까요? 대장이 허한 병은 어떻게 치료할까요? 대장(금)이 허하니 어미인 위(토)를 보하고 대장을 억압하는 관인 소장(화)을 사해줍니다. 그러면 대장이 늘어져서 생기는 설사나 풀린 똥은 해결됩니다. 반대로 대장이 실한 경우가 있습니다. 변비가 심해서 나중에는 허리까지 아프죠. 이런 것을 병원에서는 디스크라고 합니다. 그러면 이건 어떻게 할까요? 대장(금)이 실하면 자식인 방광(수)를 사하고 관인 소장(화)를 보하는 것이죠. 그러면 자식에게 기운을 빼앗기지 않아서 자신을 통제하는 힘이 생기고, 관인 소장의 억제력도 강해져서 균형을 잡기가 쉬워집니다.

이런 식으로 응용하는 것입니다. 어떤 장부에 문제가 생기면 허와 실로 나눌 수 있고, 이에 따라 상생과 상극 관계를 응용하여 문제를 해결할 수 있습니다. 이 연습을 아주 많이 해서 상생 상극이 머릿속에서 저절로 조합되어야 합니다.

대체로, 5장의 병은 상극으로 넘어가고, 6부의 병은 상생으로 옮겨갑니다.[4] 그

---

4) 『의학입문』 326쪽. 장부

래서 상생 관계로 옮겨가는 병보다는 상극으로 넘나드는 병이 더 고치기가 어렵습니다. 그래서 중환자일수록 상극 관계를 잘 살펴야 합니다.

그러면 이제는 혈을 선택하는 공부를 해보겠습니다. 5행침이기 때문에 혈의 5행은 다 알고 있어야 합니다. 5수혈 할 때 벌써 배웠습니다. 지겨워도 한 번 더 볼까요?

장	井 乙木	滎 丁火	俞 己土	經 辛金	合 癸水	부	井 庚金	滎 壬水	俞 甲木	經 丙火	合 戊土
간	대돈	행간	태충	중봉	곡천	담	규음	협계	임읍	양보	양릉천
심	소충	소부	신문	영도	소해	소장	소택	전곡	후계	양곡	소해
심포	중충	노궁	태릉	간사	곡택	삼초	관충	액문	중저	지구	천정
비	은백	대도	태백	상구	음릉천	위	여태	내정	함곡	해계	족삼리
폐	소상	어제	태연	경거	척택	대장	상양	이간	삼간	양계	곡지
신	용천	연곡	태계	복류	음곡	방광	지음	통곡	속골	곤륜	위중

이 표를 잘 보면 5수혈을 공부할 때는 쓰지 않던 말들이 있을 것입니다. 맨 위 칸에 보면 정-형-유-경-합이 있고, 그 밑에 각기 10간과 5행이 짝지어 쓰인 것을 볼 수 있습니다. 잘 살펴보십시오. 5행의 순서를 보면 장과 부가 서로 다르다는 것을 알 수 있습니다. 정-형-유-경-합 밑에 있는 목-화-토-금-수의 배치가 서로 다릅니다. 즉 장에서는 정목, 형화, 유토, 경금, 합수인데, 부에서는 이 순서가 금-수-목-화-토로 바뀐 것입니다. 이것을 놓치지 말아야 합니다. 정형유경합과 목화토금수가 장에서는 일치하는데, 부에서는 일치하지 않습니다. 두 자리씩 밀려났습니다.

	정	형	유	경	합
장	을(목)	정(화)	기(토)	신(금)	계(수)
부	경(금)	임(수)	갑(목)	병(화)	무(토)

이것은 음과 양이 서로 다르기 때문입니다. 음양은 5행의 순서가 다르다는 말입니다. 이것은 천간상합의 관계에서 보면 알 수 있습니다. 양인 을목과 음인 경금을 잘 보십시오. 을경합금이죠? 양인 정화와 음인 임수를 보십시오. 정임합목입니다. 끝까지 이런 식으로 돼 있습니다. 5행은 사계절이 순환하는 원리이고, 그것은 지구가 태양을 도는 데서 온 것이며, 지구의 공전은 동지와 하지라는 음양의 원리를 낳고, 이것은 다시 춘분과 추분까지 나누어지면서 4상으로 발전하며 마침내 역 64괘로 발전한다는 것을, 원리 편에서 배웠을 것입니다.(이해가 안 가면 그런가보다 하고 넘어가십시오. 원리를 설명하다 보니 이렇게 됐습니다. 하하하)

그러면 혈에도 5행이 있다는 것은 무엇을 뜻할까요? 경락은 장부에 따라 5행으로 나뉩니다. 그런데 그 경락 안의 혈들 중에 다른 경락의 기운을 띤 것들이 있다는 것입니다. 각 경락이 자신의 성질대로 흐르지만, 그러면서도 다른 경락과 상호 소통을 하고 있다는 증거입니다.

예를 들어, 5장에서 간경의 형혈인 행간에는 심장의 기도 흐르고 있다는 것입니다. 간경은 전체가 목의 기운이지만, 형혈이 5행상 화에 해당하기 때문입니다. 따라서 행간을 자극하면 간경과 심경을 동시에 건드리는 효과가 있다는 것입니다. 이런 식으로 태충에는 비경의 기가 흐르고, 중봉에는 폐경의 기가 흐르며, 곡천에는 신경의 기가 흐릅니다. 따라서 태충을 찌르면 간의 병은 물론 비장의 병도 고쳐지고, 중봉을 찌르면 폐의 병도 고쳐지며, 곡천을 찌르면 신장의 병도 고쳐진다는 것입니다. 예를 들어, 간병에 걸린 사람들은 대부분 요도염이라든지 요실금이라든지 해서 신장방광의 병도 함께 앓습니다. 그러면 간과 신장을 동시에 다스릴 대책이 필요합니다. 어떻게 할까요? 간경에서 신장까지 통제할 수 있는 혈을 쓰면 되겠지요. 곡천이겠죠. 곡천에다가 침을 찌르고서 보사를 강하게 하는 겁니다. 이런 식입니다.

이처럼 한 경락에 다른 장부의 성질을 띤 혈이 있다는 것을, 어떤 분은 각 국가란 제 나라의 정책을 파견된 그 나라에 전하는 일을 하는 곳이니, 참 적절한 비유라는 생각이 듭니다. 간경의 중봉은, 폐의 나라에서 간의 나라로 파견한 대사관인 셈입니다. 그러니까 중봉을 찌르면 간경의 혈인데도 폐가 반응하는 것입니다. 하하하.

간경의 대돈은 경락과 혈이 모두 목에 해당합니다. 그러니 간의 성질을 가장 많이 닮았고 또 대표하는 혈이기 때문에 간에는 가장 큰 영향을 주는 혈입니다. 각 경락에는 이런 혈들이 하나씩 있겠지요. 심경의 소부, 심포경의 노궁, 비경의 태백, 폐경의 경거, 신경의 음곡이 그렇습니다. 6부로 가면 담경의 임읍, 소장경의 양곡, 삼초경의 양지, 위경의 족삼리, 대장경의 상양, 방광경의 통곡이 그렇습니다.

이 혈들은 장부를 통제하는 아주 강력한 힘을 갖고 있습니다. 이런 성격은 5행의 성질을 침에 적용하기 전에 벌써 활용할 수 있는 좋은 방법입니다. 앞서 병이 악화됨에 따라서 정경유경합이라는 다섯 단계의 방법을 쓴다고 했는데, 그것과는 또 다른 차원의 방법이죠. 똑같은 혈을 놓고서도 차원이 다른 처방을 하는 것입니다. 그 이용 방법이 5수혈과 5행혈입니다. 5수혈이 병의 단계별 처방이라면 5행혈은 상생 상극을 이용한 맞물림 처방이죠.

다시 혈로 돌아가겠습니다. 그러면 혈은 어떻게 선택할까요? 간허의 문제를 고치려면 간경의 혈을 고르면 될 것입니다. 간경에는 수많은 혈이 있습니다. 이 혈들 중에서 5행혈은 앞의 표에서 이미 정리됐으니 그 중에서 고르면 될 것입니다. 간허니까 모를 보하고 관을 사해야겠죠? 목의 모는 수니까 혈로 보면 곡천이고, 목의 관은 금이니까 혈로 보면 중봉입니다. 그러니까 곡천을 보하고, 중봉을 사하면 되는 것입니다. 반대로 간실일 경우에는 어떤가요? 실하면 자를 사하고, 관을 보합니다. 그러니까 화혈인 행간을 사하고, 금혈인 중봉을 보합니다.

---

5)   『임상실용 종합침구학』, 728쪽

관을 보합니다. 그러니까 화혈인 행간을 사하고, 금혈인 중봉을 보합니다.

다른 장부도 마찬가지입니다.

심허의 경우, 모혈인 소충(목)을 보하고 관혈인 소해(수)를 사하는 겁니다. 심실일 경우, 자혈인 신문(토)을 사하고 소해(수)를 보하는 겁니다.

심포허의 경우, 모혈인 중충(목)을 보하고 관혈인 곡택(수)을 사합니다. 심포실의 경우, 자혈인 대릉(토)을 사하고 관혈인 곡택(수)를 보합니다.

비허의 경우 모혈인 대도(화)를 보하고 관혈인 은백(목)을 사합니다. 비실의 경우 자혈인 상구(금)를 사하고 관혈인 은백(목)을 보합니다.

폐허의 경우, 모혈인 태연(토)을 보하고 관혈인 어제(화)를 사합니다. 폐실의 경우, 자혈인 척택을 사하고 관혈인 어제(화)를 보합니다.

신허의 경우, 모혈인 복류(금)를 보하고 관혈인 태계(토)를 사합니다. 신실의 경우, 자혈인 용천(목)을 사하고 관혈인 태계(토)를 보합니다.

이것은 장에 관한 정리입니다. 이와 똑같은 방식으로 6부에 대해 정리할 수 있습니다. 여러분이 해보십시오.

이상은 제 경락 안에서 이루어지는 것들입니다. 즉 간의 경우 간경에서만 두 혈을 골라서 상생과 상극을 적용하는 것이죠. 그런데 이 상생과 상극 관계는 혈에만 있는 것이 아니라 경락 간에도 있습니다. 즉 간이 허할 경우 이것을 통제하는 것은 간경에만 있는 것이 아니라 다른 경락에도 있다는 것입니다.

예컨대 간실의 경우 제 경락에서는 자식(화)인 행간을 사하고 관(금)인 중봉을 보하면 되지만, 간실의 문제를 해결하는 데는 혈만이 아니라 경락도 적용시킬 수 있습니다. 이때는 간의 자식인 심경과 간의 관인 폐경을 아울러 이용할 수 있다는 얘기입니다. 그러면 이렇게 제 경락이 아니라 다른 경락일 경우에는 그 경락의 여러 혈 중에서 어떤 것을 골라야 할까요? 뭐 어느 혈을 골라도 효과는 다 있을 것입니다. 그러나 우리가 지금 배우는 것이 5행의 관계이므로 5행의 상생 상극을 따져서 고르는 것이 더 좋겠지요. 그러면 화 경락인 심경의 5행혈 중에서 화의 성질을 가장 강하게 지닌 것은 당연히 화혈인 소부일 것입니다. 소부는 화경락의 화혈이 되는 것입니다.

다른 경락도 마찬가지죠. 5행상 금인 폐경에서 금의 성질을 가장 많이 띤 혈은 경거일 것입니다. 토인 비장에서는 토혈인 태백, 수인 신경에서는 수혈인 음곡일 것입니다. 그렇다면 5행의 성질을 이용해서 다른 경락의 혈을 쓰려면 그 경락과 같은 5행인 혈을 고르는 것이 가장 큰 효과를 낼 것입니다.

따라서 간실의 경우 제 경락에서는 행간을 사하고 중봉을 보하면 되는데, 다른 경락에서는 심경(화)의 화혈인 소부를 사하고 폐경(금)의 금혈인 경거를 보하면 되는 것입니다. 간허의 경우는 제 경락에서는 곡천을 보하고 중봉을 사하면 되는데, 다른 경락에서는 신경(수)의 수혈인 음곡을 보하고 폐경(금)의 금혈인 경거를 사하면 됩니다.

머리통이 깨질 것 같죠? 하하하. 하지만 이 원리를 잘 이해하고 하나씩 따져 나가면 묘한 즐거움과 신비함이 서려 있습니다. 그 즐거움을 맛보아야만 명의가 될 수 있습니다. 노력하는 사람도 당해낼 수 없는 놈이 있습니다. 바로 즐기는 놈입니다.

자, 그러면 방금 앞에서 논의한 내용을 좀 정리해볼까요?

목이므로	수를 보하고		금을 사하고	
	제 경락	다른 경락	제 경락	다른 경락
간허	곡천 (목수)	음곡 (수수)	중봉 (목금)	경거 (금금)

목이므로	화를 사하고		금을 보하고	
	제 경락	다른 경락	제 경락	다른 경락
간실	행간 (목화)	소부 (화화)	중봉 (목금)	경거 (금금)

위의 표를 보면 관에 해당하는 중봉과 경거는 허일 때나 실일 때나 항상 같다는 것을 발견할 수 있습니다. 똑같이 찔러도 앞의 다른 두 혈 때문에 보사가 반대로 작용합니다. 그렇다면 사암5행침은 침을 똑바로 찔러만 놓아도 보사가 작용한다는 얘기입니다. 여기에다가 침의 방향이나 침놓을 때의 방법에 따라서 보사가 더 작용합니다. 보사 얘기는 뒤에서 다시 자세히 다루겠습니다. 여기서 보사 얘기까지 하면 머리가 너무 아픕니다. 그러니 5행침은 수직으로 찌르기만 해도 보사가 작용한다는 것만을 알고 넘어가면 될 듯합니다. 그러니까 5행침은 혈의 성질로 인해서 생기는 보사를 이용하는 침이라는 것만 알면 됩니다.

하나만 더 해볼까요? 신허는 금을 보해야 하므로 복류(수금)와 경거(금금)을 보하고, 토를 사해야 하므로 태계(수토)와 태백(토토)를 사합니다. 신실은 목을 사해야 하므로 용천(수목)과 대돈(목목)을 사하고, 토를 보해야 하므로 태계(수토)와 태백(토토)를 보해야 합니다. 이것도 위의 도표처럼 만들어 보십시오. 이뿐만이 아니라 나머지 모든 경락에 대해서도 똑같이 표를 만들어보십시오. 이 연습을 해야 합니다. 그래야만 혈 이름도 외우고 경락의 성질과 5행의 특성이 저절로 머리에 들어옵니다.

이렇게 해서 정리된 표를 여기에 소개할까 말까 많이 망설입니다. 실제로 사암침을 설명하는 책에서는 각 경락에 대해서 보사에 해당하는 혈들을 전부 제시해놓았습니다. 책 몇 장에 걸쳐서 수많은 표가 등장하죠. 그 표들은 앞서 제시한 5수혈 표 하나만 들여다보면 만들 수 있는 것입니다. 그 표의 5행 혈을 상생과 상극으로 조합만 하면 됩니다. 그래서 여기서는 생략하기로 하겠습니다. 사암침만을 설명하는 책이 아니기 때문에 그렇습니다. 반드시 여러분이 그 표를 보고 조합하는 연습을 해야 합니다……만, 아무래도 전체를 정리한 표를 한 번 보는 것이 좋을 듯합니다.

사암은 실증을 치료하는 것에 승격이라는 이름을, 허증을 치료하는 것에 정격

경락		승격(실증 치료)				정격(허증 치료)			
		사		보		보		사	
장	간	행간	소부	중봉	경거	곡천	음곡	중봉	경거
	심	신문	태백	소해	음곡	소충	대돈	소해	음곡
	심포	대릉	태백	곡택	음곡	중충	대돈	곡택	음곡
	비	상구	경거	은백	대돈	대도	소부	은백	대돈
	폐	척택	음곡	어제	소부	태연	태백	어제	소부
	신	용천	대돈	태계	태백	복류	경거	태계	태백
부	담	양보	양곡	규음	상양	협계	통곡	규음	상양
	소장	소해	족삼리	전곡	통곡	후계	임읍	전곡	통곡
	삼초	천정	족삼리	액문	통곡	중저	임읍	액문	통곡
	위	여태	상양	함곡	임읍	해계	양곡	함곡	임읍
	대장	이간	통곡	양계	양곡	곡지	족삼리	양계	양곡
	방광	속골	임읍	위중	족삼리	지음	상양	위중	족삼리

이라는 이름을 붙였습니다. 그러니까 승격은 사법이고, 정격은 보법이죠. 나아가 각각 치료 방법에 따라서 한격, 열격 같은 말을 붙였습니다.

사암침은 앞서 살펴본 다른 여러 방법과 달리 경락을 통해서 장부를 조절하여 병을 고치는 것입니다. 장부를 조절하여 병을 치료하는 방법이 무엇인가요? 그것은 한약입니다. 그렇다면 요즘 한의사들이 왜 사암침을 많이 쓰는가 하는 것도 쉽게 추리할 수 있겠네요. 물론 김재원을 비롯하여 그 후의 김홍경 같은 훌륭한 연구자들이 많이 나와서 사암침이 많이 보급된 영향도 있겠지만, 장부를 조절하여 병을 고친다는 발상은 바로 한약의 그것과 똑같기 때문에 그렇습니다. 병의 근원인 장부를 조절하되 약으로 하느냐 침으로 하느냐 하는 방법상의 문제이고,

그 점에서 사암침은 장부 조절로 병을 고치려는 한의사들의 발상과 정확히 일치하는 것입니다. 그래서 사암침이 전통 체침을 제치고 해방 후의 한국 한의업계에서 주류로 떠오른 것입니다. 사암침으로 좀 아쉬운, 경락에서 발생하는 병에 대해서는 대만의 동씨 가문에 전해오던 동씨침법을 사용합니다. 그래서 사암침과 동씨침이 우리나라 한의사들이 가장 많이 쓰는 침이 되었습니다.

이상에서 보듯이 사암침은 5행의 상생과 상극을 동시에 이용하는 침입니다. 이것은 음양5행이 추구하는 방법을 침술 안에서 완벽하게 실현하였다는 뜻입니다. 그래서 음양5행의 침술 완성판이 바로 조선에서 나왔다는 사실에 침을 놓는 우리는 너무나 가슴 벅찬 감동을 느끼는 것입니다. 아울러 고려의 『침경』을 중국으로 전한 침술의 전통이 허임과 사암을 통해서 면면히 지금까지 이어지고 있다는 점에서 그 유구함을 자랑할 만하며, 특히 5행의 이론을 침에서 완성한 사암침법이 있기에 우리나라가 침의 종주국임을 확신하는 것입니다.

그런데 황당한 것은, 이 침을 완성한 사암이라는 사람에 대해 우리는 아무 것도 모른다는 것입니다. 허임은 왕조실록에 나올 만큼 분명한 내력과 실력을 확인할 수 있는 인물입니다. 그런데 허임과 거의 같은 시대의 사람인 사암에 대해서는 아무도 아는 바가 없습니다. 사암도 이름이 아니라 사람들이 부르던 호입니다. 사명당의 제자라고도 하고, 어려서 몸이 안 좋았다고도 하여 설만 분분할 뿐, 우리가 알 수 있는 게 아무 것도 없습니다.

불교에서 하는 말 중에 무념공덕이라는 게 있습니다. 남들이 아무도 기억하지 못하는 공을 쌓는 것이 가장 훌륭한 공덕이라는 뜻입니다. 이런 점에서 볼 때 이토록 훌륭한 침술을 전하고도 이름조차 남기지 않은 것을 보면, 세상에 이름이 드러난 어떤 인물보다도 훨씬 더 훌륭한 분이라는 생각이 들어 절로 옷깃을 여미게 됩니다. 이럴 때는 종교 여하를 떠나서 이렇게 한 마디 해주어야 합니다. 나무아미타불관세음보살!

05 기경 8맥

환자들을 치료하다 보면 이상한 현상 하나를 마주하게 됩니다. 환자가 아프다며 고통스러운 상태로 찾아왔을 때, 침으로 치료하면 정말 빨리 그 통증이 가라앉고 문제가 해결됩니다. 그러면 감동한 환자들은 고쳐준 의원을 마치 신인이나 도인 대하듯이 합니다. 그래서 모든 병을 고쳐달라고 달려들죠.

그런데 한 환자를 계속해서 치료하다 보면, 처음에 나타났던 그 신통방통한 효과는 점차로 줄어들고, 나중에는 침을 맞아도 나아지는 건지 그냥 그런 건지 잘 구별이 안 되는 때가 옵니다. 환자의 몸 상태가 완전히 나아져서 그렇다면 완치 선언을 하면 되지만, 환자는 계속해서 여기저기 아프다고 하는데도 치료 효과는 미미합니다. 그리고 분명히 전에는 아주 잘 듣던 치료법인데도 생각처럼 신통한 효과가 나지 않습니다. 머지않아 돌팔이라는 욕을 먹을 것 같다는 위기감이 슬그머니 찾아오죠. 그렇다고 나 못 고치노라고 내색할 수도 없습니다. 바로 이런 고민스런 상황에 맞닥뜨리게 됩니다.

이럴 때 반드시 생각해 보아야 할 것이 하나 있습니다. 그것은, 혹시 기경 8맥으로 병이 흘러넘쳐서 그런 것이 아닌가 하는 생각 말입니다. 이런 판단을 할 때쯤에 이르면, 침 공부가 원숙해져서 이제 침의 달인을 넘어서 명의의 입구로 들어선 것입니다.

병이 시작되면 그것은 각 경락으로 흐르는 기의 물줄기를 따라서 돌아다니며 병을 일으킵니다. 그러다가 마침내 5장6부로 들어가서 자리 잡죠. 이제 병도 몸의 한 식구가 된 것입니다. 게다가 나이 들어가며 원기가 점차 떨어지면서 병의 지배력이 강화됩니다. 그러면 경락으로 흐르던 사기가 마치 홍수가 나듯이 경락 밖으로 넘쳐버립니다. 그러면 어떻게 될까요? 옛사람들은 이 기경의 상태를 홍수에 비유했습니다. 정말 그와 똑같습니다. 그러면 강물보다 더 낮은 곳으로 흘러 웅덩이를 이루겠죠. 곳곳이 물바다가 되었을 것입니다.

홍수가 물러간 후에는 물길을 다시 내고 해서 물줄기가 바로잡힙니다. 몸에서는 정경을 치료해서 몸이 어느 정도 건강을 회복한 것이라고 봐야죠. 그런데도 여전히 아픈 구석이 곳곳에 남아서 깨끗이 치료되지를 않는 것입니다. 홍수가 끝나고 물줄기가 바로잡힌 후에도 강둑을 흘러넘친 물은 돌아오지 않습니다. 증발하다가 양이 많은 곳은 아예 호수로 정착해버립니다. 큰 병을 앓고 나면 몸의 곳곳에 이런 웅덩이가 생깁니다. 그것이 정경을 아무리 정성껏 치료해도 병의 뿌리가 뽑히지 않는 원인입니다.

물줄기 밖으로 흘러버린 웅덩이의 물을 퍼내려고 고안해낸 것이 바로 기경 8맥입니다. 그리고 이것은 『난경』에서 아주 잘 정리되어, 그 후대로 내려오면서 조금씩 이론이 정비되었습니다.[1] 따라서 치료를 했는데도 더 나아지지 않는 상황에서 기경 치료를 해보면 아주 좋은 효과를 얻을 수 있습니다. 여기서는 이 치료법에 대해서 알아보려고 합니다.

우선 실제 치료에서 가장 간단하고 분명하게 써먹을 수 있는 부분만 뽑아서 설명을 한 다음에, 그 원리나 이치에 대해서는 그 뒤에서 자세히 설명하겠습니다. 따라서 뒷부분의 이론은 아예 보지 않아도 상관없습니다. 실제 치료에 응용할 수 있는 부분이 중요합니다.

---

1) 최승훈 역, 『난경입문』, 법인문화사, 2004

1) 8맥 교회혈

기경 8맥 치료의 꽃이 교회혈입니다. 이 기경은 따로 혈을 갖고 있는 것이 아니라, 이미 있는 정경의 혈들로 넘나듭니다. 그러다보니 가는 자리마다 정경의 다른 경락과 만나게 됩니다.

이렇게 만나는 혈자리를 교회혈이라고 합니다. 교차한다는 뜻인데, 교차혈이라고 하지 않고 교회혈이라고 하여 모인다는 뜻을 쓴 것은, 경락의 특성상 기운이 모이기 때문입니다. 마치 길이 교차하는 네거리에 사람들과 차가 많이 모이는 것과 같습니다. 특히 아래의 8군데가 아주 좋은 효과를 내기 때문에 예부터 이 관계를 잘 이용했습니다.

먼저 표부터 보겠습니다.

치료 범위	혈	소속	8맥
몸 앞쪽	열결 조해	수태음 폐경 족소음 신경	임맥 음교맥
등 뒤쪽	후계 신맥	수태양 소장경 족태양 방광경	독맥 양교맥
가슴	공손 내관	족태음 비경 수궐음 심포경	충맥 음유맥
눈초리 어깨	외관 임읍	수소양 삼초경 족소양 담경	양유맥 대맥

이 표를 이용하는 방법은 아주 간단합니다. 몸 앞쪽에 병이 있는 사람이 치료를 꾸준히 했는데도 완치가 되지 않고 오래 질질 끄는 경우라면, 한 번 열결과 조해 두 혈에 침을 놓고서 자극을 줘볼 필요가 있습니다.

그러면 몸 앞쪽에서 생긴 병사가 정경 밖으로 흘러넘쳐서 고여 있는 것을 해결해줍니다. 몸이 가뿐해집니다. 이 치료가 되면 몸 앞쪽에서 작용하는 정경의 치료까지 효과가 좋아집니다. 이렇게 쓰는 것입니다.

등 뒤쪽에서 이런 일이 일어나면, 역시 후계와 신맥 두 혈에 침놓고 자극을 주는 것입니다. 그리 오래 놓지 않으니 환자에게 양해를 구하고 일부러 강한 자극을 줄 필요가 있습니다.

가슴이 깨끗이 낫지 않고 위장 부위까지 병이 퍼져있으면, 공손과 내관을 자극합니다. 그리고 눈초리와 목뒤를 거쳐 견갑골까지 측면으로 생긴 병이 잘 듣지 않으면, 외관과 임읍을 자극해볼 필요가 있습니다. 물론 이곳의 임읍은 다리에 있는 족임읍을 말합니다. 이 짝은, 허리가 한쪽으로 돌아간 것을 잡는 명혈이기도 합니다.

앞서 설명한 것처럼 나을 듯 나을 듯하면서 낫지 않는 아주 얄미운 병에 대해서 써보는 방법도 있지만, 이 기경8맥은 한 가지 용도가 더 있습니다. 즉 전치나 후치 때 활용하는 것입니다.

환자가 아프다며 급하게 찾아오면 아주 심한 경우입니다. 그럴 때는 틀림없이 사기가 정경에서 넘쳤다고 보아야 합니다. 그래서 정경 치료 전이나 치료 직후에 이 기경 치료를 해주는 것입니다. 그러면 아주 깨끗이 병의 뿌리가 뽑힙니다. 예컨대 평상시에 위장병을 앓던 사람이 체했다고 찾아왔다면 위경을 중심으로 치료를 할 것입니다. 그때 치료를 하기 직전이나 직후에 기경 치료를 하면 효과가 좋다는 말입니다. 위경은 몸의 앞쪽으로 흐르니 '열결-조해'를 이용하여 간단히 치료하는 것입니다. 아니면 체한 것은 위장의 문제이니 가슴 언저리라고 보고 '공손-내관'을 이용해도 좋을 것입니다. 어느 쪽으로 치료해야 하느냐 하는 것은 위의 혈들을 눌러보면 됩니다. 아픈 곳이 치료할 곳이죠. 이 전치나 후치는 오래 할 필요가 없습니다. 5분 내외로 하면 됩니다. 아주 간단합니다.

위의 혈 이름을 잘 살펴보십시오. 우리가 평상시에 많이 쓰던 이름임을 알 수 있습니다. 이 혈들을 평상시에 많이 썼다는 것은 그 만큼 용도가 넓고 중요하다는 뜻입니다. 왜 그럴까요? 바로 이 기경 8맥 교회혈이기 때문에 그렇습니다. 예컨대 공손의 경우 비경에 소속된 혈이지만, 기경에서 충맥이 시작되는 혈이기도 합니다. 비경과 충맥이 만나는 자리인 것이죠. 그러니까 공손을 자극하면 비경과 충맥이 동시에 치료된다는 것입니다. 그래서 기경을 배우기 전의 초급과정에서도 이런 혈들에 대해서는 각별히 취급했던 것입니다.

기경에 소속된 혈들은 아주 많이 쓰면서도 중요하게 취급하는 혈들입니다. 그래서 기경을 배우는 이유는 기경을 활용하려는 뜻도 있지만, 기경에 소속된 혈들이 1인 2역을 하는 혈들이라는 것을 깨우쳐 평상시 치료할 때에도 적극 활용할 필요가 있음을 아는 것입니다. 한 혈을 자극해서 두 가지 효과를 낼 수 있다면 그보다 더 좋은 일도 없지요. 이런 점에서도 기경을 공부하는 것은 아주 중요한 일입니다.

어떤 친구가 등줄기가 아프다고 해서 혈을 찾아보니, 2명문입니다. 2는 두 번째 허리뼈라는 뜻. 그래서 그곳에만 침을 찔렀습니다. 30분 후에 통증이 다 사라졌는데, 침을 뽑고 나서 조금 있다가 어깨 뒤쪽이 아프다는 것입니다. 견갑골이니 소장경이죠. 왜 그럴까요? 등 쪽에 생긴 병이 정경을 넘어서 기경으로 흘러들어간 것입니다. 그래서 후계에 찔렀습니다. 후계는 독맥을 대표하는 혈이죠. 찌르자마자 변화가 오더군요. 독맥에서 넘친 기운이 통증을 유발하다가 후계 한 방으로 정리된 것입니다.

2) 기경 8맥의 종류와 개념

이곳은, 어렵다고 생각되는 분은 아예 읽지 않고 건너뛰어도 됩니다. 기경에 대해서 공부를 좀 더 하려는 생각이 있는 분만 보시기 바랍니다. 기경에 대해서는 위의 8맥 교회혈만 공부해도 충분합니다.

기경은 모두 8가지입니다. 6가지는 이곳에서 처음 듣는 것이겠지만, 2가지는 이미 초급과정에서도 아주 많이 본 것이기 때문에 익숙할 것입니다. 그 두 가지란 임맥과 독맥입니다. 인체는 좌우가 정확히 나뉩니다. 마치 두 쪽을 붙여놓은 것 같습니다.

기능도 각기 따로 놉니다. 중풍이 온 환자를 보면 너무나 분명하죠. 한쪽만 정확히 마비되고 나머지는 정상입니다. 이렇게 몸의 양쪽을 결합한다고 할 때 중간 부분이 있을 것입니다. 그 한 복판을 도는 경락이 있습니다.

앞쪽을 임맥이라고 하고 뒤쪽을 독맥이라고 합니다. 벌써 배웠을 것입니다. 기 수련을 하는 사람들은 실제로 이 두 맥을 따라서 기운이 도는 것을 느낄 수 있습니다. 이 두 경락을 기로 뚫는 것을 무협지에서는 임독 타통이라고 하죠. 무림의 최고수들이 하는 짓입니다. 하하하. 뒤는 양이기 때문에 올라가고, 앞은 음이기 때문에 내려갑니다. 그렇지만 실제로 혈의 순서는 임맥이든 독맥이든 똥구멍의 앞과 뒤에서 시작되어 위로 올라가서 윗잇몸과 아랫잇몸에서 끝납니다.

기경 중에서도 이 임맥과 독맥이 특별한 것은 자신의 경락에 혈을 갖고 있다는 것입니다. 다른 6가지 기경은 자신의 혈이 없습니다. 다 다른 경락의 혈들을 빌려서 넘나듭니다. 그러나 임독 두 기경은 자신의 혈이 있어서 독특합니다. 그래서 어떤 책에서는 12정경에 임독 두 경을 합하여 14정경이라고 하는 경우도 있습니다.

그리고 이 임맥과 독맥이 중요한 것은, 몸의 앞과 뒤에 있는 다른 여러 경락의 혈들을 잡는 기준이 된다는 것입니다. 그래서 임맥과 독맥을 기준으로 하여 다른 혈들의 위치를 가늠하고 정합니다.

그러면 각 기경들의 성격을 정리해보겠습니다.

① **독맥과 임맥**

독맥은 몸의 뒤쪽에서 올라가면서 모든 양맥을 총감독합니다. 이미 다 알고 있는 것이므로 자세한 설명은 생략하고 혈 이름만 알아보겠습니다. 순서대로 다음과 같습니다.

장강-요유-양관-명문-현추-척중-중추-근축-지양-영대-신도-신주-도도-대추-아문-풍부-뇌호-강간-후정-백회-전정-신회-상성-신정-소료-수구-태단-은교

이 독맥을 다스리는 혈은 소장경의 후계입니다. 그래서 독맥과 관련된 병이라고 하면 후계를 함께 다스려주는 것이 좋습니다. 허리가 아픈 사람은 후계에 침을 꽂고 오래도록 놔둡니다. 그러면 효과를 봅니다.

임맥은 몸의 앞쪽으로 올라가면서 모든 음맥을 책임집니다. 책임진다는 것은 받아들인다는 뜻입니다. 그래서 임맥입니다. 모든 음맥이 임맥으로 모여든다는 얘기지요. 그래서 음맥의 바다라고 표현합니다. 받아들이는 이 경락에 문제가 생기면 신진대사가 크게 위축됩니다. 혈은 다음과 같습니다. 많이 본 것들입니다.

회음-곡골-중극-관원-석문-기해-음교-신궐-수분-하완-건리-중완-상완-거궐-구미-중정-전중-옥당-자궁-화개-선기-천돌-염천-승장

임맥을 대표하는 혈은 폐경의 열결입니다. 그래서 몸 앞쪽에서 일어나는 모든 병증에는 열결로 다스릴 수 있습니다.

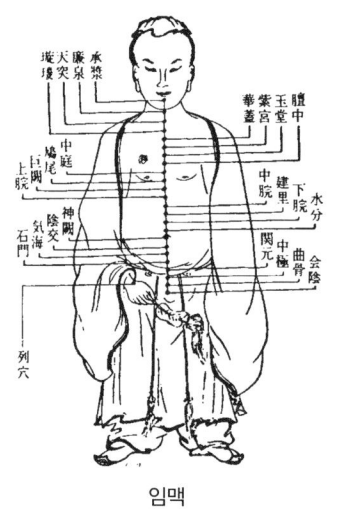
임맥

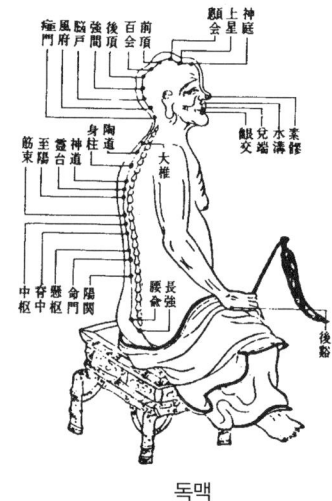
독맥

② 양교맥과 음교맥

양교맥은 주로 방광경의 노선을 많이 따라갑니다. 혈은 다음과 같습니다.

신맥-복삼-부양-거료-노유-견우-거골-인영-지창-거료-승읍-정명

신맥 복삼 부양 정명은 방광경이고, 거료는 담경, 노유는 담경, 견우 거골은 대장경, 인영 지창 거료 승읍은 위경입니다. 위경의 거료와 담경의 거료는 한자가 서로 다릅니다. 巨와 居.

이상에서 보듯이 양교맥은 말 그대로 양경락 전체를 관통하는 맥입니다. 그래서 양경락이 오래도록 병세가 호전되지 않으면 이들 혈 자리를 눌러보고 통증이 나타나면 기경 치료를 할 필요가 있습니다. 양교맥의 대표혈은 신맥입니다. 신맥에 침을 찔러 보면 자극이 대단합니다.

음교맥은 양교맥과 짝을 이룹니다. 양교맥이 바깥 복사뼈에서 일어나 등 쪽으로 갔듯이 음교맥은 안쪽 복사뼈에서 일어나 배 쪽으로 올라갑니다.

연곡-조해-교신-정명

정명은 방광경이고 나머지는 신경입니다. 음교맥의 대표혈은 조해입니다. 조해는 신맥과 안팎으로 맞보고 있습니다.

음교맥은 양교맥과 짝을 이루는데, 양교맥이 양경락 전체를 관통하는 것과는 달리 음경락 전체를 관통하지 않고 신경으로만 달려가네요. 여기서 신장의 성격을 알 수 있습니다. 신장이 음경에서 아주 중요한 위치라는 것입니다. 실제로 신장은 선천지기를 담당하는 장기이기 때문에 그렇습니다. 그래서 몸에 병이 왔다 하면 신장부터 나빠집니다. 신장이 온전한 사람은 거의 없습니다. 80-90%는 신장이 안 좋다고 봐야 합니다. 어쨌거나 음경락에 병이 오면 신경을 안 건드릴 수 없다는 좋은 증거입니다.

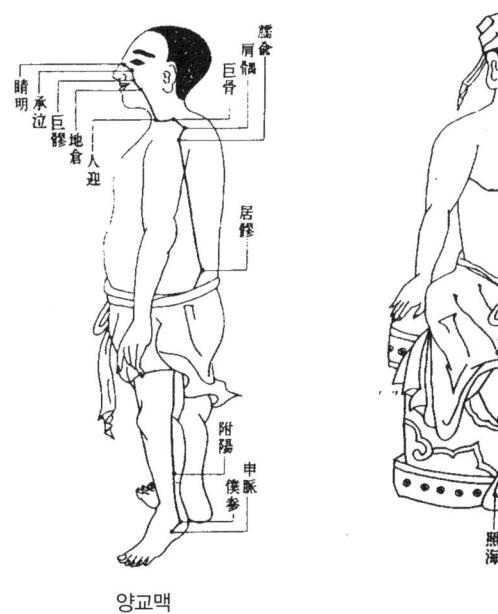

양교맥　　　　　　　음교맥

③ 양유맥과 음유맥

양유맥은 양경락을 마치 그물처럼 연결한다는 뜻입니다.

금문-양교-거료-비노-노유-천료-견정-아문-풍부-풍지-뇌공-승령-정영-목창-임읍-양백-본신

금문은 방광경이고, 비노는 대장경, 노유는 소장경, 천료는 삼초경, 아문과 풍부는 독맥이고, 나머지는 모두 방광경입니다. 양경락 전체를 관통한다는 사실을 알 수 있습니다. 이들을 대표하는 혈은 외관입니다.

음유맥은 음경락을 그물처럼 엮는다는 말입니다. 혈은 다음과 같습니다.

축빈-부사-대횡-복애-기문-천돌-염천

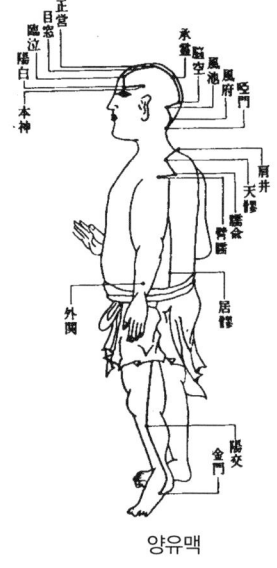

양유맥

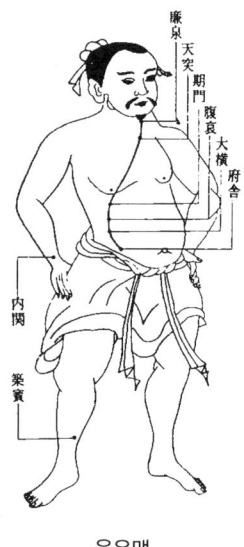

음유맥

축빈은 신경이고, 부사 대횡 복애는 비경, 기문은 간경, 천돌과 염천은 임맥입니다. 이들을 대표하는 혈은 내관입니다.

④ 충맥과 대맥

충맥은 5장6부의 혈해라고 합니다.

　　공손-삼음교-기충-횡골-대혁-기혈-사만-중주-황유-상곡-석관-음도-통곡-유문

공손과 삼음교는 비경이고, 기충은 위경, 나머지는 모두 신경입니다. 여기서도 신장의 일이 엄청나다는 것을 알 수 있습니다. 사실 병이라는 것이 5장6부 곳곳에서 일어나지만 원리를 놓고 보면 원기가 부족해서 생기는 일입니다. 원기의 최후 담당자는 선천지기를 관장하는 신장입니다. 그래서 신장이 이렇게 기경에서 많은 일을 맡는 것입니다.

대체로 다른 기경들이 음경락과 양경락을 구별해서 움직이는데, 여기서는 음과 양이 뒤섞여있다는 것을 알 수 있습니다. 충맥을 대표하는 혈은 공손입니다.

대맥은 옆구리를 도는 맥입니다. 그래서 허리의 움직임과 관련이 있는 병에도 잘 듣습니다.

　　장문-대맥-오추-유도

장문만 간경이고, 나머지는 담경입니다. 이들을 대표하는 혈은 임읍입니다. 그래서 허리 관련 병에 임읍을 쓰면 아주 부드러워집니다.

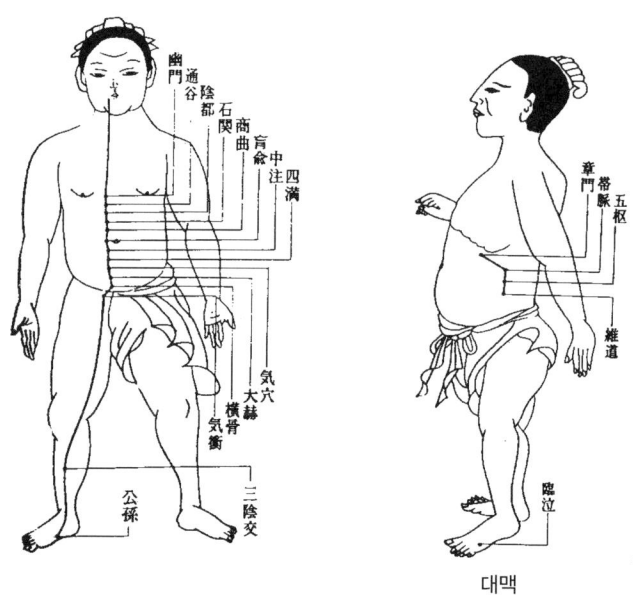

대맥

2) 기경 8맥의 교회와 치료

기경에 쓰인 혈은 모두 다른 경락에 있는 것입니다. 따라서 혈 본래의 주인인 경락과 기경 2경락 이상이 교회하는 혈입니다. 그래서 아주 중요하고 쓰임이 넓습니다. 각 혈의 특성에 따라서 거기에 걸맞은 병을 치료하면 됩니다.

그런데 이렇게 혈의 특징에 따라 단독으로 치료하는 경우도 있지만 기경 치료의 꽃은 두 혈을 짝지어서 치료하는 것입니다. 앞에서 아주 간단하게 설명한 것인데, 여기서는 좀 자세하게 증세와 방법을 제시해보겠습니다. 앞서 설명한 것입니다.

두 혈을 짝짓는 방법은 효과와 성격에 따라 부모합, 부부합, 주객합, 남녀합으로 나눕니다.

합	주치혈	증세
부모	공손-내관	-가슴통증, 심장병 -가슴에서 명치에 이르는 모든 증상 -편도염, 인후종통 -설사, 하혈, 변비, 탈항, 치질 -부인과 질환, 비뇨기과, 갱년기 장애, 하반신 냉증 -심포경, 비경의 냉증, 더부룩함, 마비, 통증
남녀	외관-임읍	-머리, 목, 배, 어깨, 가슴, 허리, 허벅지, 무릎, 종아리 등 바깥쪽의 붓거나 통증, 마비, 경련 발열 -삼초 경락상의 여러 가지 병 -눈병, 귓병, 3차신경통, 바깥쪽 이빨 잇몸병 -옆구리, 아랫배 붓고 아픈 곳, 허리 냉통, 월경불순, 대하 -한열왕래, 담낭질환, 간담 질환, 소장병의 여러 병 -땀 흘리는 증상, 메니엘 증후군, 어지럼증, 아득해짐. 파상풍
부부	후계-신맥	-목, 어깨와 등허리의 통증, 굳음, 차가움, 붓는 병 -소장경과 방광경의 마비 통증, 붓기, 차가워지는 병. -발열, 오한, 땀, 천식, 해수 -삼차신경통, 이빨, 눈병, 콧병, 귓병 -지랄병, 편도염, 인후통증, 파상풍
주객	열결-조해	-가슴 아래 그득한 느낌, 구토 -아랫배의 붓기, 통증, 설사, 변비 -방광질환, 부인과 질환, 치질, 탈항, 해수, 천식, 염증 -손발 차고 열나는 것 -폐경, 신경 상의 여러 병

3) 기경 8맥의 응용

동양의학 전체를 잘 요약 정리한 『동의보감』에는 기경에 대해 다음과 같은 구절이 나와서 기경이 어떤 성격을 지니는가 하는 것을 한 눈에 알 수 있습니다.[2]

---

2) 허준, 『동의보감-탕액 침구편』(조헌영 외 18인 공역), 여강, 2007. 3231쪽

○ 온몸의 360여개의 침혈은 손과 발의 66개 침혈에 통솔되며, 66개 침혈은 또 8맥의 8개 침혈에 통솔된다. 그러므로 기경8혈이라고 한다.[입문]

기경8맥에 대해서 이렇게 길게 알아본 것은, 이것이 고급반에 올라가면 정말 많은 변화를 일으키면서 기발한 치료 방법으로 연결되기 때문입니다. 예컨대 이 기경8혈이 운기론과 맞물리면 신묘한 효과를 내어서 많은 이론이 나왔습니다. 영구8법 같은 경우도 기경8맥을 운기론에 적용시켜 응용하는 방법입니다.(이해가 안 되는 분은 건너뛰시기 바랍니다. 여기서는 기경을 이렇게 이용한다는 것을 보여주기 위해서 설명하는 것입니다)

8기경을 다스리는 8회혈은 다음과 같습니다.(여기서 말하는 회혈은 앞서 경혈 이론에서 배운 8회혈과 이름은 같지만 내용은 전혀 다른 것입니다)

독맥-후계　임맥-열결
충맥-공손　대맥-임읍
양교-신맥　음교-조해
양유-외관　음유-내관

이것을 5운6기론에 연결시키는 것입니다. 운기론에는 천간의 변화가 있다고 했습니다. 상합이라고 했죠. 상합은 10간이 둥글게 배치되었을 때 마주보는 것이라고 했습니다. 갑기합토, 을경합금, 병신합수, 정임합목, 무계합화라고 외웠습니다.

알다시피 운기론에서는 천간을 5행으로 바꿀 수 있고, 사람의 장기도 5행으로 분류할 수 있습니다. 이 둘을 연결시키는 것입니다. 그 해의 천간에 따라 5장의 허증이 나타납니다. 따라서 그 해의 천간에 해당하는 8회의 혈 하나를 이용하여 이 허증을 치료하는 것입니다. 또 당연히 이것은 운기론만이 아니라 증상에 따라 선혈하는 데 응용할 수도 있습니다. 다음과 같이 정리할 수 있습니다.

을(乙)-폐허, 정(丁)-간허, 기(己)-비허, 계(癸)-심허, 신(辛)-신허

이것을 앞의 기경8혈에 적용하여 정리하면 다음과 같습니다.[3]

신 보법 - 신맥 보, 토가 극하는 것을 억제함
간 보법 - 외관 보, 폐금을 억제하여 간을 보하게 함
비 보법 - 공손 보, 비기를 강화하여 간기가 성해지는 것을 막음
심 보법 - 열결 사, 폐기의 항진을 막아 심장을 보호함
폐 보법 - 후계 사, 화가 금을 극하는 것을 막아 폐를 보호함

천간의 5행에 따라 장부에 영향을 미친다는 것이 운기론의 전제이고, 거기에 맞춰 360혈을 대표하는 기경의 8회혈을 사용하는 것이 이 방법의 핵심입니다. 그런데 천간은 해에만 있는 것이 아니고, 날에도 있습니다. 일진(日辰)이라고 하죠. 따라서 달력에서 오늘의 일진을 보면 5장 중 어느 쪽에 허증이 발생하는가 하는 것을 알 수 있습니다. 그에 맞춰서 위의 공식대로 침을 놓는 것입니다. 오늘의 일진이 정묘라면 정임합목이어서 운기상 간허가 유발되는 날이니, 외관을 보하는 것입니다.

여기에다가 그 사람의 사주까지 파악하여 침을 놓자면 가히 무궁무진하게 변화를 일으킬 수 있습니다. 이런 놀랄 만한 세계로 진입하려면 바로 이 기경 공부

---

3) 『침구대성』(중) ; 고려침뜸연구소 자료실

가 필요한 것입니다. 그러니 입문 편에서 배운 지식을 좀 더 응용하는 능력을 키워보려는 지금 단계에서는 굳이 알려고 할 필요가 없습니다. 얻는 것 없이 골머리만 아픕니다. 시간 날 때 차차로 하나씩 공부하시기 바랍니다.『우리 침뜸 이야기』를 공부하고 나면 다른 어떤 어려운 침책을 갖다놓아도 다 혼자서 공부할 수 있게 됩니다.

허실과 보사

이번에는 보사에 대해서 알아보고자 합니다. 보사는 중급 이상을 넘어서면 반드시 부딪히는 중요한 벽입니다. 이 벽을 넘어서면 침뜸은 새로운 지평을 열어줍니다.

그런데 보사를 하려면 똑같은 혈이 몸의 양쪽에 있다는 사실을 생각해야 합니다. 족삼리는 왼발에도 있고 오른발에도 있습니다. 그러면 보사를 할 때 어느 쪽을 써야 할까요? 바로 이 고민 때문에 많은 의원들이 자신의 이론을 펼치는 것이고, 그 과정에서 효과가 더 좋으니 나쁘니 하며 의견이 분분한 것입니다.

따라서 이 장에서는 보사에 대해 설명하고, 몸의 좌우를 구별하는 방법에 대해서 알아봅니다.

1) 허 실

보사를 이해하는 데 꼭 필요한 것이 허실의 개념입니다. 허한 곳은 당연히 보해야 하고, 실한 곳은 당연히 사해주어야 합니다. 그러니 보사를 하려면 5장6부의 어디가 허하고 실한가 하는 것을 알아야 합니다.

동양의학에서는 균형이 깨진 상태를 병이라고 한다고 했습니다. 시소를 생각하면 쉽습니다. 균형이 깨지지 않았다면 허실이 없습니다. 균형이 깨질 때 허실이 발생합니다. 넘치는 곳이 실이고 부족한 곳이 허입니다. 따라서 시소가 수평으로 놓이도록 하려면 처진 부분을 올려주고 솟은 부분을 내려주면 됩니다. 이것을 치료라고 합니다. 따라서 허실을 해결하는 것이 치료인 것입니다.

그러면 몸에서는 허실이 어떻게 나타나는가를 알아야 합니다. 보통 실이라고 하는 것은 사기가 몰린 것을 말합니다. 사기가 몰리면 어떻게 되죠? 정기와 싸웁니다. 몸에서 정기와 사기의 싸움이 일어나면 통증이 생깁니다. 따라서 우리가 통증을 느끼는 것은 실하다고 보면 됩니다. 체해서 위장이 아프다고 한다면 위실인 것입니다. 변비가 있으면 대장실인 것입니다.

허는 이와 반대로 잘 느껴지지 않습니다. 기운이 딸려서 반응이 없는 것입니다. 허증을 대표하는 증상이 무력증입니다. 팔다리가 무력해지고 장이 물러져서 주저앉는 따위의 병들이 허증에서 오는 것들입니다. 대부분 나이 들어가면서 나타나는 묵은 병들이 허증에서 깊어집니다. 따라서 노인들의 질병을 좌우하는 것은 허의 증상입니다. 등을 두드리는데 아픈 것은 실증이고 시원하다고 느끼는 것은 허증의 반응입니다.

허와 실은 수치로 정할 수 있는 것이 아니고 상대론의 개념입니다. 둘 사이의 비교라는 것이죠. 마치 고기압과 저기압의 관계와 같습니다. 고기압이란 수치로 얼마 이상을 뜻하는 것이 아닙니다. 그 주변의 기압보다 높다는 말입니다. 저기압도 마찬가지입니다. 주변의 기압보다 낮은 곳을 가리키는 말입니다. 저기압의 주변은 고기압이죠.

허실도 이와 같습니다. 허는 그것과 비교되는 짝에 견줄 때 부족하다는 얘기고, 실은 그것과 비교되는 짝에 견줄 때 넘친다는 말입니다. 통증이 100인 혈자리가 있다고 할 때 통증이 80인 혈자리는 허이고, 120인 혈자리는 실이라는 말입니다. 대장과 위장에서 동시에 통증이 느껴졌는데, 위장 쪽이 더 아프다면 위장은 실이 되고 대장은 허가 되는 것입니다. 이런 식입니다. 허실은 짝의 개념입니다. 어느 한 쪽이 없어지면 존재할 수 없습니다.

수치에 너무 익숙한 서양교육을 받은 사람들이 가장 어려워하는 것이 이것입니다. 생각을 바꾸지 않으면 어쩔 수 없습니다. 침뜸을 배운다는 것은 세상을 보는 눈을 바꾸는 것입니다. 특히 형상에 붙잡힌 마음을 없애지 않으면 아무것도 안 됩니다. 그렇지만 서양식 교육은 눈에 보이는 형상에 집착합니다. '나' 라는 존재는 그냥 나일 뿐입니다. 그러나 나라는 존재는 남이라는 존재 때문에 생기는 것입니다. 남이 없다면 나도 없는 것이죠. 따라서 내가 사라지면 남도 없습니다. 마주치는 모든 사람이 나입니다. 이런 경지에서 살다간 사람들이 꽤 많습니다. 예수, 석가 같은 사람들이죠. 간디나 테레사 수녀에게 자신이 있던가요? 없습니다. 그래서 남을 나처럼 돌보는 것입니다. 성직자들이 가장 먼저 버려야 할 것은 나 자신입니다. 남과 나의 관계가 이렇습니다. 내가 있으면 남이 있고, 내가 없어지면 남도 없어집니다.

심장에 병이 들었다면 심장만을 생각하는 것이 서양의학입니다. 판막이 잘못되었나? 대동맥이 좁아졌나? 아니면 전기 자극 세포가 성능이 떨어졌나? 그러나 동양의학에서는 심장만을 생각하지 않습니다. '다른 어디가 고장 났기에 이 병이 심장으로 들어왔나?' 하고 살펴봅니다. 심장의 짝은 둘이죠. 신장도 있고, 소장도 있습니다. 그러면 심장이 고장 난 원인을 우선 신장과 소장에서 찾아보는 것입니다. 그곳의 문제를 해결해주면 심장도 나을 거라는 것입니다. 이것이 균형과 관계를 바라보는 동양의 눈이고, 이런 관계를 적절하게 설명해주는 개념이 허실입니다. 허와 실은 따로 독립하는 것이 아니고, 균형의 부족과 넘침을 말하는 것입니다.

음양도 그렇고, 5행도 그렇고, 모두 관계의 문제를 말하는 것들입니다. 어느 한 사물에 실체가 있다고 생각하는 것이 아니라, 그것이 다른 것과 어떤 관계에 놓였느냐를 따지는 것이 문제의 핵심이라는 것이죠. 예컨대 썰물과 밀물의 경우 이것을 지구의 문제라고 생각하면 한없이 복잡해집니다. 그리고 원인을 알 수 없고, 해결할 수 없습니다. 이것은 달과 맺어진 인력의 문제이기 때문입니다. 그래서 동양의학은 지구에 생긴 밀물과 썰물을 물의 문제로 보지 않고, 달과 지구의 인력이 문제의 핵심이라고 보는 것입니다. 이런 발상을 몸으로 옮겨 적용한 것이 침뜸의학의 이론입니다. 그러니 대상을 해부하여 결론을 얻으려는 서양의학과는 문제를 접근하는 방식이 아주 많이 다른 것이죠. 지구를 아무리 분석하고 해부해도 밀물과 썰물의 원인은 모릅니다. 이와 같이 서양의학과 다른 점에 빨리 익숙해져야만 공부가 빠르고 깊어집니다.

2) 보 사

보사는 말 그대로 보충하고 덜어낸다는 말입니다. 그렇기 때문에 사기가 몰린 혈에 침을 놓는다는 사실이 벌써 보사를 적용하고 있는 상황인 것입니다. 그러나 여기서 말하는 보사는 침뜸에서 자연스럽게 생기는 경우를 말하는 것이 아니라, 일부러 보충하고 덜어내고 하는, 기술상의 방법을 말하는 것입니다.

보사는 방법이 엄청나게 많습니다. 그것은 의원마다 책마다 다 달라서 일일이 거론하자면 끝도 없습니다. 그리고 헷갈립니다. 그래서 여기서는 입문 과정을 통과한 분들의 공부를 한 단계 더 깊게 한다는 차원에서, 가장 많이 쓰이는 보사법을 소개하겠습니다.

① 영수보사

영수(迎隨)는 경락이 흐르는 방향을 기준으로 거스르고 따른다는 것입니다. 영은 맞이한다는 말입니다. 손님을 맞이할 때 어떻게 하는지 잘 떠올려보십시오.

손님이 오면 그 손님을 향해 서서 반깁니다, 이렇게 마주보는 방향을 영이라고 표현한 것입니다. 말하자면 경락의 흐름 방향과 정반대로 침을 빗겨 찌르는 것입니다. 수는 '따를 수' 입니다. 경락이 흐르는 방향으로 따라간다는 말입니다. 따라서 경락의 흐름 방향으로 빗겨 찌르는 것을 말합니다. 아주 간단하면서도 효과가 좋은 방법입니다.

보통 침을 찌를 때는 수직으로 꽂습니다. 그런데 침을 놓다보면 반드시 수직으로만 꽂히는 것이 아닙니다. 이렇게 수직에서 옆으로 누울 때 보사가 이루어지는데, 보사가 이루어지는 기본 각도는 60도 정도로 봅니다. 즉 수직에서 옆으로 30도 이상이 기울면 보사가 된다고 보는 것입니다. 그래서 보사할 때 침의 기울기는 수직에서 최소한 30도 이상 기울여야 합니다. 대충 90도의 절반인 45도쯤 기울인다고 생각하면 편합니다.

위경은 양경이기 때문에 위에서 아래로 흘러갑니다. 즉 발끝을 향해 흘러가죠. 따라서 족삼리에 침을 놓는데 45도 정도 기울여서 발가락 방향으로 찌르면 위를 보하는 것이고, 반대 방향으로 찌르면 사하는 것입니다.

반면에 비경은 음경이기 때문에 발끝에서 몸통으로 흘러갑니다. 따라서 위경의 경우와는 달리, 발가락 방향으로 찌르면 사하는 것이 되고, 몸통 쪽으로 찌르면 보하는 것이 됩니다. 바로 이 방향 때문에 많은 사람들이 헷갈려하는 것입니다.

이 영수보사를 하려면 반드시 경락의 흐름 방향을 기억해야 합니다. 양경락은 위에서 아래로 내려가고, 음경락은 아래에서 위로 올라갑니다. 양손을 하늘로 치켜든 상태에서 그렇습니다. 이 방향을 놓치면 거꾸로 치료하는 것이 되어, 병이 더 악화됩니다.

② 투천량과 소산화

이것도 효과가 아주 좋은 방법이어서 눈여겨볼 만합니다. 이것은 침을 찌르는데 한 번에 밀어 넣는 것이 아니고 3차례로 나누어 찌르는 것입니다. 특히 냉온병에 효과가 좋습니다. 사기가 모이면 그 실한 증상을 없애려고 몸이 열을 내고, 정기가 빠져서 허해지면 몸이 식어버립니다. 그래서 냉온 증상이 생깁니다. 허실과 냉온은 성격이 비슷합니다.

예를 들어 침을 찔러 넣고자 하는 깊이가 1cm라고 할 때 먼저 2.5cm를 넣은 다음에 0.5cm씩 나눠서 뽑으면 최후의 1cm 깊이에 이릅니다. 이렇게 세 차례에 나눠서 끄집어내는 것이 투천량(透天凉)법인데 사법에 해당합니다. 침을 뽑아내면서 사기가 아울러 빠져나오는 것이죠.

반대로 침을 찔러 넣으려는 깊이가 3cm 지점이라고 할 때, 3차례로 나누어 1cm, 2cm, 3cm로 나누어 찌를 때는 보법에 해당합니다. 소산화(消山火)법이라고 하지요.[4] 침이 들어가면서 아울러 기운도 보태지는 것입니다.

따라서 똑같은 혈이라도 어떻게 찌르느냐에 따라서 사법이 되고 보법이 되는 것입니다.

③ 돌림 보사

이번에는 침을 돌려서 하는 보사를 알아보겠습니다. 그렇지만 초보인 분들께서는 이런 게 있구나 하고 구경만 해야지, 함부로 하면 큰일 납니다. 한 번 슬쩍 훑고 지나가십시오. 차라리 모르는 게 낫습니다.

돌리는 걸 한자로는 염전(捻轉)이라고 합니다. 그래서 염전보사라고도 하고, 손으로 재주를 부린다고 해서 수기(手技)보사라고도 합니다. 음양을 따져서 여러

---

4) 양계주, 『침구대성』(이병국 역, 현대침구원, 2008), 67쪽. 이 책에는 침을 돌리는 염전법까지 아울러 소개됐다. 량법은 뜨거운 것을 차갑게 식혀주는 법이라는 뜻이고, 화법은 차가운 것을 뜨겁게 달궈주는 법이란 뜻이다.

가지 방법을 적용하는 것이어서, 옛책에서는 자오(子午)보사라고도 했습니다. 이 경우 자오란 음양을 나타낸 말입니다. 또는 구륙(九六)보사라고도 하는데, 96은 주역 용어입니다. 주역에서 9는 양의 수를, 6은 음의 수를 대표합니다. 그래서 9양수, 6음수라고 합니다. 이것저것 하도 말이 많아서 여기서는 침을 돌리는 것에 초점을 맞추어 돌림 보사라고 했습니다.

방법은 이렇습니다. 침을 혈에 찔러 고정시킨 다음, 침자루를 엄지와 검지로 잡습니다. 엄지를 밀면(침은 시계방향으로 돎) 9양수인 보법입니다.[5] 엄지를 당기면(침은 시계 반대방향으로 돎) 6음수인 사법입니다. 9양수를 돌릴 때는 3번 단위로 끊어서 하고, 6음수로 돌릴 때는 2번 단위로 끊어서 돌립니다. '하나-둘-셋'을 3번 반복하여 9번. '하나-둘'을 3번 반복하여 6번.

이것은 음양의 법칙에 철저히 따르기 때문에 음양이 바뀌는 것을 잘 셈해야 합니다. 똑같은 동작이 오전에 할 때와 오후에 할 때의 보사가 다릅니다. 남자에게 다르고 여자에게 다릅니다. 왼쪽이 다르고 오른쪽이 다릅니다. 손이 다르고 발이 다릅니다. 양 경락이 다르고 음 경락이 다릅니다. 이것을 다 감안해서 해야 합니다. 복잡하지요? 그래서 표로 만들었습니다.[6]

	남															
	오전								오후							
	좌				우				좌				우			
	손		발		손		발		손		발		손		발	
	양	음	양	음	양	음	양	음	양	음	양	음	양	음	양	음
보	9	6	6	9	6	9	9	6	6	9	9	6	9	6	6	9
사	6	9	9	6	9	6	6	9	9	6	6	9	6	9	9	6

---

5) 『침구대성』중, 120쪽
6) 유태우, 『음양맥진과 보사』, 음양맥진출판사, 1993. 223쪽

	여															
	오전								오후							
	좌				우				좌				우			
	손		발		손		발		손		발		손		발	
	양	음	양	음	양	음	양	음	양	음	양	음	양	음	양	음
보	6	9	9	6	9	6	6	9	9	6	6	9	6	9	9	6
사	9	6	6	9	6	9	9	6	6	9	9	6	9	6	6	9

예를 들어, 뚱뚱한 사람에게 따뜻한 기운을 넣는 것이 좋은데, 이럴 때는 지구(수소양 삼초경)를 보합니다. 아침나절 여자 환자의 오른손에 침을 놓는다고 하면 이렇게 됩니다. 여자+오전+오른쪽+손+양경락+보법. 이것을 위의 표에서 하나씩 찾아 내려가면 9가 됩니다.[7] 9양수로 돌리면 보가 된다는 뜻입니다. 따라서 지구에 침을 찌르고 엄지를 3번씩 3차례 미는 것입니다. 득기가 되면 멈춥니다. 득기가 안 되었으면 될 때까지 9수로 반복하는 것입니다. 자극을 더 주려면 똑같은 방법으로 또 하면 됩니다.

또 뚱뚱한 여성은 습기를 제거하는 것이 좋은데, 습 제거에는 족삼리나 곡지를 보하는 게 가장 좋은 효과를 냅니다. 위경과 대장경은 양명경이고, 양명조금이니 건조한 성질이죠. 그래서 보하는 겁니다. 저녁 무렵 왼손에 보법을 적용하기로 한다면, 위의 표에서 훑어 내려옵니다. 여자+오후+왼쪽+손+양경락+보법. 9양수

---

7) 오전은 양이고, 오후는 음이다. 자시와 오시에 음양이 바뀌므로 조심해야 한다. 우리나라의 시각은 동경 135도 기준인데, 이것은 일본의 아카시 지방을 지나는 선이다. 따라서 서울의 경우 동경 137도이기 때문에 현재의 표준시보다 약 32분 정도 늦다. 그러므로 음과 양이 바뀌는 이 무렵에는 보사를 하지 않는 게 좋다. 염전을 제대로 해도 시간의 바뀜 때문에 보사가 거꾸로 되는 수가 생긴다. 한의원을 운영할 경우, 음양이 바뀌는 12시와 1시 사이로 점심시간을 정하면 보사가 뒤집히는 혼란을 비킬 수 있다.

죠. 곡지에 침을 꽂고 엄지를 밀어서 돌리는 겁니다. 만약에 족삼리를 쓴다면 손이 발로 바뀌겠죠. 똑같은 상황에서 음양이 하나만 바뀌므로 6음수가 됩니다. 엄지를 당겨서 돌립니다. 이런 식입니다.

표가 없을 때는, 기준을 정해서 속으로 셈하면 좋습니다. 남+오전+좌+손+양+보=9이므로, 이것을 기준으로 하여 조건이 하나씩 바뀔 때마다 9와 6을 바꾸면 됩니다. '여+오전+좌+발+양+사'는 앞의 기준과 3가지가 다릅니다. 그러니까 9에서 6으로 왔다 갔다 3번을 하면 6이 됩니다. 6음수를 돌려야 한다는 뜻이죠.

이 자오보사는 효과가 아주 빠르기 때문에 오래 꽂아둘 필요가 없습니다. 환자가 변화를 느끼면 곧바로 뺍니다. 물론 좀 더 오래 두어도 상관은 없습니다.

3) 몸의 좌우 구별

보사법은, 2방향입니다. 2라는 숫자가 나오면 저절로 떠올라야 할 개념이 있죠? 뭔가요? 음양이죠. 보사법은 5행이 아니라 음양의 개념입니다. 둘 중의 하나입니다. 따라서 온몸의 여러 기능을 5행과 6기로 분류하여 머릿속이 복잡하게 달아올랐던 것을 가만히 내려놓고 가장 단순한 음양(−＋)으로 돌아가야 합니다.

음양으로 돌아간다는 것은 몸의 변화를 최대한 단순하게 본다는 것을 뜻합니다. 둘 중의 하나입니다. 아프거나 안 아프거나. 위거나 아래거나. 왼쪽이거나 오른쪽이거나. 안이거나 밖이거나. 앞이거나 뒤거나.

침은 혈에 놓고, 혈은 양쪽에 하나씩 대칭으로 있으니, 결국은 좌우를 구별하는 것이 보사법에서 중요한 일임을 직감할 수 있습니다. 그러자면 이미 좌우로 나누어진 몸에 어느 쪽이 음이고 어느 쪽이 양이냐를 결정하는 일만 남은 셈입니다.

아주 단순할 것 같은데, 그리고 실제로 단순한데, 문제는 분류의 대원칙에서 벗어나는 경우가 꼭 있다는 것입니다. 바로 이것이 일을 어렵고 복잡하게 만듭니다. 복잡할수록 단순하게 보아야 한다는 원칙에 따라서 하나씩 검토해보겠습니다.

① 좌간우폐

침뜸 공부를 하다보면 심심찮게 나오는 것이 좌간우폐라는 말입니다. 이와 동시에 좌간우비라는 말도 나옵니다. 이것은 5장6부를 음양으로 단순화시켰을 때 그렇다는 것입니다. 모두 간을 기준으로 정한 것임을 알 수 있습니다. 그러면 간이 양을 대표한다는 말인가요? 간은 목이라서 당연히 양입니다. 목과 화가 양에 해당하죠. 그러니까 간과 심장이 양인 셈입니다.

그런데 목화가 양이라면 토는 중간이고 금수가 음일 것입니다. 금수는 폐와 신장입니다. 이거 뭔가 다르지 않은가요? 간과 짝을 이루는 것으로 비장과 폐가 선택되었고 신장은 제외되었습니다. 이상합니다.

심장이 이 분류에서 제외된 것은, 군주지관 즉 임금이기 때문입니다. 심장이 고장 나면 몸도 끝입니다. 그래서 군주지관인 심장을 분류에서 제외한 것입니다. 그래서 간이 양을 대표하고, 그 짝으로 폐와 비가 등장하여 만들어진 말이 좌간우폐, 좌간우비라는 말입니다.

폐가 간의 짝이 된다는 것은 이해가 갑니다. 간은 양이고 폐는 음이니까요. 그런데 비는 이해하기 어렵습니다. 5행상 중앙인 토에 해당하거든요. 토는 어느 편도 들지 않는 것입니다. 그런데 간과 짝을 이루었습니다. 물론 간과는 목극토의 관계이기 때문에 그렇습니다. 그러나 이것만으로는 명쾌하지 않습니다. 그러면 이것은 5행의 개념에서 온 것이 아니라는 뜻입니다. 그러면 생각을 재빨리 바꿔서 보아야 합니다. 비와 폐의 관계를 따져야죠.

생각이 여기에 이르면, 폐와 비가 6기로는 모두 태음에 속한다는 것을 알아야 합니다. 따라서 좌간우폐라는 개념은 5행론이 아니라 6기론에서 나온 말임을 알 수 있습니다. 폐가 안 좋으면 동기관계인 비장도 함께 안 좋아지기 때문에 간과 짝하여 이 두 말이 등장하는 것입니다.

 좌간우폐에 의하면 왼쪽이 간이고 오른쪽이 폐라는 것인데, 이 말은 그쪽으로 병이 온다는 말입니다. 폐는 좌우에 하나씩 있습니다. 이중에서 오른쪽의 기능이 먼저 실증이 되어 병이 온다는 뜻입니다. 폐가 먼저 병이 들면 그것의 동기관계인 비장도 함께 안 좋아집니다. 폐암 수술을 받으면 머지않아 입맛이 좋아져서 살이 찝니다. 비장이 폐를 따라 실해져서 위허 증세가 나타나기 때문입니다. 위가 허하니까 자꾸 채우려드는 것입니다. 그래서 입맛이 마구 땡기는 것입니다.

 그러면 이런 현상은 남자와 여자가 모두 같을까요?

② 남좌여우

 좌양우음이라는 말이 있습니다. 왼쪽이 양이고, 오른쪽이 음이라는 말입니다. 물론 음양론의 말입니다. 그러면 남자는 여자와 비교할 때 양일까요, 음일까요? 남자는 양으로 분류합니다. 좌양우음이란 남자에게 해당하는 말입니다. 남자는 왼쪽이 양이고, 오른쪽이 음이라는 말입니다. 따라서 남자에게 병이 올 때는 어떻게 올까요? 남자는 좌간우폐로 병이 옵니다. 비율은 약간 더 우세한 것으로 나타납니다.

 여자는? 여자는 반대입니다. 왼쪽 폐에서 더 이상이 생깁니다. 바로 이 점 때문에 남좌여우라는 말이 생긴 것입니다.

 그래서 환자가 남자냐 여자냐 하는 정보는, 병의 기본을 가르는 중요한 정보가 됩니다. 남자 환자는 왼쪽으로 간병이 오고, 오른쪽으로 폐병과 비병이 옵니다. 따라서 치료도 왼쪽의 간을 사하고, 오른쪽의 폐와 비를 사하면 됩니다. 보할 때는 반대로 바꿔서 해야죠. 이렇게 간단하게 병의 대강을 분류할 수 있습니다.

그러면 손만 대면 온몸이 아파서 병의 뿌리를 찾기 힘든 중환자는 어떻게 치료할까요? 간단하죠. 남자의 경우라면 왼쪽은 간을 사하고, 오른쪽은 폐를 사하면 됩니다. 보법을 쓰려면 그 반대로 적용하면 되고요. 그렇게 몇 차례 치료를 하면 어지럽게 뒤섞였던 병이 정리가 되면서 본래의 증상이 서서히 나타납니다. 그 때 다시 정확하게 진단하여 치료하면 됩니다.

나중에 얘기하겠지만, 이런 중환자는 사법보다는 보법을 쓰는 것이 더 좋습니다. 사법은 잘못할 경우 병을 더 악화시킬 수 있기 때문입니다. 그러나 보법도 잘못 쓰면 안 좋기는 하지만 사법보다는 부작용이 덜합니다. 그래서 굳이 보사를 쓰자면 보법 중심으로 쓰는 것이 좋습니다.

그런데 치료를 하다 보면 반드시 이렇게 나타나지 않는 경우가 생긴다는 것이 문제입니다. 즉 남좌여우이고 좌간우폐인데, 이 말이 가리키는 대로 약간 더 나타난다는 점입니다. 보사는 기우뚱거리는 시소를 바로잡는 일인데, 만약에 반대로 적용하면 더 기울겠지요. 큰일 날 일입니다.

그래서 병의 일반 형태가 남좌여우에 좌간우폐라는 것을 알고서는, 몸에서 실제로 그렇게 발병했는가 하는 것을 꼭 확인해야 하는 것입니다. 이것을 확인하지 않고서 대충 치료하다가는 큰코 다치는 수가 있습니다.

③ 좌우의 허실 구별법

변비 환자가 왔습니다. 여기에다가 보사를 적용하자면 대장경의 반응을 살펴야 할 것입니다. 아주 간단한 방법은 양손의 혈을 눌러보는 것입니다. 합곡을 양손으로 나눠 잡고서 똑같은 세기로 누릅니다. 그러면 더 아픈 쪽이 있습니다. 이것을 환자에게 묻는 것입니다.

남자는 보통 왼쪽이 더 아프고, 여자는 오른쪽이 더 아픕니다. 좌양우음에 남좌여우이기 때문입니다. 대장은 양 기운의 반응이 잘 나타나는 경락입니다. 이렇게 해서 왼쪽이 더 아프면 실이므로 왼쪽의 대장경락을 사하면 됩니다. 반대로 허한 오른쪽을 보해도 되죠.

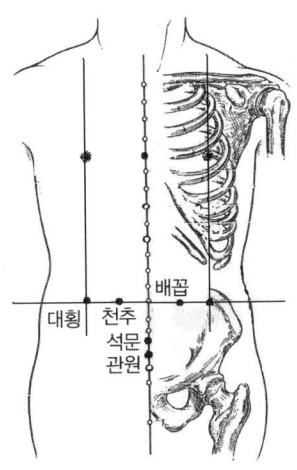

그런데 예상과는 달리 남자가 오른쪽이 아픈 경우가 있습니다. 남좌여우의 기준에 반대되죠. 그러면 어떻게 할까요? 그럴 때는 즉시 치료할 것이 아니라, 한 두 군데에서 더 알아보고 재확인하는 것입니다. 그 다음으로 좋은 방법이 복진입니다. 즉 배를 눌러보는 것이죠. 대장이니까 대장경의 모혈인 천추를 눌러봅니다. 배꼽 양 옆 2촌 바깥에 있는 양쪽의 천추혈을 똑같이 눌러보죠. 더 아픈 쪽이 있습니다. 아픈 쪽이 합곡의 통증과 일치하면 분명한 것입니다.

그런데 합곡의 통증반응과 천추의 통증반응이 또 엇갈리는 수가 있습니다. 이럴 때는 혈보다는 복진이 더 정확합니다. 그래도 불안하면 이번에는 유혈 진단을 하는 것입니다. 야코비선과 방광1선이 만나는 곳의 대장유 자리를 두드려봅니다. 양쪽을 두드려서 더 아픈 쪽이 정답입니다.

이런 식으로 각각의 병에 대해서 좌우를 갈라놓고 보사법을 적용하여 치료를 할 수 있습니다. 그러면 침의 수가 절반으로 줄어듭니다. 환자에게 좋겠죠. 침 맞는 두려움과 고통이 반으로 줄어드니까요.

4) 몸의 음양과 좌우 구별

그렇지만 위의 방법은 너무 복잡합니다. 병마다 모두 이런 식으로 구별해서 좌우를 나누어야 하니까요. 좀 더 간단하고 확실한 구별법이 없을까 고민을 해봅니다.

간단하려면 더 단순화시켜야 합니다. 단순한 것은 음양보다 더한 것이 없습니다. 5행론과 6기론으로 분화시켜서 복잡하게 병을 추적해 들어가던 방법을 최대한 간단한 것으로 바꿔보는 것입니다. 그러자면 5행론과 6기론의 복잡한 관계를 음양으로 단순화해야 합니다. 5장6부의 뿌리는 5장입니다. 그러자면 5장을 음과 양 둘로 갈라서 단순화해야 합니다. 5장 중 어떤 것 둘을 골라낼까요?

답은 벌써 나왔습니다. 온열동물인 사람은 뜨거운 기운과 차가운 기운으로 나눌 수 있고, 몸에 각기 그 기운을 담당하는 장기가 있을 것입니다. 심장과 신장이죠. 이 심장과 신장의 변화를 살펴보면, 음양 구별은 물론 좌우 구별에 허실을 분류할 수 있다는 결론에 도달합니다.

심장은 양이고, 신장은 음입니다. 따라서 심장의 변화를 살펴보면 신장은 그 반대로 나타난다고 볼 수 있습니다. 그러면 심장의 변화는 어디서 살펴볼 수 있을까요? 당연히 심경의 여러 혈에서 나타날 것입니다. 그러나 여기서는 최대한 단순화하려는 까닭에 수많은 혈들을 눌러보는 것은 적절한 방법이 아닙니다. 그렇다고 심장을 들여다볼 수도 없습니다. 그렇다면 심장의 변화가 아주 잘 나타나는 다른 곳을 찾으면 되겠습니다.

심장은 열을 주관하는 장기이고, 그 열로 인해 생기는 병증이 가장 잘 나타나는 곳은 신기하게도 대장입니다. 장의 병이 부에서 나타나는데, 그것이 대장에서 나타나는 것입니다. 이 관계는 익히 알려진 5행배치표를 보면 따져볼 수 있습니다.

	목	화	토	금	수
음	간	심	심포	비	폐	신
양	담	소장	삼초	위	대장	방광

심장이 실해지면, 상극관계인 폐는 허가 됩니다. 화극금이죠. 폐는 음이고 대장은 양이니, 정반대로 나타납니다. 따라서 폐가 허하면 대장은 실이 됩니다. 이래서 심장과 대장은 허실이 같게 나타납니다. 이 관계는 늘 일치합니다. 따라서 심장이 실하면 대장도 실하고, 심장이 허하면 대장도 허합니다.

그러면 남자는 좌양우음이므로 양인 왼쪽이 실해집니다. 왼쪽의 심장이 실해지면 같은 쪽의 대장도 실해집니다. 그래서 왼쪽으로 대장실이 발생하여 오래 묵으면 디스크로 발전합니다. 남자의 디스크는 주로 왼쪽으로 옵니다. 여자는 반대쪽이죠.

복진을 해서 대장의 모혈인 천추를 눌렀을 때 아픈 쪽이 대장실입니다. 그 쪽이 양이라는 뜻이고, 허실로는 아픈 그 쪽이 실입니다. 심실이자 대장실입니다. 당연히 반대쪽은 허죠.

양을 대표하는 심장의 반응은 이렇게 살피면 되는데, 그러면 음을 대표하는 신장의 반응은 어디서 살펴볼까요? 화극금에서 금의 짝을 보았듯이, 이와 똑같은 방식으로 음의 반응처도 찾아볼까요?

신장은 수입니다. 따라서 수극화죠. 화는 심장 심포이고, 심장 심포의 짝은 소장 삼초입니다. 따라서 신장과 소장삼초는 언제나 같은 양상으로 나타난다는 것입니다. 신장이 실하면 소장삼초도 실하고, 신장이 허하면 소장삼초도 허합니다. 따라서 몸의 찬 기운을 주관하는 신장의 병증은 신장에서 확인되는 것이 아니라 소장삼초에서 확인됩니다. 소장의 모혈은 관원이고, 삼초의 모혈은 석문입니다. 배꼽 밑에 있습니다. 골도법으로 석문은 2촌 밑이고, 관원은 3촌 밑입니다. 따라서 이곳을 지그시 눌러보면 통증이 생깁니다. 그러면 신장에 병이 있는 것입니다.

이와 같이 심장과 신장의 병이 제 경락이나 제 장부에서 직접 나타나지 않고 대장과 소장삼초에 나타나는 것은 속의 것이 겉으로 드러날 때의 법칙 때문입니다. 음은 양을 통해서 드러나는 것입니다. 왜냐하면 음은 속이고 양은 겉이기 때문입니다. 겉의 변화를 통해서 속의 사정을 알아볼 수 있는 것입니다.

그렇다면 같은 쪽에서 심장과 신장이 동시에 안 좋을 수가 있을까요? 원리상 그럴 수는 없을 겁니다. 물론 몸이 망가질 대로 망가진 사람은 어딜 만져도 다 아픕니다. 그러나 여기서는 진단을 위해서 원리를 파악하는 것이니 양쪽을 분명히 구별할 수 있다는 것을 전제로 합니다. 따라서 몸의 좌우 중 어느 한쪽이 심실이라면, 그 반대편은 신실이라는 얘기가 됩니다. 한쪽은 심허신실, 다른 쪽은 심실신허.

천추는 배꼽의 양 옆이어서 좌우를 구별하기 쉽습니다. 그러나 배꼽 밑은 중앙이기 때문에 거기가 아프면 어느 쪽의 증상인지 알 수 없습니다. 이것은 천추의 반응으로 결정합니다. 왼 천추가 아프면 그 반대편의 신장이 실증입니다. 즉 오른쪽의 신장이 병든 것입니다. 심장과 신장은 음과 양인데, 음양이 동시에 실하거나 동시에 허할 수는 없죠. 그래서 한쪽이 실하면 반대쪽은 허한 것입니다. 이런 식으로 보면 됩니다.

그런데 배꼽 밑이 전혀 안 아픈 경우는 어떨까요? 그럴 때는 묘하게도 대횡이 아픕니다. 대횡은 배꼽을 지나는 수평선과 젖꼭지에서 내려오는 수직선이 만나는 자리로 비경의 혈입니다. 따라서 배꼽 밑이 아프지 않은 사람은 천추의 반대쪽 대횡이 아픕니다. 비장의 중요 혈이 아프니까 당연히 비장실이겠죠.

천추가 아프지 않은 사람은 어떨까요? 그런 사람은 배꼽 밑이 아프면서 동시에 대횡이 아픕니다. 따라서 신장의 실증은 대횡의 통증에 따라 좌우가 결정됩니다. 오른쪽의 대횡이 아프면 맞은편의 신장이 실증이죠.[8]

천추, 대횡, 석문관원의 3곳 반응은 인체를 상초 중초 하초로 구분하는 3초의 원리와 딱 맞습니다. 음양인 상초와 하초의 관계가 균형을 잃는 경우가 있고, 음양의 시소를 밑받침하는 중초(비장)가 고장이 날 경우가 있습니다. 인체는 이렇게 3가지 원리로 압축할 수 있습니다.

이렇게 해서 심장과 신장이 좌우 중에서 어느 쪽이 실하냐 허하냐를 따져 결론을 냅니다. 그러면 어느 쪽을 보충하고 어느 쪽을 덜어내야 할지도 분명해집니다. 이제 보사를 적용할 수 있습니다.

좌우는 허실이 정반대로 작용한다는 점을 이용해서 진단을 하고 어느 한쪽에 보사를 쓰는 것입니다. 예컨대, 담결석으로 통증을 호소하는 환자가 왔다고 합시다. 보사법을 쓰려면 좌우를 구별해야 합니다. 좌간우폐에 따라서 이 환자는 오른쪽이 담실일 것입니다. 간담은 음양관계죠. 간이 실하면 담은 허합니다. 어려우면 장부 5행표를 참고하십시오.

좌간우폐에 의하면 오른쪽이 간허이고 담실이어야 합니다. 그러자면 좌양이어야 하죠. 그런데 이게 정확하게 맞느냐 하는 것을 확인해야 합니다. 환자를 눕힌 다음에 무릎을 높이게 하고서 배꼽 주변을 눌러봅니다. 먼저 양옆의 천추를 누릅니다. 앞의 체질과 진단이 맞으려면, 왼쪽의 천추가 더 아파야 합니다. 그리고 배꼽 밑의 석문관원이 아파야 하죠.

이렇게 해서 일치하면 보사법을 적용하는 것입니다. 오른쪽의 담경에 사법을 쓰는 것입니다. 만약에 복진에서 정반대로 나오면 복진을 따라가야 합니다. 왼쪽

---

8) 이런 식으로 병 체질을 처음 구별한 사람은 수지침의 유태우 회장이다. 이런 분류법을 만들어서 '3.1체질'이라는 이름을 붙였다. 여기서는 원리 면에서 좌우를 구별하는 방법에 국한하여 설명했다.

의 담경에서 사법을 쓰는 것이죠.

그러면 방광의 기능이 시원찮아서 오줌이 찔끔찔끔 나오고 요도염이 있는 환자는 어느 쪽을 사해야 할까요? 음양을 대표하는 장기로 소장삼초와 대장을 꼽았습니다. 그런데 방광은 대장의 자방(자식쪽)이네요. 5행상으로는 대장의 영향을 받을 것 같습니다. 이런 확신이 맞는가를 확인하려면 소장삼초의 관계식을 따져가야 합니다. 소장삼초와 같이 반응하는 것은 신장입니다. 따라서 소장삼초와 방광은 정반대일 것입니다. 따라서 천추의 반대쪽 방광경을 사하면 된다는 뜻입니다. 지금 당장 심한 실증이 왔으면 사법이 좋고, 그렇지 않고 지루하게 아픈 실증이면 반대편에 보법을 쓰면 좋습니다.

소장삼초와 대장의 중간에 끼인 위장병은 어떤 쪽을 사하는 게 좋을까요? 이건 대장을 따라야 할 겁니다. 왜냐하면 위와 대장이 동기관계이기 때문입니다. 폐-대-위-비죠. 그래서 위와 대장은 함께 움직입니다. 복진할 때 대장의 모혈인 천추가 아픈 쪽의 위경을 사하면 됩니다. 반대쪽의 위경을 보해도 되죠.

5장으로 가보겠습니다. 천추를 기준으로 할 때 같은 양인 간 심 심포는 천추가 아픈 쪽을 사해주면 되고, 비 폐 신은 아픈 천추의 반대편을 사해주면 됩니다.

이렇게 해서 장부에 병이 나타날 때 생기는 좌우의 구별법에 대해 알아봤습니다. 이 연습이 잘 되면 침의 숫자를 반으로 줄일 수 있습니다. 환자의 고통을 줄여주기 위해서라도 의원 된 자는 깊이 공부를 해야 합니다.

5) 운기체질

그런데 체질에 따라서 나타나는 좌우의 구별법도 있습니다. 즉 타고난 그 사람의 체질에 따라서 좌우가 나뉘는 경우입니다. 좌간우폐는 남자가 전부 그렇다는 것을 전제로 한 개념입니다. 그러나 앞서 보았듯이 이 개념에 맞는 것은 확률상 절반을 약간 웃도는 정도입니다. 이 정도만 해도 대단히 많이 걸러낼 수 있죠. 돌팔이냐 명의냐가 갈리는 것도 이런 일반론에서 벗어나는 특수한 환자들의 결과입니다.

그래서 병의 상태에 상관없이 그 사람의 본래 체질에 따라서 좌우를 구별하는 방법을 사람들은 찾아내기 시작했습니다. 그 체질의 구별을 가장 심각한 방법으로 고민하고 찾아내려 한 사람이 이제마입니다. 즉 군화인 심장을 제외한 나머지 4장의 균형에 착안하여 체질을 넷으로 구별한 것입니다. 태양인, 태음인, 소양인, 소음인이 그것이죠. 이에 따라 처방을 달리해야 한다는 주장입니다.

여기서는 이 정도의 간단한 소개로 그칩니다. 4상체질이 완성된 것이 아니고 진행 중이었다는 것과, 지금도 많은 사람들이 그 문제를 붙잡고서 연구 중이라는 것 때문에 그렇습니다. 그리고 4상체질에 대한 책은 굉장히 많이 나와 있고 또 쉽게 구해볼 수 있습니다. 그래서 생략하기로 합니다. 또 4상체질에서는 태양, 태음, 소양, 소음이란 말을 쓰는데, 이것은 우리가 6기론에서 쓰는 용어와 똑같지만 그것이 가리키는 내용은 서로 다르다는 것입니다. 그래서 자칫 여기서 4상체질을 소개했다가는 우리가 지금까지 알아온 개념과 크게 혼동을 하여 자칫 머릿속이 엉망진창으로 헝클어질 우려가 있습니다. 그래서 이 정도로 그치려고 합니다.

정작 생각해야 할 것은 운기체질입니다. 운기체질은 사람의 체질이 지구의 변화인 5운6기에 따라서 모두 다르다는 것입니다. 여기에 따라서 좌우를 구별하여 치료해야 한다는 것입니다. 그래서 이제부터는 운기체질에 대해서 설명할 텐데, 한 가지 부탁드리고자 합니다. 이 내용이 어려운 분은 절대로 따라 읽지 말라는 것입니다. 좌우 구별은 지금까지 한 내용만으로도 충분합니다. 이하의 내용은 긁어 부스럼입니다. 그러니 어려우면 억지로 따라 읽으려 하지 말고 즉각 책을 덮고 다음으로 넘어가시기 바랍니다. 제발 부탁입니다. 제발!

5운6기에 대해서는 앞의 〈원리편〉에서 다뤘습니다. 그런데 그 글을 읽어본 몇 분의 말씀을 들어보니, 내용이 너무 어렵다고들 혀를 홰홰 내두르시더군요. 정말 어렵기는 어려운 모양입니다. 그러나 어쩔 수 없습니다. 그 분야의 개념이 아직 머릿속에서 정리되지 않았기 때문일 것입니다. 그러므로 여기서는 앞서 설명한 내용은 될수록 피하고 실제로 적용하여 체질을 구하는 방법만을 살펴보겠습니다. 원리편의 설명보다는 더 딱딱하고 어렵습니다.

① 5운

5운이란 목 화 토 금 수의 5행으로 표현되는 운을 말합니다. 1년을 5등분하여 각기 운을 적용시킨 것입니다. 3가지입니다. 대운, 주운, 객운.

가) 대운

동양에서는 세월을 60갑자로 표현합니다. 그래서 각 해를 나타내는 간지가 있습니다. 그 간지로 정해진 해의 순서를 태세(太歲)라고 합니다. 대운은 태세를 나타내는 그 해의 간지에서 간에 해당하는 운을 말합니다. 이것은 천간상합을 따릅니다. 예컨대, 무자년의 경우 무계합화이기 때문에 무의 해 1년간은 5행중에서 화가 대운이 됩니다. 나머지도 모두 천간상합에 따라 판단하면 됩니다. 갑기합토, 을경합금, 병신합수, 정임합목.

나) 주운

이것은 봄-여름-늦여름-가을-겨울의 순서를 말합니다. 목화토금수가 차례로 1운, 2운, 3운, 4운, 5운이 됩니다. 해당 날짜는 다음과 같습니다만, 주운은 별로 중요하지 않습니다.

1운(대한, 입춘, 우수, 경칩, 춘분)

2운(청명, 곡우, 입하, 소만)
3운(망종, 하지, 소서, 대서)
4운(입추, 처서, 백로, 추분, 한로, 상강)
5운(입동, 소설, 대설, 동지, 소한)

다) 객운

이것은 이상기후를 말합니다. 이상기후라고 해서 제멋대로 오는 것이 아니라, 일정한 법칙이 있습니다. 이것도 천간상합의 원칙으로 옵니다. 갑기의 해에는 토가 대운이죠. 객운은 토에서 시작하여 5행 상생으로 나갑니다. 즉 2운은 금, 3운은 수, 4운은 목, 5운은 화가 되는 겁니다.

이와 마찬가지로, 을경의 해에는 대운이 금이고, 객운은 차례로 금수목화토가 됩니다. 병신의 해에는 대운이 수이므로, 객운은 차례로 수목화토금이 됩니다. 무계의 해에는 대운이 화이므로, 객운은 화토금수목의 차례입니다.

단, 천간이 양인 갑병무경임의 해에는 기운이 넘치는 태과이기 때문에 대한 13일 전부터 운이 들어갑니다. 천간이 음인 을병기신계의 해에는 기운이 모자라는 불급이기 때문에 대한 13일 후부터 들어갑니다.

② 6기

6기는 하늘의 기운인 5운이 땅위에서 일으키는 변화를 말합니다. 1년을 6등분해서 6기가 되는데 여기에도 3가지가 있습니다. 대기, 주기, 객기.

가) 대기

태세의 12지지에서 그 해에 해당하는 것을 봅니다. 12지지를 둥글게 배치하면 마주보는 것들이 6짝을 이룹니다. 이들에 따라서 1년의 기운이 결정되는 것입니다. 자오소음군화, 축미태음습토, 인신소양상화, 묘유양명조금, 진술태양한수.

나) 주기

1년의 각 계절에 오는 정상기후를 말합니다. 이것도 5운의 주운처럼 고정되어 변함이 없습니다. 목화토금수로 진행되는데, 5운과 달리 토가 하나 더 있을 뿐입니다.

1기(궐음풍목) : 대한, 입춘, 우수, 경칩
2기(소음군화) : 춘분, 청명, 곡우, 입하
3기(소양상화) : 소만, 망종, 하지, 소서
4기(태음습토) : 대서, 입추, 처서, 백로
5기(양명조금) : 추분, 한로, 상강, 입동
6기(태양한수) : 소설, 대설, 동지, 소한

다) 객기

1년을 6등분할 때 오는 이상기후를 말합니다. 그렇다고 제멋대로 오는 것이 아니고 일정한 법칙이 있습니다.

년지	사 천	사 지
자오	자오 소음군화	묘유 양명조금
축미	축미 태음습토	진술 태양한수
인신	인신 소양상화	사해 궐음풍목
묘유	묘유 양명조금	자오 소음군화
진술	진술 태양한수	축미 태음습토
사해	사해 궐음풍목	인신 소양상화

자오가 들어간 해에는 소음군화가 사천하고 양명조금이 사지하여 기후를 장악합니다. 그리고 묘유 다음부터 1기, 2기, 3기… 하는 식으로 나눕니다. 그러니까 1기는 진술태양한수, 2기는 사해궐음풍목, 3기는 자오소음군화… 이런 식이 되는 것이지요.[9]

③ 5운6기의 결합 양상

5운에서는 대운과 객운이 중요하고, 6기에서는 대기와 객기가 중요합니다. 주운과 주기는 변함이 없으니 크게 고려할 것이 없습니다. 그런데 주운과 주기를 제외하면 4가지 변화가 되는데, 이 네 요인이 만나는 방식에 따라서 우주의 기운이 달라질 수 있다는 것을 예상할 수 있습니다.

예컨대 사천이 태음습토인 해인데 여기에 대운까지도 토가 오는 경우가 있을 것입니다. 이 경우는 토와 토가 만난 것이지만 다른 운이 오는 경우도 있을 것입니다. 목 화 금 수겠죠.

이와 같이 각기 다르게 나타나는 경우의 수에 따라서 그 해의 특징에 이름을 붙였습니다. 그것이 천부, 세회, 태을천부, 동천부, 동회세 같은 말들입니다. 위의 경우처럼 사천과 대운이 같은 것을 천부라고 하는 것입니다.

이뿐이 아닙니다. 상생 관계에 따라서도 이름을 붙일 수 있고, 상극 관계에 따라서 이름을 붙일 수도 있으며, 대운과 각 달의 관계에 따라서도 이름을 붙일 수 있을 것입니다. 그래서 셀 수도 없을 만큼 많은 이름들이 나옵니다. 순화, 소역, 천형, 불화, 지덕부, 간덕부, 평기부, 상득, 불상득, 당위, 부당위, 겸화, 제화, 득정, 정화, 대화.

---

9) 「운기총론」, 『의학입문』 240-241쪽

④ 5운6기가 일으키는 병증

따라서 우주의 변화가 일으키는 위와 같은 수많은 변화에 따라서 지구에 얹혀 사는 사람도 그 영향을 받습니다. 그것이 몸에 병으로 나타나는 것입니다. 5운이 일으키는 병과 6기가 일으키는 병을 알아보면 다음과 같습니다.

가) 5운의 태과와 불급

갑병무경임은 양이기 때문에 기운이 지나치고, 을정기신계는 음이기 때문에 기운이 모자랍니다. 이것을 각기 태과와 불급이라고 합니다. 말 그대로 넘치고 못 미친다는 말입니다.

6갑년은 돈부의 해인데, 토운이 태과하기 때문에 비가 오고 습기가 많아서 신수가 사기를 받게 되어 병이 생깁니다. 배가 아프고 몸이 싸늘하여 기분이 좋지 않고 몸이 여위어 다리에 힘이 없으며 발바닥이 아프고 속이 그득하여 식욕이 감퇴되고 팔다리를 잘 쓰지 못합니다.

6병년은 만연의 해인데, 수운이 태과하기 때문에 찬 기운이 심해서 심화가 사기를 받게 되어 병이 생깁니다. 몸에 열이 나고 가슴이 답답하며 음궐로 온몸이 차고 헛소리를 하며 가슴이 아프고 숨이 차며 기침이 나고 식은땀이 납니다.

6무년은 혁희의 해인데, 화운이 태과하기 때문에 불같이 더워서 폐금이 사기를 받게 되어 병이 생깁니다. 학질, 숨결이 약하고 기침이 나고 숨이 찬 것, 눈 코 입 귀로 피가 넘치는 혈일과 똥오줌으로 피가 나오는 혈설, 몸에 열이 나 뼈가 아프고, 헌데가 자꾸 퍼져나가는 침음을 앓습니다.

6경년은 견성의 해로, 금운이 태과하기 때문에 건조한 기운이 유행하므로 간목이 사기를 받게 되어 병이 생깁니다. 옆구리와 아랫배가 아프고 귀가 먹으며 눈이 충혈되고 가슴과 옆구리가 아프면서 아랫배까지 땅기고, 꽁무니 다리 무릎 허벅지 장딴지 정강이 발이 모두 아픕니다.

6임년은 발생의 해로, 목운이 태과하기 때문에 풍기가 유행하므로 비토가 사기를 받게 되어 병이 생깁니다. 소화되지 않은 설사를 하고 식욕이 감퇴되며 몸이 무겁고 답답하며 배가 끓고 옆구리가 아프며 속이 치받치면서 그득합니다.

6을년은 종혁의 해로, 금운이 불급하기 때문에 불같이 더워서 병이 생깁니다. 어깨와 등이 무겁고 코가 막히며 재채기가 나오고 기침이 나며 숨이 차고 피똥이 물을 쏟듯이 나옵니다.

6정년은 위화의 해로, 목운이 불급하기 때문에 건조한 기운이 성하여 유행하므로 병이 생깁니다. 속이 서늘하고 옆구리와 아랫배가 아프며 배가 끓고 설사가 납니다.

6기년은 비감의 해로, 토운이 불급하기 때문에 바람이 몹시 불어서 병이 생깁니다. 손설, 곽란, 몸이 무겁고 배가 아프며 힘줄과 뼈마디에 힘이 없으며 살이 떨리고 시큰거리며 성을 잘 내는 증상이 생깁니다.

6신년은 학류의 해로, 수운이 불급하기 때문에 습기가 성하여 병이 생깁니다. 몸이 퉁퉁 붓고 무거우며 설사가 나고 다리가 힘이 없으며 싸늘해지고 발바닥이 아픕니다.

6계년은 복명의 해로, 화운이 불급하기 때문에 찬 기운이 성하여 유행하므로 병이 생깁니다. 가슴이 아프고 옆구리가 그득하며 가슴 등 어깨와 양쪽 팔의 속이 아프고 정신이 혼미해지는 것, 심통과 갑자기 말을 하지 못하는 증상이 생깁니다.[10]

나) 6기의 병증

자오의 해에는 소음군화가 하늘을 장악하여 화기가 주된 기운을 이루어 5행

---

10) 『동의보감』 「잡병편」 제1권 천지운기, 1240-44쪽

상 화에게 극을 당하는 폐가 병이 듭니다. 또 사천사지표에서 보듯이 소음군화가 사천하면 양명조금이 재천하기 때문에 대장과 심장에 병이 옵니다. 그래서 건조한 기운과 열기가 교차하여 병을 이룹니다. 기침천식, 고혈압, 설사, 한열왕래, 코막힘, 재채기, 옆구리 결림, 가슴통증 같은 병이 옵니다.

축미의 해에는 태음습토가 사천하기 때문에 습토가 천지를 장악하니, 토극수인 신장이 병을 앓습니다. 태음 사천에는 태양한수가 재천하는 까닭에 비장과 방광에 병이 옵니다. 그래서 한열이 교차하여 몸이 묵지근해지고, 다리에 부종이 생기고, 곽란이나 복창, 사지궐역, 구급, 다리통증, 요통 같은 병이 창궐합니다.

인신의 해에는 소양상화가 사천하기 때문에 화기가 하늘을 장악하여, 화극금인 폐가 병이 들게 됩니다. 소양이 사천하면 궐음풍목이 재천하여 간에 병이 옵니다. 그러므로 풍화가 교차하여 열이 오락가락하고 기침이 나며 눈이 뻘개지고 어지럼증에 귀가 잘 안 들리고 가슴이 아픈 증상들이 나타납니다.

묘유의 해에는 양명조금이 사천하여 건조한 기운이 천지를 장악하여, 금극목인 간에 병이 듭니다. 양명이 사천하면 소음군화가 재천하는 까닭에 심장과 대장에 병이 듭니다. 그러므로 건조함과 풍열이 교차하여 한열, 가슴울결, 어지럼증, 근육이 위축되고 무력해지며, 가슴이 열이 생기면서 아프고 오줌이 붉게 나옵니다.

진술의 해에는 태양한수가 사천하여 한기가 천지를 장악하니 수극화인 방광과 심장이 병이 듭니다. 태양이 사천하면 태음습토가 재천하는 까닭에 방광병이 됩니다. 한습한 기운과 열기가 서로 뒤섞여서 병이 처음에는 한기로 고생하다가 나중에는 열로 변하여 화기가 치밀거나 울결되는 병이 생기고, 피부병, 마비, 붓기, 무력증 같은 것이 생깁니다.

사해의 해에는 궐음풍목이 사천하여 풍기가 천지를 장악하니, 목극토인 간과 비가 병이 됩니다. 궐음이 사천하면 소양상화가 재천하여 삼초와 간에 주로 온병이 듭니다. 그러므로 풍화와 한습이 뒤섞여서 귀가 잘 안 들리고, 떨림과 어지럼증, 장명과 배가 가득한 느낌, 설사, 식욕감퇴, 몸이 무거워집니다.

⑤ 운기체질

5운과 6기가 만드는 지구의 환경은 그곳에 사는 사람의 생명에도 영향을 미치고 병의 양상을 결정합니다. 사람의 체질은 그 사람이 처음 입태될 때의 조건에 따라서 결정된다는 것이 운기체질의 전제입니다. 따라서 그 사람의 부모가 처음 합방하여 정자와 난자가 만난 그 순간의 운기에 따라서 그 사람의 평생 체질이 결정된다는 것입니다. 그렇다면 입태 시의 그 운기만을 알아내면 될 것입니다. 어떻게 알 수 있을까요?

다행히 사람은 엄마의 뱃속에서 지내는 기간이 일정합니다. 40주 280일이죠. 그러면 그때의 운기는 어떻게 알까요? 출생일로부터 거슬러 올라가면 될 것입니다. 이렇게 해서 입태일의 운기를 달력처럼 만들 수 있습니다. 그리고 실제로 그런 달력을 시중에서 구할 수 있습니다. '운기체질조견집'이라는 이름이 붙은 책을 찾으면 됩니다.

예컨대 서기 2009년 양력 3월 12일 남자의 경우를 보겠습니다. 2009년은 간지로 기축년입니다. 단기로는 4342년이며 천부에 태을천부입니다. 2월 12일의 일진은 병진이고 운기는 무자입니다. 따라서 토화입니다.

천부는 하늘의 기운과 대운이 똑같은 해를 말합니다. 기축년의 기는 갑기합화 토이므로 대운이 토운입니다. 기축은 태음습토입니다 사천과 대운이 모두 토입니다. 이런 것을 천부라고 합니다. 이런 해에는 급성병이 많습니다. 이와 같이 천부에 해당하는 것은 60갑자 중에 12년만 해당합니다. 무오무자년, 을유을묘년, 무신무인년, 정해정사년, 병진병술년.

태을천부는 대운과 사천과 사지가 3합을 한 경우입니다. 기축년의 기는 5행상 토이고 축도 토이며, 사천도 태음습토입니다. 이건 천부보다 더 심해서 병이 극심하게 악화되는 해입니다. 이 태을천부는 60갑자 중에서 넷뿐입니다. 무오, 기축, 기미, 을유.

기축년이 천부와 태을천부라는 것은, 급성병이 창궐하여 비명횡사하는 사람이 많은 해라는 뜻입니다. 이런 운기에 태어난 사람은 이런 영향을 많이 받게 됩니다. 그러나 이것은 이 해의 영향이고, 이제는 생일로 가야 합니다.

생일의 일진이 병진입니다. 이 날 태어난 사람은 부모가 합방할 때의 운기가 무자였다는 뜻입니다. 무자의 무는 양간이므로 기운이 지나쳐서 태과되는 날입니다. 토목이 태과된 것이므로 토태과가 됩니다. 토는 5행상 비장을 말하는데, 비장의 기운이 지나쳐서 수를 억압하는 상황이 됩니다. 그래서 이 사람은 비실에 신허가 된 체질을 타고나게 되는 것입니다. 이것은 평생 죽을 때까지 변하지 않는 그 사람의 체질입니다. 그래서 선천체질이라고 합니다. 이 체질은 변하지 않기 때문에 사람이 어디가 아프다고 하면 생년월일만 보고서 약을 지어도 됩니다.

이런 식으로 운기체질을 정하는 것인데, 주로 『의학입문』과 『동의보감』에서 활용된 방법입니다. 전통 운기학에서는 이런 방식으로 체질을 정합니다.

사람의 병이 악화되는 때가 있고, 좋아지는 때가 있어서 일정치 않습니다. 그것은 그 해의 운기가 바뀌는 흐름에 따라서 병도 좋아지고 나빠지곤 합니다. 타고난 운기체질이 그때그때 지구에 나타나는 운기와 교류하면서 병세의 변화도 달라지는 것입니다.

따라서 선천체질이 정해지면 현재 5운6기의 어디에 있는가를 파악하고 자신의 체질과 비교하면 병세도 예측할 수 있습니다. 그에 따라서 행동과 섭생을 조절하면 당연히 좋을 것입니다.

위의 사람은 비실에 신허가 된 체질인데, 그러면 3운4기인 2009년 음력 6월부터 21일까지는 수화가 옵니다. 어떻게 될까요? 그러면 오히려 더 좋아지겠지요.

수의 기운이 장악하기 때문에 신허에는 이보다 더 좋을 수 없습니다. 최악의 때는 언제일까요? 비장인 토의 운이 오는 기간이겠죠. 1운1기가 시작되는 2008년 12월 25일부터 1운2기가 끝나는 2009년 3월 6일까지가 토운이 듭니다. 위의 사람에게는 병세가 더욱 악화되는 시기입니다.

따라서 운기체질조견집에서 자신의 선천체질을 확인하면, 앞으로 1년간 펼쳐질 운기의 흐름에 따라 자신의 건강에 닥칠 변화를 예측할 수 있습니다. 거기에 따라서 대응을 하며 치료하면 효과가 좋다는 뜻입니다.

그러면 환자의 운기를 따져서 체질을 확인했는데, 여러 방법으로 진단을 한 결과가 다르게 나오면 어떻게 할까요? 그럴 때는 현재 진단한 것을 먼저 치료합니다. 그러면 나중에 저절로 운기체질로 돌아갑니다.

어렵죠? 그래서 앞서 읽지 말라고 경고한 것입니다. 그런데도 여기까지 부득불 따라서 읽은 여러분은 참 왕고집입니다. 학구욕이 강하다고 칭찬해야 할지 무모한 인사라고 탓해야 할지 분간이 잘 안 되는군요.

참고로, 이 운기체질을 셈하는 원리와 이론을 잘 설명한 책은 이천의 『의학입문』입니다. 「운기」라는 항목을 따로 만들어서 자세하게 설명했습니다. 의학과 운기를 공부할 분은 이 책을 따로 읽어야 합니다.

⑥ 운기체질을 마치며

테가 있습니다. 나이테, 테두리 같은 말에서 볼 수 있죠. 한자로 하면 계(系) 정도가 될까요? 사람이 무엇을 볼 때 이 테를 어떻게 잡느냐에 따라 보이는 것은 굉장히 달라집니다. 세상의 어떤 존재도 혼자가 아니라 다른 것과 일정한 관계를 맺고 있기 때문입니다. 사람은 늘 어느 한 테에 갇혀 세상을 보는 운명을 타고 났기에, 그 테를 벗어나서 보기가 참 어렵습니다.

예컨대 수평선은 우리 눈에 일직선으로 보이지만, 실제로는 둥그렇습니다.

지구가 둥글기 때문이죠. 그렇지만 완고하게 그어진 수평선 앞에서는 우리의 의식이 지구 전체로 확장되지 못합니다. 그래서 수평선은 직선이라는 것을 진리로 받아들입니다. 이렇듯, 테를 달리하여 보는 사람들의 말은 엉뚱하게 들립니다. 『노자』에, "정말로 똑똑한 것은 멍청해 보이며, 정말로 큰 모서리는 구석이 없고, 정말로 큰 이미지는 이미지가 없다[11]"는 말들이 그런 것입니다. 평범한 사람들에게는 엉뚱하게 들리죠.

지금까지 우리가 탐구해온 '나'도 그렇습니다. 나는 혼자이기도 하지만, 주변의 다른 존재들과 관계를 맺고 있습니다. 그 관계에 의해 나가 규정됩니다. 아버지, 어머니, 짝, 아들, 딸……. 이와 같은 존재들과 연관됩니다. 아버지란 말은 나와 관계를 맺는 방식을 알려주는 말입니다. 어머니, 딸, 아들, 짝, 모두 마찬가지요.

'나'가 어떤 이들과 관계를 맺느냐에 따라 나의 존재가 달라집니다. 내가 아버지라면 돌봐야 할 자식이 있다는 뜻이고, 아들이라면 섬겨야 할 부모가 있다는 뜻이며, 아내라면 조화를 잘 이루어야 할 남편이 있다는 뜻입니다. 이 관계는 수시로 변합니다. 이것은 가족이라는 아주 작은 테 안에서 볼 때입니다. 마을, 직장, 사회, 나라, 세계로 좀 더 넓히면 '나'가 관계 맺는 범위에 따라서 내가 달라집니다. 이것은 '나'가 어떤 실체를 가진 것이 아니라 다른 것과 맺는 조건에 지나지 않음을 뜻합니다.

이런 관계가 모두 단절되면 그것이 정말 '나'일 것 같지만, 그렇지 않습니다. 이런 관계를 모두 버린 나란 존재하지 않습니다. 모두 버렸다는 건 절대의 무에 도달한 것입니다. 그러므로 나가 존재하지 않는 나란 '나'가 아니라 전체(온나)입니다. 통째로 우주죠. 그렇지만 이것을 깨닫기는 정말 어렵습니다. 나에게 세

---

11)   大賢如愚, 大方無隅, 大象無像.

대를 건너며 겹겹이 드리운 테를 걷어내기란 거의 불가능할 지경입니다.

우리가 살펴보는 몸도 이렇습니다. 우리 몸에는 각 조직이 있습니다. 그 조직들은 몸이라는 전체를 구성하는 각 부분들입니다. 이 부분들은 나름대로 기능이 있지만, 그것은 몸이라는 전체와 연관 지을 때 맡은 일이 비로소 분명해집니다. 몸이라는 전체를 파악하기 위해서 동양의학에서는 5장6부라는 테로 생각을 정리한 것입니다. 따라서 각 장부는 맡은 기능이 있지만, 테를 좀 더 벗어나면 다른 장부와 균형을 맞춰 전체의 조화를 추구하는 더 큰 테가 기다립니다.

예컨대, 심장에는 제 기능이 있어서 거기에 문제가 생길 때 심장병이라고 합니다. 그러나 심장병은 심장만의 문제가 아닙니다. 다른 장부와 균형을 이루지 못해서 심장에서 발병하는 것들은, 원인인 다른 장부를 건드려야 합니다. 따라서 모든 병은 해당 장부의 테를 넘어서 더 큰 테로 시각을 자꾸 확대해야 고칠 방법을 찾을 수 있습니다. 병의 원인을 찾기 위해 같은 소음군화인 신장과 리중표 관계인 담, 표리 관계인 소장 같은 것들을 살펴보는 것입니다. 몸을 대표하는 장기는 5장6부이고, 장부는 그것 하나만이 아니라 다른 장부와 맺는 관계를 전체성(태극)이라는 큰 테 안에서 볼 때 해답을 찾을 수 있습니다. 우리가 배운 음양, 5행, 6기 같은 이론들이 모두 몸을 보는 테를 자꾸 넓혀가면서 생긴 것입니다.

한 발 더 나아가, 몸은 자신을 에워싼 환경과 교류합니다. 그 교감의 방식을 우리는 경락이라고 배웠죠. 그러므로 경락에 영향을 주는 환경의 테를 알아야 합니다. 그러자면 지구에 나타나는 여러 가지 특징을 알아야죠. 지구가 커다란 자석이면서 둥글다는 것과 지축이 23.5도로 기운 채 돈다는 것, 이 때문에 생긴 북회귀선과 남회귀선이 무엇을 뜻하며 이로 인해 생기는 편서풍과 무역풍의 질서, 거기에 느닷없이 질러가는 태풍들까지 알아야 지구가 인체에 미치는 경락의 기운과 성질을 정확히 알 수 있습니다.

하지만 이것으로 끝나는 것이 아닙니다. 지구라는 테 밖으로 벗어나면 달과 해라는 더 큰 테가 있고, 이들 밖에는 태양계와 우리 은하라는 더 큰 테가 기다리고 있습니다. 5장6부로 정리된 몸의 비밀을 알기 위해 지구와 태양계 은하계라는 테까지 눈을 넓혀야 합니다. 이런 고민을 집약한 것이 운기론입니다. 우주와 지구의 거대한 테가 몸속의 장부에 미치는 영향을 파악하는 방법인 것입니다. 이렇게 테를 점차 확대하는 것이 의학이론의 발전과정입니다. 나이테처럼 각각의 이론들이 하나씩 발전해왔고, 우리의 눈은 이런 여러 가지 테를 넘나들며 보아야 비밀을 더 잘 알아낼 수 있습니다. 이렇게 되면 공부는 끝이 없습니다. 그리고 아무리 오래 매진해도 한계가 있죠.

그렇다면 공부의 완성은 없는 걸까요? 테는 관계의 범위라고 했습니다. 그렇다면 역발상을 하면 어떨까요? 이 테를 몽땅 무너뜨리는 겁니다. 그러면 어떻게 될까요? 아마도 혼란과 혼돈이 있을 것 같습니다. 그러나 실제로는 반대입니다. 관계가 만든 테란 인간의 머릿속에만 존재하는 관념이기 때문입니다. 지도가 아무리 지형을 닮았어도 실제 땅일 수는 없는 것처럼 어떤 관념도 실제를 그대로 닮을 수는 없습니다. 헛것이란 얘기죠. 그러므로 관념이 몽땅 무너지면 본래의 우주만이 남습니다. 테란 마음의 작용일 뿐 본래부터 없던 것이라는 뜻이죠.

병을 바라보려는 마음을 없애면 병은 사라집니다. 병은 관념일 뿐 애초에 존재하지 않았던 겁니다. 몸에 집착된 마음을 모두 버려서 깨달음에 이르면 나고 죽는 것은 덧없는 것입니다. 이 덧없는 것 가운데 나지도 죽지도 않는 것이 있어, 그것을 깨닫는 것이 마음의 길이고, 그 길의 가르침이 종교입니다. 그래서 침뜸 공부는 마음의 본래자리에 이를 때 끝나는 것입니다. 너무 어려운가요? 천천히 생각해보시기 바랍니다.

우리 침뜸의 원리와 응용

진단과 치료를 위한 준비

이상의 모든 이론이 정리되었으면, 이제 치료를 하는 것은 이론이 아닌 현실입니다. 고통에 신음하는 환자를 통해 하나하나 확인해야 하는 어려운 일이 남아있습니다. 그러려면 몇 가지 준비가 필요합니다.

1) 병을 보는 몇 가지 생각

① 진단의 목적은 환자를 아는 데 있다

저는 젊어서 몸이 망가진 까닭에 병원과 한의원을 많이 돌아다닌 편입니다. 특별히 아픈 곳은 없지만 기운이 없어서 몸이 불편할 때마다 한의원에 가서 약을 달여 먹곤 했는데, 그때마다 큰 의문 한 가지가 생겨서 지금까지 남아있습니다.

약을 먹겠다고 한의원에 가면 나이 지긋한 의원이 대뜸 손목부터 잡습니다. 맥을 짚는 것이죠. 그리고는 끝입니다. 언제 와서 약을 받아가라는 정도의 지시를 받고 진찰실을 나섭니다. 의문은 이렇습니다. 이 의원을 믿어야 하나?

이런 의심 때문인지 한약을 먹어서 몸에 느낌이 팍 오는 효과는 단 한 번도 본 적이 없습니다. 딱 한 번 한약을 먹은 다음날 젓가락처럼 찔찔찔 나오던 똥이 윷가락처럼 굵게 나온 적이 있을 만큼 큰 효과를 본 적이 있는데, 안타깝게도 그 한

약은 약대를 나와서 동네의 한 귀퉁이 건물에 약국을 차린 40초반의 여자 약사가 지어준 것이었습니다. 여태까지 유일하게 이 여자 약사만이, 대변은 어떠냐? 오줌은 잘 나오느냐? 땀은 흘리는 편이냐? 운동은 일주일에 얼마나 하느냐? 하는, 별로 중요할 것 같지도 않은 질문을 많이 했습니다. 약발이 하도 잘 받아서 6개월 뒤에 전화로 한 재 더 지어달라고 부탁해서는 배달시켜서 먹었습니다. 그런데 그전 같은 효과는 나지 않더군요. 지금 돌이켜 생각해보면 아마도 한 재를 먹은 뒤에 몸 상태가 약간 달라진 것을 모른 상태에서 전의 처방대로 지은 약이라서 그런 것이 아닌가 하고 짐작해볼 따름입니다.

아무리 진맥에 자신이 있어도 한의사가 환자의 말을 듣지도 않고 묻지도 않는다는 것은, 어떤 이유를 갖다 붙여도 참으로 이해할 수 없는 일입니다. 병원에 가면 콜록콜록 기침을 하며 들어서는 뻔한 환자에게도 우선 어디가 아프냐고 묻습니다. 그에 따라 콧물은 나느냐? 기침은 하느냐? 머리는 아프냐? 하는 질문을 한 뒤에 옷을 올리라고 하고서는, 청진기를 갖다 대고 여기저기를 눌러본 다음에 처방을 내립니다.

한의사들은 일반 병원의 의사들과 달리 좀 더 특별한 능력이 있으셔서 묻지도 않고 따지지도 않는다고 생각을 해보았습니다만, 그것도 올바른 해답은 아닌 듯합니다. 그렇다면 결론은 간단합니다. 진맥을 해서 환자의 모든 것을 안다는 뜻입니다. 실제로 용하다는 의원 중에는 맥으로 몇 살 때 수술했고 몇 살 때 어땠고 하는 것을 정확히 맞추는 사람도 있습니다. 그러나 저에게 약을 지어준 분들이 그럴 정도의 실력을 갖춘 분들이었다면 그 약을 먹고서 몸이 좋아져야 합니다. 좋아지기는커녕 약 먹은 날부터 되려 컨디션이 난조를 보일 때도 있습니다.

그렇다면 한의사들이 묻지도 않고 따지지도 않는 이유는 간단합니다. 맥만으로도 환자의 상태를 정확히 알 수 있다는 자신감 때문입니다. 그러나 낫지 않을 때 이 자신감은 오만함입니다. 정말 실력이 있는 의원이라면 자신이 맥상으로 환자의 상태를 완전히 파악했다 해도 환자에게 물어서 그것의 사실 여부를 확인해야 합니다.

물론 환자의 입에서 나오는 정보가 의원이 파악한 정보에 혼선을 줄 수도 있습니다. 그러나 진단의 4대 원칙에도 물어야 한다는 뜻의 문진(問診)이 있는 것은, 그런 혼선을 넘어서 환자의 말과 표현으로부터 얻어낼 수 있는 중요한 정보들이 있기 때문일 것입니다. 이것을 무시하는 의원에게 오만하다고 하지 않는다면 누구에게 오만하다고 하겠습니까? 자신을 높이는 자는 환자를 올바로 볼 수 없습니다. 겸손하지 못한 자는 자신을 높이는 그 태도로 인하여 환자를 멋대로 재단해버립니다. 그래서 환자를 제대로 보려면 자신을 낮추어야 합니다.

환자의 말을 정중히 들어주어야 하는 것은, 병의 뿌리가 마음에 박혀있기 때문입니다. 환자가 병원의 문을 열고 들어설 때는 목숨을 걸고 들어서는 것입니다. 목숨의 위태로움을 느끼고 그것을 어떻게든 풀어보려고 병원을 찾는 것이기 때문에, 그 동안 환자의 마음은 여러 가지로 복잡한 심사에 시달렸기 마련입니다. 그 불안한 마음이 의사의 한 마디에 눈 녹듯이 녹을 수 있는 것이고, 반대로 환자에게 돌덩이가 되어 짓누를 수도 있습니다. 바로 그런 해답을 찾으러 온 까닭에 환자는 의사에게 자신의 모든 비밀을 털어놓게 되는 것입니다. 이런 안타까운 마음을 감싸주지 않고 의식의 밑바닥에 더께처럼 붙어있는 불안을 해소해주지 않는다면 의사의 자격이 없는 사람입니다.

그런 점에서 의사는 말 한 마디를 할 때도 살얼음 딛듯이 해야 합니다. 의사의 한 마디엔 환자의 생명줄을 놨다 당겼다 하는 어마어마한 힘이 있습니다. 확실하지 않은 내용을 갖고 함부로 입을 놀리는 것은, 진단표를 확인하지 않고 수술 칼을 들이대는 것과 다를 게 없습니다. 의원된 자가 입조심 해야 하는 것은 동과 서를 따지지 않습니다.

진단의 목적은 환자의 병이 어디에 있는가를 아는 것입니다. 묻지 않는 자가 어찌 환자의 마음을 알 수 있습니까? 병이 시작된 곳을 모르는데 어떻게 완치시킬 수 있을까요? 환자의 마음을 읽지 않는 의원은 아무리 진맥을 잘해도 3류일 뿐입니다. 병의 시작은 마음이고 그 마음을 안정시키는 것이 가장 시급히 해야 할 일이기 때문입니다. 환자의 마음이 안정되기만 하면 병의 기세가 반은 꺾입니다. 의사가 환자의 말을 친절하게 들어주지 않을 이유가 하나도 없습니다.

② 침뜸의 목적은 낫는 데 있다

한참 전에 시골의 한 읍에서 살 때 이야기입니다. 그때 수지침을 막 배워서 한창 재미를 느낄 무렵의 봄이었는데 허약한 몸이 환절기를 이기지 못하고 으슬으슬 추운 게 곧 몸살이 올 것 같았습니다. 수지침의 방법에 따라 뜸을 많이 떠도 상태가 호전되지 않아 한의원에 가기로 결심을 했습니다. 수지침을 배운 차라서 병원에 가서 항생제 맞는 것보다는 원기를 회복시켜서 몸이 이기도록 하는 것이 더 좋겠다는 판단을 한 것입니다.

유리문을 밀치고 들어가자 30중반의 젊은 한의사가 맞이하더군요. 그래서 사실대로 사정 얘기를 했습니다. 수지침으로 치료를 했는데도 상태가 호전되지 않아서 왔다고 말입니다. 그랬더니 그 의원님이 벌컥 화를 내는 것이었습니다. 수지침이 무슨 치료방법이 되느냐며, 비슷한 나이의 나에게 목청을 높여가면서 혼내는 것이었습니다. 얼굴까지 벌개지는 그 의원님 앞에서 내가 무슨 큰 잘못이라도 한 양 움츠러들어서 잔소리를 듣다가 약봉지를 받아들고 나왔습니다.

그리고 집에 돌아와서 이게 웬 봉변인가를 한 동안 생각했습니다. 과연 수지침으로 치료한 제가 잘못한 것일까요? 오래도록 이 문제는 저의 생각 한 끄트머리를 차지하고서 치료의 의미를 곱씹어보게 만들었습니다. 그리고 세월이 지날수록 생각은 분명해져 그 젊은 한의사의 의견에 전혀 동의할 수 없다는 결론에 이르렀습니다.

수지침으로 몇 달 동안 몸을 다스려서 분명하게 몸이 좋아지는 것을 느끼고 있는 나에게 수지침은 치료방법도 되지 못한다고 하는 전문의사의 말을, 옳지 않다고 결론내릴 때까지 일반인으로서 제가 겪은 혼돈과 갈등은, 지금도 가끔 한숨이 나오게 만듭니다. 발목 삔 학교 아이들이 많은데, 수지침의 상응요법에 따라서 같은 쪽 새끼손가락 끝마디에다가 수북하게 침을 꽂으면 30분 내로 뛰어다닙니다. 그러나 나를 꾸짖었던 그 한의원으로 보내면 침을 서너 차례는 맞아야 낫습니다. 좋게 말해서 낫는다고 했지만, 침을 며칠 간격으로 맞는 열흘에서 보름 정도의 시간을 생각하면, 그게 침 때문에 좋아지는 것인지 그냥 낫는 것인지도 알 수 없습니다.

물론 이 젊은 한의사의 태도가 모든 한의사들의 생각을 대변한다고 볼 수는 없을 것입니다. 실제로 한의사 중에서도 수지침으로 많은 환자를 고치는 분들을 저는 몇 번 보았습니다. 이러고 보면 저를 꾸짖던 그 젊은 한의사의 태도는 그만의 것이라고 짐작하게 합니다.

치료의 목적은 환자를 낫게 하는 것이지, 자신의 치료방법이 우수함을 보여주려는 것이 아닙니다. 수지침이든 엄마손 약손이든 아픈 사람을 낫게 하면 그게 좋은 것이지, 수지침이기 때문에 좋다느니 안 좋다느니 하는 생각은 결코 올바르지 않은 것입니다. 그 젊은 한의사는 아마도 자신의 침 실력이 수지침보다 더 낫다고 생각하기 때문에 자부심의 차원에서 그랬을 것이라고 생각합니다. 하지만 그렇다고 해도 이미 많은 사람들이 치료의 방법으로 일상생활에서 널리 활용하여 효과를 톡톡히 보는 것을 굳이 부인하는 것은, 그로 인해 피해를 보는 자신의 열등감을 드러내는 일에 지나지 않는다고 저는 결론을 내렸습니다.

세상에는 수많은 침술이 있고, 그것을 뒷받침하는 이론이 있습니다. 그러나 이론은 현실을 다 반영하지 못합니다. 이론이라는 것 자체가 이미 한계를 가진 인간의 관념일 뿐입니다. 병은 관념이 아니라 아프다는 현실입니다. 이것을 인정하지 않으면, '나의 침 이론에 맞지 않기 때문에 당신의 통증은 가짜다' 라는 결론에 도달하고 맙니다.

저는 수지침으로 너무나 많은 효과를 보았습니다. 그러나 수지침으로 제 뜻처럼 안 되는 것도 있고, 다른 침으로 치료하면 효과가 더 빠른 것도 보았습니다. 따라서 모든 침 이론은 그 이론이 갖는 장점이 있어서 어떤 분야의 병에 대해 특별히 좋은 효과를 낸다는 것이 저의 결론입니다. 따라서 가장 좋은 효과를 내는 치료방법을 택하는 것이 가장 훌륭한 의사라는 것입니다. 어떤 이론에 붙잡혀 그것으로 환자를 실험하는 것은 정말 위험한 일입니다. 이론이 먼저가 아니라 사람의 생명이 먼저기 때문입니다.

수지침 얘기를 꺼냈다가 젊은 한의사한테 혼난 지 한참이 지난 요즘, 침에 관한 이런저런 책을 읽다가, 우리나라 한의학계에 사암침을 보급하는 데 혁혁한 공을 세운 분이 사암침의 위대함을 강조하면서, 전통 체침에서 침을 많이 꽂는다며 '모내기 침법' 이라고 비꼬아 말하는 것을 보고는 또 한 번 깜짝 놀랐습니다. 아울러 보사를 기본으로 하는 사암침과 달리, 일본 침은 보사가 없는 엉터리라며 함께 비판하더군요. 미리 잘라서 말하면, 이런 견해도 수지침을 헐뜯은 앞의 한의사와 별로 다를 것이 없다고 저는 봅니다.

침을 4개만 꽂든 30개를 넘게 꽂든, 그건 그리 중요하지 않습니다. 환자의 몸에 꽂는 침의 숫자보다 더 중요한 것은, 그렇게 해서 환자가 낫느냐 하는 것입니다. 침을 4개 놓았을 때 50%가 치료되고, 침을 30개 놓았을 때 80%가 치료된다면, 30개 놓은 침이 4개 놓은 침보다 훨씬 더 좋은 것입니다. 물론 반대도 마찬가지입니다. 30개 놓을 때보다 4개 놓을 때 효과가 더 좋다면, 당연히 4개 침이 더 좋은 것이지요. 침이 좋다는 것의 기준은 환자에게 있는 것이지, 침술 이론의 우수성이나 완벽성에 있는 것이 아닙니다.

저는 건강 침으로 등짝을 많이 활용하는 편입니다. 등뼈를 따라서 상태를 봐가며 침을 놓는 것입니다. 대추 신주 명문 양관은 기본이고, 등 근육의 좌우로 따라 내려가며 방광경의 여러 곳에 침을 추가합니다. 폐유, 심유, 비유, 간유, 지실, 대장유, 고황, 장문, 차료, 위중, 풍지, 현종을 즐겨 씁니다. 그러면 침이 몇 갠가요? 등뼈의 5개 이상에다가 방광경 1선과 2선의 곳곳에 침을 놓으면 최소한 20개. 하여, 30개 가까이 됩니다. 어떤 때는 50개를 놓아야 할 때도 있습니다. 등뼈가 형편없이 일그러진 우리 어머니와 장모에게 침을 놓을 때는 특히 그렇습니다. 이렇게 놓고서 30분쯤 후에 침을 뺀 뒤, 방에서 옷을 입고 거실로 나오는 우리 어머니나 장모님의 얼굴을 보면, 7순 노인이 마치 분을 바른 것처럼 뽀얗습니다. 사암침으로는 이만한 효과가 절대 나지 않습니다. 제가 이 방법을 쓰지 왜 굳이 사암침을 쓰겠습니까? 이럴 때 사암침보다 저는 기꺼이 '모내기 침법'을 택합니다. 모내기 침법이냐 이앙기 침법이냐가 중요한 게 아닙니다. 낫지 않으면 한 방 침법이 무슨 소용이고, 기총소사 침법이 무슨 소용이란 말입니까? 제 아무리 훌륭한 침법도 낫지 않으면 말짱 도루묵입니다.

젊을 적에 폐 수술을 했는데, 그때만 해도 수술 기법이 발달하지 못해서 겨드랑이 밑을 반 뼘 가량 째고서 허파꽈리를 잘라냈습니다. 그 뒤로 눈 밑의 다크써클이 먹으로 칠한 듯하고, 그야말로 초췌해져서 누가 보아도 환자의 기색이 역력했습니다. 그래서 한약도 몇 재 먹었는데 효과가 거의 없었습니다. 그때 서울 사당동에 침 잘 놓는 분이 있다고 누님이 소개해서 가보았습니다. 소문에 의하면 교통사고로 바스러진 뼈까지 원상복구시켰을 정도로 잘 고친다고 합니다.

연립주택 1층의 가정집에서 침을 놓는 분은 마흔이 채 될까 말까 한 여자 분이었습니다. 벽에 자격증이 몇 개 액자로 걸려 있었는데, 모두 중국어였습니다. 아마도 대만이나 중국에 가서 배운 분인 듯했습니다. 부항을 많이 뜨는 편이었는데, 저에게는 웃통을 벗으라고 하더니 상체와 머리에 침을 많이 꽂더군요. 아마도 견갑골 위쪽의 거의 모든 혈에 다 꽂은 게 아닌가 생각합니다. 어디가 아프냐고 묻지도 않고 거의 모든 환자에게 그렇게 놓았습니다. 지금 생각하면 그렇게 썩 훌륭한 침술은 아니었다고 생각합니다만, 그 침을 3차례 맞고서 수술 후유증으로 견갑골 전체가 마취한 것 같은 느낌이 나던 영역은 1/3로 줄었습니다. 남은 느낌을 마저 없애려고 몇 달 뒤에 다시 찾아갔는데, 종적을 알 수 없었습니다. 아마도 단속을 피해서 다른 곳으로 이사 간 것이 아닌가 하는 추측만 할 뿐입니다.

환자 앞에서 이 침법이 최고다, 라고 하는 것은 정말 무모한 오만에 불과합니다. 이론으로 무장된 내면의 오만은 오진의 지름길입니다. 오진은 생명을 죽이는 짓이죠. 가장 훌륭한 의사는 환자 앞에서 자신의 모든 이론을 내려놓고 환자의 몸이 말하는 소리를 들을 줄 아는 사람입니다. 이 겸손이야말로 환자를 가장 올바르게 보는 의원의 최고 덕목입니다.

물론, 자신의 이론이 병을 이해하고 치료하는데 다른 이론보다 훨씬 더 좋고 깊이가 있어서 활용도도 좋고 효과도 좋으니 그 방법을 중심으로 치료한다는 자부심은 나무랄 것이 없습니다. 사실 사암침처럼 훌륭한 이론이 우리나라에서 나왔다는 것에 대해서 저도 한 민족으로서 정말 가슴 벅찰 만큼 자랑스럽습니다.

그러나 그런 자부심이란 의사의 몫이지, 환자의 치료와는 아무런 상관이 없는 것입니다. 환자는 사암침 이론에 따라 아프지 않고 그냥 아픈 것입니다. 그러면 의원은 그가 아픈 원인을 찾아가서 가장 빠른 치료법을 적용하여 그의 고통을 해소시켜주어야 합니다. 여기에서, 사암침이 언제나 가장 빠른 치료법이라고 할 수는 없다는 것입니다. 때로는 손발 끝을 따는 것일 수도 있고, 등 두드려주는 것일 수도 있습니다. 아무리 하찮고 가치 없는 치료법이라도, 현재의 그 환자에게 사암침보다 더 빠르고 좋은 방법이 있다면, 그것을 쓰는 것이 가장 올바른 침법이라는 것입니다. 배 아픈 아기에게 엄마의 손이 가장 빠른 치료법이라면 배를 쓰다듬으며 달래주는 엄마손 약손이 사암침보다 더 좋은 것입니다. 이걸 망각하면 안 됩니다.

    일본의 침에는 보사가 없다는 비판에 대해서도 마찬가지 얘기를 할 수 있습니다. 물론 이 얘기는 보사를 적극 활용하는 사암침의 우수성을 강조하려고 하다 보니 우연찮게 휩쓸려나온 이야기임을 모르는 것은 아닙니다만, 보사의 유무로 다른 침을 비판할 것은 못 된다는 것을 분명히 짚고자 하는 것입니다. 사실은, 몸에 침을 꽂는다는 사실 자체가 보사입니다. 아픈 혈을 찌르면 그곳의 실증이 해소되는 것입니다. 이게 보사가 아니고 뭡니까? 허중에 기운을 넣어주고 실증에 넘치는 기를 흩어주는 것이 침의 원리이고 보사의 원리입니다. 그러니 보사가 있느니 없느니 하는 것은 이치상 얘깃거리가 안 됩니다. 물론 보사 얘기는 수기법상의 보사 수단을 말하는 것임을 모르는 바는 아닙니다만, 그 보사도 치료의 한 수단이므로 제대로 효과를 내느냐 그렇지 못하느냐 하는 것이 중요하지, 그것으로 이것이 좋고 저것이 나쁘다는 식의 판단을 할 수는 없다는 것이죠. 중요한 것은 그렇게 한 후에 효과가 있느냐 없느냐 하는 것이고, 있으면 얼마나 더 있느냐 하는 것일 뿐입니다.

    일본의 침술은 여러 가지 면에서 우리가 본받아야 할 것이 많습니다. 특히 제도화 합법화의 부분에서는 정말 많은 생각을 하게 합니다. 중국은 이미 합법화돼서 수많은 침구대학이 설립되어 세계화를 주도하는데, 일본도 이에 뒤질세라 침구사 제도를 잘 정비하여 수많은 전문대학과 학원에서 인재를 양성함으로써 앞서가는 중국을 바짝 뒤쫓고 있습니다. 그렇기 때문에 지금은 어떨지 몰라도 앞으로는 정말 실력 있는 의원들이 나오도록 제도가 보장하고 있습니다. 그런 점에서 실력을 중시하고 자기들이 배워야 할 것에 대해서는 정직하게 받아들이는 그들의 태도는 정말 본받을 만합니다.

    반면에 한국은 어떻습니까? 제도권에서 침은 이미 한약의 보조수단으로 전락한 상태이고, 재야의 침꾼들은 고소 고발에 감옥살이까지 하면서 시달리고 있습니다.[12] 이래가지고서야 침뜸의 종주국은커녕 전통 침의 씨가 말라버릴 지경입니다.

침뜸의 목적은 낫는 데 있지, 이론의 우수성에 있지 않습니다. ……마는, 설마 이 말을 '이론은 쓸 데 없다!'로 받아들이는 분은 없겠죠?

③ 몸은 알아서 제 병을 고친다

어떤 이유로 병이 생기면 몸은 알아서 스스로 그 병을 고칩니다. 그런 과정과 능력을 방해하는 것이 그릇된 의학 상식입니다. 몸에는 뭐가 좋고, 이런 병에는 어떻고 저런 병에는 어떤 약이 좋다더라. 한 가지 병에 만 가지 처방이라고, 중환자가 하나 생기면 주변으로부터 정말 수 만 가지 처방이 날아듭니다. 그래서 심지가 굳지 못하고 살려는 의지만 강한 환자들은 물에 빠진 사람이 지푸라기라도 집는다는 심정으로 갖가지 약을 향해 순례를 떠납니다. 그리고 죽음의 아가리를 향해 한 발짝씩 다가갑니다.

나의 짧은 생각이 차지하기 전의 몸은 자연물이고, 자연은 스스로 균형 잡는 원리를 제 안에 갖고 있습니다. 그래서 이름도 자연(自然)입니다. 저절로 그러함. 그렇기 때문에 몸에 병이 들면 그 병과 우선 싸우고, 싸워서 안 되면 그 병과 타협

---

12) 특히 2009년은 이런 점에서 특별히 기억할 만한 해이다. 김남수 옹의 TV출연으로 촉발된 구청의 영업정지 조처와 고소 건으로 침뜸 시술과 건강 주권에 대한 논쟁이 뜨겁게 일어났다. 김남수는 엄연히 침술 자격증이 있는 사람인데도 이런 일이 생겼고, 그한테서 침뜸을 배운 뜸사랑 회원들은 무자격 시술(침뜸 봉사활동)을 했다고 하여 100명 넘게 기소되었다. 또 수많은 불치병 환자를 고쳐주고도 불법시술로 고소당한 장병두 옹의 재판도 큰 관심거리로 떠올랐다. 이런 파동으로 인해 침뜸 시술의 합법성 문제는 헌법재판소까지 올라갔다. 2010년 헌법재판소에서, 위헌 의견을 낸 재판관은 5명이고, 합헌 의견을 낸 재판관은 4명이어서, 합헌 결정이 났다. 과반수를 넘긴 재판관이 위헌이라고 판단을 내리고서도 위헌 결정에 필요한 6명을 채우지 못해 합헌이 유지된 것이다.

을 하여 함께 공존합니다. 강을 두고 대치한 군대와 같습니다. 그러나 원기가 조금이라도 생기면 몸은 병을 공격하려고 합니다. 내쫓으려는 것이지요.

병도 마찬가지입니다. 원기가 허약한 사람의 몸에 비집고 들어가서 교두보를 확보한 뒤에는 이제 자신의 세력을 넓힐 궁리에 골몰합니다. 이렇게 해서 정기와 사기의 한 판 싸움이 몸 안에서 벌어지는 것입니다. 몸은 자신이 살기 위한 몇 가지 방어선을 안에 갖추고서 스스로를 지킬 줄 압니다. 그 방어선이 다 무너져 사기가 온몸을 뒤덮었을 때 생명이 다하는 것입니다.

그렇다면 치료란 간단합니다. 몸이 스스로를 지키려는 힘을 북돋아주는 것이 치료이고, 그것을 최대한 도와줄 줄 아는 지식과 기술을 갖춘 사람이 의사입니다. 국가에서 면허증을 내준 사람이 의사가 아닙니다. 그러니 의사가 버려야 할 첫 번째는 자기가 병을 고친다는 오만한 생각입니다. 지금 몸에 나타난 통증을 없애는 것은 어려운 일이 아닙니다. 그리고 그것을 치료라고 생각한다면 의사의 자격이 없는 자입니다. 그러면 치료는 진통제 한 방이면 끝나는 것입니다. 동양의학에서는 이런 걸 치료라고 하지 않습니다. 병사로 인해 균형이 깨져서 나타나는 문제점을 근원부터 해결하는 것을 치료라고 합니다.

따라서 이렇게 치료를 정의해놓고 나면 의사는 정말 심각한 고민에 빠져야 합니다. 그렇다면 세상에 완치란 존재하지 않는 것이 되니까요. 그렇습니다. 사람은 행동에 버릇이 있고, 병은 오래 묵은 그 버릇에서 시작됩니다. 버릇은 마음과 생활 속에서 형성되는 것입니다. 의사가 그것까지 고칠 수는 없을 것입니다. 그러나 환자의 생활 습관을 다 고칠 수는 없어도 환자가 지닌 병을 유발하는 조건을 없애는 선까지는 해야만 참다운 의사라고 할 수 있을 것입니다. 병을 유발하는 조건이란 대개 환자의 마음가짐입니다. 이렇게 마음먹으니까 그런 행동을 하게 되는 것이고, 그런 묵은 행동들이 몸에 무리를 주어 탈을 일으키는 것입니다. 이래서 치료의 길은 정말 길고 지루해지는 것입니다.

치료를 이렇게 정의하고 나면 의사가 할 일은 정말 많지 않습니다. 당신의 병은 이것이 원인이 되어 이렇게 상합전병되었고, 현재 어느 자리에 병이 머물러 있다, 그러니 이런 과정을 거쳐서 이렇게 치료해야 하는데, 그렇게 하려면 당신은 이러이러한 규칙을 꼭 지켜야 한다고 설명을 해주어야 합니다. 그러면 대부분의 환자는 이 말을 알아듣지 못하거나 알아들어도 귀찮아서 지키지 않습니다. 환자에게 병이란 지금 당장의 고통이 해소되는 것을 말하기 때문입니다. 그래서 침 한 두 번으로 통증이 해소되면 완치됐다고 생각하고는 원래 생활로 돌아갑니다. 그리고는 다시 아프다며 찾아오죠. 곧 들이닥칠 병을 내다보지 못하는 것입니다.

그래서 환자가 진짜로 병을 고치려면 침뜸을 직접 배우는 것이 좋습니다. 스스로 침놓고 뜸뜨는 법을 환자에게 가르쳐서, 의사가 날마다 해주지 않아도 병으로부터 벗어날 수 있는 방안을 공유하는 것이 좋습니다. 그러면 이 환자가 나을 수 있는 사람인가 아닌가를 대번에 알 수 있습니다. 고치려는 의지가 분명한 환자는 믿음이 생기면 의사가 요구하는 대로 잘 따라 합니다. 믿음이 생긴다는 것은 병에 대해서 정확히 설명해주고 병이 나을 것이라는 확신을 갖게 됨을 말합니다. 그래서 저는 먼저 뜸을 권합니다. 뜸뜨기의 단점은 귀찮다는 것입니다. 이 귀찮음을 이기고 뜸을 뜨면 그 환자는 어떤 병이라도 나을 수 있습니다. 귀찮음이라는 일상생활의 유혹을 이겨낼 만큼 자신을 절제할 수 있는 힘이 있기 때문입니다. 그래서 저는 침을 배우는 사람들에게 말합니다. '뜸으로 회개하지 않는 자는 침을 놔주지 말라!' 으하하하하.

종교에서 자주 쓰는 회개라는 말을 썼는데, 이건 정말 중요합니다. 사람이 어떤 병에 이르렀다는 것은 몸이 그렇게 되도록 방치했다는 뜻입니다. 자신의 삶을 진지하게 회개하지 않는다면 병이 나을 수 없습니다. 그런 점에서 병은 자신의 삶 전체를 돌아보고 잘못된 점을 찾아서 고치게 하는 계기가 됩니다. 나는 착하게 살았는데 왜 나한테만 이런 천형이 왔느냐고, 하늘을 원망하고 다른 사람을 원망하는 사람은 병이 나을 수 없습니다. 오직 회개하는 자만이 병을 고칠 수 있습니다. 회개는 자신의 잘못을 찾아서 고치려는 의지이기 때문에 그렇습니다.

 의사는 이런 의지가 있는 사람에게 왜 그런 병이 왔는가를 설명해주고 해결책을 제시해주는 사람입니다. 그러기 위해서 해야 할 환자의 행동규칙과, 몸이 자신을 고치려는 변화에 따라서 거기에 도움이 되는 처방을 내려주는 것이 의사입니다. 생명은 하늘이 준 것인데, 의학 지식이 일반인보다 조금 더 낫다고 해서 자신이 고친다고 생각하는 오만함은, 자신의 영혼을 죽이고 환자의 생명을 죽이는 일에 이릅니다. 의사는 병의 해결사가 아닙니다. 몸의 도우미에 지나지 않습니다.

④ 집으로 돌아가는 길은 떠나온 그 길이다

 또 한 가지 생각해보아야 할 것은 통증의 주기성입니다. 치료하다 보면 전에 아팠던 곳이 다시 아픈 증세가 나타납니다. 침뜸은 사기와 싸우려는 원기를 북돋워서 몸의 치유력을 키우는 것이기 때문에 제자리로 돌아가는 과정에서도 병이 든 과정을 그대로 되밟습니다. 서양의학과 달리 침뜸의학은 몸의 원기를 북돋아서 사기와 싸워 이기도록〔扶正拒邪〕하는 근본 치료이기 때문에 이런 일이 생깁니다.

 이것은 꼭 침뜸만이 아닙니다. 동양의학의 일반 원칙입니다. 예컨대 안마나 마사지에서도 몸이 풀리면 전에 아팠던 곳이 똑같이 아픕니다. 허리를 다쳤다가 나은 사람은, 제대로 된 마사지를 받으면 전에 아팠던 것처럼 똑같이 아픕니다. 그러면 부쩍 의심이 듭니다. 이거 잘 못되는 거 아닌가? 괜히 건드려서 지금보다 더 못해지는 것은 아닌가? 이런 생각이 들죠.

 그런데 치료를 중단하면 다시 지금의 자리로 돌아갑니다. 그렇지만 치료를 계속 받으면 그 아픈 증상은 일주일을 넘기지 않고 사라집니다. 몸이 한 고비를 넘은 것입니다. 그러다가 다시 며칠 후에 한 번 더 아픕니다. 또 시험에 드는 것이죠. 그런데 잘 생각해보면 두 번째 아픈 통증은 첫 번째 아팠던 통증보다 덜합니다. 이렇게 횟수를 반복할수록 통증이 줄어들면서 몸이 점차 원래 상태로 돌아가는 것입니다. 보통 이런 통증의 경우 3-4회 반복하면 거의 다 낫습니다.

그러나 믿음이 부족한 환자는 이 통증을 견디지 못하고 돌팔이라고 판단하고는 용하다는 다른 한의원을 찾아가고 맙니다. 그러면 그 한의원을 찾아갈 때쯤에는 앞서 받은 치료의 효과가 납니다. 그래서 이 한의원에서 치료를 받고는 그 효과가 날 때쯤에 저 한의원에 갔기 때문에 환자는 정작 자신을 고쳐준 이 한의원을 욕하고는 저 한의원을 용하다고 칭찬합니다.

삶에서 믿음을 시험 당하지 않는 경우는 없는가 봅니다. 목숨을 걸고 하는 일에는 이런 시험이 더욱 심합니다. 그러니 믿지 못하겠거든 몸을 맡기지 말아야 할 것이며, 한 번 믿고 맡겼으면 끝까지 치료받아볼 필요가 있습니다. 보통 한 3개월 치료를 받아보면 이런 여러 가지 증상이 나타났다 사라집니다. 그러면서 몸이 좋아지는 것을 느낄 수 있습니다. 그 변화가 느껴지면 계속 받으면 되는 것이고, 한 3개월 받았는데도 별 차이가 없으면 효과가 없는 것이니, 다른 의원을 찾아가면 됩니다. 그런데 이런 기간도 참지 못하고, 한 번 침을 맞아보고서는 더 아파졌다고 하여, 그 다음날로 다른 한의원의 문을 두드리는 냄비 근성 가지고는 자신의 병을 고치기 어렵습니다.

더 정확히 말하면 이렇습니다. 어떤 사람이 고치기 힘들 지경의 병에 걸렸다면 그렇게 걸리는 시간은 거의 10년 가까이 갑니다. 그러면 아무리 용한 의원이라고 하더라도 한 두 번 치료로 고칠 수는 없습니다. 예컨대 간경변증이 왔다고 하면 그것이 풀리는 데는 정말 오랜 시간이 걸린다는 것입니다. 간경변증이 발견되는 것은 어느 날이지만, 그것이 그 지경까지 가는 데는 10년 가까운 세월이 걸리는 것입니다.

그렇다면 온 길로 되돌아가는 데는 시간이 얼마나 걸릴까요? 제 생각에는 떠나온 시간과 거리만큼 걸립니다. 간경변증에 이르는데 10년이 걸렸다면 회복되는 데도 10년은 족히 걸린다는 얘깁니다. 이건 동양의학에서 하는 얘깁니다. 서양의학에서는 간경변증은 고칠 수 있는 병이 아닙니다. 그냥 그럭저럭 관리나 잘 하다가 죽으라는 병이죠.

또 간경변증에 이르는 과정을 보면 간만 아팠던 것이 아닙니다. 같은 중초인 간담비위가 더불어 안 좋아져서 심한 위장병에 시달렸을 것입니다. 물론 그것이 간이 원인인 줄을 모르고 위 내시경 검사하고 위염이니 하면서 위장약 처방을 받아서 진통을 해서 넘어갔겠지요. 역류성 식도염이니 하는 의학 용어들이 대부분 이런 것들입니다. 그러면 한 때 역류성 식도염을 심하게 앓은 적이 있다면 간을 고치는 과정에서 다시 한 번 역류성 식도염 증상이 나타납니다. 그것은 지나온 곳으로 돌아가려는 몸의 용트림입니다.

이런 고난의 과정을 거쳐서 제 자리로 돌아가기 때문에 이 점을 분명히 설명하고 얘기해주어야 환자는 믿습니다. 그리고 증상이 나타나기 전에 미리 말해주어야 합니다. 증상이 나타난 뒤에 얘기를 해주면 환자는 믿지 않습니다. 갖다 맞춘다고 생각하고 의심하죠. 그래서 진단을 할 때 지난 병력을 잘 물어서 메모해두었다가 병이 치료되는 과정에 따라서 되짚어가면서 이제 무슨 증세가 나타날지 모르니 겁먹지 말라고 얘기해주어야 합니다. 그런 얘기를 미리 들으면 의사에 대한 믿음이 더욱 강해져서 어려운 순간이 와도 의사의 얘기를 따르게 됩니다.

⑤ 고칠 수 없는 병은 없다

서양의학을 하는 사람들은 이해할 수 없는 말입니다. 그러나 동양의학은 병과 건강을 따로 보지 않습니다. 정기가 몸속을 잘 돌면 건강한 것이고, 정기가 한 곳에 정체되면 그것이 사기로 바뀌면서 병을 유발하는 것입니다. 결국 5장6부의 균형이 허물어진 것이 병이고, 허물어진 균형을 바로잡게 해주는 것이 치료행위입니다. 이 이론에 의하면 동양의학에서는 고칠 수 없는 병이란 없는 것입니다. 이 대전제는 동양의학을 하는 사람들의 철저하고 처절한 믿음입니다.

얼마 전에 김남수 옹이 에이즈를 침뜸으로 치료할 수 있다고 했고, 실제로 그한테서 침뜸을 배운 사람들이 아프리카 현지에 가서 에이즈 치료를 하여 뜻밖의 좋은 효과를 보았다는 기사가 나왔습니다.[13] 그런데 이걸 두고 한의사 한 분이 말도 안 된다며 비아냥거리는 글을 신문에 냈습니다. 서양의학을 전공한 의사가 그런 얘기를 했다면 고개를 끄덕이겠는데, 현직 한의사의 얘기라서 깜짝 놀랐습니다. 자신이 못 고치는 것을 한의학의 한계로 설정한 것인데, 『황제내경』의 지은이가 듣는다면 어떻게 생각할지 궁금합니다. 이것은 에이즈를 고칠 수 있느냐 없느냐의 문제가 아닙니다. 에이즈는 고칠 수 없다는 한의사의 믿음이 동양의학의 관점에서는 그르다는 것입니다.

동양의학에서 병이란 균형의 문제입니다. 그렇기 때문에 고칠 수 없는 병은 없습니다. 다만 인간이 그 방법을 못 찾을 뿐. 그러니 아직 못 찾은 방법은, 앞으로 찾으면 됩니다. 의사의 몫이죠. 아프리카 현지의 에이즈 환자가 침뜸으로 효과를 봤다는 것은, 완치의 실마리를 잡았다는 뜻입니다. 꿈같고 기적 같은 일입니다. 갈채를 보내야 할 일이지, 찬물을 끼얹을 일이 아닙니다.

⑥ 어지럼증과 그 대책

침을 처음 배워서 놓다 보면 황당한 일을 겪는 수가 있습니다. 침을 한 둘만 꽂았는데도 환자가 얼굴이 노래지면서 어지럽다고 눕는 것입니다. 증상이 꼭 배멀미나 차멀미와 똑같습니다. 처음 겪으면 너무 당황해서 어쩔 줄을 모르죠.

이런 일은 너무나 당연한 것이고 흔한 일이기 때문에 당황할 필요가 없습니

---

13) 『구당 김남수, 침뜸과의 대화』

다. 배운 대로 순서에 따라서 침을 놓으면 됩니다. 응급조치를 하면 5분 내외로 깨어납니다. 그런데 그것을 모르면 응급실로 실려 갑니다. 정말 큰 사건으로 확대되죠. 자격증이 있느니, 돌팔이라느니, 하면서 말이죠.

이렇게 멀미하면서 어지러운 증상을 현훈이라고 합니다. 어지럽다는 말을 한자로 쓴 것입니다. 이럴 때는 소부와 족삼리에 침을 놓으면 됩니다. 그리고 불안하면 손끝의 10선혈을 따면 됩니다.

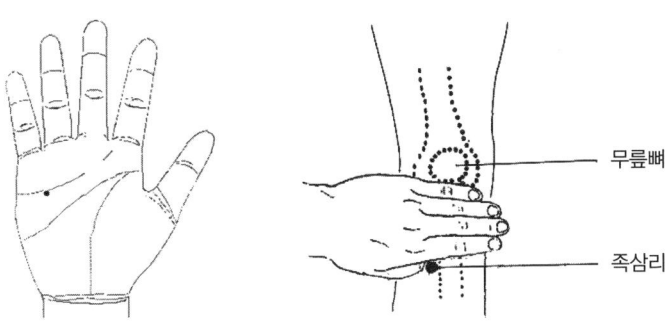

그러나 더 중요한 것은, 침 시술을 하기 전에 미리 마음속으로 준비를 하는 것입니다. 만약에 내가 지금 침을 놓다가 환자가 현훈을 일으키면 족삼리와 소부에 침을 놓아야 한다, 하고 마음속으로 다짐을 하고 치료를 시작하는 것입니다. 족삼리는 무릎 아래 3촌 바깥이고, 소부는 주먹을 꽉 쥐었을 때 약지와 새끼손가락의 손톱이 닿는 사이입니다.

이렇게 마음의 준비를 하지 않으면 사건이 터졌을 때 당황합니다. 당황하면 머릿속이 하얘져서 아무 것도 생각나지 않습니다. 당황하면 뻔히 알 것 같은 것도 기억을 하지 못합니다. 119가 몇 번인지도 생각나지 않습니다. 그래서 마음속으로 이미지 트레이닝을 한 번 하고 침을 드는 것입니다. 그러면 당황스러운 상황에서도 방금 전에 한 것이기 때문에 금방 떠오릅니다.

2) 응급처방 몇 가지

그러면 기왕에 말이 나온 김에 병원 문을 두드리는 급한 환자들의 병에 대해서 몇 가지 알아보고 넘어가겠습니다. 원리편에서 한 번 다룬 것이기 때문에 복습이 되겠습니다.

① 기절한 사람

기절한 사람은 먼저 엄지와 새끼손톱의 바깥 모서리를 땁니다. 폐경의 소상과 소장경의 소택이라는 혈입니다. 심한 경우 다른 곳을 따도 피가 나지 않는데, 이곳에서는 대부분 납니다. 손발 끝에서 피를 한 방울이라도 내는 것이 응급처방의 중요한 요령입니다.

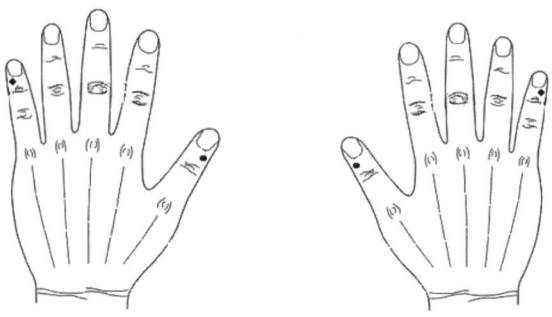

그래도 반응이 없으면 다음으로 갑니다. 10선혈과 10왕혈.

10선혈은 손톱 밑입니다. 10왕혈은 손톱의 위쪽입니다. 손톱 밑은 손바닥에 속하고, 손톱 위는 손등에 속합니다. 열 손가락의 이 두 군데를 몽땅 따서 피를 내면 사람이 살아납니다. 그리고 이것은 손가락만이 아니라 발가락에도 모두 해당됩니다. 그러니까 위급상황에서 따야 할 곳은 손가락 20곳, 발가락 20곳 해서 모두 40군데입니다. 손가락을 먼저 딴 다음에 그래도 회생하지 않으면 발가락을 따는 것입니다.

② 경 기

아이들이 놀란 것을 경기라고 합니다. 경기는 빨리 치료해야지 그냥 두면 다른 장기에 불균형을 초래하여 나중에도 큰 병으로 남게 됩니다. 경기는 말 못하는 아이들이 더욱 위험합니다. 경기는 손을 바늘로 따는 것보다 더 좋은 방법이 없습니다. 그 즉시 효과를 냅니다.

그런데 아이를 키우다 보면 무엇이 경기인지 잘 알 수 없습니다. 이렇게 판단하면 됩니다. 말 못하는 갓난아기들은 모든 것을 울음으로 표현합니다. 울음만 들으면 엄마는 아기가 뭘 원하는지 대번에 알 수 있습니다. 그런데 둥가둥가 달래도 특별한 이유 없이 15분 이상 계속 울어대면, 경기라고 봅니다. 그러면 당황하지 말고 이곳을 따주면 됩니다.

경기를 일으킨 아이들은 검지 바깥쪽으로 푸르딩딩한 줄이 올라갑니다. 이곳을 따면 잠시 후 울음을 그치고 땀을 쭉 흘리면서 곯아떨어집니다. 아주 신기합니다. 이곳은 수지침의 심기맥 상에 있어서 심장에 영향을 주는 혈임을 알 수 있습니다. 그래서 4지에서도 똑같은 효과를 볼 수 있습니다.

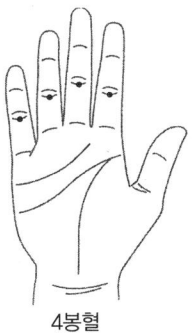

4봉혈

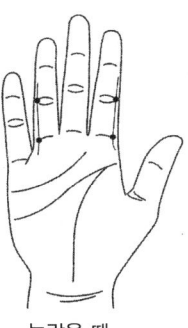

놀랐을 때

검지는 3관이라고 해서 아이들의 병증을 살피는 중요한 자리인데, 그곳을 손으로 밀어서 색깔로 병을 판단하는 것입니다. 그러나 여기서는 응급처치법이니, 그와는 상관없이 수지침의 심기맥 상을 따주는 것입니다. 그러면 아주 특효입니다.

한 번 놀란 아기는 계속해서 놀랍니다. 그래서 자주 놀라는 사람은 4봉혈을 따주면 좋습니다. 어떤 때는 피가 나오지 않고 맑은 물이 나옵니다. 이것은 담음의 일종입니다. 몸에 해로운 것이죠.

또 온몸이 불덩이처럼 열이 나면서 경기를 일으키는 경우가 있습니다. 그럴 때는 양쪽 귀의 가장 높은 곳(이첨)을 따면 됩니다. 귓바퀴를 세로로 접으면 접히는 그 자리입니다. 이곳을 따면 열이 뚝 떨어집니다.[14]

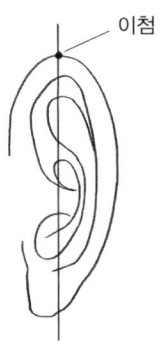

3관은 풍관 기관 명관을 가리키는데, 검지의 마디 셋을 순서대로 가리키는 말입니다. 갓난아기들은 말을 못하고 울기만 하기 때문에 어떻게 병을 알아볼 수 없습니다. 그럴 때 밝은 곳에서 이곳을 손으로 훑어보면 지문이 확인됩니다. 그 지문이 굵고 길수록 위험한 것입니다. 첫 마디를 지나 둘째 셋째 마디까지 침범하면 정말 위험한 것입니다.[15]

---

14)   김남수, 『평생건강을 위한 침뜸 이야기』, 정통침뜸연구소, 2008. 101쪽
15)   교재위원회, 『침뜸진단학』, 정통침뜸연구소, 2004. 64-65쪽

③ 급체와 멀미

급체는 갑자기 체한 것을 말합니다. 이런 병 정말 많습니다. 가장 좋은 것은 위의 경우처럼 따는 것입니다. 그러면 재빨리 가라앉습니다.

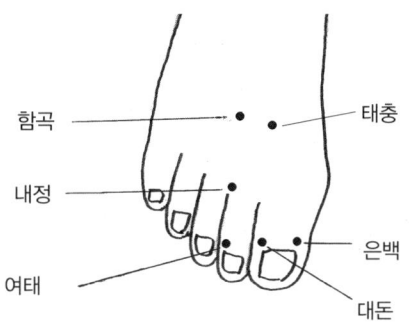

급한 병은 손발의 끝에서 반응을 보인다고 했습니다. 그러니 위장 경락의 발가락 쪽 혈을 이용하는 것입니다. 발가락 끝에서부터 차례대로 여태, 내정, 함곡입니다. 이렇게 조로록 꽂으라고 한 것은, 침뜸을 처음 배운 초보자를 위한 것입니다. 잘못 놔도 셋 중에 하나는 얻어 걸리겠지요. 합혈인 족삼리도 좋습니다. 그리고 여기에 리중표인 심포경의 내관을 추가합니다. 이내정도 좋습니다. 이내정은 물갈퀴자리의 내정을 발바닥 쪽에서 찌를 때의 이름입니다.

멀미도 거의 같이 처방하면 됩니다. 대장경의 합곡에만 찌르고 있어도 가라앉습니다. 물론 4관이면 더 좋구요. 다만 위의 방법과 달리 하려면 대돈과 은백을 따거나 침을 놓으면 금방 가라앉습니다.

④ 생리통

생리통은 삼음교 한 혈로 다 잡힙니다. 그래도 듣지 않으면 복사뼈 바로 밑의 조해나 극혈인 수천을 추가하고, 나아가 삼초경을 더 씁니다. 외관이 좋겠죠.

삼음교는 5총혈 중의 하나죠. 하복부를 다스리는 혈입니다. 자궁의 위치가 하복부죠. 삼음교는 비경입니다. 비장은 피를 생산하죠. 그래서 생리와 밀접한 관련이 있습니다.

조해는 족소음 신경이면서 동시에 기경8맥의 음교맥이 시작되는 혈입니다. 그래서 효과가 강력한 것입니다. 수천을 쓰는 것은 극혈이기 때문입니다. 극혈은 급성병에 잘 듣습니다. 조해나 수천이 모두 신경에 해당하는데, 신장은 선천지기를 관장하는 장부이고 생명을 주관합니다.

⑤ 중풍

백회, 곡빈, 풍지, 풍시, 현종, 견정, 곡지, 족삼리를 씁니다. 여기서 풍시만 빼면 유명한 중풍 7혈인데,[16] 이 8혈 중에 곡빈, 풍지, 풍시, 현종은 담경입니다. 중풍이 어떤 경로로 오는가를 알 수 있는 증거입니다. 중풍은 고혈압과 관계가 깊고, 혈압은 심장이 주관하며, 심장의 리중표가 바로 담입니다. 그래서 심장의 이상이 담경에서 나타나는 것입니다.

중풍은 혈관계의 이상입니다. 그래서 초기에 좀 더 확실하게 잡으려면 따주는 것이 좋습니다. 10선혈, 10왕혈, 손발의 물갈퀴 자리, 대추혈, 정수리(백회)를 우선 사혈하면 어혈을 없애는 효과가 있어서 여러 모로 좋습니다.

중풍은 어느 한쪽이 굳는 것인데, 손가락이 굳어서 펴지지 않는 경우가 있습니다. 당장 손가락으로 가는 문제를 해결하려면 긴 침으로 후계에서 합곡을 향해 맞뚫기(투자)하면 좋습니다. 긴 침이 들어가면서 소장경과 심경, 심포경을 지나 대장경까지 건드리게 됩니다.

묘한 것은, 약지 안쪽 모서리가 저릿저릿한 증상이 중년한테서 가끔 나타납니다. 참 곤란한 것은, 그 자리는 경락이 지나가지도 않습니다. 굳이 따지자면 수지

---

16) 김남수, 『나는 침과 뜸으로 승부한다』, 정통침뜸연구소, 2008. 70쪽

침의 폐기맥 상입니다. 이럴 때는 맞뚫기를 하면 됩니다. 굳이 맞뚫지 않더라도 5cm짜리 침이 다 들어갈 정도만 찔러도 됩니다. 이 증상은 심포경의 이상 때문에 생기는 것인데, 결국 심포경의 이상은 중풍과 관련이 있습니다.

⑥ 화 상

화상은, 아시혈[17]보다 더 좋은 것이 없습니다. 아픈 그 자리를 아시혈이라고 하죠. 화상을 입은 자리에 수북이 침을 꽂는 것입니다. 그러면 물집이 가라앉으면서 10일 이내로 상처가 낫습니다. 화상을 입었는데 병원으로 가면 큰 고통을 겪습니다. 딱지를 자꾸 떼어내는데 피부에 신경이 몰려있기 때문에 그 고통은 상상할 수 없습니다. 그런데 침으로 해결하면 정말 빨리 낫습니다. 고통도 덜합니다. 침을 꽂으면 통증이 정말 빨리 가라앉습니다.

화상뿐만이 아니라 긁히거나 해서 찰과상을 입었을 때에도 침을 꽂아놓으면 통증이 현저하게 가라앉습니다.

또 화상과 비슷한 것이 동상입니다. 동상도 화상과 똑같이 치료하면 됩니다.

⑦ 독벌레 물린 데

뱀이나 벌 같은 독벌레에게 물렸을 때는 뜸을 떠야 합니다. 물린 그 자리에 재빨리 뜨면 됩니다. 그러면 열 때문에 독성이 몸 안에서 다른 성분으로 바뀝니다. 독사에게 물려도 물린 그 자리에 뜸뜨면 됩니다. 까짓 거, 전갈에게 쏘여도 마찬가지일 것입니다. 등산 중이라서 뜸이 없다면 주변의 마른 잎사귀 같은 것을 부수어서 써도 됩니다. 쑥과 달리 약한 화상 때문에 흉터는 남겠지만 죽는 것보다

---

17) 아시혈은 통증이 느껴지는 자리를 말함. 아시는 아시빨래나 어섯눈 같은 말에서 볼 수 있듯이 처음이나 시작을 뜻하는 순 우리말.

는 낫겠죠. 부항이 있으면 더좋습니다. 피를 뽑아내니까요.

⑧ 쥐

다리에 쥐났을 때 특효 혈은 방광경의 승산입니다. 종아리 복판의 근육이 갈라지는 곳이죠. 운동을 심하게 했다든지 해서 생기는 쥐는 이렇게 잡으면 됩니다. 5분 내로 변화가 옵니다.

또 근회혈인 양릉천을 써도 됩니다. 특히 발이 바깥쪽으로 비틀어지는 쥐는 양릉천이 특효입니다. 담경이 긴장하면서 당겨지는 쥐라서 그렇습니다. 혈압과 관련된 병을 앓는 분들에게 잘 일어나는 쥐입니다. 심장과 담은 리중표죠.

3) 몸의 틀이 말하는 병

사람의 몸에 나타나는 병을 파악하려면 우선 큰 것으로부터 작은 것으로 범위를 좁혀가야 합니다. 어디가 아프다고 해서 대뜸 그곳부터 살펴보면 그 부분에 대한 진단이 정확하더라도 그것이 노화가 진행되면서 생기는 뿌리의 병인지 아니면 잠시 나타난 잔가지의 병인지 알 수 없습니다. 그래서 환자가 오면 전체의 큰 틀부터 살펴본 다음에, 노화에 따라 병이 나타날 방향을 가늠해보고 나서, 아파하는 그곳을 살펴서 전체와 부분의 관계를 대조해보아야 합니다. 그래야 침 효과가 빠릅니다.

식물의 시든 잎사귀를 보면 그것이 잎사귀의 문제인지 줄기와 뿌리의 문제인지를 파악해야 하는 것입니다. 그러기 위해서는 몸 전체의 움직임과 짜임새를 먼저 파악한 다음에 부분에 나타나는 증상으로 접근해갈 필요가 있습니다. 여기서는 먼저 큰 틀을 살펴보고 세부로 들어가는 방향으로 설명을 하겠습니다.

몸은 자연물이고, 움직이는 일정한 법칙을 지녔기 때문에 그런 습관이 부르는 병이 있습니다. 외부의 충격을 받는다든지 하는 특별한 사건이 없는 한, 몸은 자신의 구조와 움직임이 만드는 오랜 습관 때문에 병이 들어갑니다. 이것을 잘 보여주는 것이 뼈마디의 반응입니다. 나이가 들어가면서 사람은 이 오랜 습관과 성향이 만드는 병이 몸에서 하나씩 나타납니다.

두 가지 면에서 살펴볼 수 있습니다. 하나는 장부와 뼈마디의 관계이고, 하나는 균형과 중심의 문제입니다.

① 8허론

몸의 뼈마디는 5장6부와 밀접한 관련이 있습니다. 따라서 세월이 흘러가면 5장6부가 늙어감에 따라서 제 기능을 다하지 못하여 몸에 병이 생기는데, 그것이 관절에도 나타납니다. 특히 늙어가면서 고장이 난다는 것은 그 장기의 기운이 딸리기 때문에 생기는 현상입니다. 이렇게 기운이 부족한 것을 허하다고 표현할 때, 특정 장기의 기운이 허해지면 그와 관련이 있는 뼈마디에서 문제가 생기는 것입니다.

뼈마디를 살펴보면 크게 네 군데로 볼 수 있습니다. 팔의 꿈치와 어깨, 발의 무릎과 고관절이 그것입니다. 이것이 양쪽에 있으니 모두 여덟 군데죠. 어떤 장부에 허증이 나타나면, 이 8군데의 관절에 문제가 생기는 것입니다. 이것이 고려침경인 「영추」에 나오는, 이른바 '8허론' 입니다.[18] 다음과 같이 정리됩니다.

> 팔꿈치 고장은 심폐의 허증에서 오고, 어깨의 고장은 간허에서 오며, 무릎의 고장은 신허에서 오고, 고관절 고장은 비허에서 옵니다.

---

18) 고려침뜸연구소 진단반 강의 노트, 2009

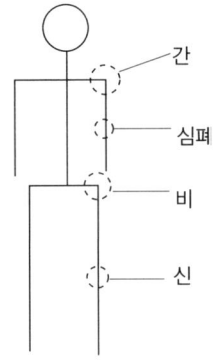

이렇게 정리하고 나면 사람의 몸이 병을 일으키는 커다란 테두리를 정할 수 있고, 그 큰 틀로 환자들의 다양한 병을 정리할 수 있습니다. 환자가 찾아와서 뼈마디 어디가 아프다고 호소하면 그 환자의 어느 장기가 문제가 있겠구나 하고 짐작하는 것입니다. 아주 간단하면서도 병의 원인을 찾기 좋은 방법입니다.

전에 활쏘기를 한창 배울 무렵에 왼쪽 팔꿈치가 아픈 적이 있습니다. 병원에 가서 진통제 며칠 먹고 나았는데, 그 후에도 가끔 통증이 살아났다가 없어지곤 했습니다. 그 때는 잘 몰랐는데, 8허론을 배우고 나니 아하, 내가 폐가 안 좋아서 그랬구나! 하고는 그 원인을 알아차렸습니다. 그 무렵에 폐가 안 좋아서 허파꽈리를 조금 떼어냈거든요. 어느 쪽의 허파가 안 좋았을까요? 남자는 주로 오른쪽 허파로 병이 옵니다. 좌간우폐죠. 우폐가 실이니, 반대편인 좌폐는 허겠죠? 그래서 왼쪽 팔꿈치가 아팠던 것입니다. 그때는 시위를 놓을 때 그 충격이 남아서 손으로 전해지는 까닭에 아픈 것이라고 생각했는데, 알고 보니 좀 더 깊은 배경에는 이런 원인이 있었던 것입니다.

기왕에 얘기 나온 김에 한 발짝 더 나가보죠. 심폐는 모두 상초에 속하는데, 그렇다면 폐는 괜찮은데 심장에 이상이 있는 사람은 어느 쪽 팔꿈치가 더 아플까요? 오른쪽 팔꿈치죠. 남자는 좌양우음이라서 양인 심장은 왼쪽으로 이상 증세가 옵니다. 왼쪽이 심실이죠. 그러면 반대편인 오른쪽은 심허가 됩니다. 허중에서 관절 병이 오니, 오른쪽의 팔꿈치가 아픈 것입니다. 여자는 반대가 대부분일 겁니다. 남좌여우거든요.

배드민턴을 좋아하는 남자분이 팔꿈치 통증 때문에 대회에 못 나간다고 울상을 하길래 간단히 풀어준 적이 있습니다. 그 분은 라켓 내려치는 운동을 너무 해서 그렇다고 생각을 하는데, 사실은 심허에서 온 것이죠. 심경에 침을 놔서 많이 고쳤습니다. 일주일이 지나니까 원래 통증의 70%까지 복원되었다고 합니다. 다행히 그 분의 부인이 침을 배워서 옆에서 가끔 침을 놓아서 악화되지 않도록 다스리고 있습니다. 저하고 함께 활쏘기를 한 분도 오른쪽 팔꿈치 통증 때문에 시위를 당기지 못하여 결국은 활쏘기를 포기한 경우도 있습니다. 이 분은 폐가 허한 저와는 반대로 심장이 허했던 것이죠.

간이 안 좋은 사람은 어느 뼈마디에서 이상이 올까요? 위에서 보듯이 어깨입니다. 간 질환이 좀 심한 사람은 틀림없이 어깨가 아프다고 호소합니다. 그러니까 어깨가 아프다는 것은 간이 안 좋은 증상이 아닌가 하고 의심해봐야 합니다. 병원에서도 경험이 많은 간 전문의들은 이 관계를 파악하고 있더군요. 제가 아는 분이 간병으로 고생하는데 서울의 모 대학병원에 정기검진을 다닙니다. 그런데 그 병원 담당의사가 어깨 통증 얘기를 하더랍니다. 담석증이 있고, 그곳의 통증이 심하면 쓸개를 떼어내는 수술을 해야 한다고 한답니다. 그래서 어깨 통증을 묻는 것입니다. 담석증은 담실이니 그것의 음양 관계인 간은 허할 것입니다. 그래서 담석증의 통증이 그쪽 어깨에서 나타나는 것입니다. 간허에서 오는 것이죠. 간 환자들은 틀림없이 가끔씩 어깨가 아프다고 합니다. 이런 통증 하나로도 쉽게 장부의 병을 파악할 수 있습니다.

저도 나이 쉰이 넘자 요즘은 왼쪽 고관절이 부드럽지가 않고 뻣뻣합니다. 특히 아침에 일어나서 스트레칭을 할 때 다리 찢기를 하다보면 오른쪽과 달리 왼쪽으로는 잘 안 구부러집니다. 그래서 요즘 문득 드는 생각이, '아하, 나이가 들면서 몸이 늙으니까 소화흡수를 담당하는 비장에 문제가 생기는구나! 드디어 노인을 향해서 몸이 달려가는구나!' 하고는 내 자신을 돌아봅니다. 왜 왼쪽일까요? 남자는 좌간우비거든요. 오른쪽 비장이 실해지니, 왼쪽 비장은 허해지는 겁니다. 왼쪽 비허니까 고관절이 아픈 겁니다. 침으로 어딜 다스려야 할지 저절로 답이 나오지 않나요? 비경을 건드리면 되겠죠. 실제로 태백이나 공손에다가 침 하나를 꽂고서 스트레칭을 해보면 몸 구부러지고 다리 벌려지는 것이 확 달라집니다.

제 친구 하나는 키가 작고 통통한데, 자신은 술을 너무 많이 먹어서 그렇다고는 하지만, 몇 해 전부터 고관절에 이상이 생겼습니다. 고관절의 둥근 뼈가 많이 닳아서 아프다는 것입니다. 병원에서는 별다른 방법이 없답니다. 수술을 해서 인공 관절을 집어넣어야 한다는 것입니다. 아직은 그 정도까지 닳지는 않았다며 조금 더 기다려야 한다고 해서 아픈 발을 질질 끌고 다니는 중입니다. 수술할 수 있도록 뼈가 충분히 닳을 때까지 그렇게 하고 다녀야 한다나요. 참! 나. 이거 웃어야 하나요? 울어야 하나요? 저한테는 돌팔이라고 침을 맞으려 하지 않습니다. 비장의 문제에서 비롯된 것이니, 비경을 한 번 독하게 다스리면 해결될 것도 같은데 말이죠.

무릎 고장은 신장과 관련이 많습니다. 나이 드신 분들 중에 무릎 아프다고 하는 분들은 틀림없이 신허 통증입니다. 신허면 비장 실이니 뚱뚱할 것이고, 몸무게를 이기지 못하여 무릎이 아파집니다. 이럴 때 효과 좋은 혈이 음릉천입니다. 음릉천은 토의 수혈이죠. 그래서 신장을 아울러 자극하는 효과를 냅니다.

② 움직임과 중심잡기

활쏘기와 태극권을 하면서 공통으로 얻는 작은 깨달음 하나가 바로 중심이었습니다. 모든 무술은 중심을 잡는 일이고, 상대의 중심을 무너뜨리는 것이 모든 싸움에서 이기는 유일한 방법입니다.

이 중심의 원리는 움직이는 모든 것에 해당하는 것입니다. 아니 움직이지 않는 나무도 마찬가지일 것입니다. 나무가 될수록 곧게 자라려고 하는 것도 수직만이 무게를 가장 쉽게 지탱할 수 있는 방법이기 때문입니다. 겨울 눈에 한쪽 가지를 잃은 나무는 여름 태풍에 반대쪽으로 넘어갑니다. 중심을 잃었기 때문입니다.

모든 생명체의 원리가 중심 잡기라고 해도 과언이 아닐 것입니다.

로봇을 만들 때 가장 힘든 것이 걷는 로봇입니다. 이유는 간단합니다. 쓰러지지 않게 스스로 균형을 잡을 수 있도록 해야 하기 때문입니다. 사람은 아주 쉽게 그것을 날마다 하지만, 기계는 그렇지 않아서 고도의 정밀한 계산과 원리를 적용시켜야만 초보 수준의 중심잡기를 할 수 있습니다. 사람처럼 자유자재로 움직이는 로봇은, 사람이 달나라에 가고 우주선을 화성과 목성 토성까지 보내는 오늘날에도 만들 수 없습니다. 날마다 그렇게 해서 아무렇지도 않다는 듯이 여기는 그것이 온 생명의 비밀이자 기적입니다. 우리는 날마다 기적 속에서 살면서도 그것이 기적인 줄을 모릅니다.

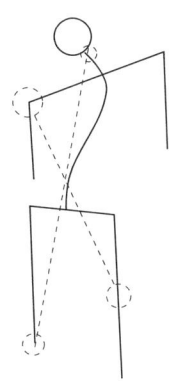

반대로 그것이 생명의 비밀이라는 것은, 곧 병의 비밀이라는 말도 됩니다. 그것이 잘 안 되는 것을 우리는 병이라 불러도 된다는 것이죠. 그렇죠? 그러면 이야기를 좀 더 비약시켜서, 사람의 중심이 잘 안 잡히도록 하는 요인이 바로 병을 부른다는 것입니다.

사람은 정말 중심을 잃고서는 움직이지 못하는 존재입니다. 그러나 살아가다 보면 여러 가지 습관 때문에 균형을 잃게 됩니다. 우선 왼손잡이가 있고 오른손잡이가 있잖습니까? 생활습관이 그렇습니다. 그래서 균형이 흔들립니다. 그런데 사람은 그것을 잘 모르고 삽니다. 왜냐하면 균형이 무너지는 순간 몸이 알아서 저절로 그 중심을 조절하기 때문입니다. 그것이 좌우의 불균형으로 나타납니다.

사람을 차렷 자세를 시켜놓고서 보면 반드시 어느 한쪽이 높고 다른 쪽이 낮습니다. 골반의 위치를 표시해놓고 보면 틀림없이 짝이 안 맞습니다. 또 방바닥에 편하게 눕게 하고는 발의 길이를 재면 양쪽이 똑같은 사람은 거의 없습니다.

모두 다 약간씩 길이가 차이 납니다. 심한 경우에는 걸어가는 모양도 좌우가 다르고 가만히 서있을 때도 어깨의 높이가 다릅니다. 양복장이들은 이 불균형을 감안해서 천을 자릅니다. 그래야만 정말 몸에 잘 어울리는 정장을 만들 수 있습니다.

그러면 이 불균형이 몸에 어떻게 나타날까요? 뼈마디가 아픈 것으로 몸의 주인에게 경고를 합니다. 한 곳이 기울어 중심이 흔들리면 그곳을 바로 잡으려고 다른 곳이 그 만큼 마주 기울어줍니다. 발을 기준으로 말하자면 이렇습니다. 한쪽 발이 짧다는 건 그쪽 골반이 밀려올라갔다는 얘기입니다. 몸의 아래가 이렇게 한쪽으로 쏠리면 그 불균형을 잡으려고 몸의 반대편 위쪽은 올라갑니다. 같은 쪽은 처지죠. 그래서 반대쪽 어깨는 올라가고 같은 쪽 어깨는 내려가죠.

이런 상태에서 오래 걷기를 하면 걸음마다 몸무게를 받는 크기가 달라서 뼈마디에 이상이 생깁니다. 긴 쪽의 무릎이 견디지 못하고 아픕니다. 그러면 그 맞은편 어깨에도 통증이 오기 시작합니다. 반대쪽은 어떨까요? 저쪽의 무릎이 아프기 때문에 이쪽의 무릎은 아프지 않습니다. 대신에 발목이 아픕니다. 발이 짧으니까 더 쾅쾅 딛게 되거든요. 무릎은 몸무게를 지탱하느라고 아프고, 발목은 딛느라고 아픈 겁니다. 이렇게 되면 반대편 위쪽에는 어떤 일이 생길까요? 이번에는 어깨가 아니라 목이 아픕니다. 발목이 아픈 사람은 반드시 맞은편 목도 아프게 돼 있습니다. 무릎이 아픈 사람은 반대편 어깨도 아프게 돼 있습니다. 이것이 중심을 놓고 운동역학이 빚어내는 병들입니다.

③ 관절 병 치료법

그러면 이런 병들을 어떻게 치료해야 할까요? 벌써 답은 다 나왔네요. 관련 경락을 자극하면 됩니다. 그러면 몸이 균형을 잡으면서 통증도 천천히 가라앉게 됩니다.

사람들의 침을 맞으러 오는 중요한 이유는 효과가 빨리 나타나기 때문입니다.

그래서 특히 이 뼈마디의 짜증스런 통증은 침의 효과가 좋기 때문에 많이 찾아옵니다. 따라서 관절 병에 대한 치료법만 알아도 의원을 운영하는 데는 한 시름 놓을 수 있습니다. 그래서 따로 이 항목을 만들어서 특별히 그 치료법을 알아보려는 것입니다.

입문 편에서 배웠듯이 뼈마디의 통증이나 근육 통증은 그 자리를 지나는 경락이 어떤 것이냐를 파악해서 그 경락의 목혈을 자극하면 됩니다. 5행색체표에서 보면 근막건은 목에 속하거든요.[19] 예컨대 어깨 앞쪽이 아프다고 하면 대장경의 통로라고 보고 대장경의 목혈인 삼간에 침놓고 20-30분 가량 움직여주면 통증이 풀립니다. 어깨 맨 위쪽은 삼초경의 중저, 뒤쪽 견갑골이라면 소장경의 후계에 놓으면 되죠. 이 효과의 신속함은 놀랄 지경입니다. 손에 있는 경락이 잘 안 들으면 같은 기운인 발의 경락을 추가하면 좋습니다. 위경의 함곡, 담경의 임읍, 방광경의 속골이 그것입니다.

또 한 가지 방법을 소개하자면 동씨 침법이 좋습니다. 동씨침의 견인침법을 사용하면 각 관절 통증을 정말 빨리 없애거나 감소시킬 수 있습니다. 견인침은 대각선으로 마주보는 두 혈을 찔러서 그 두 혈에서 기운을 서로 잡아당겨서 소통시키는 방법으로, 문제가 있는 곳의 막힌 경락을 뚫는 것입니다. 두 혈을 찌르고 아픈 곳을 움직여주면 두 혈이 지렛대 작용을 하여 통증을 낫게 합니다.

원칙은 이렇습니다. 아픈 쪽 경락의 유혈과 맞은편의 경락을 이용합니다. 이 두 군데를 찔러 놓고서 아픈 곳을 움직여주면 됩니다. 가만히 있으면 효과가 덜합니다. 반드시 움직여주어야 합니다.[20]

---

19) 정진명, 『우리 침뜸 이야기』, 학민사, 2009. 168쪽
20) 최문범 곽동욱 이정훈, 『실용동씨침법』, 대성의학사, 2000, 16쪽

아픈 부위	아픈쪽 혈	반대쪽 혈
팔꿈치	합곡	풍시
어깨	중저	풍륭
무릎	태충	내관

풍시는 차렷! 자세를 했을 때 중지 끝이 닿는 곳에 있습니다. 주먹으로 두드리면 아픕니다. 풍륭은 무릎과 발목의 절반 지점 바깥쪽에 있습니다. 중저는 손바닥의 소부와 맞뚫리는 자리의 손등에 있습니다.

한 가지, 발목 치료가 빠졌네요. 발목 치료는 여러 가지 방법이 있습니다. 우선 접질리는 경우는 발목이 바깥으로 꺾이는 경우가 대부분이어서 접질린 그곳으로 담경이 지나기 때문에 담경을 주로 잡아서 침을 놓습니다. 구허 임읍 양릉천 같은 혈이죠. 여기에다가 태계나 복류 같은 혈을 추가하는 것도 좋습니다.

또 한 가지 방법은, 앞서 좌우 불균형이 부르는 통증 관계를 이용하는 것입니다. 발목이 아픈 사람은 반대편의 목도 아프다고 했습니다. 그 아픈 부위는 보통 풍지나 천주 근처입니다. 그러면 그 근처의 독맥을 찌르는 것입니다. 독맥은 몸의 중심을 따라 도는 경락이고 발목은 중심을 잃어서 생기는 병이기 때문에 이게 통하는 것입니다. 아마도 아문쯤이 될 것 같은데, 딱히 아문이 아니라도 손가락으로 꾹꾹 눌러보아서 가장 아프다고 하는 자리에 침을 찌르면 효과가 납니다.

그리고 수지침의 방법을 써도 좋습니다. 아픈 쪽 새끼손가락 끝마디에 침을 수북이 꽂는 것입니다.[21] 또 한 가지는 담경의 리중표 관계인 심경을 이용하는 것입니다. 통리나 영도 근처를 눌러보면 통증이 유난히 심한 혈이 있습니다. 거기에 침을 놓고 다리를 움직여주면 감쪽같이 낫습니다. 막 삐었을 때는 극혈인 통리가

---

21) 유태우, 『고려수지요법강좌』, 음양맥진출판사, 1999.

가장 심하게 반응하고 좀 묵은 것이면 영도 쪽으로 건너가더군요. 묵은 병일수록 몸 쪽으로 들어가는 것 같습니다.

그리고 무릎의 경우도, 반대편의 예풍을 찌르고 움직여주면 통증이 감소하는 효과가 납니다. 또 동씨침을 응용한 방법인데, 맞은편의 내관을 찌르면 무릎 통증에 효과가 있습니다. 좌우의 불균형은 중심인 허리의 문제이기 때문에 독맥의 끝자락인 수구에 침을 추가합니다.[22]

이렇게 해서 급한 통증을 해결한 다음에는 장부의 균형을 맞추는 침을 놓아야 합니다. 아니면 한약을 지어주든가 해서 병의 뿌리를 반드시 건드려야 합니다. 그렇지 않으면 머지않아 재발합니다.

급해서 한의원에 찾아오는 사람들은 이 관절병이 참 많습니다. 이런 것을 잡지 못하면 돌팔이라는 말 듣기 십상입니다. 이상의 관절병만을 잡아도 명의 소리를 듣는 데는 어려움이 없습니다.

④ 원기를 북돋우는 뜸 처방

동양의학의 방법은 몸속의 정기를 북돋아서 사기를 내쫓는 것이라고 했습니다. 그렇기 때문에 뿌리를 치료하는 법입니다. 그런데 정기를 북돋우려면 어떻게 해야 하느냐 하는 것입니다. 방법은 여러 가지가 있습니다. 가장 좋은 방법은 적당한 운동을 하는 것입니다. 여기서 적당하다는 것의 기준은 무엇이냐가 중요합니다.

나이 30이 넘기까지는 몸에 약간 무리가 되는 운동을 해도 상관없습니다. 몸이 곧 적응합니다. 그러나 나이 30이 넘은 사람에게 적당하다는 것은 몸을 움직여서 땀이 막 속옷에 배일 만큼의 운동량을 말합니다. 이것도 급하게 하는 것이

---

22) 고려침구연구소 홈페이지(http://chym.net/) 「이현교 칼럼」

아니라 천천히 해서 말이죠. 그래서 스트레칭이나 걷기, 아니면 전통 활쏘기나 내가권 무술[23]처럼 동작이 느린 운동을 하는 것이 가장 좋습니다. 이런 것들을 하되 몸에 땀이 살짝 배일 정도로 받는 것입니다. 이렇게 하려면 30분 이상을 해야 하고, 이런 운동을 일주일에 3차례 이상은 해야 합니다.

운동이 아닌 다른 방법으로는 치료에 해당하는 것인데, 한약이 있고 침뜸이 있습니다. 한약은 전문가에게 진단을 받고 거기에 걸맞은 약을 먹으면 됩니다. 그렇지만 이것은 매번 그렇게 해야 한다는 데 문제가 있고, 또 비용이 많이 든다는 것이 어려운 방법입니다. 그래서 가장 좋은 것이 뜸이라고 봅니다. 뜸은 아주 쌉니다. 쌀알 반 톨 크기만큼 떼어서 불로 붙여 자극을 주는 것입니다.[24] 뜸자리만 알면 자신이 언제든지 시간 날 때마다 뜰 수 있어서 좋습니다. 뜸의 가장 큰 적은 귀찮음인데, 이것만 이기면 뜸은 사람에게 새로운 생명을 줄 수 있을 만큼 대단한 효과를 냅니다.

이런 까닭에 예부터 명의들은 몸에 해가 되지 않는 뜸 처방을 많이 했습니다. 그 중에서 몇 가지만을 소개합니다. 가장 기본이 되는 혈은 다음 세 자리입니다.

곡지, 족삼리, 삼음교

이곳은 몸의 원기를 살리는 곳이어서 병의 유무를 관계치 아니하고 틈날 때마

---

[23] 내가권 무술은 격투가 아니라 내면의 힘을 기르는 운동을 말한다. 기공과 무술이 결합된 것이다. 태극권, 팔괘장, 형의권 정도가 이에 해당한다. 우리나라에서는 활쏘기가 이런 경지에 이르렀다.

[24] 뜸의 크기는 쌀알 반 톨 크기가 적당하다. 쌀알 크기는 물론 콩알 크기로 뜨기도 하는데 이런 강자극은 꼭 필요할 때만 해야 한다. 또 실가닥처럼 가늘게 뜨는 방법도 있다. 이런 것들을 각각 반미립대(半米粒大 : 쌀알 반, 즉 싸라기 크기), 미립대(米粒大 : 쌀알 크기), 대두대(大豆大 : 큰 콩 크기), 사상구(絲狀灸 : 실 모양 뜸)라고 한다.

다 떠주는 것이 좋습니다. 그러면 몸이 몰라보게 달라집니다. 이를 기본으로 하고 여기에서 좀 더 응용된 유명한 뜸법을 보겠습니다.

㉠ 김남수(한국) : 백회, 중완, 곡지, 족삼리, 폐유, 고황 + 기해 관원(남), 중극 수도(여)
㉡ 사와다(일본) : 중완, 양지, 풍문, 신주, 신유, 족삼리
㉢ 왕　대(중국) : 식두, 중완, 장문, 위유, 비유, 고황, 기문, 족삼리

이것을 기본으로 하고 몸의 병에 따라서 혈을 몇 가지 추가하는 방식으로 활용합니다.

㉠은 우리나라의 전통 체침을 현대에 계승되도록 후학을 양성하는 데 크게 기여한 김남수 옹의 방법입니다. 오랜 임상경험 끝에 김남수는 위처럼 정리하고 이름을 무극보양뜸이라고 붙였습니다.[25] 김남수의 여러 책을 읽어보면 우리의 전통 체침이 중국이나 일본의 체침에 비해 전혀 손색이 없는 훌륭한 방법임을 알 수 있습니다. 나아가 오히려 침술에서는 다른 나라보다 한 수 앞서나간다는 생각까지도 듭니다. 세계화를 선도할 충분한 실력을 갖추고 있습니다.

㉡은 일본 현대 침뜸의 수준을 한 단계 끌어올린 사와다(澤田)의 '태극요법'이라는 뜸입니다. 사와다는 무술가의 자손으로 태어나서 무술과 접골술을 하였는데, 1900년대 초반에 경호원으로 한국에 와서 40년 후에는 침구사가 되어 일본으로 돌아가 일본 침술을 현대화하는 데 큰 기여를 한 인물입니다. 그리고는 만년에 자신이 완성한 요법에다가 태극이라는 이름을 붙였습니다.[26] 그보다 약간

---

25) 『침뜸의학개론』. 212-13쪽
26) 시로다 분시, 『침구진수』, 고려침구연구소, 2008

뒤의 인물인 김남수가 이름을 무극이라고 붙인 것을 보면 묘한 경쟁심리 같은 것을 엿볼 수 있어 재미있습니다. 무극에서 태극이 나오고 태극에서 음양이 갈라지거든요.

ⓒ은 중국의 명의인 왕대가 제창하여 사용하는 뜸법입니다. 이 뜸법은 고려침뜸연구소의 이기호 선생이 소개해주어서 알게 되었습니다. 젖가슴 근처의 식두를 즐겨 쓴다는 것이 특이합니다.

세 가지 방법을 잘 보면 대체로 큰 차이가 없다는 것을 알 수 있습니다. 원기를 북돋우기 위해서 음식물을 흡수하는 비위 기능을 좋게 하는 방향과 기혈의 흐름을 촉진하는 혈들이 선택되었음을 볼 수 있습니다.

⑤ 난치병을 고치는 유일한 방법은 뜸

뜸 얘기가 나온 김에, 이제 좀처럼 낫지 않는 고질병에 대해서 좀 알아보겠습니다. 병원에서 포기한 고질병을 고치는 방법은 뜸밖에 없습니다. 침은 치료에서 가속도를 붙이는 엑셀과 같습니다. 따라서 침만으로는 쉽게 고쳐지지 않습니다. 연료에 해당하는 뜸을 떠서 몸에 원기를 많이 보충해줘야만 진도가 팍팍 나갑니다.

사람의 몸을 둘로 나누면 음과 양이 될 것이고, 장부의 음과 양은 심장과 신장입니다. 6기론의 소음군화죠. 그러면 셋으로 나누면 어떻게 될까요? 상초 중초 하초, 합하여 3초입니다. 그러면 고질병이 나타나는 것도 이렇게 두 종류와 세 종류로 나눌 수 있을 것입니다.

음양의 병은 심장과 신장의 부조화로 나타나는 것입니다. 지금까지 알아본 여러 내용들입니다. 그러면 세 종류로 나눌 때의 고질병은 어떨까요? 먼저 상초의 병은 심장과 폐의 병입니다. 심폐라는 말에서 보듯이 상초에서는 이 둘이 동시에 병증으로 나타납니다. 이 둘은 혈과 기를 온몸에 보내는 기능을 하는 것입니다. 기는 겉으로 잘 드러나지 않으니 혈로 압축되네요. 모든 병이 피의 공급에 문제가 생겨서 나타납니다. 따라서 피를 원활하게 보내는데 중요한 혈을 골라서 다스리면 될 것입니다. 무엇일까요? 8회혈 중 혈회인 격유죠. 따라서 상초의 병을 다스리는 데는 격유와 심유 폐유가 한 세트를 이룹니다. 여기에 뜸을 계속 떠주면 상초에서 생기는 모든 병이 마파람에 게눈 감추듯이 스르르 사라집니다. 불면증, 어지럼증, 손발 냉증, 동맥경화, 부정맥 같은 것들.

중초는 간담비위입니다. 그런데 고질병에서 주로 문제를 일으키는 것은 무엇일까요? 간도 간이지만 비장입니다. 비위는 후천지기를 담당하기 때문에 이것이 무너지면 정말 큰 병이 옵니다. 그런 병 중에서 가장 무서운 것이 당뇨죠. 여러 가지 합병증을 유발하기 때문입니다. 정말 오랜 세월 앓으면서 차차로 몸이 시들어가는 병들이 여기서 옵니다. 그리고 중초에 문제가 생기면 곧 상초와 하초에도 덩달아 문제가 생깁니다. 비장은 음양 시소의 받침대 같은 것이라고 했죠. 그래서 중초가 중요한 것입니다. 따라서 당뇨 같은 중대한 병이 온 사람에게는 병원에서 딱히 고칠 방법이 없습니다. 그래도 침뜸을 오래 하면 나아집니다. 중초에 속하는 것은 간담비위이기 때문에 뜸도 여기에 뜹니다. 간유와 비유에 뜨죠. 그리고 꼭 하나 추가할 것이 있습니다. 격유입니다. 격유는 상초에서도 중요하게 쓴 혈인데, 중초에서도 마찬가지입니다. 결국 모든 병은 혈액순환의 장애에서 시작되기 때문에 그렇습니다.

하초는 신장방광과 대소장입니다. 당연히 신장이 중요합니다. 하초의 소장과 대장은 각기 상초의 심폐와 음양의 짝을 이루기 때문에 상하의 교류가 됩니다. 그러나 신장과 방광은 둘 다 하초에 몰려 있습니다. 몸이 차가와지는 병치고 이 신장의 기능에 관여되지 않는 것이 없습니다.

신장에는 심장과 짝을 이루어 불을 만드는 명문화가 있습니다. 이것을 신양이라고 하죠. 신은 보통 음으로 분류하는데, 음의 속성만 있는 것이 아니라 몸을 데워서 에너지로 만드는 속성이 있고, 이것을 신양이라고 하는 것입니다. 차가운

물을 걸러내는 기능만 하는 것이 아니라 차가운 물에서 불의 원료를 찾아내어 마치 알코올처럼 태우는 작용을 하는 것입니다. 이것이 부족해지면 양이 항진되어 심화가 치밀고 간양이 솟구치면서 상초의 병이 나타나기 시작합니다. 원인은 하초에서 제공하고 상초에서 병이 나타나는 것입니다. 충혈, 어지럼증, 부정맥 같은 것들이 다 그런 것입니다. 당연히 고질병들입니다.

그래서 신장이 망가지고 하초가 부실한 상태에서 난 고질병은 꾸준히 뜸을 떠야 합니다. 명문화가 회복이 되어야만 비로소 상초의 불인 심장과 적절하게 호응하면서 온몸을 보일러처럼 데웁니다. 신유는 당연하고 신장과 짝을 이루는 심유를 보태야 합니다. 여기에 한 가지 더 필요한 것이 삼초유입니다. 삼초유는 신장의 관계를 살펴보면 알 수 있습니다. 신장의 리중표가 삼초입니다. 선천지기를 온몸으로 보내는 통로죠. 그래서 신장의 병에는 반드시 삼초를 써야 합니다. 그래서 방광경의 삼초유를 쓰는 것입니다. 상초와 중초에서 모두 격유를 써서 피를 원활하게 공급했듯이, 하초에서는 전신으로 원기를 보내는 삼초유를 쓰는 것입니다. 이렇게 뜸자리를 잡고서 오래 떠주면 병원에서 포기한 난치병도 좋은 효과를 봅니다. 뜸자리를 정리해볼까요?[27]

상초: 격유, 심유, 폐유

중초: 격유, 비유, 간유

하초: 신유, 심유, 삼초유

뜸을 계속해서 오래 뜨면 난치병이라고 생각했던 여러 가지 병들이 어느 순간 없어지거나 아주 좋아짐을 느낍니다. 물론 위의 혈만 뜨는 것이 아니라 손발과 배

---

[27] 손봄들, 『작은 의사가 본 구당침뜸』, 정통침뜸연구소, 2004

에 몇 군데 더 추가해야 합니다. 물론 증상에 따라야죠. 그렇지만 위에 정리된 혈을 빼면 알맹이가 빠진 것입니다. 앞서 제시한 세명인의 뜸법에다가 이것을 응용하면 될 것입니다.

뜸을 뜨는 순서는, 등에다 먼저 뜨고 뒤이어 배에 뜹니다. 등의 유혈에는 그 장기로 직접 기운이 흘러듭니다. 이른바 양중구음이라는 것입니다. 그래서 장기의 원기를 북돋아준 다음에 앞쪽으로 가서 뜸을 뜨면 몸이 훨씬 빨리 반응합니다.

이왕 난치병 얘기가 나왔으니, 암 얘기를 해야겠지요. 우리시대의 살아있는 화타 김남수 선생은 암을 '곪지 않은 종기'라고 말합니다.[28] 이 탁월한 식견에 혀를 내두르지 않을 수 없습니다. 실제로 우리가 어린 시절이던 1970년대까지만 해도 주변에 살이 곪는 종기로 고생하는 사람들이 수두룩했습니다. 그래서 고약이 많이 팔렸죠. '이명래 고약'이라는 유명한 말도 그때의 아련한 추억입니다. 그런데 어느 땐가부터 이 고약이 싹 사라졌습니다. 종기가 없어졌다는 말입니다. 곪는다는 것은 살이 썩는 것인데, 썩는 일이 없어졌다? 그렇다면 원인은 간단하군요. 썩지 않게 하는 약 때문입니다. 사먹는 음식치고 방부제를 쓰지 않는 것은 없으니, 그런 먹이에 노출된 사람들은 상처가 나도 썩지 않습니다. 곪으면 아프기 때문에 병원으로 달려가서 항생제나 소염제를 쓰죠. 썩고 곪을 겨를이 없습니다. 그래서 마침내 상처를 썩게 하여 제 몸을 청소하는 기능을 잃어버린 것입니다. 썩지 않는 종기는 덩어리를 키우죠. 그것이 갖가지 종양이고, 그 절정이 암입니다.

그렇다면 암을 고치는 원리는 의외로 간단하게 정리됩니다. 곪게 만드는 것입니다. 예컨대 위암 환자라면 위와 관련 있는 자리에 곪게 만드는 것입니다. 중완 족삼리 같은 혈이죠. 어떻게 하면 될까요? 뜸을 뜨면 됩니다. 뜸은 화상을 입

---

28) 『구당 김남수, 침뜸과의 대화』 124-126쪽

게 하는 것이고, 화상을 입은 자리는 반드시 곪습니다. 그런 뒤에 고름을 짜내는 것입니다. 이 고름은 백혈구의 시체이고, 백혈구는 단백질이며, 그것은 적혈구인 피의 원료입니다.

따라서 뜸을 뜨면 그 자리에 백혈구의 시체가 생기는데, 그것이 고름입니다. 그것을 짜내면 됩니다. 뜸을 뜨면 피가 맑아지는 것입니다. 암이 곪지 않아서 생기는 것이라면 이렇게 해서 고칠 수 있는 것이죠. 그리고 보면 이 효과를 극대화하려면 왕뜸을 뜨는 방법도 가정할 수 있겠군요. 실제로 인산 김일훈이 병원에서 포기한 난치병 환자들을 이런 방법으로 많이 고쳤습니다. 인산뜸은, 뜸봉의 굵기가 엄지손가락만큼 합니다. 쌀알 반 톨만한 크기가 보통인 것에 비하면 어마어마한 크기죠. 살이 지글지글 탑니다. 며칠을 그렇게 뜨고 나면 화상 입은 자리에서 고름이 나오는데, 콸콸 샙니다.(하지만, 함부로 시험하면 절대 안 됩니다. 원리가 그렇다는 것입니다)

우리 침뜸의 원리와 응용

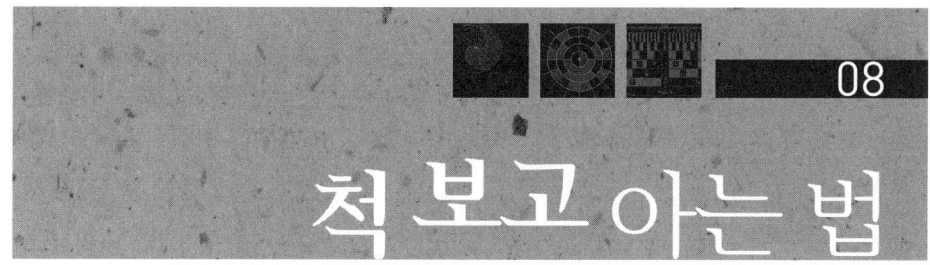

척 보고 아는 법

명의는 문지방 넘어서는 환자를 한 번 척 보고 병을 안다고 했습니다. 처음엔 긴가민가했는데, 몇 가지 원칙을 정하고 보니 그거 뭐 그렇게 어려운 것도 아니라는 생각이 들더군요. 몇 가지 진단법을 적용하면 환자의 상태를 알아낼 수 있습니다. 그래서 이른바 '척 보고 아는 법'을 소개하고자 합니다.

척 보고 아는 법은 아주 간단합니다. 사람의 건강은 균형입니다. 위아래와 좌우가 잘 균형잡혀 있으면 건강하고 병에 걸리지 않습니다. 그러나 이런 완벽한 균형은 100명에 1명 있을까 말까입니다. 대부분의 사람들은 불균형입니다. 바로 이 불균형을 발견하면 그것이 가장 정확한 진단이 되는 것입니다.

불균형은 문지방을 넘어서는 환자의 모습만 봐도 확인할 수 있습니다. 어깨가 넓은 사람이 있는가 하면 그와는 반대로 아랫도리가 튼실한 사람이 있습니다. 그것도 저것도 아닌 사람은 중간이죠. 사람은 이렇게 3부류로 나뉩니다. 그러면 이 3부류는 각자 아주 비슷한 병을 앓게 됩니다. 이것이 척 보고 아는 법입니다.

그러면 이 3 부류에다가 어떤 이름을 붙여주어야 할까요? 벌써 우리는 이 용어를 아주 많이 써왔습니다. 3초죠. 상초, 중초, 하초. 기 수련 용어로는 상단전, 중단전, 하단전입니다. 몸통을 이렇게 셋으로 나누어, 가장 발달한 곳을 찾는 것입니다. 그리고 여기에 5장6부를 대입하면 되죠.

상초 : 심, 폐
중초 : 간담, 비위
하초 : 신장방광, 대소장

됐나요? 아주 간단하죠. 문지방을 넘어서는 환자를 척 보고 어깨가 넓적한 사람이 들어오면, 아, 저 사람은 심장이 아니면 폐의 문제구나! 하고 직감하는 겁니다. 하초가 튼실한 사람은 근본원인이 신장에 있구나 하고 직감하는 것입니다. 배가 뽈록 나왔으면 중초가 문제구나 하고 확신하는 것이죠. 그리고 나서 이런저런 것을 물어보면 거의 정확하게 맞아 떨어집니다. 이런 직감을, 4진의 원칙을 적용하면서 확인하는 것입니다. 묻고〔問〕, 듣고〔聞〕, 살피고〔察〕, 짚고〔切〕.

중초는 좀 신경 써서 살펴야 합니다. 위나 아래가 실한 사람들은 눈에 잘 띄는데, 어떤 사람은 위가 발달했는지 아래가 발달했는지 참 구별하기 어려운 경우가 있습니다. 배가 튀어나온 것도 아니고, 그렇다고 중초가 부실한 것도 아니고, 하여간에 판단을 흐리게 하는 사람이 꼭 있습니다. 그런 사람은 중초로 분류합니다. 지금은 위아래의 균형이 잘 잡혀서 병이 나지 않았지만, 세월이 흘러 몸이 늙어가면 그런 사람은 중초부터 병이 시작됩니다. 어떻게 보면 가장 행복한 사람입니다. 병이 늦게 오거든요. 그런 사람이 건강한 사람입니다.

그리고 위아래가 잘 균형 잡혔는데, 정말 삐쩍 마른 사람이 있습니다. 당연히 중초입니다. 배가 나왔어도 삐쩍 말랐어도 그것은 비위의 문제입니다. 뚱뚱이는 비실이고, 말라깽이는 비허죠. 비장과 간은 상극관계이기 때문에 처음에는 반대로 나타나다가 나중에는 같이 악화됩니다.

이제 어떤 사람이든 보면 한 눈에 척 보고 맞출 수 있을 것입니다. 이 개념만 머릿속에 들어있으면 이미 명의입니다. 그리고 자꾸 적용시키면서 거기서 파생하는 헷갈리는 문제들을 해결해나가면 판단이 정말 정확해집니다. 그러면 문지방을 넘어서는 환자를 한 눈에 보고, '아, 저 분은 무엇 때문에 왔구나!' 하고 맞출 수 있습니다. 머지않아 족집게 도사라는 말을 듣습니다.

이제부터는 이 개념을 연습하면서 헛갈리는 문제들을 정리해보도록 하겠습니다. 그러자면 문진표 하나를 참고해야 합니다.

진단 및 처방

1) 성명 :   __세. 남 녀. 직업 :_____
2) 증세와 병력 :
3) 체형 : 상초(심폐), 중초(간담비위), 하초(신방광대소장)
4) 손발 모양 :
5) 3통로 : 앞   뒤   옆(좌 우)
6) 맥진 : 한 열 / 허 실 / 표 리(심 간 신   폐 비 명)
              (소장 담 방광 대장 위 삼초)
7) 설진 :
8) 유혈 :
9) 모혈(복진) :
10) 진단 결과 :
11) 처방 :

환자가 들어오면 제일 먼저 위에서 말한 그 사람의 체형을 구별합니다. 이것은 환자에게 얘기할 필요도 없는 것이죠. 환자가 들어와서 앉으면 이제 위에서 구별한 세 체형에 맞춰 진단을 시작합니다.

1) 신상명세

성명, 나이, 남녀, 직업을 묻습니다. 성명은 기본이고, 나이에 따라서 병이 달라지기 때문에 나이를 묻습니다. 나이가 어릴수록 실증이 많아서 통증이 격렬한 병이 많고, 노년으로 갈수록 허증이 많아서 통증 반응에 둔감한 환자가 많습니다. 이 점을 참고합니다.

치료할 때도 이런 점은 참고가 됩니다. 젊은 사람들이 보이는 격렬한 통증에는 침이 빠르면서도 효과가 좋고, 나이든 사람들의 둔감한 허증에는 뜸이 좋습니다. 뜸은 기력을 보강해주기 때문입니다.

남자는 정력을 물어야 하고, 여자는 생리를 물어야 합니다. 정력은 선천지기인 신장의 변화를 아주 민감하게 나타내는 부분입니다. 그래서 꼭 확인해야 합니다. 남자는 정력이 떨어지면 오줌 누는 상태가 달라집니다. 아주 약하게 나오고, 누고 난 뒤에도 깨끗하게 끊어지지 않습니다. 새는 것 같은 느낌이 나면 이제 요도염이나 방광염으로 발전하고, 심지어 비뇨기과를 찾아가야 할 만큼 전립선에 이상이 생깁니다.

여자는 생리가 아주 중요합니다. 생리는 피를 몸 밖으로 내보내는 것입니다. 피가 달마다 빠져나가니 늘 피가 부족하죠. 여자들 병의 대부분은 혈액이 부족해서 생기는 허증이 많습니다. 피가 부족하면 내보내는 양도 적어집니다. 그래서 생리가 잘 이루어지면 건강한 것이고, 그렇지 못하면 혈허로 인한 병이 많아서 몸이 차게 됩니다. 자연히 대하나 설사 같은 차가운 병들이 많게 됩니다.

간은 피를 저장하고 비장은 통제하는데, 이 기능이 떨어지면 월경의 양이 많아지고 주기가 짧아지고 불규칙해집니다. 이런 증상들이 나타나면 당연히 간과 비장의 이상으로 보고 다른 증세를 살펴보는 것입니다. 대하는 흰 것과 누런 것과 붉은 것이 있는데 색이 짙을수록 열이 있는 것입니다. 이런 정도만 알아도 병이 움직이는 방향이나 양상을 쉽게 파악할 수 있습니다.

직업이 또 중요합니다. 직업은 그 사람으로 하여금 특정한 동작을 반복하게 합니다. 그래서 그 부분에서 병이 생기는 것입니다. 육체를 움직이는 직업이면 특정 동작과 관련이 있는가 확인을 하고, 정신을 쓰는 직업이면 스트레스 상태를 점검해야 합니다.

예컨대 바둑기사들은 어디가 가장 안 좋을까요? 당연하겠죠. 목입니다. 목이 아프면 허리도 함께 아픕니다. 그러면 그런 사람들이 허리가 아프다고 하면 어디에다 침을 놔야 할까요? 허리요? 아마도 반대일 것입니다. 목에 놔야겠죠. 거기가 병의 뿌리일 테니까요.

직업이 컴퓨터 앞에 앉아 있는 사람이라면 결국은 그 자세 때문에 병이 오게 돼있습니다. 5행색체표에 구시상혈이라고 있습니다. 오래, 그리고 뚫어지게 쳐다보는 직업은 피를 상한다는 말입니다. 실제로 정밀한 것을 오래 관찰하는 직업에 종사하는 사람은 눈의 피로를 풀어야 합니다. 그렇지 않으면 혈액 관련 병에 걸립니다. 체질의 내력으로 인하여 백혈병에 걸리는 사람도 있지만, 이런 직업과 습관으로 인하여 생각지도 않은 백혈병에 걸리는 사람도 있습니다.

구와상기도 있습니다. 너무 오래 누워있으면 기를 상한다는 말입니다. 이것은 제가 너무나 잘 압니다. 젊은 날 저는 시를 쓴답시고 밤을 낮 삼아 술과 담배로 세월을 탕진했습니다. 그 결과 허파꽈리가 터지는 기흉에 걸려 수술을 해야 했습니다. 폐는 기를 주관하는 장기입니다. 시 쓴다고 밤에 이불 쓰고 엎드려서 상상력을 밤새 가동했거든요. 기운을 소진하는 짓이죠. 기가 막히니까 그것을 주관하는 폐에서 고장 난 것입니다. 틀림없이 직업과 관련이 있습니다.

구립상골은 오래 서있는 사람이 뼈를 다친다는 말입니다. 이런 직업이 있죠. 특히 군대 가면 의장대가 있는데, 이 친구들은 밤낮없이 멋진 제복을 입고 장승처럼 서있습니다. 어디가 상할지 뻔합니다. 나중에 뼈에 이상이 생깁니다. 직업

중에도 이런 게 있겠지요? 어떤 직업일까요?

대형 마트에서 뾰족구두를 신고 하루 종일 서서 안내하는 젊은 아가씨들을 보면 정말 안타까운 마음이 듭니다. 대부분 임시직에 박봉이겠죠. 이런 분들이 뼈를 다치게 됩니다. 뼈는 대체로 5행상 수에 배속될 것입니다. 골수 때문입니다. 골수는 뼛속에 있거든요. 그래서 신장 기운을 갉아먹습니다. 신장은 선천지기를 관장하는 곳이라고 했죠. 그러니까 오래 서있는 것은 선천지기를 갉아먹는 일이 되는 것이고, 이것은 생명의 근원을 상하게 되는 것입니다.

오래 서있으면 제일 먼저 무리가 오는 것이 무릎입니다. 무릎이 아프고 뻐근하죠. 그런데 8허론에서 무릎은 신허에서 온다고 했죠. 신장의 기운이 허해지는 것입니다. 당연하죠. 기운이 빠져나갔기 때문에 허해지는 것입니다. 그래서 오래 서있는 직업은 무릎에 무리가 가지 않는 동작을 잘 연구해서 취약한 부분을 보강해야 합니다. 내가권 무술에는 이렇게 서있을 때 할 수 있는 나름의 수련 방법이 있습니다. 참장이라는 것이 그것인데, 이런 것을 배워서 적용한다면 한결 나아질 것입니다.

구행상근은 걷는 일을 너무 많이 하면 근육이 상한다는 말입니다. 체육선생님들이 의외로 근육병에 시달립니다. 근육은 5행상 목의 소관사항이고, 눈도 역시 목에 속합니다. 그래서 근육을 많이 쓰게 되면 눈이 상하게 됩니다. 이상한 소리죠? 하지만 사실입니다. 마라톤 선수들은 근육 고장으로 힘겨워할 것입니다. 프로 스포츠 선수들은 거의 다 그럴 것입니다. 그러면 이제 치료 방향이 정해지는 것입니다.

운동을 잘 하는 아이들을 관찰해보면 발목을 삐는 일이 아주 잦습니다. 물론 발목을 많이 쓰기 때문에 그 만큼 위험에 노출돼서 그렇다고 생각할 수도 있지만, 사실은 그보다 구행상근의 원리 때문에 그런 경우가 더 많습니다. 근막건은 간담 소속인데, 근육에 오랜 피로가 누적되면 결국 담경에 영향을 준다는 얘기입니다.

담경이 지나가는 바깥복사뼈 쪽으로 약해진다는 얘기죠. 그래서 까딱 잘못하면 접질리는 것입니다. 그리고 어떻게 보면 근육을 풀가동할 때 가장 심한 운동을 하는 것이 심장인데, 심장이야말로 근육덩어리입니다. 그래서 심장에 쌓인 피로가 리중표 관계인 담경에 나타나는 것입니다. 지나친 운동을 하는 사람들은 반드시 심경과 담경으로 이어지는 연결을 잘 생각해서 평소에 자주 치료해주어야 합니다.

구좌상육은 너무 앉아있으면 살을 상한다는 말입니다. 살이 물러져서 뚱뚱해지죠. 이것은 오늘날의 문명이 점차 앉아서 살아가는 방식으로 변화하기 때문에 잘 생각해야 할 일입니다. 옛날에는 기본으로 하루 몇 시간은 걸어 다녔는데 요즘은 집에서도 소파에 앉아 있고 직장에 나갈 때도 의자에 앉아서 이동합니다. 차가 그렇죠. 물론 직장에서도 앉아서 일을 봅니다. 하루 종일 앉아 있습니다. 이런 환경이면 틀림없이 살이 상합니다. 살이 상한다는 것은 비위가 고장 난다는 말입니다. 비위는 후천지기인 곡기를 흡수하는 것이기 때문에 몸의 에너지가 고갈된다는 뜻입니다. 병에 약해진다는 것이죠. 그래서 골골거리는 사람이 많게 됩니다. 잔병에 끊임없이 시달리죠. 요즘은 병이 젊은이 늙은이 할 것 없이 마구 들이닥칩니다. 중풍도 2, 30대 아이들이 많이 앓죠. 이게 다 앉아서 사는 바람에 후천지기를 제대로 몸에 공급하지 못해서 생기는 병폐들입니다.

우리 시대의 살아있는 부처라며 칭송을 받다가 1993년에 입적한 성철 스님의 사망원인은 위암이었습니다. 무언가 딱 짚이는 게 있죠. 참선은 온종일 앉아서 합니다. 구좌상육의 모델이죠. 그러면 살을 상할 것인데, 이때의 살은 비위겠죠. 비위에 문제가 생긴 것입니다. 아마도 스님들의 병을 조사해보면 비위 쪽으로 가장 많이 나올 것입니다. 일종의 직업병입니다.

이처럼 그 사람의 평소 버릇과 직업은 정확히 그 분야의 병을 낳게 됩니다. 그래서 직업을 물어서 어떤 특징을 지니는가? 그것이 몸에 어떤 영향을 줄 것인가?

하는 것을 잘 파악해야 합니다.

2) 증세와 병력

환자가 마주앉으면 이제 묻습니다. 무슨 일로 오셨나요? 하고 운을 떼면 환자는 기다렸다는 듯이 자신의 답답한 병 문제를 풀어놓기 시작합니다. 마음이 아주 불안한 것이 환자의 심리입니다. 병원까지 찾아올 정도면 죽음을 의식한 것입니다. 그렇기 때문에 얘기 보따리를 풀어놓는 것입니다. 그런데 너무 방치하면 얘기가 밑도 끝도 없이 번져갑니다. 그래서 진단에 필요한 정보 쪽으로 자연스럽게 유도할 필요가 있습니다. 환자의 넋두리가 엉뚱한 곳으로 샐 염려가 있으면 질문을 하는 것입니다.

① 어쩌다 이렇게 되셨나요?
② 언제 이렇게 되셨어요?
③ 가장 불편한 게 뭐죠?
④ 가장 아픈 시간은 언젠가요?(오전, 오후, 밤)
⑤ 밥맛은 어떤가요? 어떤 음식을 주로 좋아하나요?
⑥ 똥이나 오줌은 잘 누시나요? 변비나 요도염은?
⑦ 땀은? 많이 날 때가 언제죠?
⑧ 잠은 잘 주무시나요?
⑨ 두통은 없으세요?
⑩ 가족들 중에 큰 병을 앓았던 분이 혹시 계신가요?
⑪ 전에 병원에 다닌 적 있나요?
⑫ 전에 앓았던 병은 무엇 무엇이죠?

⑬ 요즘 속 썩는 일은?

이런 질문을 던지는 겁니다. 그러면 샛길로 빠지다가도 금방 제 자리로 돌아옵니다. 이런 질문에 대한 환자의 답은 병과 직접 관련이 있으므로 잘 기록해야 합니다.

①과 ②는 발병할 때의 정황을 묻는 겁니다. 예를 들어 이삿짐을 옮기다가 허리를 삐끗해서 실려 왔다면 허리 근육의 무리라는 것을 짐작할 수 있습니다. 또 시간이 중요한 암시가 됩니다. 오전 오후 밤은 인체의 3통로와 밀접합니다. 허리가 삐끗한 시간이 오전이라면 1통로인 대장경의 원인일 경우가 많고, 오후라면 2통로인 방광경의 원인일 경우가 많습니다. 더 압축해나간다면 각 장부와 시간대가 일치하기 때문에 병의 원인을 더욱 좁힐 수 있습니다. 그래서 응급환자가 오면 이런 정황을 반드시 물어야 합니다.

③-⑨는 평상시 생활습관이 병을 부르기 때문에 그것을 알아보려는 것입니다. 어느 날 갑자기 병이 왔다고 해도 그것은 그 전부터 그런 병이 올 만한 짓을 오래 반복해왔기 때문입니다. 그것을 알아보려는 것입니다. 통증이 반복되는 시간이 있습니다. 그러면 그 시간대의 장기에 이상이 있는 것입니다. 오전 9시 경에 아픈 사람은 위장 이상이 많습니다. 아침을 굶으면 위가 활동하는 시간에 빈속에 소화액이 분비되기 때문에 쓰리고 아픈 것입니다.

밥맛이 좋으냐 나쁘냐는 비위 기능을 엿볼 수 있는 것이고, 특정한 음식에 대한 기호도 병의 증세와 관련이 깊습니다. 똥은 양명경, 오줌은 방광경의 조절 능력과 관련이 있습니다. 따라서 이곳의 이상은 이 경락의 병세를 반영하는 것입니다. 특히 나이 50이 넘으면 요도염이나 요로 결석 같은 것이 생기기 쉬운데, 병이 악화되기 전까지는 병이라고 인식하지 못하는 경우가 많습니다. 오줌을 누고 나서도 깨끗이 정리되지 못하고 지리는 경우가 많다면 신장 방광 기능이 떨어져서 그런 것입니다. 이런 사소한 것에서부터 병이 시작되죠.

땀이 많이 나느냐 전혀 안 나느냐 하는 것도 중요한 것입니다. 땀이 많이 나는 것은 몸에서 물을 내보내고 막고 하는 기능(고금)이 떨어져서 그런 것인데, 그것은 폐의 장악력이 떨어져서 생기는 문제입니다. 즉 폐와 방광은 리중표 관계입니다.

또 땀을 유난히 많이 흘리는 것이 있고, 밤사이 자는 동안에 이불이 흠뻑 젖도록 흘리는 것이 있습니다. 각각 자한과 도한이라고 합니다. 자한은 특히 폐의 기능이 떨어지는 것과 관련이 깊습니다. 도한은 신장의 기능이 허해서 오는 경우가 많습니다. 신장은 심장과 더불어 소음에 해당합니다. 이 소음이 고장 나면 땀을 엄청나게 흘립니다. 땀은 혈액이 변형된 것입니다. 그러니 심장의 장악력이 떨어지는 것과 관련이 깊습니다. 이럴 때는 등짝 전체가 아프기도 하는데, 특히 고황 자리가 아파서 그렇게 느낍니다. 방광2선의 고황은 심장의 병증을 잘 나타내는 혈입니다.

또 땀이 몸의 절반만 나는 경우도 있습니다.[1] 이것은 중풍과 아주 비슷한 경우입니다. 중풍의 경우에도 좌우 어느 한 쪽만 딱 마비되거든요. 이와 같이 몸이 좌우의 균형을 잃어서 특이하게도 땀이 몸의 반만 나는 경우도 있습니다. 또 어떤 특수한 경우에는 수술 때문에 그러는 수도 있는데, 몸의 좌우를 연결하는 독맥에 수술 자국으로 인하여 좌우의 조절이 잘 안 돼서 그러는 수도 있습니다. 땀의 양상을 살펴보면 장부와 병의 진행 상태를 짐작해볼 수 있습니다.

⑧-⑨의 잠과 두통은 밀접한 관련이 있습니다. 보통 신경성 두통은 옆으로 옵니다. 즉 담경과 삼초경을 따라서 오죠. 그런데 그 시간대가 자정 전후한 시간입니다. 잠을 잘 수가 없습니다. 새벽 1-3시는 간이 쉬는 시간입니다. 간으로 피가 충분히 들어가야 몸이 편히 쉴 수 있고 인시부터 시작되는 그 다음날 폐가 활발하

---

1) 『침뜸의학개론』 135쪽

게 움직이면서 활기찬 하루를 엽니다. 그런데 간에서 피가 부족하여 충분히 쉬지 못하면 이게 잘 안 됩니다. 그래서 하루 종일 몸이 찌뿌드드하죠.

두통은 3통로를 확인할 수 있는 중요한 증상입니다. 앞 두통은 1통로의 병이고, 후두통은 2통로, 편두통은 3통로의 병입니다. 각각 대장경 방광경 담경으로 잡을 수 있죠. 그런데 이런 두통이 고질병으로 자리 잡은 사람은 해당 장부가 병든 것입니다.

⑩-⑫는 가족들의 병이 환자에게도 거의 같은 방식으로 나타난다는 것을 알려는 것입니다. 가족들은 유전자도 비슷하지만 생활 방식이나 버릇도 비슷해서 거의 유사한 병을 앓습니다. 당뇨병이 있는 집안은 많은 가족이 당뇨병을 앓습니다. 당뇨가 유전이냐 아니냐를 떠나서 여러 가지 요인이 가족 사이에서 반복되는 생활습관과 행동방식을 만드는 것입니다. 그런 버릇이 병으로 나타납니다. 이런 것을 종교에서는 업습이라고 하는데, 사고방식도 생활방식도 유전된다는 말입니다.

⑬은 마음의 상태를 묻는 것입니다. 사람이 체질에서 오는 병이 손쓰기 힘든 난치병으로 발전할 때에는 반드시 마음에 맺힌 것이 있습니다. 그 마음의 숙제가 오래도록 풀리지 않을 때 몸이 견디지 못하고 맺힌 그 부분에서 난치병을 유발하는 것입니다. 그것을 먼저 풀지 않으면 난치병은 정말 고치기 힘든 난치병이 됩니다. 이런 병에 걸리지 않으려면 평소에 마음에 맺힌 것이 없도록 늘 풀어야 합니다.

몸의 병에 관해 이런저런 것들을 묻고 듣다 보면, 사람의 삶이라는 게 병 투성이이고 잘 나도 병 못 나도 병인데, 살아보겠다고 망가진 몸들 가지고 아웅다웅하는 것들이 갑자기 한 바탕 부질없는 꿈이라는 생각에 미칩니다. 그러면 어느새 자신에게 측은한 생각이 들어, 마음으로 움켜쥐고 있는 것들을 저도 모르게 내려놓습니다. 물론 잠시 잠깐이지만. 이렇게 마음이 한껏 내려앉으면 병의 기세는 벌써 반쯤 뚝 꺾입니다.

3) 체 형

이건 맨 처음에 한 것입니다. 아주 중요합니다. 한눈에 척 보고 확인하는 것을 조금 더 공부해보겠습니다.

위의 두 가지 정보, 즉 신상명세와 묻고 들은 이야기들을 통해 첫눈에 확인했던 것과 비교를 해보면 병이 움직인 방향을 짐작할 수 있습니다. 나머지 사항들은 그런 방향에 대한 확인에 지나지 않습니다.

상초의 병은 두 가지입니다. 심장과 폐죠. 심장과 폐는 서로 상극관계입니다. 화극금이죠. 하나가 성하면 하나는 허하게 돼 있습니다. 폐는 좌우가 있으니, 심장이 있는 쪽의 폐가 심장과 동시에 실하거나 허할 수는 없을 것입니다. 심장이 허한 쪽은 폐가 실하고, 심장이 실한 쪽의 폐는 허하겠죠. 통상 남자의 경우 좌간우폐이니, 오른쪽 폐가 실할 가능성이 많습니다. 80-90%입니다. 여자는 반대쪽이죠.

그러면 폐가 안 좋은 사람의 피부색은 어떨까요? 이건 뭐 빤하네요. 하얗죠. 왜? 5행색체표에서 폐는 금에 속하고, 금의 색은 흰색이죠. 폐가 안 좋은 사람들은 살색이 우윳빛처럼 뽀얗습니다. 그런데 상초가 발달한 사람인데, 피부가 뽀얗지 않고 불그죽죽하면 어떻게 되겠어요? 당연히 심장이 안 좋은 것입니다. 심장은 5행상 화고, 화는 붉은색이거든요. 이 색깔은 병이 깊을수록 뚜렷합니다.

따라서 건강한 편인 사람은 얼굴색을 보고서 판단하기가 어렵습니다. 그러나 어깨가 떡 벌어진 두 사람을 세워놓고서 구별해보라고 하면 금방 나타납니다. 살색이 더 흰 사람은 폐가 안 좋은 것이고, 살색이 약간 더 진한 사람은 심장이 안 좋은 사람입니다. 이렇게 하면 문지방을 넘어서는 환자를 보는 순간 저 사람의 문제는 폐다 심장이다 금방 판단할 수 있을 것입니다. 그러면 확인만 남은 것입니다.

심장이 문제인 사람은 소장이 허한 증세가 있을 것이고, 아울러 하초인 신장의 문제로 연결될 것입니다. 나아가 경락상으로는 리중표 관계인 담경에 문제가 생길 수 있죠. 아울러 심포 때문에 혈압이 생길 수 있습니다.

폐가 문제인 사람은 짝인 대장에 이상이 있을 수 있고, 피부의 알레르기나 아토피 같은 것이 예상됩니다. 이런 것은 폐와 대장의 문제거든요. 또 리중표 관계인 방광에 문제가 있어서 정력이 떨어진다거나 요도염, 요실금, 요로결석, 방광염 같은 것을 예상할 수 있습니다. 교상합으로 문제가 생기면 소화 흡수가 잘 안 되겠죠. 삐쩍 말랐을 것입니다.

중초는 간담비위의 문제입니다. 가장 먼저 소화흡수를 담당하는 비위의 문제죠. 배가 유난스레 둥글게 나온 사람이나 너무 마른 사람은 중초를 의심해야 합니다. 요즘은 영화배우나 탤런트를 꿈꾸는 사람들이 많아서 마네킹처럼 깡마른 체격을 선호합니다. 그러나 이런 사람은 틀림없이 중초가 부실한 것입니다. 체형이 그렇다고 해도 마찬가지입니다. 병이 생기면 중초에서 문제가 생깁니다. 또 간담도 중초에 속하기 때문에 비위가 안 좋은 사람은 간도 덩달아 안 좋습니다. 병이 간으로 건너가면, 소화액 분비가 문제가 되어 위장병을 크게 앓거나 반대로 살이 찌지만, 간의 특성인 폭발력 때문에 중풍 맞을 가능성이 아주 높습니다. 정말 위험한 건 살찐 사람에게 찾아오는 중풍이죠.

삐쩍 마른 사람은 대개 허리가 약합니다. 그래서 흐늘흐늘하다는 느낌을 주죠. 특히 여자들이 그렇습니다. 그래서 남성의 보호본능을 자극하는 성향이 있습니다. 이런 사람은 6기론으로 소음에 속하겠죠. 끼가 있어서 예능 쪽으로 진출하면 성공할 사람입니다. 절제 있는 생활을 하기는 어렵습니다. 중초 허약의 마른 사람과 소음인 사람을 구별하는 공부도 필요합니다.

하초의 문제는 신장으로 집약됩니다. 신장은 선천지기를 담당하는 장기입니다. 그래서 기운을 소모하는 질병과 관련이 깊습니다. 더욱이 사람은 나이가 들어가면서 온열기능이 점차 떨어집니다. 그것은 차가운 기능을 대표하는 신장의 지배력이 더욱 커진다는 것을 뜻합니다. 신장의 지배력이 커진다는 것은 신장의 차가운 기능을 덥혀주는 심장의 기능이 떨어진다는 것을 의미합니다. 그래서 사람치고 신장에 병이 없는 사람이 없습니다. 어떻게 보면 사람의 병이란 심장과 신장의 균형이 깨지면서 생기는 부산물이라고 해도 과언이 아닙니다.

이 신장의 기능을 가장 많이 반영하는 장기가 소장입니다. 방광이야 물을 거르는 기능으로 신장과 한 몸이나 마찬가지이지만, 심장과 부부 관계인 소장이 신장의 상태를 반영한다는 것은 언뜻 이해하기 어렵죠?

사람의 몸은 물과 불의 만남입니다. 온열 동물이기 때문에 그렇습니다. 이런 기능을 수승화강이라는 말로 표현한다고 했죠. 따라서 불을 대표하는 심장과 물을 대표하는 신장이 불균형을 이룰 때 거기서 나오는 질병상태는 소장으로 쏠립니다. 왜냐? 심장은 몸을 다스리는 임금이라고 했습니다. 웬만해서는 병이 나지 않습니다. 그래서 신장의 기능이 떨어지면서 선천지기도 점차 줄어들게 됩니다. 불인 심장과 교류가 저절로 잘 안 되죠. 그래서 심장에 남아있던 불의 기운이 신장까지 내려가지 못하고 소장에 쌓이는 것입니다. 그래서 실제로 진단을 해보면 신장과 소장은 거의 같은 반응을 보입니다. 신장 실이면 소장도 실, 신장 허면 소장도 허. 이것은 나중에 뒤에 가면 한 번 더 나올 것이므로 잘 기억해두어야 합니다. 복진을 할 때 이 상식이 정말 중요하게 작용합니다.

아울러 하초의 대장도 병세가 나타납니다. 소장과 대장은 화극금의 상극관계죠. 소장에 병이 생기면 대장도 함께 움직입니다. 소장이 차가와지면 반대로 대장으로 열이 몰립니다. 그래서 변비가 되는 것입니다. 심장의 남은 열이 소장으로 갔다가 대장에서 나타나는 것입니다. 이 관계도 뒤에서 살펴볼 것입니다.

4) 손발 모양

각 경락은 손발 끝에서 일어납니다. 그래서 그것이 처음 시작되는 곳의 손발 모양은 병을 진단하는 데 정말 중요한 지표가 됩니다. 우선 손과 발을 펼쳐놓고서 눈에 거슬리는 것을 찾아냅니다. 엄지에서 새끼손가락까지 나름대로 균형이 잡혀야 하는데, 지나치게 길거나 짧은 것이 있고, 지나치게 굵거나 가는 것이 있습니다. 이런 것을 잘 판단해야 합니다. 경락의 상태가 반영되기 때문입니다.

이 손발의 모양에 대한 것은 이 책의 앞에서 한 번 다룬 적이 있습니다. 자세한 것은 거기를 살펴보시고, 여기서는 대강만 다시 정리하겠습니다.

손가락이나 발가락 중에서 실증과 허증을 구별해야 하는데, 가장 간단하게, 긴 것은 실증이고 짧은 것은 허증이라고 보면 됩니다. 예컨대, 다른 발가락에 비해 새끼발가락이 유난히 뭉툭하다면 그것은 방광허입니다. 따라서 신장실이죠. 이런 사람이 나이가 먹으면 요도염, 요실금을 앓거나 신장염을 앓기 쉽습니다. 그리고 대부분 흰머리가 나이에 비해 빨리 납니다. 신장은 선천지기를 관장하는데 그 배터리가 약하다는 뜻입니다. 따라서 이럴 경우에는 신장과 심장의 짝(소음)을 잘 다스려 주면 좋습니다.

새끼발가락이 시원찮은 사람은 새끼손가락도 어딘가 부실해보입니다. 방광과 소장은 같은 태양한수에 속하기 때문입니다. 이런 사람은 어딘가 위축돼 보이기 십상입니다. 왕성하게 활동하기보다는 자신을 지키는 방향으로 행동과 생각이 움직입니다. 그래서 더운 기운을 북돋아줄 필요가 있습니다. 군화나 상화 기운을 넣어준다는 방향으로 치료를 하면 좋습니다.

넷째발가락에서는 족소양 담경이 일어납니다. 따라서 넷째발가락이 다른 발가락보다 긴 사람은 소양 기운이 강하게 됩니다. 따라서 담실이 되기 쉽고 이에 따라 간허가 됩니다. 반대로 넷째발가락이 왜소한 사람은 담허가 되고 간실이 됩니다. 넷째손가락에서는 수소양 삼초경이 일어납니다. 그래서 넷째손가락이 길쭉하고 크면 삼초가 실합니다. 반대면 허하겠죠.

손가락이든 발가락이든 넷째는 소양경이 시작되는 곳입니다. 따라서 담과 삼초의 관계를 잘 파악하면 그 사람의 병증을 쉽게 알 수 있고, 또 치료의 방향을 가늠해볼 수 있습니다.

셋째발가락에서는 아무 경락도 일어나지 않는데, 셋째손가락에서는 수궐음 심포경이 일어납니다. 심포경은 지도력과 관계있는 경락입니다. 그래서 중지가 길쭉한 사람은 정치인이나 리더의 길을 가면 크게 성공합니다. 자잘한 것에 얽매이지 않고 사람을 휘어잡는 묘한 카리스마가 있습니다. 골목대장 형이죠. 반면에 남의 눈치를 봄으로 해서 스트레스가 계속해서 쌓이는 성격이 됩니다. 그러면 이런 성격은 치료의 방향도 암시합니다. 남의 눈치를 보기 때문에 외감병보다는 내상병이 많아서, 심리와 관계된 병을 앓게 된다는 것을 알 수 있습니다. 그러므로 치료도 내상병을 다스리는 방향으로 잡아야 합니다.

발가락의 중지에는 경락이 없습니다. 그런데 가운뎃발가락의 경우에는 그 옆의 위경락에 소속됩니다. 그래서 위장병의 반응이 나타납니다. 족삼리에 침을 찌르면 그 찌릿한 느낌이 둘째발가락으로 가는데, 약간 더 바깥쪽을 찌르면 그 느낌이 가운뎃발가락으로 갑니다. 위경으로 연결돼 있다는 뜻입니다.

둘째발가락에서는 족양명 위경이 시작됩니다. 그래서 둘째발가락이 유난히 긴 사람은 위실이 됩니다. 위와 표리관계이니 비장은 허하겠죠. 그래서 체격이 유난히 홀쭉하고 길쭉한 사람을 보면 둘째발가락도 그렇게 마르고 길쭉합니다. 이런 사람은 둘째발가락이 엄지발가락보다 훨씬 더 깁니다. 눈에 거슬릴 정도입니다.

둘째손가락도 마찬가지입니다. 둘째손가락인 검지에서는 수양명 대장경이 일어납니다. 검지가 길면 대장실의 병이 옵니다. 변비가 심하죠. 반대로 폐는 허하죠. 폐허에서 오는 병을 앓기 쉽습니다. 대장실에서 오는 병 중의 하나는 디스크입니다. 디스크 심한 사람을 잘 살펴보면 검지의 길이도 분명히 관련이 있을 것입니다. 물론 이 경우는 선천성을 말하는 것입니다.

엄지발가락에서는 비경과 간경이 같이 일어납니다. 바깥쪽에서는 비경이 일어나고 안쪽에서는 간경이 일어나죠. 그래서 발가락은 이 두 경락이 동시에 반영되기 때문에 태음의 성질을 살피려면 손가락을 보는 것이 더 정확합니다. 엄지손가락이 유난히 발달한 사람은 식복을 타고난 사람입니다. 평생 먹을 걱정을 별로 안 하고 삽니다. 그렇기 때문에 몸이 동글동글하고 중초인 비위가 문제가 되어 그쪽의 병을 앓습니다. 반면에 엄지손가락의 크기가 좀 작다 싶으면 식복이 부족한 것입니다. 폐허죠. 그래서 폐허에서 오는 폐결핵 같은 병에 취약합니다.

엄지발가락도 엄지손가락과 비슷하게 가는데, 다만 간 쪽이 이상이 있는 사람은 비경 쪽으로는 발달하고 간경 쪽으로는 위축되기 때문에 발가락이 돌아갑니다. 새끼발가락 쪽으로 휘어지죠. 이렇게 해서 이상하게 일그러지는 발모양을 무지외반증이라고 하여 수술을 하고는 합니다. 여성들 중에서 뾰족구두를 신어서 그렇게 생기는 경우가 있는데, 타고난 경우도 있어서 잘 구별해야 합니다. 선천성으로 간이 안 좋은 사람은 엄지발가락이 작고 구부러진 것이 보통입니다. 나중에 간염이 걸렸다든지 해서 후천성으로 안 좋아진 사람은 발가락의 크기가 보통입니다.

이렇게 보면 손과 발의 모양만 잘 살펴보아도 그 사람이 타고난 병의 상황을 짐작해볼 수 있습니다. 아울러 성격까지도 헤아려볼 수 있고 미래의 운세까지도 점칠 수 있습니다.

환자가 문지방을 넘어설 때 척 보고 판단한 내용, 즉 상초 중초 하초의 균형과 손발의 모양이 일치하는가를 살피면서 환자의 진단과 치료의 방향을 헤아려보는 것입니다.

5) 3통로

환자가 통증 때문에 왔으면 그 통증이 3통로 중 어디서 생긴 것인가 확인합니다. 3통로는 인체의 앞과 뒤 그리고 옆을 말합니다. 이 세 부분은 다시 오전-오후-밤과 짝을 이루고, 이것은 또 바이오리듬의 신체-감성-지성 리듬과 일치합니다. 그래서 오전에 주로 아프다고 하면 몸의 앞쪽에서 병이 오는 것이고, 몸 앞쪽의 병은 양명경(위-대장)의 병이 많습니다. 이런 특성을 알면 병을 간단하게 치료할 수 있습니다. 나이가 들면서 찾아오는 병중에 가장 흔한 것은 어깨나 팔꿈치 같은 근육 관련 병인데, 이 3통로 진단으로 아주 간단하게 해결됩니다.

어깨의 경우 양명경에 이상이 생기는 나이는 50전후입니다. 소화 흡수 기능이 떨어지면서 관련 경락 쪽으로 병이 오는 것입니다. 그러면 등을 긁으려고 손을 허리 뒤로 올릴 때 안 올라가면서 아픕니다. 자세히 구별해보면 어깨의 앞쪽으로 당깁니다. 이것은 대장경의 삼간에 침을 놓으면 5분 내로 통증이 절반 가까이 감소합니다. 이런 환자 몇 번만 오면 그 한의원은 명의라고 소문이 납니다.

어쩌다 목이 뒤로 잘 안 넘어간다고 하는 분도 있습니다. 목이 뒤로 넘어가지 않는다는 것은 목 앞쪽의 근육이 뭉쳤거나 경직됐기 때문입니다. 전면부는 양명경이 많이 지배하고 특히 목 근처로는 위경이 얼굴로 올라갑니다. 그러니까 위경의 발쪽에 있는 혈을 찌르면 머리가 대번에 뒤로 확 젖혀집니다. 족삼리나 함곡이 좋겠죠. 왜 좋은지 생각해보시기 바랍니다.

새가 날개를 올리듯이 팔을 들어 올리는데 그게 잘 안 되면 어느 쪽의 병인가요? 당연히 인체의 옆인 소양경의 병입니다. 소양 중에서 팔로는 삼초경이 올라가니 외관이나 중저에 침을 놓으면 그렇게 안 올라가던 팔이 쑥 올라갑니다. 목도 마찬가지입니다. 옆으로 구부러지지 않으면 마찬가지로 침놓습니다.

팔을 앞으로 들어 올리는 동작이 안 되면 뒤쪽의 근육이 경직된 것입니다. 그러니 그쪽으로 가는 소장경의 후계를 찌르면 되죠. 소장경의 후계와 방광경의 속골은 둘 다 목혈입니다. 그래서 자고 일어나서 목을 못 돌리는 낙침이라든가 자세 불량으로 목에 탈이 왔을 때 아주 잘 듣는 명혈입니다.

컴퓨터 바둑에 빠져서 하루 온종일 바둑만 두는 분이 목이 아프다며 침을 놔 달랍니다. 그래서 속골과 후계에 침을 놓았습니다. 예상대로 1시간 만에 통증이 풀렸습니다. 그런데 그 다음날 전화가 왔습니다. 컴퓨터 앞에 앉아서 조금 있으니까 또 아프다는 것입니다. 이것은 자세 때문에 생긴 병입니다. 따라서 자세를 바꾸지 않으면 계속해서 도집니다. 뼈의 모양새가 다른 병을 유발할 때는 그것을 고치는 것이 가장 빠른 길입니다. 그러지 않으면 계속 재발합니다.

3통로의 통증이 중요한 것은, 다음에 나타날 속병을 예측할 수 있다는 것입니다. 3통로는 대장경, 소장경, 삼초경의 반응으로 이들은 5장6부 중에서 부의 병입니다. 부는 겉이고 장이 속입니다. 그래서 이 부의 병은 그냥 방치할 경우 머지않아 장으로 들어가게 됩니다. 병이 5장으로 깊이 들어가기 전에 증상을 겉에서 드러내는 것이 바로 이 3통로의 증상입니다.

삼초경의 이상은 곧 리중표 관계인 신장의 병으로 나타날 것임을 예고하는 것입니다. 실제로 신장에 병이 들면 곧 삼초경이 지나는 어깨에 통증이 나타납니다. 신장 수술한 사람들은 어깨 통증을 호소하는 경우가 많습니다. 소장경은 비장의 이상을 암시합니다. 대장경의 이상은 간의 이상을 예고합니다.

간과 대장의 관계는 옛날부터 4관이라는 유명한 처방으로 확립됐습니다. 원기는 4관으로부터 나온다는 말을 할 정도로 유명합니다. 태충과 합곡이죠. 실제로 태충에 침을 하나 오래 꽂고서 있으면 머지않아 방귀가 팡팡 나옵니다. 병원에서도 이 관계를 어렴풋이 파악하고는 간 환자들한테서는 꼭 변을 보았는지 확인합니다. 동양의학에서 2천 년 전에 벌써 정리가 끝난 것을 서양의학에서는 이제 어렴풋이 깨닫기 시작한 것입니다.

발의 3통로도 마찬가지입니다. 위경, 방광경, 담경이 그것이죠. 위경은 심리를 반영하는 심포의 영향이 직접 나타나는 곳입니다. 스트레스 받으면 곧장 체하는 것은 일상생활에서 너무나 많이 경험하는 바입니다. 방광경은 폐의 산포작용을 아주 민감하게 반영하는 경락입니다. 종아리 한 쪽이 지긋이 당기는 사람이 상초가 약간 더 발달한 체형이라면 틀림없이 폐의 병입니다. 종아리는 방광경의 소속이기 때문에 그 쪽에 문제가 생겼다면 수태음 폐경에 병이 오기 때문입니다. 이 수태음 폐경은 상초이기 때문에 어깨가 넓은 사람에게 오는 것입니다. 담경은 심장의 긴장이 잘 반영되는 경락이어서 근육관련 병이 올 때는 심장의 영향을 잘 생각해야 합니다.

이와 같이 3통로의 증상은 곧 깊어질 병의 방향을 가늠해볼 수 있고, 또 현재 나타난 병의 뿌리를 파악하는 데 아주 중요한 것들입니다.

이 3통로도, 앞서 본 3초의 상태로 파악한 것과 거의 일치합니다. 그래서 척 보면 아는 법이 중요한 것입니다.

6) 진 맥

맥은 정확하게 짚으면 짚을수록 좋지만, 사실 침뜸에서는 맥을 짚기 전에 벌써 진단이 거의 다 끝납니다. 맥은 5장6부의 상태를 정확히 아는데 좋은 방법인데, 침뜸의 경우에는 경락이라는 또 다른 체계가 있어서 거기에 의존하기 때문입니다. 경락의 반응이나 통증을 살펴보면 병이 어느 쪽으로 움직여서 어디에 머물렀는가 하는 것이 아주 잘 나타납니다. 그래서 대부분 맥을 짚기 전에 진단이 끝나곤 하는 것입니다. 그래서 맥을 짚는 것은 앞서 한 진단이 정확한가 하는 것을 확인하는 차원에 지나지 않습니다.

그리고 침을 놓은 후에 맥의 상태에 변화가 오지 않으면 침을 제대로 놓은 것이 아닙니다. 그래서 침을 놓은 후에 정확히 치료가 되었는가 하는 것을 확인하는 정도에 그치는 경우가 많습니다.

또 맥을 짚는 까닭 중에 중요한 이유 하나는, 환자가 믿음을 갖게 된다는 것입니다. 맥까지 짚을 줄 아는 의원에게 자신의 몸을 맡긴다는 안도감 같은 것이 들기 때문에 될수록 맥은 짚는 것이 좋습니다. 그리고 맥의 상태에 따라서 병이 어떻게 움직이는가 하는 것을 확인하는 것도 큰 즐거움입니다.

맥에 관한 것은, 『동의보감』이 정답입니다. 대원칙은 이렇습니다.

> 맥에 촌-관-척의 3부가 있고, 여기에 각기 부-중-침의 3가지로 짚어보는데, 합쳐서 9후가 된다.(三部九候) 맥을 살짝 눌러서 6부의 성쇠를 살피며, 꽉 눌러서 5장의 상태를 살피며, 어중간하게 눌러서 위기를 살핀다. 대개 위는 수곡의 바다이고 기혈의 근원이다. 그래서 위기가 있으면 살고 위기가 없으면 죽는다.[2]

방법은 이렇습니다. 엄지뿌리에서 손목을 건너가면 뾰족한 뼈가 나타납니다. 그것이 칼끝처럼 돋았다고 해서 검상돌기라고 합니다. 그곳 안쪽에다가 가운데 손가락을 댑니다. 그리고 나서 나머지 손가락을 갖다 대면 그 위와 아래로 검지와 약지가 나란히 놓이게 되지요. 그렇게 세 손가락으로 맥을 확인하는 것입니다. 좌우 양손에 5장6부를 배당하면 다음과 같습니다.[3]

---

2) 『동의보감』 외형편 제3권 맥 下指法
3) 조헌영, 『한방 이야기(윤구병 주해)』, 학원사, 1987, 181쪽

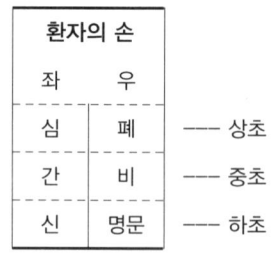

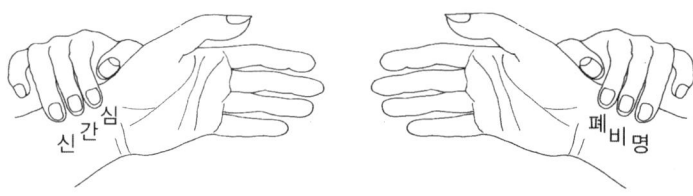

　이렇게 하는 것을 촌구법이라고 합니다. 촌구란, 손목의 맥이 뛰는 태연(폐경) 혈 자리를 말합니다. 그러니까 검지가 닿는 부분이죠. 중지가 닿는 부분은 관, 약지가 닿는 부분을 척이라고 합니다. 그래서 촌-관-척이 되는 것입니다. 촌은 상초, 관은 중초, 척은 하초를 진단합니다.

　여기서 명문은 명문화를 말하는데, 온몸의 기 순환을 주관하는 삼초의 기능으로 나타납니다. 정확히 말하면 심장과 짝하여 몸의 생명을 유지하는 신장의 기능을 말합니다. 그렇다고 신장을 직접 말하는 것이 아니고, 신장이 지닌 기능 가운데서 몸을 덥히고 기운을 순환시키는 에너지 작용을 말합니다. 이것을 신간동기(腎間動氣)라고 표현합니다. 단순히 물을 걸러내는 것과는 다른 기능이죠. 인체의 70%를 차지하는 물에서 알코올 같은 불기운을 만들어내는 작용입니다. 그래서 이 기운이 부족하면 몸에 열이 부족해지고 그래서 차가와집니다. 수족냉증은 반드시 명문화가 부실해진 결과 생기는 일입니다. 명문화에 문제가 생기면 삼초의 기능에 문제가 생깁니다. 삼초는 몸에 불을 지핀다는 뜻이죠.

　명문화에 대해 현대 해부학에서는 이런저런 말들이 많지만, 콩팥 위에 모자처럼 덮인 부신이라는 쪽이 유력합니다. 부신피질에서 아주 많은 호르몬이 나와서 장기가 하지 못하는 여러 일들을 담당하고 있는 것을 보면 그럴 듯한 말입니다. 그러나 이 또한 딱 그거라고 말할 수는 없습니다. 동양의학의 장상학은, 특정 장기가 아니라 그 장기가 거느린 기능의 전체 성격을 말하는 것이기 때문입니다.

맥을 통해 우리가 환자에 대해 알고 싶은 정보는 이렇습니다. 먼저 한열 구별입니다. 거듭 되풀이되는 말이지만, 사람은 온열동물이기 때문에 건강의 상태는 이 온열에 제일 먼저 반응이 나타납니다. 그러려면 맥을 짚어서 열이 있나 없나를 판단해야 합니다.

먼저 양손의 맥을 짚어봅니다. 그리고서는 맥박 수를 헤아립니다. 맥박 수로 한열을 구별하는 겁니다. 보통 정상인의 경우는 1분에 60-70회 뜁니다. 이보다 더 뛰면 열이고 덜 뛰면 한입니다. 촌관척의 위치에서 가장 강하게 잡히는 곳에 열이 있는 것입니다. 만약에 환자의 왼손에서 촌 자리에 가장 강한 맥이 느껴지면서 빠르다면 심장에 열이 있는 것입니다.

이렇게 한열을 구별한 뒤에 맥이 움직이는 힘의 세기를 살펴봅니다. 어떤 사람은 힘차고 어떤 사람은 약합니다. 약한 사람은 꽉 눌러도 잘 느껴지지 않을 정도로 약하기도 합니다. 맥이 약하면 정기가 없는 허증이고, 맥이 강하면 사기가 왕성한 실증입니다. 이것이 허실입니다. 맥의 세기를 보고 기가 허한 사람이다 실한 사람이다 판단하죠. 5장6부에서 어디가 실하고 어디가 허한가 하는 것도 앞의 경우처럼 맥이 느껴지는 곳에 따라 판단합니다.

여섯 군데 중에서 어디가 가장 많이 뛰는가를 살핍니다. 그러면 대개 한 군데가 가장 강하고 요란합니다. 그런데 꽉 눌러야만 맥이 잡히는 사람이 있고, 살짝 눌러도 잡히는 사람이 있습니다. 꽉 눌러야 맥이 잡히면 병이 깊은 곳에 있다는 말이고, 살짝 눌러도 잡히면 병이 얕은 곳에 있다는 말입니다. 이것이 표리 구별입니다.

이렇게 해서 빠르기, 세기, 깊이에 따라 '한열, 허실, 표리'를 구별하면 병의 성격이 대개 드러납니다. 환자의 왼손 위쪽(촌)에서 맥이 느껴졌는데 굉장히 빠르고 힘이 세고 살짝만 대도 느껴진다면 그것은 소장에 사기가 막 침범해서 몸이 그것을 이기려고 열을 내면서 저항하는 증상인 것입니다. 원기가 있고 이제 막 시작된 병이기 때문에 침을 놓으면 어렵지 않게 고칠 수 있는 병입니다.

반면에 환자의 왼손을 짚은 약지(척)에서 맥이 느껴지는데, 굉장히 늦고 힘도 졸졸졸 흐르는 시냇물처럼 간신히 느껴지고 꽉 눌러야 잡힌다면 신장에 중병이 들어서 원기를 거의 다 소모한 병증이므로 굉장히 심각한 질병이라는 뜻입니다.

이런 식으로 병의 대강을 파악하여 앞서 해온 진단 내용과 일치하는가 하는 것을 확인합니다. 이런 식으로 익숙해지면, 이제 의학 책에서 말하는 갖가지 맥상으로 확대해나가는 것입니다. 배우는 사람에게 남겨진 몫이죠.

처음에 맥을 짚을 때는 맥진 하나 가지고 확신을 하면 안 됩니다. 맥상을 기억한 다음에 반드시 다른 진단법을 이용하여 확인해야 합니다. 맥진에 자신이 설 때까지는 좀 더 분명한 진단법을 믿는 것이 좋습니다.

기본이 되는 맥상만을 아래에 소개합니다.[4] 이 맥상들이 서로 몇 가지씩 겹치면서 나타나기 때문에 맥상의 수는 이루다 헤아릴 수 없습니다.

젊은 여성이 환자라면 반드시 맥을 짚어야 합니다. 임신 가능성 때문입니다. 임신을 하면 맥이 활삭맥입니다. 활맥과 삭맥이 합쳐진 것이죠. 활맥은 매끄럽다는 느낌입니다. 삭맥은 빠른 맥을 말합니다. 감기가 오면 1분에 70회 이상으로 뜁니다. 80회 90회를 넘어서 어떤 경우에는 100을 넘는 수도 있습니다. 임신의 맥도 이와 비슷하게 빨리 뜁니다. 그러나 주의할 것은 맥이 매끄럽고 깊다는 것입니다. 감기의 맥은 좀 피부 쪽으로 떠있다는 느낌입니다. 반면에 활맥은 조금

---

[4] 『침뜸의학개론』, 147-49쪽.

이름	맥상	병증
부맥	살짝 누르면 잡히고 꽉 누르면 안 잡힌다	사기가 몸의 겉으로 침입하여 위기가 대항하는 것
침맥	꽉 눌러야 잡힌다	사기가 몸속으로 깊이 들어간 것
지맥	1분에 60회 이하	한기가 맺혀 양의 운화 기능이 손상된 것
삭맥	1분에 90회 이상	열이 극성한 것. 삭은 빠르다는 뜻
활맥	구슬이 구르듯 매끄러운 느낌	실한 사기로 기혈이 들끓음. 또는 임산부 정상인은 영위가 충실함
색맥	껄끄러운 느낌	힘차면 기혈이 뭉친 것이고, 힘없으면 정기가 손상되어 기가 부족한 것
홍맥	파도같이 크게 밀려오는 맥	내열이 심하여 혈이 끓어오른 것 오래 앓은 병에는 위급함
미맥	몹시 가늘어서 잘 안 잡히는 맥	양기운이 쇠약한 것
긴맥	꼬인 줄을 누르듯 팽팽함	한사가 침습하여 양기를 누르는 것
완맥	느리게 오는 맥	비위 허약으로 기혈 부족에 습
현맥	맥이 길고 긴장된 것	사기가 간에 맺혀 소통 안 됨
산맥	맥이 빠르기가 고르지 않음	장부의 기가 고갈되어 정기가 흩어짐 위급한 상태
세맥	실처럼 가늘지만 정확하게 짚임	기혈이 모두 허함
결맥	맥이 규칙 없이 한 번씩 멎는다	한담 어혈로 기가 통하지 못함
대맥	일정하게 멎는다	원기 부족으로 기혈이 허손됨

깊습니다.

우리가 환자에게 가장 많이 쓰는 혈이 합곡인데, 합곡에 강한 자극을 주면 유산합니다. 그래서 임산부에게는 합곡을 쓰지 말아야 할 것이며, 쓰더라도 약자극으로 끝내야 합니다. 침을 살짝 찔렀다 빼는 정도죠. 깊이 찔러서 오래 유침시키면 유산이 되기 쉽습니다. 그래서 젊은 여성이 나타나면 맥을 잘 살펴야 합니다.

침뜸에서는 맥을 보기 전에 벌써 진단이 끝납니다. 그러나 임신은 경혈의 반응으로는 확인하기 쉽지 않습니다. 그래서 맥을 볼 때 확인해보는 것이 좋습니다.

7) 설 진

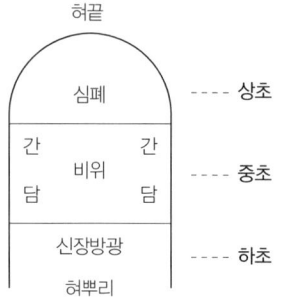

혀는 허공에 노출된 부위 중에 피부가 가장 얇은 특징이 있고 또 피가 가장 많이 몰린 곳입니다. 그래서 자살할 때 혀를 깨무는 것이고 얇아서 지혈도 잘 안 되는 곳입니다. 그런 만큼 심장의 상태가 가장 잘 나타나기도 합니다. 심장은 임금에 해당하는 장기이기 때문에 심장의 상태는 곧 그 사람의 건강 상태를 나타낸다고 봐도 됩니다. 그래서 혀를 반드시 살펴야 합니다.

혀를 살필 때는 대체로 세 가지를 보아야 합니다. 혀의 모양과 색깔, 혀에 끼는 이끼입니다. 그림을 그리면 이렇습니다.

① 설 질

설질은, 혀 자체의 모양을 보는 것입니다.

혀의 크기는 그 사람의 체격과 비례해서 따집니다. 덩치는 큰데 혀가 작은 사람이 있고, 덩치에 비해 혀가 큰 사람도 있습니다. 많은 사람들을 살펴보면 그 크기의 비례를 짐작할 수 있습니다. 혀가 지나치게 크면 담음이 많은 것이고, 지나치게 작으면 기혈이 부족한 것입니다. 당연히 혀의 크기도 사람의 건강 상태에 따라 변합니다.

혓바닥이 갈라진 것은 음 기운이 부족한 것입니다. 음허로 보면 됩니다. 혓바닥이 밑에서부터 혀끝까지 갈라진 경우도 있습니다. 이때는 신장부터 비위를 거쳐 심장까지 기가 허한 것입니다. 대부분 혀의 색깔도 포도주 빛처럼 어둡습니다.

몸이 안 좋을 때는 아침에 거울을 볼 때 혀를 한 번씩 확인할 필요가 있습니다. 혀가 곧게 나오면 괜찮은데 뜻대로 되지 않을 때가 있습니다. 심하면 혀가 한쪽 방향으로 틀어집니다. 그렇게 틀어지면 3년 내에 중풍이 옵니다. 치료는 혀가 틀어진 방향으로 합니다. 아문을 찌르면 혀가 바로잡힙니다.

② 설 색

혀는 붉은 것이 건강한 것입니다. 호랑이나 표범이 입 벌린 것을 표현할 때 주홍같은 아가리라고 하는데, 이 주홍이라는 표현이 적절합니다. 마치 살아있는 살코기를 베어낸 것처럼 붉은 기운이 은은히 배어있는 것이 건강한 혀입니다. 그렇다고 너무 진하면 그것도 병입니다.

혓바닥의 색깔도 몸의 상태를 잘 보여줍니다. 아래와 같이 정리됩니다.

- 아주 붉은색 : 열
- 주황(엷은) : 빈혈(혈허)
- 푸른색 : 어혈
- 반점 : 검푸른 반점은 어혈, 붉은 반점은 열

③ 설 태

설태는, 내 몸 상태에 따라서 자라는 것입니다. 억지로 닦아내면 오히려 좋지 않습니다. 설태가 많으면 기운이 허한 것이고, 설태가 없으면 열이 많은 것입니다.

설태가 많은 사람은 자극성이 강한 음식을 찾게 됩니다. 즉 매운 것을 좋아하죠. 이것은 몸에 열이 없을 때 설태가 자라기 때문에 그 반동으로 몸에 열을 보충하려는 것입니다. 그래서 나이든 사람들이 젊은 사람들보다 매운 음식을 더 잘 먹고 좋아합니다. 반대로 몸에 열이 많으면 설태가 적습니다.

설태는 흰색으로 약간 낀 것이 가장 좋습니다. 설태는 다음과 같이 살펴봅니다.

- 흰 것(백태) : 냉증
- 누런 것(황태) : 열증
- 벗겨진 것(박태) : 음 부족(허)
- 없는 것(무태) : 기혈부족

노인들의 혀를 보면 무태인 경우가 참 많습니다. 나이가 들면서 선천지기와 후천지기가 거의 다 고갈돼서 그렇습니다. 그래서 노인들의 병은 대부분 비위부터 치료해야만 합니다. 몸에 무슨 기운이 생겨야 병과 싸우든지 말든지 하기 때문입니다.

8) 유혈 진단

유혈진단은 아주 중요합니다. 5장의 상태를 가장 쉽게 확인할 수 있기 때문입니다. 유혈은 방광경에 있는 혈들입니다. 유혈 중에는 방광1선에 각각의 장부로 직접 통하는 혈이 한 자리씩 있습니다. 이것을 천지의 기운이 그 장부로 흘러들어간다고 표현하곤 합니다. 즉 간유라는 유혈로는 간의 생기를 북돋우는 천지의 기운이 흘러들어간다는 뜻입니다. 이렇게 각 장부로 흘러들어가는 혈이 방광경에 있는 것은, 표리관계인 신장이 선천지기를 관장하기 때문에 그렇습니다. 장부로 흘러들어가는 그 기운을 몸 전체로 유통시키는 것이 3초의 기능입니다.

장부로 그 기운이 흘러가는 혈이 해당 장기의 유혈인데, 만약에 장부에 병이 들면 어떻게 될까요? 즉각 그 유혈에 통증이 생깁니다. 그래서 그 장기의 유혈에 해당하는 자리를 주먹으로 통통 두드려보면 굉장히 아픕니다. 이렇게 아프면 해당 장기에 병이 들었다는 증거입니다. 이와 같이 양인 등에서 음인 5장의 상태를 정확히 파악할 수 있습니다. 이런 것을 양중구음(陽中求陰)이라고 합니다. 양에서 음을 구한다는 뜻입니다. 따라서 등의 유혈은 양인 방광경에 있는데도 그 혈 하나로도 음인 5장을 다스릴 수 있습니다.

간심비폐신의 각 유혈이 등에 차례로 있습니다. 위에서부터 아래로 주욱 두드려 나가다가 유난히 아픈 곳이 확인되면 그 자리의 유혈에 해당하는 장기에 병이 든 것입니다. 장부의 상태를 이보다 더 정확하고 빠르게 확인하는 방법도 보기 드뭅니다. 그래서 아주 유용하게 쓸 수 있는 방법입니다.

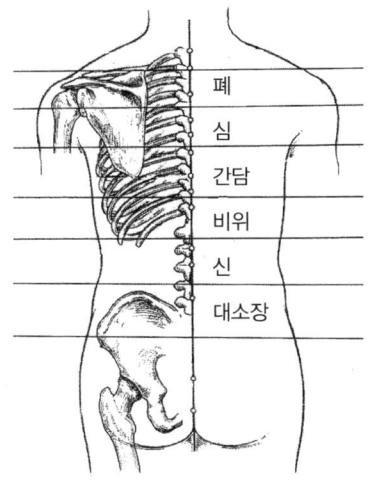

좀 더 자세히 알아보겠습니다. 제일 먼저 어깨의 견갑골이 기준이 됩니다. 견갑골의 맨 위쪽에는 팔에서 등으로 가는 뼈가 있습니다. 그것을 견갑극이라고 합니다. 극은 가시라는 말인데, 가시처럼 튀어나왔다는 뜻입니다. 이것도 어렵다면 견갑골의 맨 위쪽입니다. 양쪽을 연결하면 됩니다. 그 부위인데 폐의 상태를 나타내는 폐유입니다. 등뼈의 양 옆으로 있습니다. 따라서 등뼈의 바로 옆을 두드리면 됩니다.

다음은 심유입니다. 견갑골의 중간쯤을 연결하는 선에 있습니다. 폐유 바로 아래죠. 폐유를 두드린 주먹 자국의 바로 아랫부분을 두드리면 됩니다. 간유는 견갑골이 끝나는 바로 아래입니다. 여자들은 브래지어 끈이 지나가는 자리가 견갑골의 밑선인데 그곳입니다.

비유는 간유의 아래인데 기준점은 갈비뼈가 됩니다. 맨 아래 갈비뼈의 높이를 경계선으로 그 위는 비유이고 그 아래는 신유입니다. 그리고 디스크를 진단하는 중요한 자리가 대장유인데, 이것은 정확히 야코비선에 있습니다. 야코비선이란, 양쪽 엉덩뼈의 맨 위쪽을 연결한 선입니다. 대부분 허리띠가 걸리는 위치와 일치합니다. 이곳을 두드려서 아프면 디스크 증상이 많고, 허리를 삐었다 하면 80%는 이곳의 탈입니다.

유혈을 찾을 때 몸통의 위쪽으로는 견갑골이 기준점이 되고, 아래쪽으로는 갈비뼈와 야코비선이 기준선이 됩니다. 이런 기준을 놓고서 몇 차례 두드려보면 쉽게 적응할 수 있습니다.

아울러 유혈 진단을 할 때는 등 전체의 살빛이나 높낮이도 살펴야 합니다. 좌우의 균형이 다르면 병이 있는 것입니다. 사람들은 대부분 좌우가 같지 않습니다. 한쪽이 붓거나 꺼져 있어서 그 사람의 병증을 살피는데 아주 중요한 암시를 줍니다.

또 협척혈이라는 게 있습니다. 등뼈의 바로 옆에 있다는 혈입니다. 화타가 발견한 것이라고 하는데, 이것도 중요합니다. 뼈 바로 옆을 살살 눌러보면 말랑말랑해야 정상입니다. 그런데 사람에 따라 단단하게 굳은 곳이 있습니다. 그런 곳은 대개 병이 있는 곳입니다. 그곳을 눌러서 병의 상태를 진단하는 것입니다.

예컨대 7번 뼈 옆의 협척혈 부근이 다른 곳보다 더 단단하게 굳었다면 혈액에 문제가 있는 것입니다. 7번 뼈 아래의 혈(독맥)은 지양이고, 같은 높이에서 바깥으로 가면 방광1선에 격유라는 혈이 있습니다. 혈액과 관련이 있는 혈이죠. 또 4번 뼈 옆에서 경직이 느껴진다면 머지않아 풍을 맞을지도 모릅니다. 4번 뼈 높이의 방광1선에 심포유가 있기 때문입니다. 심포는 궐음경이죠. 중풍은 궐음경을 타고 옵니다.

이런 식으로 병의 상태를 파악하는 것입니다. 처음엔 감각을 구별하기 힘들지만 손끝으로 몇 번만 만져보면 말랑말랑한 상태와 긴장된 상태를 구별할 수 있습니다. 연습을 할수록 예민해지면서 나중에는 정확하게 구별할 수 있습니다.

9) 복진 : 모혈 진단

복진을 하기 전에 할 일이 있습니다. 배의 전체 모양을 살펴보는 것입니다. 살갗이 유난히 검다든지 부었다든지 하면 그곳에 병이 있는 것입니다. 특히 주름살은 눈에 금방 띄므로 쉽게 확인할 수 있습니다. 주름살이 가로로 그어져 있으면 그 높이의 등뼈가 꺾인 것입니다. 예컨대 중완 부분에 주름이 잡혀있으면 중완의 뒷부분인 등뼈가 휜 것입니다. 등뼈가 휘니까 몸이 앞으로 구부러지면서 앞쪽을 누르고 눌린 그 부위의 살들이 접히는 것입니다. 당연히 그 부분의 내장에는 병이 옵니다. 중완 부위에 주름이 잡혔으면 위장 장애가 있다고 보면 됩니다. 등뼈가 반듯하게 서있는 사람은 배 쪽에도 주름이 없습니다.

겉으로 드러나는 이런 정보들도 병을 진단하는 데 중요합니다. 여기서는 모혈을 눌러서 진단하는 방법을 알아보겠습니다.

유혈이 등에 있다면 모혈은 배에 있습니다. 그래서 복모혈이라고도 합니다. 모혈은 모인다는 뜻으로, 경락의 기가 모이는 곳입니다. 사기가 몸에 침입하면 먼저 양경락이 반응을 하는데, 반응을 처음 보이는 곳이 모혈입니다.[5] 그래서 각 장부의 모혈을 눌러보면 병이 들어오는 정도를 알 수 있습니다. 사기가 침입하면 해당 장부의 모혈 자리가 아프거나 딱딱해지고, 어떤 경우에는 아주 민감해지기도 합니다. 따라서 모혈을 눌러서 병을 확인할 수 있습니다. 모혈은 배와 옆구리에 있습니다. 다음과 같습니다.[6]

옆구리 : 중부(폐), 기문(간), 일월(담), 장문(비), 경문(신), 천추(대장)
정중앙(임맥) : 전중(심포), 거궐(심), 중완(위), 석문(삼초), 관원(소장), 중극(방광)

배 한 복판의 임맥에 있는 혈들을 기준으로 잡으면 혈을 찾기가 좋습니다. 심포의 모혈인 전중은 양 젖꼭지의 사이입니다. 다음은 위의 모혈인 중완입니다. 양쪽 갈비뼈가 비스듬히 거슬러 올라가서 만나는 곳이 명치(중정)입니다. 그 명치와 배꼽 사이의 중간점이 중완입니다. 거궐은 명치와 중완의 1/2 지점입니다.

다음은 배꼽 밑으로 가겠습니다. 배꼽 밑으로 가면 생식기 바로 위로 뼈가 있습니다. 마치 그릇의 안쪽처럼 둥그스름합니다. 배꼽에서 내려와서 생식기로 넘어가기 전의 그 뼈 안쪽에 있는 혈이 곡골입니다. 둥그런 뼈라는 뜻의 이름입니다. 배꼽과 곡골 사이를 5등분합니다. 위에서부터 차례로 음교-석문-관원-중극-곡골입니다.

임맥의 바깥으로 가보겠습니다. 임맥 밖의 다른 혈들은 모두 임맥상의 혈을 기준으로 삼아서 잡습니다. 폐의 모혈인 중부는 빗장뼈(쇄골)의 중간에서 아래로

---

5) 『침뜸의학개론』 209쪽
6) 『임상실용 종합침구학』 43쪽

1촌 밑입니다. 오구돌기(어깨뼈머리) 앞에서 빗장뼈를 찾고, 그 뼈의 1/2 지점에서 아래로 조금 더듬어 가면 아픈 곳이 느껴집니다. 거기입니다. 실제로 눌러보면 수직으로 아래보다는 약간 바깥쪽으로 통증이 오는 수가 많습니다. 이곳에 침을 놓을 때는 1cm 정도만 찌릅니다. 찌르는 깊이가 2cm를 넘으면 자칫 허파를 건드리는 수가 있습니다.

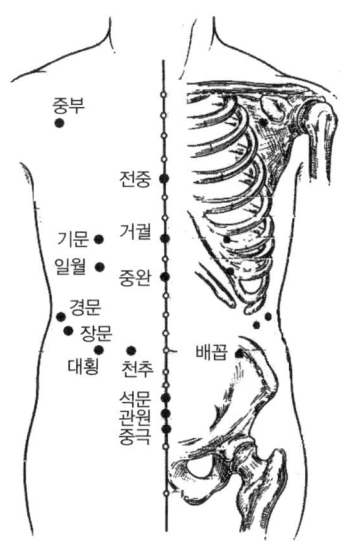

간의 모혈인 기문은 거궐과 같은 높이입니다. 젖꼭지에서 마음의 선을 수직으로 그어 내리고 거궐과 같은 높이로 수평선을 그으면 만나는 자리가 있습니다. 그 자리보다 느낌으로 조금 더 안쪽입니다. 갈비뼈 사이인데, 살살 눌러보면 유난히 아픕니다. 그 아래로 1.5촌 지점이 담의 모혈인 일월입니다. 이름이 재미있죠? 해와 달이라니! 해와 달은 빛을 비춥니다. 6기론에서 담경의 이름은 소양상화로, 외부로부터 비쳐드는 빛을 말하는 것입니다. 그래서 몸속에 마치 불을 켠

듯한 상황이어서 몸속의 벌레들이 가장 싫어하는 경락입니다.[7]

젖꼭지에서 내려 그은 선과 배꼽에서 가로 그은 선이 만나는 자리가 있습니다. 이곳은 대횡입니다. 비장의 상태를 아주 잘 나타내서 모혈 못지않게 많이 쓰이는 자리입니다. 대횡과 배꼽의 1/2 지점이 대장의 모혈인 천추입니다. 한자는 다르지만, 천추에 한이 맺힌다고 할 때의 그 원한이 이곳에도 맺힙니다. 하하하. 사람이 열 받았을 때 그 열이 여러 경로를 거쳐서 결국은 이곳 천추에 도달합니다. 그러면 변비가 되죠. 변비가 악성으로 발전하면 디스크를 유발합니다. 남자들은 왼쪽이 많고 여자들은 오른쪽이 많습니다. 남좌여우거든요.

천추의 성격이 이렇기 때문에 심리의 문제에는 꼭 쓰는 혈입니다. 심장의 흥분이 마지막에 고이는 자리이기 때문에 이것이 해결되지 않으면 심장이 안정되지 않습니다. 불안하죠. 간과 리중표의 관계인 것도 참고가 됩니다. 대체로 하늘 천 자가 들어가는 혈들은 심리 치료에 잘 듣는 특징이 있습니다.

장문과 경문은 옆구리에 있는데 경문이 더 뒤쪽으로 있어서 거의 등이라고 봐도 됩니다. 등 뒤에는 등뼈로부터 바깥쪽으로 방광1선에 신유가 있고 더 바깥의 방광2선에 지실이 있는데, 그 지실의 바깥쪽으로 더듬어 가면 생기다 만 듯한 짧은 갈비뼈가 있습니다. 그 끝이 신장의 모혈인 경문입니다. 비장의 모혈인 장문은, 옆구리에 서 만져지는 갈비뼈 중에서 맨 아랫것이 있는데, 그 뼈의 끄트머리입니다.

배를 여기저기 눌러서 복진할 때 꼭 살펴야 할 것이 있습니다. 특정 장부에 병이 깊이 들었거나 난치병이 있는 사람은, 배를 눌러보면 말랑말랑하지 않고 단단한 것이 만져집니다. 처음에는 경락을 따라서 마치 기저귀고무줄처럼 팽팽한 것이 만져집니다. 이 단계를 지나면 딱딱해집니다. 이렇게 뭉쳐진 것을 적이라고 하

---

7)　김홍경, 『동의 한 마당』, 신농백초, 2005. 177쪽

는데, 그대로 방치하면 돌덩이처럼 단단해져서 나중에는 벌레들이 거기에 깃들어 살기도 합니다. 이런 것이 만져지면 반드시 해결해야 합니다.

예컨대 신장이 오래 안 좋은 사람은 배꼽 옆으로 길게 뚝고무줄 같은 게 만져집니다. 배꼽 옆 0.5촌으로 신경이 지나가거든요. 2촌 밖으로는 위경이 지나가고, 4촌 밖으로는 비경이 지나가죠. 이런 경락이 지나가는 자리에 뚝고무줄이 만져지면 해당 장부에 병이 아주 깊어졌다는 것을 뜻합니다. 배꼽 옆으로 뚝고무가 만져지면 신경의 혈에 침을 놓고 다시 눌러봅니다. 그러면 통증이 확 줄어듭니다. 태계나 용천이 좋겠죠.

가장 안 좋은 건 임맥을 따라서 뚝고무줄이 만져지는 경우입니다. 12경을 이끄는 임맥과 독맥의 흐름이 막혔다는 뜻이니까요. 그런 맥락에서 배꼽 밑에 단단한 적이 생기는 것을 경계하는 것입니다. 임맥에 이런 긴장이 느껴지면 수구와 승장에 침을 놓습니다. 각기 독맥과 임맥의 끝입니다.

10) 진단 결과 분석

이상의 진단 내용을 종이에 적어나갑니다. 그러면 각각의 진단에서 나타나는 증상들이 일치하기도 하고 어긋나기도 합니다. 그러면 그런 여러 내용들을 종합해서 분석해야 합니다. 각각의 진단들이 많이 일치하는 부분이 중요한 병증이고, 그렇지 않은 부분들은 잠시 나타났다 사라지는 것들입니다. 따라서 전체를 관통하는 증상과 진단이 중요합니다. 그리고 그런 진단 결과들을 환자와 나눈 대화의 내용과 대조하여 확인합니다. 그러면 환자의 상태가 거의 정확하게 나옵니다. 그에 따라 처방을 내리면 됩니다.

그리고 꼭 기억해야 할 것은, 현재의 주요 증상에서 약간 벗어나는 것들이 장부와 경락들 간에 어떤 관계를 맺고 있는가 하는 것을 면밀하게 살펴야 합니다.

그 관계들은 앞서 배웠듯이 표리, 동기, 교상합, 리중표, 천간상합 같이 꽤 많습니다. 이들 관계에서 병증이 어떻게 서로 연결되는가를 살펴서 병이 나타난 관계를 순서대로 정리해야 합니다.

예컨대 간 질환 환자가 여러 가지 병증을 호소하는 수가 있습니다. 소화가 안 된다, 변비가 있다, 머리가 아프다, 역류성 식도염이다, 발가락이 땡긴다, 발이 시리다, 발이 뜨겁다는 식입니다. 간을 기준으로 볼 때 변비는 리중표의 관계이고, 머리가 아프고 발가락이 땡긴다는 것은 표리인 담경락의 문제입니다.

소화나 역류성 식도염은 대접경(폐와 간의 관계)인 폐와 교상합 관계입니다. 어려운가요? 대장과 간은 리중표 관계입니다. 간에 열이 생기면 대장에도 열이 생겨서 변비가 오는 것입니다. 그런데 위장에 문제가 생기는 것은, 대장과 위의 관계가 동기이기 때문입니다.

대장의 병을 오래 두면 동기관계인 위에서 탈이 납니다. 이것이 특히 위장 안의 병에만 머물지 않고 역류성 식도염으로 가는 것은, 폐의 영향입니다. 즉, 폐와 식도는 같은 목구멍을 씁니다. 공기와 음식이 같은 인후로 넘어가다가 목청에서 숨구멍이 어떻게 닫히느냐에 따라 폐와 위로 갈라지는 것입니다. 그래서 식도염이 생기는 것입니다.

이렇게 여러 증상들이 앞에서 배운 여러 관계식을 총동원하면 일목요연하게 정리됩니다. 그러면 그런 병증이 나타난 순서를 환자와 면담하는 과정에서 나온 얘기로 정할 수 있습니다.

따라서 이 순서를 잘 정리해놓으면 환자가 치료를 받아서 몸이 좋아질 때 나타나는 명현 현상의 순서도 헤아릴 수 있습니다. 집으로 돌아갈 때는 떠나온 길을 되짚어 간다는 원칙에 따라 병이 지나온 반대 순서로 증세가 나타날 것입니다. 아팠던 증상들이 한 번씩 되풀이되면서 좋아지는 것입니다. 그러면 그렇게 예측해주면 됩니다. 이런 것들이 맞아 떨어지면 환자는 귀신이 곡할 노릇이라고 혀를 내두릅니다.

11) 처 방

병이 현재 머물러 있는 경락을 중심으로 혈을 정합니다. 이렇게 정해진 중심 경락과 관계를 맺는 여러 경락을 참고로 하여 혈을 추가합니다. 진단에서 보았듯이 병이 깊어진 방향의 관계 경락에 따라서 침의 치료 방법도 결정됩니다.

위의 경우처럼 간경변증 환자에게 변비가 제일 먼저 나타났는데, 현재는 역류성 식도염을 앓고 있다면 위와 교상합 관계인 폐를 먼저 건드려줍니다. 폐와 간은 3통로의 순서에 따라서 3통로에서 1통로로 넘어가는 접경에 있는 관계입니다. 따라서 간경과 폐경에 침을 놓고서 위의 몇 가지 혈을 추가하는 방식입니다. 척택(폐), 태충과 곡천(간), 중완과 족삼리(위) 정도면 무난할 것입니다. 몇 군데 혈을 눌러서 가장 아프다는 곳을 택하면 됩니다.

이렇게 몇 차례 놔서 병이 호전되면, 그 다음에는 뻔합니다. 변비를 다스려야 할 것입니다. 그러면 리중표 관계를 활용하는 것입니다. 합곡과 태충을 기본으로 하고, 여자일 경우에는 자궁의 문제까지 다스리는 효과를 내는 음포가 좋습니다. 모혈인 기문에 놓는 것도 좋습니다.

머리가 아프다든가 발가락이 저리다는 것은 아주 간단합니다. 표리 관계이기 때문에 간담의 경락에 몇 군데만 놓아도 낫습니다. 임읍이나 양릉천 같은 곳에 좋겠죠. 나이 많은 분은 중풍 예방 차원에서 허벅지의 풍시도 좋습니다. 교상합인 심포경의 내관을 추가하면 더 좋구요.

처방의 원칙은 이처럼 경락과 장부의 관계를 파악하고, 해당 경락에 있는 혈을 고르는 것입니다. 혈을 고르는 원칙은 한 두 마디로 말할 수는 없는데, 대체로 장부의 병이냐 경락의 병이냐에 따라서 약간 다릅니다만, 그렇게까지 세분하는 것은 원숙한 단계의 처방이고, 배우는 과정에서는 5수혈(정-형-유-경-합)을 중심으로 선택하면 좋은 효과를 볼 수 있습니다. 지금 당장 아픈 것은 정혈과 형혈을 택하고, 뿌리가 깊은 5장6부의 병은 원혈이나 합혈을 택하는 것입니다.

이런 정도만 해도 효과는 빵빵 터집니다. 처방의 원칙을 정리하면 이렇습니다.

① 여러 가지 진단법으로 병든 장부를 찾아 결정한다.
② 치료할 경락을 선정한다. 해당 장부의 경락과 관계 경락.
③ 각 경락의 혈을 정한다.

12) 진단지 작성과 치료의 예

위에 정리된 내용에 따라서 한 예를 보기로 하겠습니다.

진단 및 처방

1) 성명 : 김○진 53세. 남. 직업 : 교사
2) 증세와 병력 : 20대 초반부터 술을 많이 마심. 사회 변혁에 대한 의지가 있어 고민이 많았음. 술 때문인지 젊어서부터 딸기코처럼 코가 붉고, 현재 그 붉은 기운이 코 주변과 광대뼈 부근까지 퍼진 상태. B형 간염 보균. 담석도 약간 있음. 이 때문에 6개월에 한 번씩 시내의 유명한 내과에서 초음파 검사를 꼭 함. 의사의 말이, 간이 쪼글쪼글하다고 함. 소화가 잘 안 되고 신물이 넘어올 때가 많음. 목이 가끔 아프고 편두통이 있음. 근래에 이명이 생김. 가끔 발 옆쪽이 당김. 어머니가 당뇨로 고생함.
3) 체형 : 중초(간담비위) - 체형은 키가 175cm 정도에 몸무게는 73kg으로

위아래 균형이 잘 잡힌 모습임. 나이가 들면서 배가 약간 나온 정도이나 언뜻 보기에도 균형이 잘 잡힌 체격임.

4) 손발 모양 : 엄지발가락이 유난히 작고 약간 안으로 구부러짐.
5) 3통로 : 옆(좌 우) - 우측으로 발에 근육 당김
6) 맥진 : 한 / 허 / 리 - 명문에 맥이 느리게 약하게 느껴짐
7) 설진 : 혀가 조금 큰 편이고 양쪽이 약간 벗겨짐.
8) 유혈 : 비유에서 통증.
9) 모혈(복진) : 중완, 천추, 기문, 석문에서 통증
10) 진단 결과 : 중초인 간담비위에서 발병. 젊어서 마신 술로 간염이 악화됨. 어머니의 당뇨도 유전성이 있음. 비위는 간에서 생긴 문제가 다른 장기로 넘어간 것.
11) 처방 : 간경을 중심으로 여러 관계를 이용하여 1주일에 1회씩 침을 맞음.

이 분은 저와 함께 근무하는 분인데, 진단을 해보니 위와 같이 나왔습니다. 크게 어려운 부분 없이 대번에 진단이 가능한 경우입니다. 중초인 간담의 문제죠. 먼저 체격을 보면 위아래가 잘 균형 잡힌 몸입니다. 건강하다는 뜻이죠. 이럴 경우 특별한 일이 없으면 중초에서 문제가 시작됩니다. 이 분의 경우에는 일찍부터 간염으로 나타났습니다. 게다가 술을 많이 먹었기 때문에 젊어서부터 간에 큰 무리가 온 것입니다. 그나마 나이 50이 넘도록 큰 문제가 없이 산 것은 체격의 균형에서 보듯이 몸이 타고난 건강체였기 때문입니다.

간에 이상이 생긴 것을 오래도록 방치함으로써 표리관계인 담으로 병이 건너가 담석증까지 생겼습니다. 간 환자에게 담석증은 참 많습니다. 편두통은 담에서 온 것이고 발의 당김도 마찬가지입니다. 간은 궐음에 해당합니다. 감정이 잘 통제가 안 되고 폭발하는 성격이 많죠. 사회 변혁에 관심이 많다는 것도 이 궐음경

의 소식입니다.

얼굴이 붉은 것은 간기가 치밀어 올라서 그런 것입니다. 코가 딸기코인 것은 대장경이 코 근처에 퍼져있기 때문입니다. 얼굴색이 붉게 보이는 것은 간 환자들의 특징입니다. 얼굴만이 아니라 목덜미까지도 불그죽죽합니다. 심한 경우에는 포도주 빛을 띠기도 합니다. 원래 그런 색이려니 하고 살아서 그렇지, 이것은 간 기운이 피부로 드러난 것입니다. 양명경이 퍼진 부위에 이상이 나타난 것이죠. 특히 목은 위경이 올라가는 통로이기 때문에 더욱 그렇습니다.

간담에서 문제가 심각해지자, 그것이 같은 중초인 비위로 넘어간 증거가 여기저기 많습니다. 집안 내력에서 보면 어머니가 당뇨로 고생한다는 것이 한 힌트가 될 것입니다. 어머니의 체질이 아들에게 내려온 것입니다. 간은 목이고 비는 토입니다. 목극토의 관계죠. 타고난 것이어서 비경과 간경이 시작되는 엄지발가락이 정상일 리 없습니다. 덩치에 비해 엄지발가락이 아주 작은 편이고, 게다가 새끼발가락 쪽으로 휘어졌습니다. 간경이 아주 강하게 긴장하면서 당겨진 것이죠.

비위의 문제는 목으로 갑니다. 목에는 인후가 있는데 음식을 삼킬 때는 위장 소속이고, 숨을 쉴 때는 폐 소속입니다. 그래서 비위가 안 좋아지면 신물이 넘어오고 목이 쉬고 그렇게 됩니다. 당연히 유혈진단에서는 비유에서 통증이 있습니다.

명문에 맥이 약하고 느리게 느껴지는 것은 명문화가 많이 허해졌다는 것을 말합니다. 이명도 여기서 오는 것입니다. 선천지기가 고갈되었을 때 귀울이가 옵니다. 간기가 울결됨으로 해서 어미에 해당하는 신장도 역시 함께 앓다가, 나이가 들면서 기가 허한 상태로 악화되는 것입니다. 『침구대성』에는 지오회, 이문, 삼리라고 나오니 한번 적용해보시기 바랍니다.[8] 귀울이에 대한 처방을 찾아보면[9] 꼭

---

8)   『침구대성』, 長桑君天星秘訣歌
9)   『침뜸치료학』;『침뜸의학개론』;『종합침구학』

필요한 혈이 있는데, 외관이 그것입니다. 귓속까지 들어가는 경락은 삼초경입니다. 그래서 삼초경의 중저나 외관이 귀울이 치료에 꼭 들어갑니다. 삼초는 신장과 리중표 관계이고, 담과는 동기관계입니다. 귀울이는 신장이나 간담의 문제로 생기는데 양쪽에 다 걸쳐 관계하는 것이 삼초입니다. 민간요법으로는, 닭발에 황기를 넣어 푹 고아서 먹기도 합니다. 귀울이는 원기가 허손되어 나타나는 증상이기 때문에 양기를 북돋우려는 것이죠. 그리고 이명을 뇌의 문제로 보고 예풍과 완골에 뜸을 떠주는 방법도 있습니다.[10]

위의 표에서 정리된 것을 보면 특별히 고민할 것도 없이 진단 결과 병의 관계가 아주 쉽게 파악됩니다. 이런 경우는 너무 쉬운 경우죠. 고민할 것도 없습니다. 그러면 이제 치료를 해야겠죠?

당연히 간을 중심으로 하고, 여기에 비위를 아울러 다스리면 될 것입니다. 최근에 온 이명 때문에 신장도 감안해야 할 것입니다. 그러면 간경에서 혈을 고릅니다. 누워서 놓는다면 배와 등 쪽의 혈을 주혈로 삼는 것이 좋을 것입니다. 중완, 기문, 대추, 천주, 비유, 간유를 선택하면 되겠지요.

그런데 이 분은 저와 같이 근무하는 분이라서 짬짬이 맞는 바람에 그냥 편하게 휴게실의 소파에 앉아서 맞았습니다. 그래서 1주일에 한 번씩 손발에만 놓았습니다. 먼저 간경의 태충, 곡천을 기본으로 하고, 담경의 양릉천이나 난미(담석의 요혈) 또는 임읍을 추가합니다. 그리고 비위와 관련해서는 위경의 족삼리나 함곡, 비경의 음릉천이나 삼음교 태백을 놓았습니다. 그리고 간의 리중표인 대장경의 합곡이나 곡지를 택합니다.

이 혈들을 모두 다 놓은 것이 아니고, 1주일에 한 번씩 놓기 때문에 순서를 바꿔가면서 놓았습니다. 예컨대 한 번은 간-대장의 리중표 관계를 이용하고, 한 번

---

10) 『구당 김남수, 침뜸과의 대화』, 180쪽

은 간-비의 목극토 관계를 이용하고, 간-폐의 대접경 관계를 이용하는 식입니다. 간경을 중심으로 그와 관련이 있는 다양한 관계를 계속 돌아가면서 자극하는 것입니다.

6개월 정도 지난 뒤에 검진을 했습니다. 초음파에 나타난 간의 변화는 실로 놀라울 정도였습니다. 바람이 빠진 풍선처럼 쪼글쪼글하던 간이 팽팽한 풍선처럼 변했다는 것입니다. 그러면서 그 의사는 "선생님은 간 관리를 잘 하셔서 간이 아주 좋아졌습니다"라고 하더랍니다. 침 맞았다는 소리는 끝내 하지 못했답니다. 한의원 얘기만 꺼내면 이 의사님은 화를 벌컥 낸답니다. 동양의학이나 민간요법에 대해서는 얘기도 꺼내지도 못하게 한다는 것입니다.

돌팔이라고 생각한 동료에게 장난삼아 침을 맞았는데, 평생 고칠 수 없을 것 같던 간염이 거의 다 나아버리자, 이 분은 너무 놀라서 결국은 자신이 침을 직접 배웠습니다. 그리고 부인은 물론 동서와 처형에게도 침을 전도하여 온 가족이 침꾼이 되었습니다. 동서는 대장암 수술을 한 분인데, 침을 몇 차례 맞고는 똥을 변기가 막힐 정도로 많이 쏟고서는 침에 대한 광신도가 돼버렸습니다. 이건 그 후의 이야기입니다.

위의 경우에는 병원 쪽의 진단도 그렇고 증상도 그렇고 원인이 너무나 분명한 경우입니다. 이럴 경우라면 진단과 치료에 별로 고민할 것이 없겠지요. 그러나 병의 양상이 복잡하게 꼬이면서 여러 방향으로 나타나는 경우가 있습니다.

진단 및 처방

1) 성명 : 윤○일 40세. 남. 직업 : 공무원
2) 증세와 병력 : 2002년 심근경색 의심으로 진단. 2008년 11월 말초성 현훈으로 입원. 2009년 4월 위궤양, 12지장 궤양, 식도 역류성 질환. 몇 년

전 겨울에 어깨 통증. 2년 전 디스크. 물건 들다가 허리 다침. 폐도 안 좋음. 약간 혈변이 보임. 등에 검은 깨를 뿌린 듯한 것이 많이 나있고, 허리 부분의 색깔이 탁함.(모낭염이라고 했음) 가슴부분이 움푹 꺼짐.

3) 체형 : 깡마른 체형으로 중초가 허약하다는 느낌인데 어깨도 약간 넓다는 느낌이 나는 체형.

4) 손발 모양 : 약지가 조금 긴 느낌

5) 3통로 : 옆(좌 우) - 편두통

6) 맥진 : 열 / 실 / 리 - 비위에 열

7) 설진 : 혀가 작고, 양옆에 약한 치흔

8) 유혈 : 비유

9) 모혈(복진) : 전중, 왼천추

10) 진단 결과 : 궐음경에서 발병하여 양명경으로 건너간 경우

11) 처방 : 수궐음 심포경을 주중으로 하고 양명경을 보조로 하여 다스림

이 환자의 경우는 앞의 간염 환자와 아주 비슷하지만 자세히 보면 발병 양상이 조금 다릅니다. 이 분이 처음 호소한 괴로움은 밤에 잠을 못 자고 병명에도 말초성 현훈이라는 이름이 나왔듯이 어지럽다는 것이었습니다. 더 큰 문제는 병원에서도 딱히 치료할 방법이 없다는 것입니다. 처방은 없는데 몸은 아프다. 얼마나 황당한 일입니까? 이런 답답한 세월을 벌써 몇 년째 겪고 있는 중입니다. 가장 주된 증상은 혈액순환이 잘 안 된다는 것과 궤양입니다. 혈액순환이 잘 안 되니까 말초성이라는 진단이 나온 것이고, 어지럼증도 결국은 혈액과 관련이 있어 빈혈이나 이런 것입니다.

먼저 체형에서 중초허약이니 간담비위의 병이 올 것으로 예상됩니다. 궤양은 그런 체질이 낳은 병일 것입니다. 그러면 심근경색이 의심되는 증상으로 나타나

는 것은 무엇일까요? 궤양은 위장의 병이고 심근경색은 심장박동의 이상이니 심포경으로 봐야 합니다. 그러면 관계가 딱 드러나지요. 심포와 위는 리중표입니다. 게다가 이 분의 가슴은 움푹 꺼졌습니다. 전중 자리죠. 심포가 원인임을 알 수 있습니다. 말초성 현훈 심근경색 의심증을 낳은 심포가 원인이 되어 리중표인 위장으로 병이 건너갔고, 거기서 위궤양 12지장궤양에 역류성 식도염으로 나타난 것입니다.[11]

그러면 나머지는 무얼까요? 아침마다 똥에 피가 조금씩 묻어나온다는 것입니다. 대장 문제죠. 이게 누적되면 디스크로 갑니다. 물건 들다가 허리 다친 것은 그 쪽의 소식입니다. 허리 부분의 색깔이 탁한 것도 대장유 근처겠죠. 자신이 폐가 안 좋다고 느끼는 정도면 쉽게 봐넘길 수 있는 것이 아닙니다.

폐는 대장과 표리관계이고, 대장은 간과 리중표 관계입니다. 그런데 간과 심포는 동기관계입니다. 결국 심포경에 문제가 생기면서 같은 궐음인 간도 같이 병이 깊어진 것이며 그것이 리중표인 대장으로 건너간 것입니다. 또 대장은 위장과 동기 관계죠.

검은 깨를 뿌린 듯한 것은 무얼까요? 검은색은 5행상 수입니다. 수의 자식은 목이죠. 5행색체표를 확인하시기 바랍니다. 목은 간입니다. 궐음경에 이상이 생기면서 신장의 병세가 피부로 나타난 것입니다. 간은 5행상 목이고 목은 푸른색입니다. 그런데 간 환자들은 대체로 피부가 검습니다. 이건 왜일까요? 간에 병이 들면 거기에 자양분을 제공하는 어미 쪽인 신장에도 병이 듭니다. 그래서 검은색으로 나타나는 것입니다. 간의 병이 더 이상 돌이킬 수 없을 지경이 되면 그제야 검은색 위로 푸르스름한 기운이 나타납니다.

---

11) 12지장은 위장에서 소장으로 연결되는 부분인데, 대체로 경락상으로는 위경의 지배를 많이 받는다.

이렇게 한 곳에서 일어난 병이 다른 장부로 번져가는 장면을 5행론의 법칙에 따라 선명하게 추적할 수 있습니다. 환자가 호소한 여러 가지 증세들이 우리가 배운 여러 가지 관계 이론에 따라 일목요연하게 드러났습니다. 그러면 병을 풀어가는 과정에 대해서도 답은 딱 나옵니다. 주병은 심포경이고 거기서부터 문제를 해결하면 병원에서 알 수 없다고 포기한 이 심각한 질병도 아주 간단하게 고칠 수 있습니다.

심포와 위의 관계라면 써야 할 혈도 딱 나오네요. 내관과 족삼리죠. 머뭇거릴 게 뭐 있겠습니까? 그냥 사정 보지 않고 찔러버리면 됩니다.

첫날 만났을 때 백회에 침을 놓았습니다. 그랬더니 다음날 혈변이 싹 사라졌습니다. 깜짝 놀라더군요. 그리고 본격 치료를 했습니다. 혈은 이렇습니다. 전중, 중완, 중극, 대추, 신주, 신문을 기본으로 하고, 심포경의 내관, 위경의 족삼리 내정, 폐경의 중부, 비경의 음릉천. 그리고 뜸자리를 알려주고 뜸뜨는 법을 가르쳐주었습니다. 그 뒤로 전화를 해보니, 완치는 아니지만 현저히 좋아져서 병원에는 안 다닌다고 하더군요. 두통도 거의 다 사라지고, 어지럼증은 없어졌다고 합니다. 가끔 소화가 잘 안 되고 신물이 넘어오는 정도인데, 그 때마다 스스로 손발 몇 군데에 침을 놓고 무병장수 뜸(곡지, 족삼리, 삼음교)을 뜨면서 다스린다고 합니다.

이 분은 성격이 아주 꼼꼼하고 완벽주의 비슷한 면을 지니고 있습니다. 그러다 보니 계획성이 있어서 사리분별을 정확히 해야만 직성이 풀리는 성품입니다. 그런데 실제 현실은 어떻습니까? 세상도 사람들도 완전 개판이죠. 이런 사려 깊은 사람들이 스트레스 받기 딱 좋은 것이 우리의 현실입니다. 그런 정신상의 긴장이 심포경의 이상을 가져온 것 같고, 그것이 양명경으로 건너가면서 여러 증상을 보인 것입니다. 양상은 복잡하지만 심포에서 위로 이어지는 리중표 관계의 상합전병입니다.

다음은 앞의 두 환자와는 좀 다른 경우를 보겠습니다.

진단 및 처방

1) 성명 : 류○혜 15세. 여. 직업: 학생
2) 증세와 병력 : 꼬리뼈 통증. 감기기운이 있고, 근래 소화가 잘 안됨
3) 체형 : 상초 실. 통통한 체형으로 심하지는 않지만 살이 좀 쪄 보임. 여자의 체형으로는 어깨가 넓은 편
4) 손발 모양 : 새끼발가락이 작고 4지가 좀 긴 편
5) 3통로 : 꼬리뼈이므로 뒤
6) 맥진 : 열 / 실 / 표 -비위에 열
7) 설진 : 혀가 작고, 양옆에 약한 치흔
8) 유혈 : 폐유
9) 모혈(복진) : 운문, 중완, 중극, 우천추
10) 진단 결과 : 감기가 태음경을 침범하여 리중표인 방광 노선 상으로 나타난 것
11) 처방 : 수태음 폐경을 주중으로 하고 리중표 관계를 이용함

이 학생은 꼬리뼈가 아프다고 찾아온 경우입니다. 꼬리뼈는 독맥의 시작처입니다. 그러므로 독맥의 이상으로 보고 수구(독맥의 끝)와 후계(기경8맥 중 등 뒤의 대표혈), 위중(방광경)에 침을 놓았습니다. 그런데 침을 꽂은 때는 나아지다가 침을 뽑으면 원상태로 돌아갑니다. 그래서 정밀 진단을 해본 결과 위와 같은 정보가 나온 것입니다.

살이 좀 쪄서 통통한 편인데 여학생의 골격 치고는 어깨가 약간 넓은 듯한 느낌입니다. 상초의 병이죠. 심장이 아니면 폐인데, 다른 여러 증상을 보면 폐의 병

입니다. 혀가 작은 것은 기혈이 부족하다는 것이니, 폐에서 발병한 것을 보면 특히 혈보다는 기의 문제일 거라는 생각이 듭니다. 이렇게 되면 교상합 관계인 위장에 장애가 생겨서 소화가 잘 안 되는 것이고, 또 리중표 관계인 방광으로 병이 넘어가서 등 전체를 주관하는 독맥의 시작처가 아픈 것으로 판단됩니다. 그러니까 이 학생의 주증은 수태음 폐경이고, 이것이 교상합과 리중표의 관계로 병이 넘친 것입니다.

따라서 주병은 폐일 것으로 판단합니다. 그러면 치료 방향도 나온 셈입니다. 처음에 폐경의 척택, 공최, 어제를 놓고 방광경의 곤륜을 추가했습니다. 꼬리뼈는 많이 좋아졌는데, 기침이 심해졌습니다. 몸속에 잠복한 감기기운을 내쫓으려는 정기의 활동으로 짐작되었습니다. 그러다가 며칠이 지나자 다시 원위치로 돌아왔습니다. 그래서 처방을 조금 바꿨습니다. 대추, 신주, 폐유, 풍문, 통곡, 심소해, 태백, 장문. 이 처방에서 혈을 한 둘 바꾸어가며 몇 차례 침을 놓았는데, 똑같은 결과가 반복되었습니다. 잠시 나아졌다가 원위치 되는 것입니다. 그래서 사기가 정경에서 흘러넘쳤다고 판단, 기경8맥을 썼습니다. 뒤쪽이므로 후계-신맥에 침을 놓고 강자극을 주었습니다. 5분만에 통증의 90%가 사라졌습니다.

그 뒤로 감기는 나았는데, 꼬리뼈의 통증은 아직 20% 가량이 남았다고 하여 중완, 음릉천, 내관, 공최, 척택, 어제, 곤륜에 침놓았습니다. 방광경에 영향을 주는 리중표 관계의 폐를 중심으로 처방한 것입니다. 그랬더니 꼬리뼈는 나았는데, 아프지 않던 배가 침을 맞고 나서 아프다고 하더군요. 중완의 반응으로, 비위의 병이 남은 것입니다. 중완, 음릉천, 내관, 척택, 태연, 통곡, 함곡에 침을 놓았습니다. 그것으로 완치되었습니다.

치료를 꽤 여러 번 한 경우입니다. 기경치료가 좋은 효과를 내었고, 병이 3차례에 걸쳐서 차례로 물러가는 것이 독특했습니다.

진단 및 처방

1) 성명 : 윌리엄즈 25세. 남. 백인. 직업: 영어교사
   2) 증세와 병력 : 왼쪽 견갑골 아랫부분이 붉게 부풀었다가 부스럼처럼 변함. 처음엔 샤워 후에 피가 멎지 않아서 급히 병원으로 갔으나 원인을 알 수 없고 치료방법도 특별한 게 없음
   3) 체형 : 하초(다리가 튼튼하고 축구를 좋아함)
   4) 손발 모양 : 왼손 중지가 새끼손가락 쪽으로 약간 휨
   5) 3통로 : 뒤(견갑골 근처 발진과 부스럼)
   6) 맥진 : 한 / 실 / 표 -맥박이 늦고 실한 느낌. 소장실
   7) 설진 : 대체로 백태이고 혀뿌리 쪽에 약간 황태
   8) 유혈 : 왼쪽 심유
   9) 모혈(복진) : 우천추, 석문
   10) 진단 결과 : 심장의 문제가 피부에 나타난 것
   11) 처방 : 아시혈, 태계, 위중. 그리고 소부나 통리

이 분은 영국 잉글랜드 출신 원어민 교사인데, 어느 날 샤워 후 등에서 피가 멎지 않아 병원에 갔답니다. 3년 전 모로코 여행길에 모기한테 물려서 크게 고생한 적이 있는데, 바로 그 자리이고 증상도 그때와 비슷하다고 하자 병원에서는 원충동물로 인한 감염과 그 후유증이라고 추측한답니다. 달리 치료방법이 없다면서 병원에서 처방해준 약을 먹고 좀 나아졌는데, 그래도 통증은 여전해서 팔을 움직이기 힘들 정도였습니다.

이것저것 진단을 해도 반응이 약하여 좀처럼 감이 안 잡히는 답답한 경우였습니다. 막상 환자를 엎드리게 해놓고 환부를 살펴보니, 마치 아기들의 태열과

비슷했습니다. 이것이 힌트가 되었습니다. 허임의 『침구경험방』에 보면 온갖 통증과 가려움과 부스럼〔瘡瘍〕은 심장의 병이라고 했습니다.[12] 왼손 중지가 휜 것은 심장의 문제이고, 하체가 튼튼한 것은 신장의 기운이 발달한 것이니, 심-신의 불균형이 만든 소음경의 병증이라고 판단했습니다. 유혈도 심유의 반응이 가장 심하고, 맥도 소장실로 나타났습니다. 그래서 발목 삔 적이 없느냐, 심장 쪽에 문제는 없었느냐고 물었더니, 깜짝 놀라면서 4년 전에 축구를 하다가 심하게 발목을 삔 적이 한 번 있고, 갓 태어났을 때 심박 수가 굉장히 느려서 병원치료를 받았다고 합니다. 그러면서 자신도 까마득하게 잊은 것을 어떻게 아느냐며 되묻더군요.

아시혈에 침을 많이 꽂고, 엎드린 자세로는 심경에 침을 놓을 수가 없어서 대신 태계와 위중에 침을 놓았습니다. 태계는 같은 소음경인 심장을 신장에서 대신한 것이고, 위중은 등 뒤로 퍼진 방광경의 기운을 잡아당기려는 것입니다. 30분 후에 뽑았더니 통증이 거의 다 사라졌다면서 엄지손가락을 치켜듭니다. 이틀 후에 통리와 구허에 다시 한 번 더 침을 놓았습니다. 다 나았는데 왜 침을 놓느냐고 묻더군요. 병의 뿌리를 치료하느라고 그런다고 답했습니다. 심경과 담경인데, 리중표 관계죠.

13) 초보 침꾼의 진단 요령

이 책을 보는 분들은 입문 과정을 공부하고 좀 더 깊이 연구해보려는 그런 분들일 것이라는 전제 하에 이 말씀을 드립니다. 침을 배워서 막상 놓으려고 하면 돌팔이에게 몸을 맡길 사람은 없습니다. 있다면 부모님이나 자기 가족 정도일 텐

---

[12] 허임, 『침구경험방』(장상숙 외 옮김), 허임기념사업회, 2007. 20쪽.

데, 가족들에게 침을 놓으려고 할 때에도 막상 침을 들고 혈을 고르려면 머릿속이 하얘지면서 위에서 고개를 끄덕이며 배웠던 것들도 까마득히 사라집니다. 이런 경험 많을 것입니다.

더구나 몸의 어떤 곳이 특별히 아파서 그 문제를 해결해달라고 누가 찾아오면 고민은 크지 않습니다. 아픈 그 부위를 지나는 경락을 찾아서 놓으면 되기 때문입니다. 문제는 아프긴 아픈데 덜 아파서 어디가 아픈지 정확히 모르는 환자가 나타날 때입니다. 그러면 도대체 어디서부터 손을 대야 할지 몰라서 당황합니다. 이럴 때 좋은 방법이 있습니다.

아픈데 병명을 모를 땐 병원에 가고, 처방을 모를 땐 인터넷을 검색하라.

하하하. 아주 간단하죠? 아픈데 내가 아는 방법을 어떻게 적용시킬지 몰라서 고민이 되면 망설일 게 뭐 있습니까? 병원에 가는 겁니다. 그러면 의사가 친절하게 알려줍니다. 병원과 침뜸에서 보는 병은 다르지만, 그래도 모르는 것보다는 낫지 않겠어요?

그런 뒤에 처방을 어떻게 해야 할지 모르겠거든 인터넷 검색을 하십시오. 그러면 그 병에 대한 양방의 처방과 한방의 처방이 좌아악 뜹니다. 특히 한방의 처방을 보면 침놔야 할 혈이며 방법까지 다 나옵니다. 혈자리도 그림까지 친절하게 그려져서 눈앞에 떠오릅니다. 도대체 고민할 게 없습니다.

옛날에는 비방이라고 입에서 입으로 전하고, 또 정보를 접할 수 있는 수단이 책뿐이었습니다. 그래서 스승의 가르침이 중요하고, 스승이 아니고는 아무 것도 안 되었습니다. 그러나 요즘은 다릅니다. 너무나 많은 중요한 정보들이 인터넷에 떠돌아다닙니다. 그런 좋은 정보들을 굳이 외면할 이유가 없습니다.

다만, 이런 방법은 침뜸 공부의 초기단계에서 활용해야 한다는 것입니다. 침뜸 공부가 깊어지면 오히려 양방의 처방이 장애가 되는 수가 많습니다. 양방은 해부학을 바탕으로 만들어진 학문이고, 그래서 몸의 전체가 아니라 일부분에 지식이 집중돼 있습니다. 몸 전체의 연결 관계는 거의 볼 수가 없습니다. 반면에 한방은 언제나 몸 전체의 관점에서 출발하여 부분을 봅니다. 그래서 이 관점의 전환이 이루어져야만 한 차원 높이 올라설 수 있습니다. 그래서 병원 의사의 처방에 기대는 방법은 초기에 쓰는 방편으로 생각해야 합니다.

초보 침꾼이 환자를 마주할 때는 2가지 상황에 부닥칩니다. 첫째는 어디가 아프다며 침놔달라고 하는 경우이고, 둘째는 아프긴 아픈데 정확히 모르면서 침놔달라고 하는 경우입니다. 첫 번째의 경우는 그리 어렵지 않습니다. 다음 2가지입니다.

① 아픈 곳을 지나는 경락이 어떤 것인가를 파악하고 눌러서 아픈 혈을 고른다.
② 그 경락과 관계 맺은 다른 경락의 혈을 한 둘 추가한다. 예컨대 리중표, 역상합, 동기, 표리 관계에서 1가지를 이용한다.

무얼 먹은 뒤에 얹혔다고 침놔달라는 사람이 있으면 간단합니다. 체한 것은 위경이니, 함곡이나 족삼리를 눌러서 아픈 혈을 찌르면 되고, 여기에 리중표 관계인 심포경의 내관을 추가하는 겁니다. 또 어깨 앞쪽이 아파서 손을 등 뒤로 들어 올리지 못하는 환자가 오면 이렇게 합니다. 어깨 앞쪽을 지나는 경락을 혈도에서 찾아보면 대장경이니, 가장 흔한 합곡이나 곡지에 침놓고서 리중표인 간경의 태충에 추가하는 겁니다. 그러면 확실한 반응이 옵니다. 결과가 신통치 않으면 경락을 잘못 파악한 것이니 혈도를 보고서 다시 찾아서 처방하면 됩니다.

그러자면 각 경락이 몸의 어느 곳으로 흘러가는가 하는 것 정도는 눈여겨두어

야 합니다. 중요한 관계식을 정리하면 다음과 같다고 했죠.[13]

몸	경락	몸	경락
머리	독맥, 방광, 담, 위	이마	독맥, 간담, 방광, 위, 삼초
눈	간	얼굴	심, 대장, 위
귀	신, 소장, 삼초, 담	코	폐, 독맥
입	비	이	신장
잇몸	위:위, 아래:대장	턱	위
소리	폐	혀	심, 신, 비
목구멍	위, 신, 심	가슴	상초, 폐, 심, 심포, 임맥
배	중초, 간, 비, 신, 임맥	아랫배	하초, 간, 신
옆구리	신, 간, 대장, 소장	팔다리	비위
살	비장	피부 털	폐
어깨	소장, 대장, 삼초	모든구멍	심장

선조 때의 명의였던 허임의 『침구경험방』에 나오는 내용을 조금만 더 들여다 보겠습니다. 여러 잡다한 병들이 5장6부 중 어디에서 오는 것인가 하는 것을 아주 잘 알려줍니다.

온갖 가려움증이나 부스럼은 모두 심장에 속한다. 땀은 심장이 주재하는데 몸 안에서는 피가 되고 밖에서는 땀이 된다. 습사와 열사가 서로 뒤엉켜 땀이 된다. 온갖 풍증과 어지럼증으로 흔들리거나 떨리는 것은 모두 간에 속한다. 머리카락은 간의 꽃이고, 피는 간에 저장된 액이며, 근육은 피의 나머지요, 손톱은 뼈의 나머지이다. 온갖

---

13) 『침구경험방』 27-29쪽

습으로 몸이 붓는 것은 모두 비장에 속하고, 모든 기침 천식은 폐에 속하며, 근육과 뼈의 통증은 모두 신장에 속한다. 뼈는 신장의 정이며, 이빨은 뼈의 나머지이고, 모든 뼈마디는 담에 속한다. 5심이란 양 손발의 바닥과 가슴을 가리킨다.

문제는 둘째의 경우처럼 아프긴 아픈데 정확히 모르면서 침놔달라고 찾아올 때입니다. 그러면 당황하지 말고 다음과 같이 하면 됩니다.

① 유혈 진단이 가장 정확하므로 등을 두드려서 5장 중 어디에 병이 있는지 판단한다.
② 그 경락과 관계 맺은 다른 경락의 혈을 한 둘 추가한다. 예컨대 리중표, 역상합, 동기, 표리 관계에서 1가지를 이용한다.

유혈의 좋은 점은 현재의 장부 상태를 정확히 반영한다는 것입니다. 그래서 유혈을 진단하는 방법을 잘 익혀두어야 합니다. 감기 기운이 있어서 등을 두드렸는데 폐유에서 통증이 느껴진다면 폐경의 혈을 몇 개 눌러서 아픈 곳을 찌릅니다. 어제, 경거, 척택 정도가 될 것입니다. 여기서 리중표인 방광경의 곤륜 정도를 추가하면 되는 것입니다.

이상을 잘 보면 어느 경우에도 주병을 파악하는 것이 중요합니다. 병이 어디에 있는가 하는 것을 파악하는 것이 치료의 핵심입니다. 그러기 위해서는 위에서 제시된 진단표를 작성해보는 것이 중요합니다. 그리고 그 안에서 문제점을 이해하고 찾으려고 해야 한다는 점입니다. 몇 번만 해보면 어렵지 않게 할 수 있습니다. 횟수를 거듭할수록 공부가 깊어집니다. 깊어지는 이 과정에 기쁨을 느껴야만 명의가 될 수 있습니다.

동양의학과 서양의학은 분명한 차이점이 있습니다. 병을 바라보는 관점이 다

롭니다. 이 다른 점을 확인하고 느끼는 시점이 공부가 깊어지는 곳입니다. 정말 큰 장애물이 하나 나타날 때가 있습니다. 그 벽 앞에서 절망할 때가 가장 깊은 공부에 이를 때입니다. 그곳을 통과하면 서양의학이 보여주지 못하는 새로운 한 차원이 열립니다. 그것은 말로 해서 전할 것이 아닙니다.

14) 병을 다 고칠 수는 없다

또 한 가지는, 침을 놓았는데 낫지 않는 경우가 있습니다. 그러면 자신에 대한 실망을 하기도 하고, 또 침뜸이라는 방법에 회의가 들기도 합니다. 그래서 적당한 선에서 침뜸을 포기하고 일상으로 돌아가는 수가 많습니다.

그러나 환자가 낫지 않는다고 해서 너무 부끄러워할 것 없습니다. 내 지식의 그물은 한계가 있기 마련입니다. 그러나 바다는 무한정 넓습니다. 그 넓은 바다 속의 병을 다 잡으려는 건 불가능한 꿈입니다. 따라서 자신이 몇 차례 치료를 해봐서 자신이 있는 분야로 자신의 지식을 점점 더 확충해나가면 그물의 넓이가 자꾸 넓어집니다. 그러다가 더 이상 넓어지지 않는 지점이 나타납니다. 서양의학과 달리 동양의학에서는 반드시 그 지점이 나타납니다. 이것을 깨달음이라고 해도 좋고, 입신의 경지라고 해도 좋습니다. 그래서 명의들을 도인이라고 여기는 것입니다.

침을 놨는데도 낫지 않는 것은 두 가지 이유 때문입니다. 진단을 잘못했거나 혈자리가 정확하지 않을 때입니다. 가장 흔한 것은 진단을 잘못했을 경우입니다. 이렇게 되면 당연히 치료가 안 됩니다. 엉뚱한 곳에 침을 놨을 것이니 당연합니다. 이런 것을 오진이라고 하죠. 그러면 다시 진단하면 됩니다. 몇 차례 실수를 해보면 실수를 줄이는 법을 알게 됩니다. 바로 이 오진의 가능성 때문에 초보 침꾼들은 보사를 함부로 쓰면 안 됩니다. 진단에 실수할 수가 많기 때문입니다. 잘못 진단한 대로 보사를 적용하면 병을 오히려 더 악화시킵니다. 그러나 보사를 쓰지 않으면 더 이상 악화되지는 않습니다.

다음으로는 진단을 바로 했어도 혈의 정확한 위치를 잡지 못해서 그럴 경우입니다. 그래서 혈의 위치를 바로 잡는 법을 깊이 공부해야 합니다. 똑같은 혈이라도 환자의 병중에 따라서 조금씩 바뀔 수 있다는 것을 알아야 합니다. 그것은 혈이 움직여서 그렇다기보다는 병으로 몸이 일그러지면서 생긴 변화입니다. 특히 배와 등의 혈을 잡을 때는 임맥과 독맥을 기준으로 잡는데, 허리뼈가 일그러진 상태에서 잡은 혈과 곧게 펴진 상태에서 잡은 혈은 위치가 같을 수 없습니다.

또 건강한 사람이라고 해도 의원마다 각기 혈을 달리 잡을 수도 있습니다. 임상을 하다보면 더 효과가 좋은 혈의 위치를 발견하곤 하는 것입니다. 사와다의 경우에도 보통의 혈과 아주 많이 다른 위치에 잡는 혈이 많습니다. 예컨대, 공최의 경우가 그렇습니다. 공최는 보통 7공최로 암기합니다. 골도법으로 손목과 팔꿈치 사이의 길이를 12촌으로 볼 때, 손목으로부터 7지점에 공최혈이 있다는 말입니다.

그런데 사와다는 7지점이 아니라 9지점 근처에서 공최를 잡습니다. 실제로 침을 놔보면 7에서도 효과가 나고 9에서도 효과가 분명하게 납니다. 그런데 9지점에다가 침을 찔러서 득기 시켜보면 기감이 검지 끝까지 쫙 전달됩니다. 공최는 치질의 명혈인데, 대장을 다스리는 혈이 폐경에 있는 것은 폐와 대장이 표리관계이기 때문입니다. 표리관계를 공최에서 연결하고 있다는 증거입니다. 7공최에서도 치질 효과가 있는데, 이런 기감은 9공최가 더 확실합니다. 사와다가 고민 끝에 찾아낸 명혈입니다. 이 외에도 사와다는 수많은 혈의 자리를 옮겨서 잡았습니다. 다 나름대로 큰 이유가 있을 거라고 봅니다. 또 수많은 새 혈을 찾아냈습니다.

이런 고민은 혈의 자리를 올바르게 잡으려고 하는 의원의 노력 때문에 나타나는 것입니다. 누구나 그런 고민을 해야 합니다. 이런 고민을 할 때쯤이면 병과 삶을 바라보는 눈도 한 차원 깊어집니다.

15) 똑같은 처방이란 없다

저는 여태까지 침을 놓으면서 단 한 번도 똑같은 시술을 한 적이 없습니다. 예컨대 증상이 똑같아서 같은 처방이 나오더라도 병세가 다르고 날짜가 달라지기 때문에 고르는 혈자리는 바뀝니다. 그래서 같은 처방이 나오지 않는 것입니다. 위장병이라고 해서 족삼리만 사용하는 것은 아니라는 말입니다. 상황에 따라 해계나 내정으로 바뀌고, 리중표도 흔히 쓰는 내관에서 노궁으로 바뀔 수 있습니다. 물론 사암침을 놓을 때는 4군데만 놓기 때문에 같겠지요. 그러나 체침에서는 같이 놓으려고 해도 혈을 다 기억할 수 없습니다. 비슷은 하지만 똑같지는 않습니다.

이것은 같은 환자라도 그때그때 상황에 따라서 혈을 달리해야 한다는 것입니다. 명처방이고 비방이라고 하여 일일이 외우다보면 머리만 아프고 실제로 임기응변을 할 수 없습니다. 서툴더라도 내 기준으로 혈을 고르고 놔야만, 실수가 반복될수록 실력이 좋아집니다. 실수를 두려워하지 않고 내 기준을 확보하는 것이 명의로 가는 지름길입니다.

한 발 더 나아가, 때로는 실수를 할 때도 있습니다. 그런데 그 실수 때문에 새로운 처방을 찾아내는 수도 있습니다. 한 녀석이 무릎이 아프다며 찾아왔습니다. 그래서 맞은편의 예풍에 찔렀습니다. 15분쯤 후에 무릎 통증이 완전히 사라졌습니다. 그런데 그날 저녁에 문득 낮에 놓은 침을 생각하다가, 아차! 싶었습니다. 예풍이라고 생각하고 찌른 자리가 생각해보니까 풍지였던 것입니다. 혈을 잘못 생각하고 엉뚱한 곳에 놓았는데, 무릎은 감쪽같이 나았습니다. 물론 예풍과 풍지는 모두 담경상의 혈이기 때문에 효과가 있었을 것입니다. 그렇다 해도 풍지가 무릎 통증을 해결하는 데도 큰 효과를 낸다는 사실을 저는 그날 알았던 것입니다. 즐거운 실수였습니다. 그래서 무릎이 아프다는 사람에게 저는 우선 맞은편 풍지부터 찔러봅니다.

16) 비방의 유혹

어떻게 하면 한 방에 고칠 수 있을까? 그런 방법이 없을까? 하며 고민을 합니다. 그래서 그런 비방을 알고 있다고 소문이 난 숨은 명의를 찾아서 돌아다니기도 합니다. 그러나 비방은 잘 알려주지도 않고, 또 체험에서 나오는 것이기 때문에 알고 보면 별 것도 아니어서, 정작 얻은 결과에 비하면 헛고생인 수가 많습니다. 중요한 건 비방이 아니라 병을 바라보는 눈과 그것을 꿰는 원리를 공부하여 파악하는 것입니다.

그러나 비방에 대한 유혹도 물리칠 수 없으니, 여기에 그 책을 소개하는 것으로 아쉬움을 달래고자 합니다. 역대 명의의 비방을 모조리 정리한 책이 있는데, 송나라의 양계주가 정리한 『침구대성』이 그것입니다.[14] 거기에 보면 각 명인들이 썼던 비방들을 노래 형식으로 정리해 놓았습니다. 이른바 '명인침구혈성가'라는 것입니다. 이것을 보면 각 혈의 쓰임과 각종 비방이 정말 많이 나옵니다. 원리를 설명한 것이 아니고 병증에 대한 비방을 나열한 것입니다. 그래서 비방을 찾아 전국을 헤매는 분들이 참고할 만한 가치가 많은 책입니다.

또 명나라 때 이천이 정리한 『의학입문』[15]이라는 책은 마치 『황제내경』을 요약한 것 같아서, 침뜸의 원리를 이해하는 데 반드시 파고들어야 할 책입니다. 그리고 『동의보감』에도 각 단원마다 맨 끝에 침뜸 처방이 소개돼있습니다. 이 또한 그때까지 나온 모든 침뜸 처방을 종합한 것이어서 꼭 들여다볼 필요가 있습니다.

---

14) 양계주, 『침구대성』(이병국 옮김) 상중하, 현대침구원, 2005. 『침구대성』의 2권과 3권으로 편집되었다. 2권은 주로 '부'라는 이름을 붙여 주신경혈부, 백증부, 표유부, 석홍부, 금침부, 옥룡부, 통현지요부, 영광부, 난강부, 유주지미부 같은 글이 실렸고, 3권에는 '가'라는 갈래를 붙여, 옥룡가, 승옥가, 잡병혈법가 등 많은 비방이 실렸다. 가와 부는 중국 고대 시가의 형식이다.

15) 이천, 『의학입문』(진주표 역), 법인문화사, 2009

근래에 나온 책 중에는 김남수의 책이 여러 권 있고,[16] 김광호의 『김씨일침요법』이라는 책이 볼 만하며,[17] 일본의 사와다 침술을 정리한 『침구진수』[18]라는 책도 있습니다. 이런 자료들은 이미 거의 다 요약 정리되어 인터넷의 각종 침뜸 사이트에 올라있습니다. 아쉽지만 이것으로 비방에 대한 소개를 대신합니다.

---

16) 『나는 침과 뜸으로 승부한다』(보성사, 1997); 『침사랑 뜸사랑 아 내 사랑』(정통침뜸연구소, 2002); 『뜸의 이론과 실제』(정통침뜸연구소, 2007); 『평생 건강을 위한 침뜸 이야기』(정통침뜸연구소, 2008)
17) 김광호, 『김씨일침요법』, 대성의학사, 2001
18) 시로다 분시, 『침구진수』, 고려침구연구소, 2008